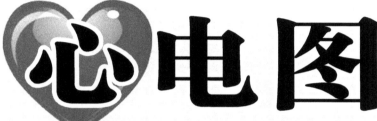

临床心电图精要

ELECTRO CARDIO GRAM

主　审	崔长琮
主　编	唐忠善　谷志彬　耶　闯
副主编	孔雪娟　王光明　刘玲莉
编　者	（按姓氏笔画排序）

王光明　孔雪娟　朱海涛

刘玲莉　李　艳　李秋娟

谷志彬　张芳娟　张莉萍

张锦萍　耶　闯　赵明祥

党福全　高　杨　唐忠善

曹振军　崔延铭

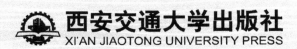

西安交通大学出版社

XI'AN JIAOTONG UNIVERSITY PRESS

图书在版编目（CIP）数据

临床心电图精要/唐忠善，谷志彬，耶闯主编. —西安：西安交通大学出版社，2017.2
ISBN 978-7-5605-9411-8

Ⅰ.①临… Ⅱ.①唐… ②谷… ③耶… Ⅲ.①心电图-基本知识
Ⅳ.①R540.4

中国版本图书馆 CIP 数据核字（2017）第 027463 号

书　　名	临床心电图精要	
主　　编	唐忠善　谷志彬　耶闯	
责任编辑	王　坤	

出版发行　西安交通大学出版社
　　　　　（西安市兴庆南路 10 号　邮政编码 710049）
网　　址　http：//www.xjtupress.com
电　　话　（029）82668357　82667874（发行中心）
　　　　　（029）82668315（总编办）
传　　真　（029）82668280
印　　刷　虎彩印艺股份有限公司

开　　本　787mm×1092mm　1/16　印张 26　字数 636千字
版次印次　2017 年 4 月第 1 版　　2017 年 4 月第 1 次印刷
书　　号　ISBN 978-7-5605-9411-8
定　　价　180.00元

前　言

　　近年来，心血管病领域得到了长足发展，心血管疾病诊疗技术可谓日新月异。大量循证医学研究成果不断应用于临床，进一步丰富了心血管疾病的诊疗手段。然而，心电图这种简便易行、经济实用的心血管疾病诊断技术与方法仍受到广大病患及医护人员的青睐和推崇。

　　心电图临床应用已逾百年，其准确的记录、精确的分析与正确的判断可用于指导临床心律失常和急性心血管病的迅速救治，为心血管疾病防治关口前移、降低心血管病死亡率也提供了有力支持。对于临床医师，如何将心电学异常这条心血管病症发病机制主线抓住、抓准，并与临床实际相结合，进而快速掌握心电图阅读技巧，着实理清心电图诊断思路，分析制定临床治疗对策，确保急诊急救及临床工作质量就显得格外重要。为此，我们遵循"服务临床、注重实用"的原则，积极响应临床呼声，总结了多年来从事临床心电图检查、诊断和指导治疗的工作经验，并参考国内外心血管疾病有关防治指南及专家共识，编写了《临床心电图精要》一书。

　　全书共二十一章。首先，书中系统概述了心脏的应用解剖、心电图产生机制及心电图与心电向量的关系；其次，全面介绍了正常心电图的表现、异常心电图特征、阅图分析要点，以及图像与疾病思考；再次，简明介绍了动态心电图、心室晚电位、心率变异性、J波综合征、Q-T离散度及窦性心率震荡现象等对预测严重心律失常和猝死的意义；最后，重点讲解了异常心电图的规范治疗策略、药物选择及应用。此外，附录部分也分类罗列了多种检测数据量表。本书立足临床，重点突出，内容新颖，简洁实用，特别适合于心内科、急诊科及普通内科临床医师使用，也可供广大基层医务工作人员在临床中参考。

　　本书编写过程中，得到了原中华医学会电生理与起搏学会副主任委员、陕西省心脏起搏与电生理学会主任委员、西安心电生理起搏学会主任委员崔长琮教授的指导和审阅，在此致以衷心的感谢！

　　由于水平有限，加之经验不足，书中难免存在疏漏和不妥之处，敬请广大读者不吝指教，提出宝贵意见。

编　者

2017 年 2 月

目　录

第一章 临床心电图基础

一、心脏应用解剖

心脏是血液循环的动力泵。心脏之所以能够规律地进行舒缩活动以及完成泵血功能，是因为其具有特殊心内结构和心肌细胞具有特殊的电生理性能。

（一）心脏位置与外形

心脏位于胸腔中纵隔下部，2/3 居身体正中线的左侧，1/3 居于正中线右侧。它近似一个倒置的圆锥体，分为心底、心尖、胸肋面、膈面，以及左缘、右缘和下缘（图1－1），长轴与正中线约呈 45°角。

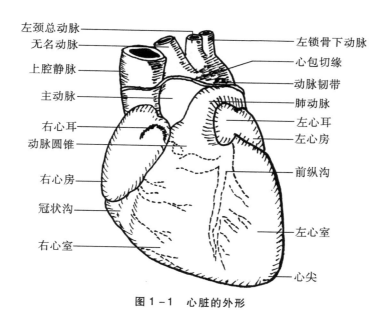

图1－1 心脏的外形

（1）心底：朝向右后上方，大部分由左心房构成，小部分由右心房构成。

（2）心尖：指向左前下方，由左心室构成，游离于横膈上方。在左侧第5肋间隙、锁骨中线内侧 1.0～2.0cm 处，可看到心尖搏动。

（3）胸肋面：大部分由右心房和右心室构成，左侧一小部分由左心耳及左心室构成。

（4）膈面：大部分由左心室构成，小部分由右心室构成。

（5）右缘：由右心房的外侧缘构成，较垂直。

（6）左缘：由左心室及小部分左心耳构成，较为圆钝，斜向下方。

（7）下缘：大部分为右心室，只有心尖处由左心室构成。

（二）心脏的内部结构

由纤维性支架将心脏分为心房和心室。房间隔及室间隔又将心房和心室分为左心房、右心房、左心室、右心室。

1. 右心房

右心房分为前、后两部，前部称为固有心房，后部称为腔静脉窦。两部间的交界线为界嵴。界嵴内有后房结间束通过。

固有心房向前突出的部分为右心耳，呈三角形（图1-2）。其内部肌束发达且交织成网状，为双腔起搏器心房电极置放的部位。当心脏功能障碍或血流缓慢时，易在此处形成血栓。

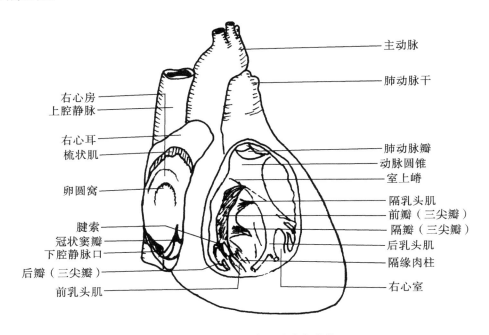

图1-2　右心房和右心室内部结构

腔静脉窦居右心房的后部，内壁光滑。其上部有上腔静脉口，下部有下腔静脉口。在下腔静脉口与右房室口之间有冠状窦口。心脏电生理检查时，经冠状窦口放入电极可记录到冠状窦图。

右心房内侧壁是房间隔。房间隔的下部有一浅凹，称卵圆窝。若出生后未闭合，则称为卵圆窝缺损或卵圆窝未闭。卵圆窝是心导管检查由右心房入左心房的理想穿刺部位。卵圆窝缘为导管进入卵圆窝的重要标志。

在卵圆窝的前方，房间隔的最下部，有一三角区域称为考克三角（triangle of koch）。它的三个顶点为房室结、冠状窦口和下腔静脉口，两侧是三尖瓣环和托特洛腱（todaro tendon）。目前发现房室结双径路是由房室交界区希氏束上端的快传导纤维和位于考克三角区内的慢传导纤维构成的。因此，考克三角在房室结双径路射频消融治疗时占有重要位置。

右心房内侧壁上部邻接主动脉根部，由于右前窦及左后窦而稍隆起，称为主动脉隆凸。主动脉窦动脉瘤或先天性主动脉窦瘘可经此破入右心房。右心房的前下部有右房室口，血液经此进入右心室。

2. 右心室

右心室是心脏中最前面的部分。由于它的前壁直接与胸骨体的下部相邻，所以右心室扩大时心脏查体可在心前区触摸到抬举样搏动。因为右心室的前壁在胸骨左缘第4、5肋软骨后方，无胸膜腔和肺缘遮盖，故为心内注射部位。右心室腔分为流入道（窦部）和流出道（漏斗部），两者以室上嵴为界。

流入道是右心室的主要部分，内壁不平，室壁肌束形成交错的隆起，起搏器右心室电极顶端即嵌入在右心室心尖部的肌小梁中。流入道的入口即右房室口，周围有纤维环，环口部附着三尖瓣，各瓣的边缘借腱索连于乳头肌上。当心室收缩时，三尖瓣关闭，由于乳头肌的收缩和腱索的牵拉，使瓣膜不致翻入右心房，从而防止血液逆流入右心房。

流出道是右心室腔向左上方突出的部分，称为动脉圆锥或漏斗部。其内壁光滑，无肌束。动脉圆锥的上部借肺动脉口进入肺动脉。肺动脉口周缘形成三个半月形纤维环，其上附有三个肺动脉瓣。当心室舒张时，肺动脉瓣关闭，可防止血液逆流入右心室。

3. 左心房

左心房位于心脏的最后方，构成了心底的大部分。食管和胸主动脉与左心房后面相邻，当左心房增大时，可压迫其后的食管，在X线食道吞钡检查时可观察到左心房增大的征象。经食道调搏左心房可用于心搏骤停的急救及心脏电生理检查。

左心房向前突出形成左心耳，其内有肉柱。在二尖瓣狭窄、心房颤动等病变引起左心房血流淤滞时，左心耳内常形成血栓。左心耳与二尖瓣距离较近，是二尖瓣手术常用的径路。

左心房后部两侧各有两个肺静脉口。肺静脉口无瓣膜，而是左心房壁肌肉以袖套式包绕肺静脉，起到括约肌的作用，以防止心房收缩时血液逆流入肺静脉。左心房窦（固有心房）前下部借左心房室口通向左心室（图1-3）。

4. 左心室

左心室位于左心房的左前下方，右心室的左后方，构成了心左缘、心尖和心膈面的大部分。左心室以二尖瓣的前瓣为界分为流入道（窦部）和流出道（主动脉前庭）。左心室的流入道起自左房室口。左房室口周围有纤维环，环上附有二尖瓣，借腱索连于乳头肌上。当左心室收缩时，二尖瓣关闭，乳头肌收缩，对腱索牵拉，使得二尖瓣有效靠拢、闭合，防止血液从心室逆流入心房。如二尖瓣、腱索或乳头肌功能发生障碍，便可引起血流动力学改变。

左心室的流出道出口为主动脉口。流出道的前壁为室间隔，室间隔膜部缺损可使左心室的血液向右心室分流。主动脉口处附有三个半月形的瓣膜，称为主动脉瓣。左心室收缩时，血液推动二尖瓣关闭左房室口，血流便经主动脉口进入主动脉。主动脉

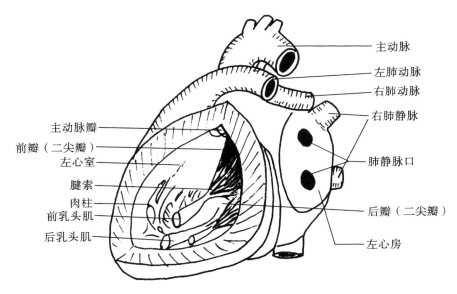

主动脉

左肺动脉

右肺动脉

右肺静脉

肺静脉口

后瓣（二尖瓣）

左心房

主动脉瓣

前瓣（二尖瓣）

左心室

腱索

肉柱

前乳头肌

后乳头肌

图 1 - 3　左心房与左心室的内部结构

根部动脉壁与瓣膜之间的腔称为主动脉窦（sinus of Valsalva），分别为左后窦、右前窦和后窦。左后窦、右前窦分别有左、右冠状动脉的开口，后窦又称为无冠状动脉窦。左、右冠状动脉开口是冠脉造影、支架植入的唯一路径，因此了解冠状动脉开口有重要的临床意义。

（三）心脏的血管

心脏的动脉称为冠状动脉，是心脏的滋养血管。心脏的静脉由心最小静脉、心前静脉、冠状窦三个系统组成，分别接受静脉血回流心脏。

1．左冠状动脉

左冠状动脉起始于主动脉的左后窦，起始后主干行走于左心耳与肺动脉干之间，主干长约 0.5～3.0cm，然后分为前降支和左旋支（图 1 - 4）。少数无左冠状动脉主干，有时前降支和左旋支直接起始于主动脉窦。

（1）前降支：为左冠状动脉的延续，行于室间沟中。其沿途分支如下。

1）对角支：分布于左心室前壁。

2）左室前支：3～9 支，分布于左室前壁的中、下 2/3 的心肌和前乳头肌。

3）右室前支：数支，分布于前室间沟邻近的右室前壁。

4）前隔支：8～22 支，分布于室间隔前 2/3。

前降支分布于左室前壁、室间隔前 2/3（包括右束支、左束支前束）、左室前乳头肌、心尖及右室前壁一小部分。如发生阻塞可导致左室前壁梗死、前间壁梗死或右束支传导阻滞。

（2）左旋支：与前降支几乎呈直角分开，沿冠状沟向左行，绕过心左缘至心室膈面。其沿途分支如下。

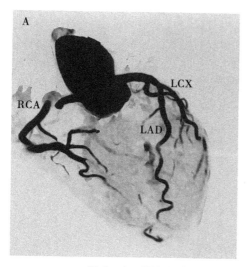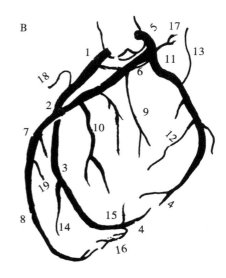

图1-4 CTA冠脉分布（A）及左前斜位冠脉示意图（B）

A. RCA，右冠状动脉；LAD，左前降支；LCX，左回旋支。B.1，右冠脉近段；2，右冠脉中段；3，右冠脉远段；4，后降支；5，左冠脉主干；6，前降支近段；7，前降支中段；8，前降支远段；9，第一对角支；10，第二对角支；11，左旋支近段；12，左缘支（钝缘支）；13，左房旋支；14，右缘支（锐缘支）；15，房室结支；16，后室间支；17，窦房结支；18，圆锥支；19，前隔支

1）左房前支：分布于左房前壁。

2）左房中间支：分布于左房侧壁。

3）左房前支：1～3支，分布于左室前壁的上部。

4）左缘支（缘支）：分布于左室侧壁。

5）左室后支：分布于左室膈面和左室后乳头肌。

左旋支主要分布于左室侧壁、左室下壁、后乳头肌和左房。如发生阻塞，可引起左室侧壁或下壁梗死，可能影响后乳头肌的功能。

2. 右冠状动脉

右冠状动脉起始于主动脉的右前窦，走行于右心耳与肺动脉之间，进入冠状沟至后房室交点处。其沿途分支如下。

（1）动脉圆锥支：分布于动脉圆锥的前方。

（2）右室前支：2～4支，分布于右室前壁。

（3）右缘支（锐缘支）：分布于右室侧壁。

（4）右室后支：0～2支，分布于右室后壁（膈面）。

（5）后室间支（后降支）：为右冠脉主干的延续，分布于室间隔后1/3处及相邻的左、右室壁。

（6）左室后支：分布于左室后壁及室间隔后部。

（7）房室结支（房室结动脉）：是右或左冠状动脉行经房室交点处发出的一个分支，穿入房间隔下部，终止于房室结。少数房室结动脉来自左冠状动脉。

（8）右房前支：分布于右房前壁，此外还发出窦房结动脉。少数窦房结动脉起自左旋支近端。

（9）右房中间支：分布于右房侧壁。

（10）右房后支：分布于右房后壁。

右冠状动脉分布于右室前壁大部分、右室侧壁及后壁、左室后壁、室间隔后 1/3 和右房。除此之外，大多数窦房结动脉和房室结动脉来自于右冠状动脉。右冠状动脉阻塞可发生右室梗死、左房后壁梗死、房室传导阻滞和窦房结功能低下。

3. 心脏静脉

心脏的静脉分为三个系统，即心最小静脉、心前静脉及冠状窦静脉（图 1－5）。

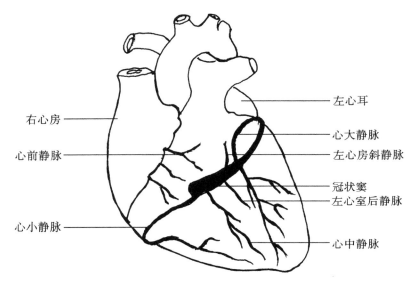

图 1－5　心脏的静脉

（1）心最小静脉：心壁内的一些小静脉称为心最小静脉，主要位于右心房和右心室壁内，直接开口于心脏各腔。

（2）心前静脉：有 2～3 支较大的静脉，跨过冠状沟，直接开口于右心房。

（3）冠状窦静脉：位于心膈面的冠状沟内，左心房与左心室之间。其右侧端开口于右心房，汇集心脏其他大部分静脉。其属支如下。

1）心大静脉：与左冠状动脉前降支伴行，绕心左缘至心脏后面，注入冠状窦的左端。

2）心中静脉：与右冠状动脉后降支伴行，向上注入冠状窦近右端。

3）心小静脉：行于心膈面冠状沟右部，与右冠状动脉伴行，从右向左注入冠状窦右端。

4）左心室后静脉：终止在心大静脉的末端或单独与冠状静脉窦平行存在。

5）左心房斜静脉：以斜行进入左心房背部，开口于冠状静脉窦。

心脏的静脉在心外膜下有吻合，大部分（70%）的静脉血经过冠状静脉窦回流入心脏，小部分借心前静脉、心最小静脉和心壁肌层毛细血管网直接回流心脏。冠状静脉窦成为许多疾病诊断与治疗的通道和标志，如心律失常标测导管和射频消融导管的进入途径、经冠状静脉窦到左心室后静脉心外膜起搏电极的植入等。

（四）心脏的传导系统

心脏的传导系统由特殊分化的心肌细胞构成，主要功能是产生并传导激动，以维持心脏的节律性活动。传导系统包括窦房结、结间束、房室交界区（房结区、结区、结希区）、房室束（希氏束）、束支及浦肯野纤维（图1-6）。

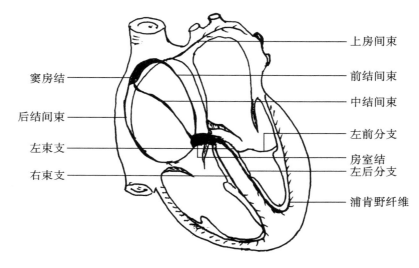

图1-6 心脏的传导系统

1. 窦房结

窦房结位于右心房，恰在上腔静脉与右心耳之间界沟的后上方心外膜下，形态呈菱形或半月形，体积约为15mm×5mm×1.5mm，分头、体、尾三部分。

窦房结内含有 P 细胞和 T 细胞：①P 细胞具有起搏功能，是心脏起搏的发生部位；②T 细胞位于 P 细胞和心房肌细胞之间，可将 P 细胞产生的冲动传播到心房肌细胞。窦房结为心脏的一级起搏点。

窦房结受右侧迷走神经和交感神经的支配。当迷走神经活动增强时，窦房结发放冲动节律性降低，窦内传导时间延长，甚至可导致窦房结传导阻滞。当交感神经兴奋时，窦性心率增强，窦内传导速度加快。临床上常见各种原因引发窦房结缺血，或急性、亚急性炎性浸润，慢性退行性病变等，致使窦房结功能障碍，往往表现为心脏起搏和传导功能异常。

2. 心房内传导束

窦房结的冲动传导至心房和房室交界区，主要通过三条结间束来完成。

（1）前结间束：起于窦房结前端，行于左前方呈弓形绕至上腔静脉及右房前壁，在此分为两支——一支经房间隔向下至房室结顶部；另一支分布于左房前壁，称为上房间束（Bachmann束），传递心脏冲动优先激动从右心房至左心房。

（2）中结间束（Wenchebach 束）：由窦房结后上缘发出，行于上腔静脉后方，沿房间隔右侧下行至房室结上缘。

（3）后结间束（Thorel 束）：以窦房结后下缘开始，沿界嵴下行到达右心房底部，越过冠状窦口抵达房室结后下缘。

结间束受损可引起心房内传导障碍，表现为心房扑动、心房颤动等房性心律失常。

3. 房室交界区

房室交界区是指心房与心室之间连接部分，其中含有 P 细胞、T 细胞及浦肯野细胞。房室交界区为心脏的二级起搏点。近年将房室交界区分成为房结（AN）区、结（N）区和结希（NH）区，其生理功能有以下几点。

（1）传导功能：房室交界区是房室之间冲动传导的必经之路，且其传导方向是双向的，既能顺传，也能逆传，故房室交界区是房室结折返性心动过速最常发生的部位。

（2）起搏功能：当窦房结不能产生激动（窦性静止），或发出的频率过缓（窦性过缓）及窦性冲动不能抵达房室交界区（窦房传导阻滞）时，房室结（结区）的 P 细胞便可发生冲动，形成交界性逸搏或交界性逸搏心律。

（3）延搁功能：室上性激动抵达房室交界区后传导速度骤然减慢（传导速度与心房肌之比为 5∶1，与结间束之比为 9∶1），又称为减慢传导或过滤功能。从而保证心房肌、心室肌顺序收缩，避免了心房扑动、心房颤动发出过快的冲动传入心室而导致快速心室率的发生。

房室交界区内有丰富的交感和副交感神经纤维，主要集中在房室结浅层和后端，并向房室束伸延。刺激迷走神经可使传导发生障碍，病理情况下可使激动在房室交界区传导延缓或阻滞。

4. 心室内传导束

心室内传导束包括房室束、左右束支及分支和浦肯野纤维。

（1）房室束：又称希氏束（His 束），长约 15～20mm，直径约 2mm。起于房室结前下缘，进入室间隔后分为左束支（left bundle branch）、右束支（right bundle branch）。房室束内含有 P 细胞、T 细胞及浦肯野（Purkinje）细胞，细胞排列整齐，传导速度较快，并有起搏功能。

（2）左束支及分支：左束支主干从房室束发出后，于室间隔左侧内膜中下 1/3 处分为前支和后支，少数分出间隔支；左前分支分布于室间隔的前半部、左室前壁和前乳头肌；左后分支分布于室间隔的后半部、左室后下壁和后乳头肌；间隔支从左前、左后分支的夹角发出，向下行分布于室间隔的中部。

（3）右束支及分支：右束支主干细而长，从房室束分出后沿室间隔右侧的内膜向前行至近心尖处才分支（组），所以室间隔的激动从左侧开始向右侧扩散。前组分布于右心室的前游离壁；后组分布于室间隔的后下部和右心室游离壁后部；间隔组分布于右心室的下部。

（4）浦肯野纤维：为左、右束支的末梢纤维，在心内膜下构成纤维网。其纤维细胞粗而短，传导速度快，可保证心脏有序、协调的收缩和舒张活动。

　　房室束由房室结动脉和前降支供血,侧支循环丰富,除非缺血范围很广,否则对房室束影响不大。左前分支大部分由前降支供血,如前降支发生管腔狭窄、闭塞,可以出现左前分支传导阻滞。左后分支多为左、右冠状动脉分支双重血供,因此不易受损。右束支由前降支供血,前降支受损后可造成右束支传导阻滞。

5. 副传导束

　　心房与心室之间冲动的传导除了正常的房室结 – 希浦系统之外,少数人在房室之间还有异常的附加旁道,称为副传导束。副传导束是发生预激综合征的解剖基础(图1 – 7)。

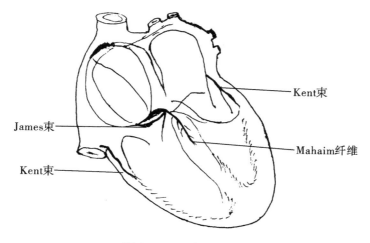

图1 – 7　心脏副传导束

　　(1)房室旁道:又称肯特束(Kent束),是从心房直接连至心室的肌束,位于左、右心室侧壁的心内膜下,多位于右房室环处。其长约3～10mm,直径约1mm。由于Kent束的存在,在心房与心室之间出现了正常传导束和异常副束两条通路。当心房激动下传心室,由正常途径传导的激动尚在房室交界区传导时,通过Kent束异常传导途径传导的激动已抵达心室,使部分心室肌预先应激,即发生预激综合征。激动在沿一条通路下传时,也可能沿另一条通路折返而再次激动心房并下传心室,形成房室折返性心动过速(atrioventricular reentrant tachycardia,AVRT)。

　　(2)房结(希)旁道:又称杰姆斯束(James束),为后结间束中分出一支纤维绕过房室结进入房室结的下端或希氏束的肌束。当室上性激动在房室结下传较慢时,或是James束途径较短,激动沿James束预先抵达,故使P – R间期缩短。而心室的激动仍通过房室束下传,所以QRS波正常。激动通过James束下传引起的心电图表现称为LGL综合征,又称为变异型预激综合征。

　　(3)结(束)室旁道:又称马海姆纤维(Mahaim纤维),是从房室结下端或是从希氏束发出一组纤维连于室间隔心肌。心房下传激动通过Mahaim纤维提前除极心室,使QRS波时间延长,这种心电图改变亦称为变异型预激综合征。

　　上述旁道可以单独存在,也可以同时并存。多条房室旁道时,称为"多条旁道"。

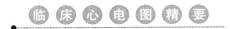

房室旁道与其他旁道并存时，称为"复合型旁道"。

二、心电图产生原理

心脏规律的活动由心肌细胞的兴奋过程而触发。也就是说，心肌细胞膜的兴奋过程是触发心脏收缩的始动因素。将心脏机械收缩前所产生的系列电活动用仪器记录成连续的曲线即称为心电图（electrocardiogram，ECG）。

（一）心肌细胞的生物电现象

活体心肌细胞在相对静止或明显活动时都有电的现象产生，称为心肌细胞的生物电现象。如果将微电极置于静息心室肌细胞内部，则可记录到 $-90 \sim -80$mV 的电位，即静息电位，又称膜电位。对于不同心肌组织细胞，这种静息电位是不同的。心肌细胞的兴奋表现为细胞内外的电位变化。细胞膜内外的电位保持一定的电位差，称为跨膜电位。如果刺激心肌细胞，细胞内的微电极可记录到跨膜电位的变化，这一变化称为跨膜动作电位，又称动作电位。这是由于细胞膜受到外来刺激后理化性质发生瞬变而使膜内外离子转运速率改变所导致。

1. 静息电位

心室肌细胞处于静息状态时，细胞膜外带正电荷，细胞膜内带有同等数量的负电荷，这时将微电极刺入细胞内，测得膜内电位约为 -90mV，此时仪表上仅描记一水平线，称为等电位线。在静息状态下，细胞膜内外的电位差称为静息电位。这种保持静息电位状态下的细胞称为细胞极化状态。

在静息状态下，心肌细胞膜对 K^+ 的通透性较高，使心室肌细胞内外 K^+ 浓度存在很大的差异。现已证明，心室肌细胞膜对 K^+ 的通透性主要是由内向整流钾通道开放所致，这种通道所通透的离子流称为内向整流钾电流（I_{K1}电流）。内向整流钾通道是形成和维持静息电位最重要的离子通道，因此静息电位可称为 K^+ 平衡电位（图 1-8）。

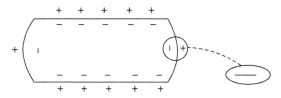

图 1-8 细胞极化状态下静息电位

2. 动作电位

心肌细胞的极化状态不是永远静止的。当受到外来刺激或内在变化而兴奋时，细胞膜的电位便发生一系列的变化，称为动作电位。心室肌细胞的动作电位分为五个时相（图 1-9），用 0、1、2、3、4 数字分别代表心室肌细胞静息电位和动作电位的各个时相。它周期性地进行去极化状态（除极）和恢复极化状态（复极）活动。

（1）0 位相（除极期）：在适宜的外来刺激作用下，心室肌细胞发生兴奋，膜内电位由静息状态下的 -90mV 迅速上升到 $+30$mV 左右，此时膜外变为负电位，膜内变为

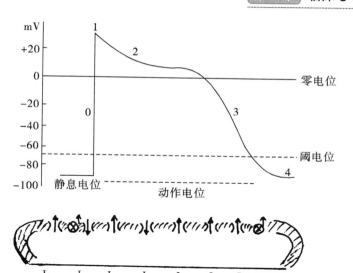

图 1-9 心室肌细胞的动作电位

正电位，这种极化状态被消除（去极化）并呈极化逆转的过程称为除极。心室肌细胞除极时相很短暂，仅占 1～2ms，而且除极幅度很大，约为 120mV，最大去极化的速率可达 200～400V/s。心室肌细胞 0 位相去极化的形成原因为：心肌细胞膜快钠通道大量开放，细胞外的 Na^+ 经由该通道快速流入细胞内，形成快钠电流（I_{Na}），使膜电位迅速去极化而形成动作电位的 0 位相。

（2）1 位相（快速复极早期）：心肌细胞发生除极之后，细胞膜重新恢复对 K^+、Na^+ 的通透性，由去极化状态恢复到原来的极化状态，称为复极。在 0 位相之后，膜内电位由 +30mV 迅速下降到 0mV 左右，占时约 10ms。0 位相除极和 1 位相复极这两个时期的膜电位变化速度都很快，记录的图形表现为尖峰状，形成峰电位。快速而短暂的 1 位相主要由瞬时外向离子流（I_{to}）引起，在 0 位相之后快钠通道已经失活，同时激活了瞬时性外向钾通道。I_{to} 主要载荷离子是 K^+，使 K^+ 瞬时快速外流，导致细胞内电位迅速下降，形成 1 位相。确切地说，快钠通道的失活和瞬时性外向钾通道激活共同形成了 1 位相。

（3）2 位相（缓慢复极或平台期）：当 1 位相复极至膜内电位达到 0mV 左右之后，复极过程就变得非常缓慢，膜内电位基本上停止于 0mV 左右，细胞膜两侧呈等电位状态，记录的图形比较平坦，持续约 100～150ms，称为缓慢复极或平台期。膜电位这种特征是由于平台期同有内向离子流和外向离子流存在，内向离子流促使膜电位去极化，外向离子流促进复极化，总和的结果是出现一种随时间推移而逐渐增强的、微弱的外向离子流，导致膜电位缓慢地向膜内负电位转化。现已证明，平台期内向离子流是由 Ca^{2+} 承载的 L 型钙电流（I_{Ca-L}），外向离子流是由 K^+ 携带的背景钾电流（I_{ki}）和延迟整流钾电流（I_k）。在平台期早期，Ca^{2+} 的内流和 K^+ 的外流所负载的跨膜正电位相等，膜电位稳定于 1 位相复极的电位水平。随着时间的推移，Ca^{2+} 通道逐渐失活，K^+ 外流逐渐增加，使跨膜净离子流成为一个外向电流，膜内电位逐渐下降，导致膜电位复极加快，形成平台期晚期。

（4）3 位相（快速复极末期）：在 3 位相，细胞膜复极速度加快，膜内电位由 0mV 左右较快地下降到 $-90mV$，完成复极化过程，占时约 $100 \sim 150ms$。其原因是：在平台期之后，慢钙通道关闭，钙离子内向电流消失，而细胞膜对 K^+ 的通透性又显著增加，K^+ 迅速外流使膜内电位由平台期的 0mV 左右迅速下降至 $-90mV$ 的静息电位水平，完成了 3 位相复极。

（5）4 位相（静息期）：膜复极完毕，膜内电位稳定于静息电位（$-90mV$）水平，故 4 位相又称为静息期。虽然膜电位稳定于静息电位水平，但是离子的跨膜转运仍然在活跃地进行。因为动作电位期间有 Na^+ 和 Ca^{2+} 进入细胞内，而 K^+ 外流出细胞，因此只有从细胞内排出多余的 Na^+ 和 Ca^{2+} 并摄入 K^+ 才能恢复细胞内外离子的正常浓度梯度，保持心肌细胞的正常兴奋性。此时心肌细胞依靠能量代谢，通过 $Na^+ - K^+$ 泵的作用将细胞内的 Na^+、Ca^{2+} 外运，摄回细胞外的 K^+，使细胞内外离子浓度得以恢复，使心肌细胞保持在极化状态，为下次细胞兴奋做好准备。

3. 心室肌细胞动作电位与心电图的关系

心脏各部分兴奋过程中出现的生物电变化通过心脏周围的组织和体液反映到身体表面，用特殊的仪器记录下来即为体表心电图，其与动作电位的关系极为密切（图 1 - 10）。

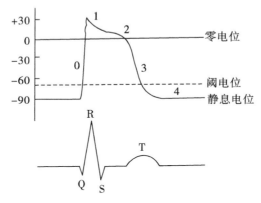

图 1 - 10　心室肌细胞动作电位与心电图关系

一般来说，动作电位 0 位相相当于心电图上的 QRS 波群；1 位相相当于 J 点；2 位相相当于 ST 段；3 位相相当于 T 波；4 位相相当于 T 波后的等电位线；$0 \sim 3$ 位相相当于 Q - T 间期。有的研究者认为：心室肌细胞动作电位与心电图的这种关系并非十分确切，因为前者为心室肌细胞激动过程中膜内外电位时相的变化，而后者则是无数心肌细胞依次兴奋时在体表测得的变化，因此 QRS - T 各波段并不等于心室肌细胞动作电位 $0 \sim 3$ 位相，只是两者具有密切的相关性。

（二）心肌细胞的除极和复极

极化状态的心肌细胞在适宜的外来刺激作用下发生兴奋，使原有的极化状态变为去极化状态，这一激动转化过程称为除极。心肌细胞膜除极之后又逐渐恢复到极化状态，这一过程称为复极（图1-11）。

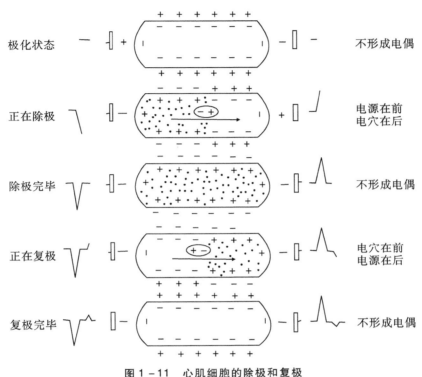

图1-11 心肌细胞的除极和复极

1. 心肌细胞的极化状态

当心肌细胞在静止状态时，细胞膜外带有正电荷（用"＋"表示），细胞膜内带有负电荷（用"－"表示），造成细胞膜内外电位差，此时细胞呈极化状态。根据微电极测定，如以心室肌细胞膜外的电位为0mV，则心肌细胞内的电位为 $-90 \sim -80$ mV，此时细胞膜内外的电位称为静息电位。

2. 心肌细胞的除极过程

对于极化状态的心肌细胞，如果某一点受到刺激，该处细胞膜的通透性立即发生改变，表现为对 Na^+ 通透性突然开放，而对 K^+ 的通透性显著降低，使细胞外大量的 Na^+ 透入到细胞内，心室肌细胞内电位由 -90 mV 突然升高到 $+20 \sim +30$ mV，这种过程称为除极（去极化）。此时已除极部分膜外带负电荷，邻近尚未除极的部分仍带正电荷，两者之间产生了电位差，电流便从未除极部位流向已除极的部位。这种现象恰似一对电偶，未除极部位为电源（＋），已除极部位为电穴（－），正电荷便从电源流向电穴（电源在前，电穴在后），如此不断地整个扩展，直至整个心肌细胞完全除极为止。这时对着细胞除极方向的探查电极可测得正电位而描记出向上的波形，背离细胞除极方向的探查电极测得负电位而描出向下的波形。

3.心肌细胞的复极过程

心肌细胞除极之后，驱动相应离子经过当时开放的细胞膜上特殊离子通道跨膜扩散，外向电流导致膜内电位向负电性转化，促使膜复极，恢复静息电位水平，使细胞进入极化状态，这个过程称为复极。心肌细胞复极时，先除极的部位先复极。在复极过程中，已复极部位的膜表面带正电荷，未复极的膜表面带负电荷，电流由已复极部分流向未复极部分（即电穴在前，电源在后），如此向前推进，使细胞完全复极。其电流方向正好与除极过程相反。此时面对着复极方向的探查电极测得负电位而描记出向下的波形，背离复极方向的电极则测得正电位而描记出向上的波形。

总之，单个心肌细胞的除极和复极过程的方向是相同的。除极时，电源在前，电穴在后。复极时，电穴在前，电源在后。所以，单个心肌细胞的除极波形与复极波形是相反的。

（三）心脏的除极与复极

心脏激动时，心房和心室的电位变化较为复杂。但是，心脏的除极和复极的传导方向、次序还是有规律地发生。

1.心脏的除极

心脏除极时，除极方向是从心内膜传至心外膜，电源在前，电穴在后。因此，面对心外膜的电极受正电荷的影响，描记出一个向上的波；而面对心内膜的电极则受负电荷的影响，描记出一个向下的波（图1-12）。

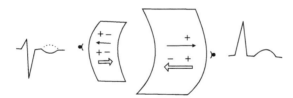

图1-12　左、右心室外膜面除极和复极心电图波形

2.心脏的复极

心脏（左心室）复极时，其复极方向恰好与除极方向相反，从心外膜向心内膜进行，复极时电穴在前，电源在后，所以面对心外膜的电极同心室除极一样，受正电荷影响，故描记出向上的波。因此，在除极波（QRS）主波呈正向波的导联，复极波（T波）亦呈向上的波，两者是一致的。

在心脏的除、复极过程中，左心室的除、复极方向是相反的。除极时，电源在前，电穴在后。而复极时，电穴在前，电源在后。虽然左、右心室同时除极，但因左心室壁及室间隔比右心室厚2.5～3.0倍，因此右心室心外膜外表现为一个小的向上波与一个深的向下波，在左心室心外膜外描记一大的向上波。心室的复极波基本上与除极波主波方向一致。

三、心电向量基本概念

在物理学中，量可以分为"标量"和"向量"。标量如容积、温度。向量如力、速度。在心肌细胞电活动时，电位差形成的电动力有方向（向）及大小（量）之分，故称为心电向量。心电向量是心电图学的理论基础，理解了心电向量概念对深入了解心电图有非常大的帮助。

（一）心电向量的形成

心脏的除、复极过程中产生无数的电动力，这些电动力既有方向，又有大小，通常可用箭头（带箭头线段）表示：箭杆的长短代表向量的大小；箭头所指的方向表示向量的方向；箭头为正电荷（电源），箭尾为负电荷（电穴）（图1-13）。

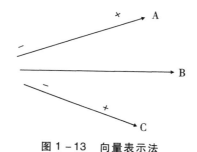

图1-13 向量表示法
A. 表示向量1；B. 表示向量2；C. 表示向量3

（二）瞬间综合向量

心房和心室在激动过程中，每个心肌细胞的除极、复极都可以产生一个向量，每一瞬间包含着不同部位心肌细胞电活动，其产生的电动力方向可指向上、下、左、右、前、后各个不同的方向，其大小也不全相同，但可以用数学运算或图解法将它们综合为一个向量，称为瞬间综合向量。其运算原则为：若向量方向相同，其综合向量为两个向量之和；若向量方向相反，其综合向量为两个向量之差；若两个向量构成一定的角度，则按平行四边形法进行向量综合（图1-14）。

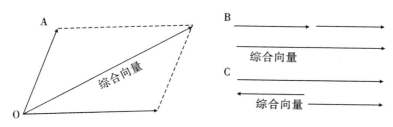

图1-14 综合向量示意图
A. 两个向量构成角度，按平行四边形法进行向量总和；B. 两个向量方向相同，则相加；C. 两个向量方向相反，则相减

（三）空间心电向量环

心脏是一个立体器官，在人体内占据一定的空间位置，而在心脏整个激动过程中产生的瞬间综合向量无法反映心脏兴奋全过程中所发生的心脏向量变化，如果将这些无数个瞬间综合向量头端的轨迹循序地记录下来，便为空间心电向量环（图1-15）。心房的除极和心室的除、复极分别构成了P向量环、QRS向量环和T向量环。为了确切反映空间心电向量的大小和位置，必须同时记录三个平面（额面、横面、侧面）的心电向量图。

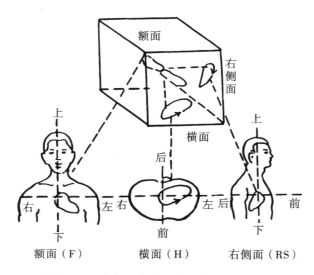

图1-15 空间心向量环在三个平面上的投影

1. P向量环

窦房结发动的冲动首先引起右心房上部除极，继而向左、右心房迅速扩散，最后左心房除极。整个心房除极的方向是自上而下，从右向左，由前向后。把心房除极的各瞬间向量顶端的轨迹进行描记，便为P向量环。P向量环呈椭圆形，环体较小，其运行时间不超过0.10ms。P向量环在额面的投影，环体朝向左下方；在横面的投影，环体朝向左侧稍偏后；在侧面的投影，环体整个向下（图1-16）。

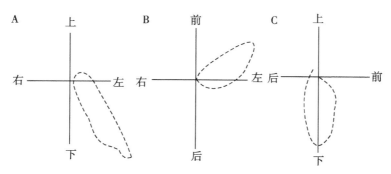

图1-16 P向量环在三个平面的示意图

A. 额面；B. 横面；C. 右侧面

2. QRS 向量环

心室除极时，由室间隔左侧开始，逐渐扩展到心尖部、左右心室外侧壁，最后到左心室基底部。将心室除极过程中瞬间综合向量的轨迹连接起来，称为 QRS 向量环。按心室除极发生的顺序，可分别形成四个综合向量（图 1 – 17）。

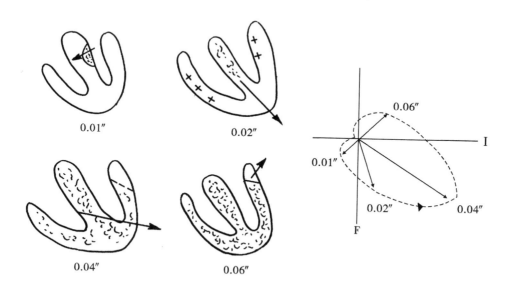

0.01″

0.02″

0.04″

0.06″

图 1 – 17 心室除极的四个向量

（1）室间隔除极向量（第一向量）：心室除极由室间隔左室面开始，自左向右扩展，其向量方向向右前方，历时 0.01 ~ 0.02s。

（2）心尖前壁除极向量（第二向量）：当心室除极到 0.02s 时，除极相继进行到室间隔右室面、右室前壁、左心室心尖部和侧壁。右室向量指向右，左室向量指向左下，但因左心室壁厚于右心室壁，故综合向量指向左前下方。

（3）左、右心室除极向量（第三向量）：心室除极 0.04s 左右，室间隔及右心室均已除极完毕，除极进行到左心室的侧壁。由于左心室侧壁是心肌中最厚的部分，因此造成最大心电向量指向左、后、下方。

（4）左室基底部除极向量（第四向量）：心室肌除极至 0.06s 时，除极进行到左、右心室的基底部。由于左心室心肌比右心室心肌厚，故综合向量指向左、上、后方。

将以上心室除极过程中产生的瞬间综合向量连接起来，便形成一个 QRS 向量环（图 1 – 18）。Q 向量为起始向量，是室间隔左侧中部从左向右的除极向量，其综合向量方向总是向右、向前；R 向量即最大向量，代表着心室壁的除极，其综合向量方向指向左、下、后方；S 向量又称为终末向量，是心室基底部除极所形成的向量，其综合向量指向左、上、后方。QRS 向量环的环体较大、光滑，总时限不应超过 100ms，环体闭合，方向与 T 向量环一致。QRS 向量环在额面的投影长而窄，环体朝向左下方；在横面的投影呈卵圆形或梭形，环体朝向左后方；在侧面的投影，环体呈椭圆形，朝向后下方。

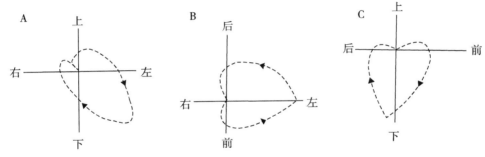

图 1－18　QRS 向量环在三个平面的示意图

A. 额面；B. 横面；C. 右侧面

3. T 向量环

心室的复极方向恰好与除极方向相反，是从心外膜开始，向心内膜扩展。将心室复极各瞬间综合向量的顶端连接起来所形成的轨迹便是 T 向量环。T 向量环呈长圆形或梭形，比 P 向量环大，但较 QRS 向量环小。因复极方向由心外膜指向心内膜，正好与除极时的向量相同，故 T 向量环运行的方向与 QRS 向量环一致。其运行时间约为 0.26～0.40ms（图 1－19）。

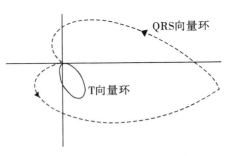

图 1－19　QRS 向量环与 T 向量环

4. ST 向量

ST 向量为 QRS 不闭合所形成的 T 向量环离心支与 QRS 向量环终点的连线，QRS 向量环终点 "J" 点未回到原点 "0"，由 "0" 至 "J" 点即代表 ST 向量（图 1－20）。正常无 ST 向量，若有 ST 向量则应 <0.1mV。

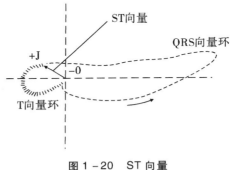

图 1－20　ST 向量

QRS 向量环从 0 点开始，不回到原处，停滞于 J 点，由 J 点再发出 T 向量环，从 0 点到 J 点的连线即 ST 向量，0 点为 －，J 点为 ＋

（四）心电向量图与心电图的关系

心电向量图和心电图均系以不同的方式记录心脏电活动的过程。心电向量是记录心脏活动各瞬间综合向量在空间的方向和大小，投影在三个互相垂直的平面上，形成不同平面的心电向量环，反映心房和心室除、复极的立体图形。心电图是心电向量环在额面和横面导联轴上的第二次投影。心电向量环投影于导联轴的正侧时，心电图波形为正向波；投影于导联轴的负侧时，心电图波形则为负向波。两者关系极为密切。

1. 额面 QRS 向量环在肢体导联的投影

额面 QRS 向量环在标准 I 导联及加压单极肢体导联 aVR、aVF 上的投影如图 1-21。

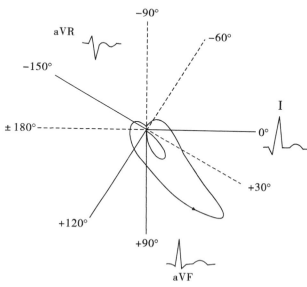

图 1-21　额面心电向量环与肢体导联的关系

（1）I 导联上的投影：I 导联的导联轴为 ±0°～180° 水平轴，通过 0 点划一垂直的直线（-90°～+90°），把导联轴分为正、负两侧。QRS 向量环从 0 点开始逆时针运行，从向量图每一个瞬间综合向量点与 I 导联做垂线，这垂线和导联轴的交点与 0 点之间的距离就是综合向量在心电图上的电压，投影于导联轴的正、负某一侧，便决定了该电压的正负性。全部瞬间综合向量点的投影按时间排列起来形成了 I 导联的心电图。起始向量投影于导联轴的负侧，投影较小，在心电图上表现小 q 波。最大向量投影于导联的正侧，投影较大，在心电图上表现为大 R 波。终末向量最后回到了起始点，与导联轴中点重合，故位于等电位线上。因此，I 导联波型呈 qR 型，QRS 向量环是闭合的，故无 ST 向量。T 波投影于 I 导联的正侧，所以 T 波直立。

（2）aVF 导联上的投影：aVF 导联轴为 -90°～+90° 的纵轴，通过中点划一水平线（0°～±180°）把导联轴分为正、负两侧，水平线上方为负，水平线下方为正。QRS 向量环从 0 点开始做逆时针运行。起始向量投影于导联轴的负侧，心电图上出现小 q 波。最大向量投影于导联轴的正侧，心电图上出现大 R 波。终末向量投影于导联轴的负侧，心电图表现为小 s 波，最后回到等电位线。所以，aVF 导联的 QRS 波呈 qRs 型。T 向量环投影导联轴的正侧，故 T 波直立。

（3）aVR 导联上的投影：aVR 导联轴为 +30°～-150°，通过 0 点划一直线

（-60°～+120°）垂直于该导联轴，该直线的右上方为正侧，左下方为负侧。QRS向量环以0点开始做逆时针运行。起始向量投影于导联轴的正侧，心电图表现为小r波。最大向量投影于导联轴的负侧，心电图表现为大S波。终末向量最后回到了等电位线与导联轴的中点重合。故aVR导联的QRS波呈rS型。T向量环投影于导联轴的负侧，故T波倒置。

2. 横面QRS向量环在胸导联的投影

胸导联V₁～V₆虽然不处于同一平面上，但基本上V₁～V₆的图形和横面心电向量环的投影是互相吻合的。根据QRS向量环在胸导联的投影，便可描记出V₁～V₆心电图波形（图1-22）。

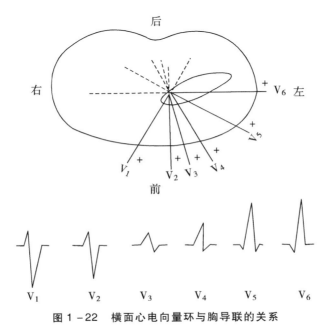

图1-22 横面心电向量环与胸导联的关系

（1）右心导联QRS向量环的投影：横面QRS向量环为卵圆形，呈逆时针运行。起始向量位于右前，投影在V₁、V₂导联轴的正侧，故出现起始的小r波。最大向量和终末向量投影在V₁、V₂导联轴的负侧，故产生终末的大S波，最后返回到等电位线。因此，V₁、V₂导联呈rS型，r波代表室间隔以及右心室、心尖部的激动，S波为左心室壁激动所产生的波形。

（2）左心导联QRS向量环的投影：横面QRS向量环呈逆时针运行时，起始向量位于右前，投影在V₅、V₆导联的负侧，故在该导联上出现起始的小q波。最大向量投影在V₅、V₆导联的正侧，在该导联上产生大R波。终末向量投影在V₅、V₆导联的负侧，该导联表现为小s波。所以，V₅、V₆导联QRS波呈qRs型。在V₃、V₄导联的正侧为QRS向量环的前半部分，负侧为后半部分，故V₃、V₄导联的QRS波形呈RS型。因为横面QRS环体呈逆时针运行，所以V₁～V₆导联R波逐渐增大，S波逐渐减小。

第二章　正常心电图

一、正常心电图各波段的形成及分析

在心脏激动过程中，心房和心室的除、复极的电位变化构成了心电图的固有波形。正常心电图的波段包括 P 波、QRS 波、J 点、T 波、U 波、P－R 段、ST 段、P－R 间期和 Q－T 间期（图 2－1），各波的形态、幅度与心房、心室激动的程序以及在各导联轴上的投影有关。

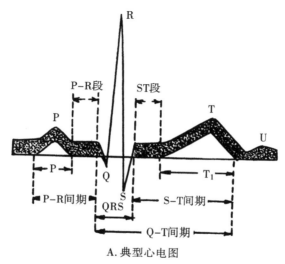

A. 典型心电图

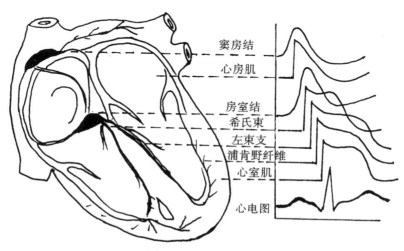

B. 心脏各部动作电位与心电图关系

图 2－1　典型心电图及心脏各部动作电位与心电图关系

（一）P波和 T_α 波

1. P波

正常心脏的激动起源于窦房结，窦性冲动沿结间束、房间束分别传至左、右心房，首先引起右、左心房的除极而产生P波。心房除极顺序从右心房开始，然后再传至左心房，所以P波的开始部分代表着右心房的除极，后部分反映左心房的除极，中间部分反映左、右心房的共同除极。心房除极的方向先是指向下方稍偏右或偏左，然后转向左后方。当探查电极对着电源时，描记出向上的波；当探查电极对着电穴时，描记出向下的波。也可以认为：当除极向量朝向某些导联的正极时，在该导联描记出向上的波；当除极向量朝向某导联的负极时，则该导联描记出向下的波；当除极向量方向与某导联垂直时，则描记出双向波。正常P波总除极方向朝向左下偏后，指向Ⅱ导联的正侧和aVR导联的负侧，故Ⅱ导联P波直立，aVR导联P波倒置。

窦性P波在Ⅰ、aVF、$V_3 \sim V_6$ 导联通常是直立的，在Ⅲ、aVL、V_1、V_2 导联可直立、倒置，有时可呈先正后负的双向波；正常P波形态在多数导联呈钝圆形，可有轻微切迹，但双峰间距 < 0.04s，P波时间 ≤ 0.11s；P波时间 > 0.11s，且双峰间距 >0.04s，表示左心房异常（左心房肥大，房内传导阻滞）。P波振幅肢体导联 < 0.25mV，胸导联 < 0.20mV；P波振幅 > 0.25mV，提示右心房增大。罕见情况下，P波形态、振幅呈交替性改变，称为P波电交替，常提示心房肌有严重缺血。

2. T_α 波

T_α 波为心房的复极波。心房复极顺序与除极相反，故其方向与P波相反。由于产生的电位很低，使波形特小，且多被QRS波所遮盖，故不易辨认。在心率增快或心房除极向量增大时，心房的复极向量也变大。受 T_α 波的影响，P-R段表现为下斜型压低。

（二）P-R间期和P-R段

1. P-R间期

P-R间期指从P波开始到QRS波群开始的时间，代表从心房开始激动到心室开始激动的一段时间，又称房室传导时间。正常P-R间期为 0.12～0.20s，不同导联测量的P-R间期略有差异。通常P-R间期依年龄及心率而异，心率越快，年龄越小，P-R间期越短；老年人心率缓慢，P-R间期较长。因此，在测定P-R间期是否正常时应结合心率和年龄的情况（详见附录二）。正常情况下，同一份心电图各P-R间期应该是相等的。

若P-R间期均延长，表示一度房室传导阻滞；若P-R间期均缩短，可能为预激综合征或交界性心律；若P-R间期长短不一致，说明存在着房室脱节。

2. P-R段

P-R段是自P波终末至QRS波起始的时间。正常情况下，P-R段呈等电位线，如与 T_α 波重叠或心率增快，可引起轻微下斜型压低。由于P-R段压低，可造成ST段相对性抬高。在心房梗死、急性心包炎时，P-R段可出现水平型压低或抬高。P波时间与 P - R 段保持一定的比例关系：P/P - R 段 = 1.0 ~ 1.6；P/P - R 段 < 1.0 为右心房肥大；P/P - R 段 > 1.6 为左心房肥大。

（三）QRS 波群

1. QRS 波群的形成

QRS 波群代表全部心室除极的电位变化。心室除极的起始向量形成 Q 波，最大向量形成 R 波，终末向量形成 S 波。QRS 波群的形态及电压在不同导联各不相同。通常情况下，QRS 波的形态在胸导联比肢体导联具有规律性，电压也较肢体导联高。

2. QRS 波群的命名

最初一个向下的波为 Q 波，最初一个向上的波为 R 波，继 R 波之后向下的波称为 S 波。S 波之后的向上波为 R′ 波，R′ 波之后出现向下的波为 S′ 波，依此类推，可出现 R″、S″波等。若 QRS 波只有直立的正向波，称为 R 型；如 QRS 波只有向下的负向波，称为 QS 波；如果在 R（或 r）波之后无 S 波，则第二个向上的波称为 R′（或 r′）波，此 QRS 波呈 rR′ 或 Rr′ 型。通常以大小写英文字母来表示波形的大小，波形不超过最高 QRS 波幅的一半称为小波，分别用 q、r、s 来表示（图 2 - 2）。

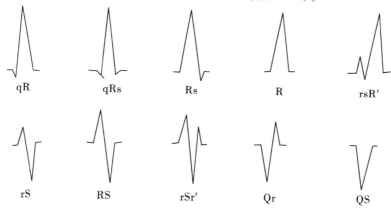

图 2 - 2 QRS 波群命名示意图

3. 胸导联 QRS 波群形态与电压

QRS 波在胸导联的图形是横面 QRS 向量环在胸前导联上的投影，在 V_1、V_2 导联 QRS 波呈 rS 型，R_{V1} < 1.0mV，超过此值提示右心室肥大。在 V_5、V_6 导联 R 波较高，QRS 波呈 qR、qRs、Rs 或 R 型，R_{V5} < 2.5mV，如大于 2.5mV 则为左室高电压或左室肥厚。在 V_3、V_4 导联 R 波与 S 波振幅大体相等，QRS 波呈 RS 型，称为过渡区波形。自 V_1 ~ V_6 导联，R 波逐渐增高，而 S 波逐渐缩小，R/S 比例自右至左逐渐增大（图2 - 3）。若过渡区波形出现在 V_1、V_2 导联，提示心脏逆时针转位。若过渡区波形出现 V_5、V_6 导联，提示顺时针转位。如果 R 波未能逐导联增高，称为 R 波递增不良（PRWP）。如果 R 波逐导联降低，则称为 R 波逆向递增（RRWP）。根据 Zema 的诊断标准，R_{V3} < 0.3mV，R_{V2} ≤ 0.3mV 为 PRWP。若 R_{V2} < R_{V1} 及（或）R_{V3} < R_{V2} 及（或）R_{V4} < R_{V3} 及（或）R_{V4} ≤ 3mV，则为 RRWP。PRWP 可见于正常变异，也可见于病理情况；RRWP 多见于病理情况，少见于正常人。正常 V_1、V_2 导联不应有 q 波，可呈 QS 型，但

$V_4 \sim V_6$ 导联出现 q 波属于正常 Q 波，称为生理性 Q 波或间隔性 Q 波。任何导联 q 波时间不应超过 0.04s，深度不应超过同一导联 R 波振幅的 1/4。超过正常范围的 Q 波称为病理性 Q 波或异常性 Q 波（目前诊断标准为时限 ≥30ms、振幅 ≥1mV，在相邻的两个导联出现），常见于心肌梗死、心肌炎、肺栓塞等。病理性 Q 波的标准不适用于 Ⅲ、aVR 导联，因为这两个导联可出现异常性 Q 波。

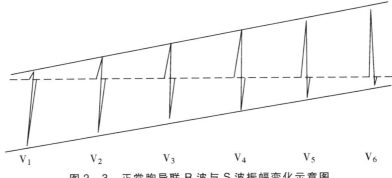

图 2-3　正常胸导联 R 波与 S 波振幅变化示意图

4. 肢体导联 QRS 波群的形态与电压

QRS 波在各肢体导联上的图形是额面 QRS 向量环在肢体导联轴的投影。因为额面向量环的大小及位置变异较大，故肢体导联的 QRS 波形有较大的差异，不具有胸导联规律性。唯有 aVR 导联 QRS 恒定，由于心室的除极向量朝向 aVR 导联的负侧，故 aVR 导联 QRS 波群呈 QS、rS、rSr′ 或 Qr 型。$R_{aVR} < 0.5mV$，超过此比值常提示右心室肥大。其他导联形态不定，但不能出现异常性 Q 波。在 aVL 和 aVF 导联 QRS 波群形态不一，可呈 qR、qRs、Rs 或 rS 型，$R_{aVL} < 1.2mV$，$R_{aVF} < 2.0mV$，如超过此值，提示左心室增大。Ⅰ、Ⅱ、Ⅲ 导联的 QRS 波群的形态随心电轴的不同而变化。QRS 波的电压在各个导联是不同的，若每个胸导联 QRS 波（R + S 或 Q + R）电压均不超过 1.0mV 或每个肢体导联电压都不超过 0.5mV，称为 QRS 波低电压，常见于心包积液、胸腔积液、气胸、心肌病或过度肥胖。在某些情况下，可见到 QRS 波形态及电压发生交替性改变，称为 QRS 波电交替，见于心包积液、心动过速或严重的心肌病变时。

5. QRS 波群时间

QRS 波群时间表示全部心室肌激动过程所需的时间，正常为 0.06 ~ 0.08s，一般不超过 0.10s。2007 年至 2009 年国际计算机心电图协会陆续发表了美国心脏学会（AHA）、美国心脏病学会基金会（ACCF）、美国心律协会（HRS）对心电图标准化和解析，简称《美国标准》，其中指出 QRS 波群时间随年龄增长及心脏质量增加而延长：年龄 <4 岁儿童，QRS 波群时间 ≥0.09s 即视为延长；年龄在 4 ~ 16 岁阶段，QRS 波群时间 ≥0.10s 为延长；年龄 ≥16 岁后，QRS 波群时间 ≥0.11s 便为延长。若 QRS 波群时间 ≥0.12s，多为病理性，反映心室肌除极时间延长，可见于束支传导阻滞、室性异位心搏及药物中毒。有时某些导联 QRS 波出现粗钝和顿挫，只要时间在正常范围内，一般无临床意义。

6. 室壁激动时间

室壁激动时间（ventricular activation time，VAT）是指 QRS 波开始至 R 波顶峰所需要的时间（《美国标准》为 R 峰时间）。若有 R′波或 r′波，则应测量至 R′波或 r′波的顶点。正常 V_1、V_2 导联 VAT < 0.03s，正常 V_5、V_6 导联 VAT < 0.05s，前者称右室壁激动时间，后者为左室壁激动时间，超过此限常表示心室肥大或室内传导阻滞。

（四）J 点

J 点是指 QRS 波终末部与 ST 段起始部的连接点，标志着正常除极的结束和复极的开始。正常 J 点位于等电位线上，上下偏移不超过 1mm。正常情况下，左心室先除极的心内膜下心肌后复极，后除极的心外膜下心肌先复极。有时可因心室的除极尚未完全结束而部分心室肌已开始复极，使得心室的某个区域的除、复极可同时发生，如果重叠时间过宽（> 10ms），J 点可明显偏移。若 J 点偏移形成圆顶状、驼峰状特殊形态，则称为 J 波。J 波可发生在高钙血症、意外低温情况下，前者为 Ca^{2+} 跨膜进入细胞内增多，后者为细胞内肌浆网从细胞质中重新摄取 Ca^{2+} 的速度减慢，易发生室性心律失常。心肌梗死后出现的缺血性 J 波提示心电不稳定和离散度增加，更易出现恶性心律失常，甚至发生猝死。特发性 J 波可能与早复极综合征为同一病变。

（五）ST 段

ST 段为 J 点到 T 波开始的时间，反映心室早期复极的电位。正常 ST 段多与等电位线重叠，可以轻微向上或向下偏移。当 ST 段抬高时应从等电位线上缘量至 ST 段上缘，ST 段压低时则应以等电位线下缘量至 ST 段下缘。正常的 ST 段可因 J 点移位而发生偏移。当 J 点上移时，表现为 ST 段凹面向上抬高。当 J 点明显下移时，ST 段可呈上斜型压低。此时，应在 J 点之后 0.06s 或 0.08s 处测量（《美国标准》采用以 J 点为准）ST 段有无压低。任何一个导联 ST 段压低均不能超过 0.05mV，ST 段压低超过正常范围多为心肌缺血、心室肥大、室内传导阻滞、低血钾、洋地黄中毒、心动过速等所致。ST 段抬高在 V_1 ~ V_3 导联可高达 0.25mV，但在 V_5、V_6 导联和肢体导联均不应超过 0.10mV。ST 段抬高超过正常范围且弓背向上常见于急性心肌梗死、变异型心绞痛、室壁瘤。若弓背向下抬高，则见于急性心肌炎、肺栓塞、高血钾、主动脉夹层、动脉瘤等。

《美国标准》规定了不同性别各导联 ST 段 J 点改变的阈值：在 V_2、V_3 导联 J 点抬高，40 岁以上男性 < 0.2mV，40 岁以下男性 < 0.25mV；女性 V_2、V_3 导联 J 点抬高 < 0.15mV，不论男、女性，其他导联 < 0.1mV。V_7 ~ V_9 导联 J 点抬高不应超过 0.05mV，不论男性或女性。V_3R ~ V_5R 导联 J 点抬高不应超过 0.05mV，但 30 岁以下男性 J 点抬高 < 0.1mV。所有人群不论年龄大小，J 点压低在 V_2、V_3 导联不应超过 0.05mV，在其他导联不应超过 0.1mV。建议在未取得共识之前，ST 段水平型下移时测量 ST 水平部与 QRS 初始部的垂直距离，ST 段非水平型下移时 ST 段偏移在 J 点后 60ms 或 80ms 处测量，同时应说明 ST 段移位的类型（水平型、上斜型、下斜型）。

ST 段时限为 0.05 ~ 0.15s，测量 ST 段应以 J 点后 0.04s 处测量至 T 波开始。ST 段时间随心率而异：心率越快，ST 段越短；心率越慢，ST 段越长。高钙血症时 ST 段缩短，低钙血症、心肌缺血时可使其延长。

（六）T 波

1. 形态

T 波反映了心室晚期复极的电位变化。正常的 T 波是一个双肢不对称、光滑而宽大的波，其前支（升支）长且上升缓慢，后支（降支）短且下降较快，所以顶点靠近后肢。若 T 波双支对称倒置，顶点居中，称为"冠状 T"。有时 T 波呈宽大畸形并倒置（> −1.0mV），称为"巨大倒置 T 波"。两者均提示心肌存在严重缺血。

2. 方向

T 波的电轴与 QRS 波电轴基本一致，所以在 QRS 波主波向上的导联中直立，反之则倒置。正常 T 波在 Ⅰ、Ⅱ 导联直立，Ⅲ 导联可直立、双向或倒置；在 aVR 导联倒置，aVL、aVF 导联随 QRS 波主波方向而异；在 V_1 导联可低平、双向或倒置；在 V_3、V_4 导联可倒置，但其深度不应超过 0.4mV。在 T 向量稍偏前时，T_{V_1,V_2} 直立，T_{V_5,V_6} 亦应直立；若 T_{V_3} 倒置，T_{V_1,V_2} 也应倒置；T_{V_1,V_2} 直立，T_{V_3} 倒置应视为异常；$T_{V_1} > T_{V_5}$ 可能为心肌供血不足的表现；T_{I,II,V_5,V_6} 倒置多具有病理意义。

3. 电压

在以 R 波为主的导联中，T 波电压不应低于同一导联 R 波的 1/10。若 T 波电压 <1/10R，应视为异常；$T_{I,II,aVL,V_2~V_6}$ 电压 <1/10R，为 T 波低平；$T_{I,II,aVL,V_2~V_6}$ 电压 = −0.1 ~ −0.5mV，为 T 波倒置；$T_{I,II,aVL,V_2~V_6}$ 电压 = −0.5 ~ −1.0mV，为 T 波深度倒置；$T_{I,III,aVL,V_2~V_6}$ 电压 > −1.0mV，为巨大倒置 T 波。T 波低平、双向或倒置常见于心肌缺血、心肌病、肺心病、心室肥大、束支传导阻滞等疾病。如果 ST 段水平型和下斜型压低 ≥0.1mV 和（或）T 波深倒置 >0.5mV，称为缺血性 ST − T 改变。如果 ST 段压低或抬高 <0.1mV 和（或）T 波低平 <1/10R 或浅倒置 <0.5mV，称为非特异性 ST − T 改变。

T 波电压增高通常无重要意义，胸导联 T 波直立高度为 0.5 ~ 0.7mV，$T_{V_2~V_4}$ 偶达 1.5mV 以上。若 T 波电压过度增高（T > R），应除外早复极、高钾血症及急性心肌梗死的超急性期。在某些情况下，T 波的电压和方向可发生交替性变化，称为 T 波电交替。显著的 T 波电交替多提示心肌电活动不稳定，是心室肌复极不一致的表现，有发生严重室性心律失常或猝死的危险。

（七）Q − T 间期

Q − T 间期指自 QRS 波开始至 T 波终止的时间，代表心室除极与复极所需要的总时间。心率在 60 ~ 100 次/分时，Q − T 间期的正常范围在 0.32 ~ 0.44s。在单导联描记的心电图中，最长的 Q − T 间期通常出现在 V_2、V_3 导联。如果 V_2、V_3 导联比其他导联长 40ms 以上，可能测量有误，这时应结合其他导联确定 Q − T 间期结果。当 T、U 波融合难以辨认时，通常选择 aVR 和 aVF 导联（U 波不明显）来测量 Q − T 间期，或沿 T 波降支最陡峭的部分做切线，将其与 T − P 段交点作为 T 波终点，所测得的 Q − T 间期可能短于实际值。对心电图自动分析测量的 Q－T 间期延长，应进行人工测量证实。建议多导联描记心电图，以更准确地测量 Q－T 间期。

Q－T 间期的长短与心率的快慢有密切的关系：心率越快，Q－T 间期越短；心率越慢，Q－T 间期越长。因此，常用校正的 Q－T 间期（heart rate－corrected QT interval，Q－Tc），以纠正心率对 Q－T 间期的影响，通常求 Q－Tc 的公式为：

$$Q-Tc = \frac{Q-T}{\sqrt{R-R}}$$

正常 Q－Tc < 0.43 ~ 0.44s。Q－T 间期缩短见于高钾血症、高钙血症及应用洋地黄后。低血钾、低血钙、心肌缺血、心肌梗死以及应用胺碘酮或奎尼丁药物后，可使 Q－T 间期延长。Q－T 间期延长可使心室复极不均一，容易诱发折返激动，导致严重的室性心律失常。

（八）U 波

U 波是位于 T 波之后出现的一个圆钝的低平小波，在胸导联较清楚，以 V₂、V₃ 导联最为显著，肢体导联不明显。U 波具有频率依赖性，心率 >95 次/分时 U 波少见，心率 <65 次/分时 U 波常见。产生 U 波机制不清楚，有人认为是机械－电偶联引起后电位所产生，也可能与浦肯野纤维复极有关，也许是 M 细胞（心肌中层细胞）动作电位时程延长所致。

U 波时间为 0.16 ~ 0.25s，U 波的电压为 0.05 ~ 0.20mV（《美国标准》约为 0.33mV 或 T 波振幅 11%）。正常情况下，U 波的方向与 T 波一致。U 波电压 >0.2mV，则为 U 波增高，常见于低血钾、心肌肥厚、心动过速及脑血管瘤，极少数健康人可出现 U 波增高。V₂ ~ V₅ 导联 U 波倒置多属于病理现象，其深度 >0.05mV 即有诊断意义，提示心肌缺血或心室舒张功能障碍。U 波电交替可反映心搏量的交替性改变。急性左心衰竭时，早搏后出现 U 波电交替可视为左心衰竭的标志。电解质紊乱、胺碘酮中毒及奎尼丁过量均可导致 U 波电交替。

二、心电图导联

心脏激动所产生的电位变化可以传导至身体的任何部位，将两个电极置于身体表面任何两点，并分别用导线与心电图机中的正负极相连，便能描记出一系列的心电变化的波形，这种连接方法和装置称为心电图导联。

（一）常规导联

1. 标准导联

将正负电极分别连接右上肢、左上肢及左下肢，测定两个电极之间的电位差，又称为双极肢体导联。其连接方法分为三种（图 2－4）。

（1）Ⅰ导联：心电图机正极接左上肢，负极接右上肢。当左下肢电位高于右上肢电位时描记出向上的波形，反之则为向下的波形。

（2）Ⅱ导联：心电图机正极接左下肢，负极接右上肢。当左上肢电位高于右上肢

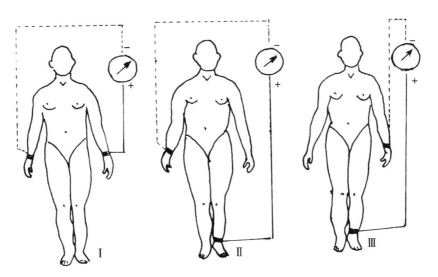

图2-4 标准导联连接法

电位时描记出向上的波形，反之则为向下的波形。

（3）Ⅲ导联：心电图机正极接左下肢，负极接左上肢。当左下肢电位高于左上肢电位时描记出向上的波形，反之则为向下的波形。

2. 加压单极肢体导联

加压肢体导联为单极导联，所测定的为探查电极所在部位心脏的电位变化。将双上肢和左下肢三点连接到中心电端，此中心电端的电位几乎等于零。把心电图机的负极与中心电端连接（无干电极），将心电图机的正极连接到某一肢体上（探查电极），就构成了单极肢体导联。由于单极肢体导联远离心脏而电位较小，经改良后使原波形增大50%，就成为加压单极肢体导联（图2-5）。

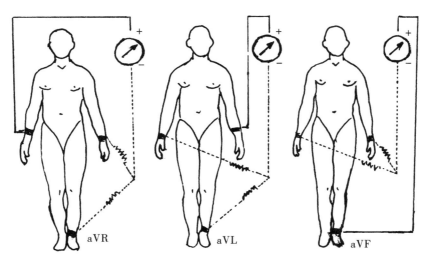

图2-5 单极加压肢体导联连接法

（1）加压单极右上肢导联（aVR）：探查电极置于右上肢，负极与中心电端连接。

（2）加压单极左上肢导联（aVL）：探查电极置于左上肢，负极与中心电端连接。

（3）加压单极左下肢导联（aVF）：探查电极置于左下肢，负极与中心电端相连。

按照《美国标准》，推荐采用 cabrera 导联的应用，即采用左上至右下的解剖顺序记录肢体导联心电图（aVL、Ⅰ、aVR、Ⅱ、aVF、Ⅲ），以利于在解剖上相邻导联的心电图分析，如心肌梗死的定位及额面心电轴的计算。

3. 胸导联

胸导联（心前导联）为单极导联。将负极与中心电端相连，探查电极分别置于胸壁的各个不同部位，就组成了胸导联（图 2-6），用 V 来表示。

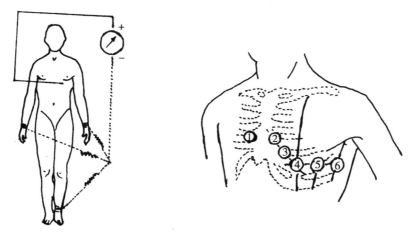

图 2-6　胸导联连接法及胸导联探查电极位置

（1）V_1 导联：电极置于胸骨右缘第 4 肋间。

（2）V_2 导联：电极置于胸骨左缘第 4 肋间。

（3）V_3 导联：电极置于 V_2 和 V_4 连线的中点。

（4）V_4 导联：电极置于左锁骨中线第 5 肋间。

（5）V_5 导联：电极置于左腋前线与 V_4 同一水平处。

（6）V_6 导联：电极置于左腋中线与 V_4 同一水平处。

（二）特殊导联

1. 后壁导联

对疑有后壁心肌梗死、左心室肥大者，可加做后壁导联辅以诊断。

（1）V_7 导联：电极置于左腋后线与 V_4 同一水平处。

（2）V_8 导联：电极置于左肩胛线与 V_5 同一水平处。

（3）V_9 导联：电极置于后正中线与 V_6 同一水平处。

2. 右胸导联

右胸导联对右心室梗死、右位心及右心室肥大诊断意义较大。

（1）V_3R 导联：电极置于右胸前 V_3 对应部位。

（2）V_4R 导联：电极置于右胸前 V_4 对应部位。

（3）V_5R 导联：电极置于右胸前 V_5 对应部位。

（4）V_6R 导联：电极置于右胸前 V_6 对应部位。

3．监护导联

危重患者需要观察心电变化情况，以利于诊断及救治。常安置监护导联，目前常用的有两个（图 2 - 7）。

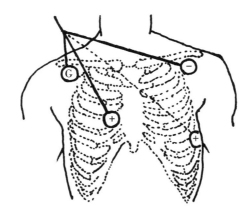

图 2 - 7　MCL 导联连接法

+ 为正极安放部位；－ 为负极安放部位；G 为接地线部位

（1）MCL_1 导联：正极置于 V_1 位置，负极置于左肩，地线置于右肩。MCL_1 导联的图形与 V_1 导联相似，也是显示 P 波较好的导联。

（2）MCL_6 导联：正极置于 V_6 位置，负极置于左肩，地线置于右肩。MCL_6 导联的图形与 V_6 导联图形相似。

4．食道导联

将探查电极送入食道（心脏背面），正极与左上肢导线相连，负极与右上肢导线相连，这种方式称食道导联，能显示清楚的 P 波，对鉴别诊断室上性心动过速与室性心动过速有重要价值。食道用英文字母 E 表示，其后的数字代表电极距门齿的距离（图2 - 8）。

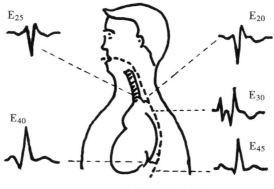

图 2 - 8　食道导联心电图

（1）E_{20}：为心房上区图形，P 波与 T 波倒置，QRS 波呈 Qr 或 QS 型。

（2）$E_{20\sim30}$：为心房区图形，P 波振幅高而尖，大多呈双向，QRS 波呈 Qr、QR 或 QS 型，T 波倒置。

（3）E_{35}：为过渡区图形，P 波双向或直立，QRS 波呈 QR 或 Qr 型，T 波倒置或双向。

（4）$E_{40\sim50}$：为心室区图形，P 波直立，QRS 波呈 qRs、Rs 或 qR 型，T 波直立，如 V_5 导联图形。

（三）导联轴

某一导联中，正负电极之间的连线称为该导联的导联轴，方向由负极指向正极。根据爱氏三角学说：Ⅰ、Ⅱ、Ⅲ导联轴都在一个平面上，分别以爱氏三角形的三条边代表Ⅰ、Ⅱ、Ⅲ导联轴；连接三个角的对角线，分别代表加压单极肢体导联轴（图 2 - 9）；将六个肢体导联轴保持原有方向不变，移置于 0 点为中心处所组成的一个辐射状的几何图形称为贝莱六轴系统（图 2 - 10）。如果从体腔的中心分别做一直线与胸导联 $V_1 \sim V_6$ 相连，便构成了各个胸导联的导联轴（图 2 - 11）。

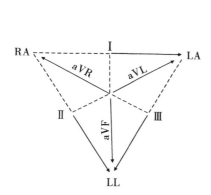

图 2 - 9　爱氏三角图

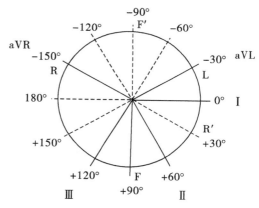

图 2 - 10　贝莱六轴系统

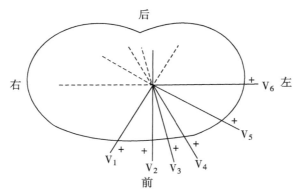

图 2 - 11　胸导联导联轴

三、心电轴与心电位

心电轴是指心脏除、复极过程中无数个瞬间向量综合成一个平均向量，通常所指的心电轴为 QRS 波投影在额面上的心电轴。心电位是反映心脏在胸腔中的心电活动变化的位置。目前认为，把代表额面向量环其中两个导联轴上 aVL、aVF 的 QRS 波群及反映横面向量环的 V₁ ~ V₂ 和 V₅ ~ V₆ 的 QRS 波群相比而得出"心电位"概念是错误的，且临床上也无实际价值。

（一）心电轴

心房和心室在除、复极过程中产生无数个瞬间向量。无数个瞬间向量综合成一个平均向量，这个平均向量分别称为 P 向量环、QRS 向量环、T 向量环的平均电轴，其中 QRS 电轴对诊断疾病意义较大，所以通常所指的心电轴是 QRS 综合波投影在额面上的心电轴。QRS 波电轴在额面朝向左下，位于 0° ~ + 90° 之间（图 2 - 12）。

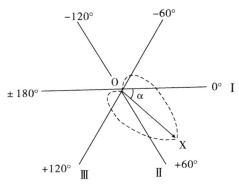

图 2 - 12　额面上的 QRS 平均电轴

1. QRS 波电轴偏移的划分

（1）心电轴偏移的划分：心电轴的正常变化较大，正常人的心电轴约在 - 30° ~ +110° 之间，一般 +30° ~ +90° 为心电轴无偏移，呼吸引起 7° ~ 10° 的变异。在临床心电图中，通常规定如下（图 2 - 13）。

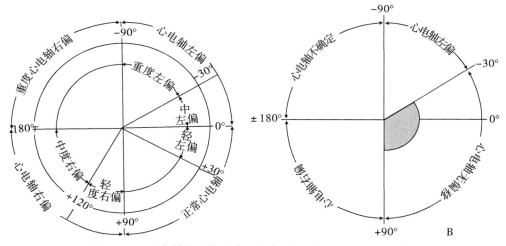

图 2 - 13　心电轴偏移的分类，国内（A）与国际（B）示意图

A. +90° ~ +120°，电轴轻度右偏；+120° ~ +180°，电轴中度右偏；±180° 以上，电轴重度右偏；+30° ~ 0°，电轴轻度左偏；0° ~ - 30°，电轴中度左偏；- 30° ~ - 90°，电轴重度左偏；- 30° ~ + 90°，心电轴正常。B. +90° ~ ±180°，心电轴右偏；- 30° ~ - 90°，心电轴左偏；- 90° ~ ±180°，心电轴不固定；0° ~ +90°，心电轴正常

（2）《美国标准》对心电轴做了修订（表 2-1）。

表 2-1 心电轴正常值范围

年龄	正常值
成人	-30°～90°
8～16 岁	0°～120°
5～8 岁	0°～140°
1～5 岁	5°～100°
1 个月～1 岁	10°～120°
新生儿	30°～190°

1）电轴右偏：轻度见于正常垂位心脏以及儿童、肺气肿和右心室肥大等。重度见于显著右心室肥大、广泛侧壁心肌梗死和左后分支传导阻滞。

2）电轴左偏：轻度见于正常横位心，如肥胖、妊娠、腹水等。重度多是左前分支传导阻滞、原发孔型房间隔缺损等所造成。

2. 心电轴的测定分法

（1）目测法：具体如下。

1）根据 I、III 导联 QRS 波群的主波方向，可断定心电轴有无偏移及大致方位（图 2-14）。

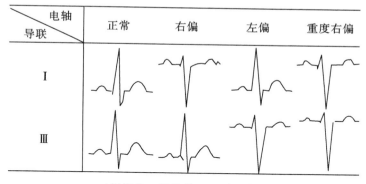

（根据 I、III 导联 QRS 波形态）

图 2-14 心电轴简易目测法

① I、III 导联 QRS 主波均向上，表示电轴不偏。

② I 导联主波向上，III 导联主波向下，表示电轴左偏。

③ I 导联主波向下，III 导联主波向上，表示电轴右偏。

④ I、III 导联主波向下，表示电轴重度右偏。

I 导联以 R 波为主，III 导联以 S 波为主，若 II 导联的 R ＜ S，则电轴左偏在 -30°以左。I 导联以 S 波为主，III 导联以 R 波为主，若 III 导联 R 波 ＞ II 导联 R 波，电轴右偏则在 +100°以右。

2）根据 I、aVF 导联 QRS 波群主波方向目测心电轴（图 2 - 15）：I 和 aVF 导联互为垂直，夹角为 90°，图 A 中的横线为 I 导联的导联轴（右正、左负）。而其 0 电位（即 R 波与 S 波振幅相等处）的垂直线可看成 I 导联轴的 0 电位的电轴线。当 I 导联的主波向上时位于该线的右侧，主波向下时位于该线的左侧。而图 B 则相反，竖直线为 aVF 导联的导联轴（下正、上负），当 aVF 导联主波向上时在其 0 电位电轴线的下方，主波向下时在其 0 电位电轴线的上方。目测这两个导联的主波方向，则可确定心电轴位于哪个象限，是正常还是偏移。

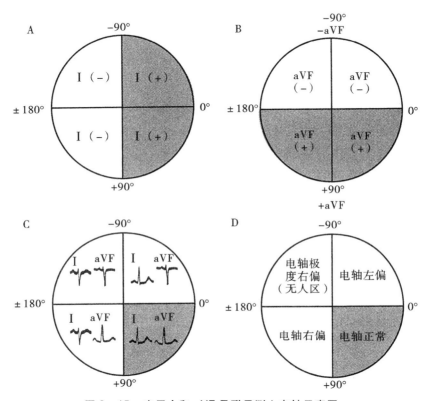

图 2 - 15　应用 I 和 aVF 导联目测心电轴示意图

（2）爱氏三角测量法（振幅法）：分别以爱氏三角形（等边三角形）的三条边代表 I、II、III 导联轴，以每条边的中点作为分界线，将 I、II、III 导联轴分为正负两部分。分别测定 I、III 导联 QRS 波的代数和，将其数值标在 I、III 导联轴相应的位置上，并由此点分别各做一垂直线，三角形的中心与两条垂直线交点的连线即为 QRS 波电轴的方向，测出该连线与 I 导联轴正侧的夹角即为心电轴的度数（图 2 - 16）。

（3）六轴系统法：贝莱六轴系统法指将六个肢体导联的导联轴保持原有方向不变，以各导联彼此夹角都为 30°，移置于 0 点为中心处所组成的几何图形。将 I、III 导联 QRS 波的代数和分别标在各导联轴的相应数值上，由此点各做一垂直线，0 点与这两条垂直线交点的连线即代表 QRS 电轴的方位度数（图 2 - 17）。

（4）查表法：分别测出 I、III 导联 QRS 波的代数和，在电轴计算表中分别找出 I

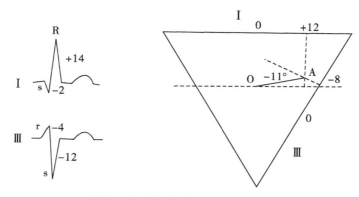

图 2-16 爱氏三角法测定心电轴

$QRS_I = R_I + q_I = +14 + (-2) = +12$；$QRS_{III} = r_{III} + S_{III}$

$= +4 + (-12) = -8$；心电轴 OA 为 $-11°$

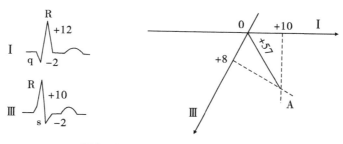

图 2-17 六轴系统法测定心电轴

$QRS_I = R_I + q_I = +12 + (-2) = +10$；$QRS_{III} = R_{III} + S_{III} =$

$+10 + (-2) = +8$；心电轴 OA 为 $+57°$

和Ⅲ导联的数值，两者垂直相交的数字即为 QRS 波电轴的度数（详见附录六"心电轴计算表"）。

3. **心电轴的临床意义**

利用心电图诊断某些心脏疾病时，心电轴的偏移具有重要的价值。例如，诊断左前分支传导阻滞时，电轴左偏（$-45°$以上）是一必备条件。对左后分支传导阻滞、右位心，电轴右偏也是一个判定的指标，但不是唯一条件。引起电轴偏移既有病理性原因，也有生理性因素，如年龄、体型、妊娠和腹水等均能使心电轴发生偏移。况且电轴的偏移在度数划分存在"重叠区"，$-90° \sim \pm 180°$（无人区电轴）既能反映电轴显著左偏，也能说明电轴重度右偏。有时貌似电轴左偏，实为电轴右偏。因此，在诊断疾病时必须结合临床资料进行判断。

（二）心电位

心电位是反映心脏在胸腔中的心电活动变化的位置。它的改变与心脏在胸腔中的解剖位置改变并非完全一致。心脏在胸腔中可以沿纵轴、前后轴及横轴移动而引起心电位发生变化。

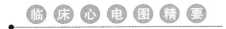

1. 心脏沿前后轴转位（反映在额面肢导联的变化）

根据左、右心室的图形反映在额面肢体导联（aVL、aVF）的不同，可将正常的心电位分为垂位、半垂位、横位、半横位、中间位及不定位六种（图2－18）。目前认为这种说法有很大的片面性。

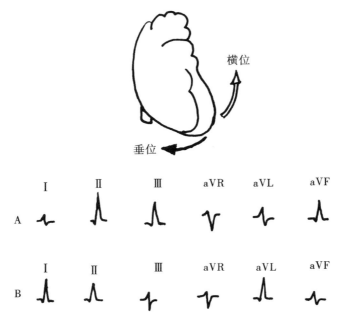

图2－18 心脏垂位心电位与横位心电位

A. 垂位心电位；B. 横位心电位

（1）垂位：aVL 导联呈 rS 型，aVF 导联呈 R 型。

（2）横位：aVL 导联呈 R 型，aVF 导联呈 rS 型。

（3）中间位：aVL 导联及 aVF 导联类似 R 型。

（4）不定位：aVL 导联及 aVF 导联与 rs、R 型无关。

2. 心脏沿纵轴转位（反映在横面胸导联的电位变化）

心脏沿纵轴转位，反映在横面的胸导联上，以过渡区（V_3）波形的移位分为顺时针转位和逆时针转位（图2－19）。

（1）顺时针转位：指右心室向左、前方向转动，左心室向后移动，使 $V_1 \sim V_4$ 导联甚至 V_5、V_6 导联的 QRS 波呈 rS 型（右室波形）。

（2）逆时针转位：指左心室向右、前方向转动，致 V_3、V_4 导联甚至 V_2 导联的 QRS 波出现 qRs、Rs、R 型（左室波形）。

3. 心电位的临床意义

心电位虽然能解释某些心电图的形成及变化，特别是对 aVL、aVF 及 V_2、V_3、V_4 导联图形的改变，但是心电位与心脏解剖位置并不完全相等。心电位也与年龄的大小、体型有关。青年人中，瘦高体型多为垂位心；矮胖体型多为横位或半横位心；左心室

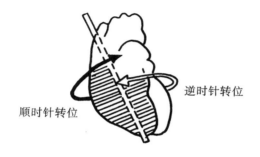

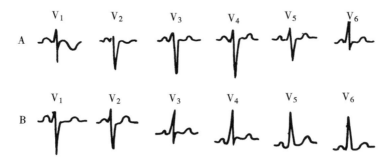

图 2-19 心脏转位

A. 顺时针转位；B. 逆时针转位

肥大多呈横位或半横位心，可伴有逆时针转位；右心室肥大多呈不定位心，常伴有顺时针转位。尽管如此，心电位在临床的实用意义并不大。

四、心电图的阅读与分析

阅读心电图时，为了避免遗漏，防止差错，应遵循一定的步骤，依次进行阅读分析，从而得出正确的结论。

（一）心率的测定

1. 心电图记录纸的内容

心电图记录纸由粗细两种纵线和横线组成，纵向间距代表电压，横向间距代表时间。细线间距为 1mm，粗线间距为 5mm（图 2-20）。走纸速度一般为 25mm/s，故每条纵细线间为 0.04s，每条纵粗线间为 0.2s。当定准电压，10mm 为 1.0mV 时，每条横细线之间代表 0.1mV，每条横粗线之间代表 0.5mV。根据需要，有时可将走纸速度调快，定准电压增大，这时应加以标明。

2. 计算心率的方法

（1）测量 P-P 间期或 R-R 间期：它代表一个心动周期所需要的时间，然后将 60 除以这个数字，便得出每分钟心率数。如心率不规则，则求数个（4~5 个）P-P 间期或 R-R 间期的平均数，被 60 整除后便为每分钟的心率数。

（2）不规律心率测量法：自一条心电图上数出 3s 或 6s 内所含的 P 波或 R 波个数（起点的 P 波或 R 波不计入内），再分别乘以 20 或 10 便得到每分钟心率数。此法不精

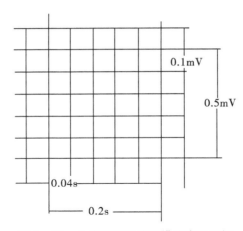

图 2 - 20   心电图纸纵线和横线意义图解

确，但较为方便。

为了计算简便，求得 P - P 间期或 R - R 间期或其平均值后，可由附录一中查出对应的心率数。

（二）阅读心电图的注意事项

1. 排除干扰与伪差

常见的干扰为交流电干扰、导联线脱落、机体移动、肌肉震颤、精神紧张、呼吸不平稳及走纸速度不均或卡纸等（图 2 - 21）。

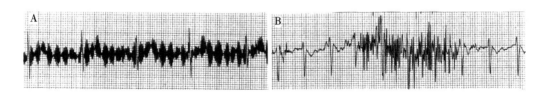

图 2 - 21   常见干扰现象

A. 交流电干扰；B. 肌肉震颤干扰

2. 检查导联是否正确

将各导联的心电图按次序排列，肢体导联的电压关系式应为：Ⅰ + Ⅲ = Ⅱ，aVR + aVL + aVF = 0。正常情况下，胸导联（$V_1 \sim V_6$）的 R 波逐渐增大，S 波逐渐缩小。借此可判定导联是否接错或标记有误。

导联接错时，如左、右手导联线互换，可使Ⅰ导联 P - QRS - T 波均倒置，aVR 导联 P - QRS - T 波往往直立；上、下肢导联线反接时，Ⅰ导联呈直线状，Ⅱ、Ⅲ、aVF 导联 QRS 波主波向下（酷似下壁心肌梗死）；右上肢与右下肢导联线反接时，Ⅱ导联呈直线状，Ⅰ、aVL 导联 QRS 波酷似心肌梗死（图 2 - 22）。

3. 检查阻尼是否合适

定标电压方形波转折角为直角，则阻尼合适；若转折角为圆钝角，则为阻尼过度；若方形波上升和降落时均有突出的尖波和曲折，则为阻尼不足（图 2 - 23）。阻尼过度可使 R 波降低，S 波减小；阻尼不足可使 R 波增高，S 波加深。此时必须加以调整，否则波形失真，影响诊断。

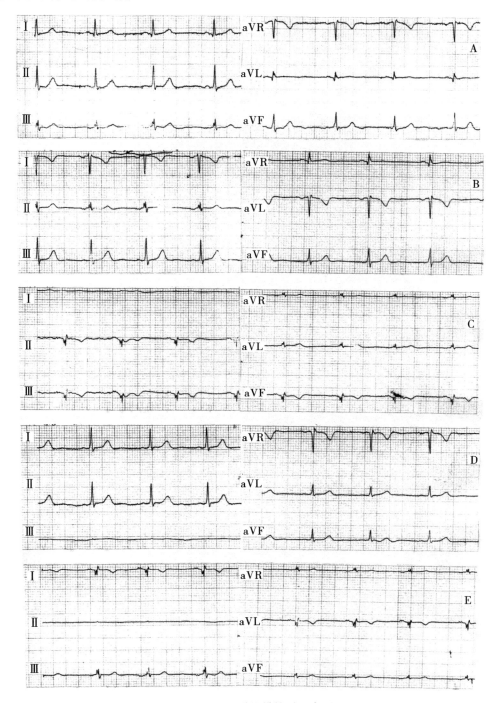

图 2 - 22　导联线错接时心电图

A. 正确导联心电图；B. 左、右上肢导联线反接；C. 上、下肢导联线反接；D. 左上、右下肢导联线反接；E. 右上肢、右下肢导联线反接

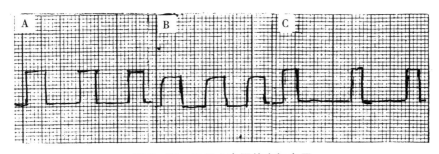

图 2-23　三组心电图的定标电压

A. 阻尼正常；B. 阻尼过度；C. 阻尼不足

4. 检查定标电压是否准确

一般情况下为 1.0mV 电压等于 10mm。特殊情况下定为减半电压或 2 倍放大电压，此时应标记，以免将正常心电图误诊为低电压或高电压。

（三）分析心电图步骤

1. 确定基本心律

观察有无 P 波，根据 P 波形态与 QRS 波的关系确定为窦性心律、交界性心律、心房颤动等，同时观察有无早搏、逸搏。

2. 计算心率

测量 P-P 间期或 R-R 间期以确定心率。存在房室分离时，则应分别计算心房率和心室率。

3. 综合波形判断

检查各导联中 P 波和 QRS 波的形态、电压及时限，注意各波之间的比例，观察 T 波及 U 波的形态及振幅、ST 段移位程度。测定 P-R 间期、Q-T 间期、心电轴，必要时测量 V_1 导联 P 波终末电势（$Ptfv_1$）及 VAT。

（四）心电图报告内容

1. 心律类别

心律类别包括如窦性心律、交界性心律、逸搏心律等。

2. 心电轴

心电轴有无偏转。

3. 心电图是否正常

综合心电图所见，结合临床资料判断心电图是否正常。

（1）正常心电图：各导联心电图无异常改变。

（2）大致正常心电图：个别（1~2 个）导联出现轻度异常的图形，如 QRS 波常有切迹、粗钝，T 波电压轻度压低，ST 段轻微下移等，而无其他更严重的改变。

（3）可疑心电图：在多个导联上出现轻度的异常表现或不能肯定异常改变者，如可疑束支传导阻滞、可疑心室肥大、偶发室性早搏等。

（4）不正常心电图：心电图有明显的异常改变，报告中可直接写出诊断。

4. 提出建议

对于心电图异常改变与临床诊断相符合加以说明；对于心电图非特异性改变，应标明结合临床资料加以判定；对心电图异常改变而不能确定诊断时，可建议定期复查心电图或行其他各种辅助检查。

《美国标准》对心电图的诊断术语做了规定：首要诊断术语共14类别、117种。次要诊断术语一部分为建议性术语，建议临床医师随诊；一部分为考虑性术语，至少不除外一种心电图异常。首要诊断术语加次要诊断术语形成核心术语，并进一步制定了单独及联合应用上述标准的规范，列出了常用的组合型术语。

第三章　心房异常及心室肥大

正常情况下，心脏的激动起源于窦房结，顺序下传至心房、房室交界区、希浦系及心室。心房的除极顺序先由右心房开始，随后沿房间束传入左心房，心电图的 P 波反映了心房除极电位变化。心房异常与心房的解剖、心房肥大、心房内传导障碍及容量和压力负荷过重有关。由于种种因素，使心房肌的除极向量发生改变。心电图主要改变为 P 波电压增高、时间延长和 P 电轴偏移。

心室肥大是由于心室肌长期负荷过重导致心室扩张及心室肌肥厚，心室肌纤维的增粗、增长、缺血及缺氧必然会引起心脏除极面增大及除极方向的改变，从而使复极过程出现继发性或原发性改变。心电图表现为 QRS 波电压增高、时间增宽、电轴偏移及 ST - T 段改变。

一、心房异常

心房异常可波及右心房或左心房，亦可双侧心房均被累及。P 波的平均向量由左、右心房平均向量所产生。P 向量环可分为三部分：①起始 30ms，代表右心房除极，除极向量的方向向下、向前并略向左；②中间 30 ~ 80ms，代表左、右心房共同除极，除极向量的方向向下、向前并略偏前或偏后；③终末 20ms，代表左心房单独除极，除极向量的方向向左、向下并轻度向前或向后。因此，P 波的改变对诊断心房异常较为重要。

【图貌特征】

（一）右心房异常

右心房异常时，P 波平均向量增大，且更向右、向下与向前，使 Ⅱ、Ⅲ、aVF 及右心导联的 P 波振幅增大。虽然其除极时间较正常时间有所延长，但仍不至于延至左心房除极之后，故整个心房的除极时间不超过正常时限（图 3 - 1）。

（1）P 波高尖，Ⅱ、Ⅲ、aVF 导联 P 波电压 ≥0.22 ~ 0.25mV，且 P 波顶形态呈尖峰状。

（2）V_1、V_2 导联的 P 波多呈高尖，亦可正负双向，直立的 P 波电压 >0.15mV，Pv_1 起始指数（$IPIv_1$）>0.03mm·s。

Pv_1 起始指数是指 V_1 导联 P 波先正后负双向时正向 P 波电压（mm）和时间（s）的乘积。正常 $IPIv_1$ <0.03mm·s，在右心房扩张、肥大和压力增高时加大（图 3 - 2）。

（3）QRS 波低电压时，P 波振幅 >1/2R。

（4）P/P - R 段 <1.0（正常为 1.0 ~ 1.6）。右心房肥大时，使 P - R 段延长（窦房结传至交界区时间延长），但 P 波并无增宽，故 P/P - R 段比值正常或小于 1.0。

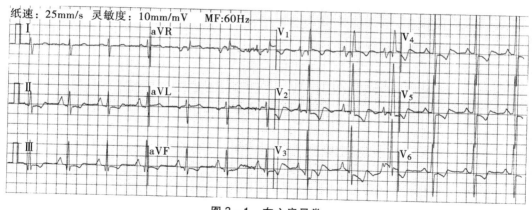

纸速：25mm/s 灵敏度：10mm/mV MF:60Hz

图 3-1 右心房异常

$P_{II、III、aVF}$ 高尖，振幅超过 0.25mV，$P_{V1～V6}$ 振幅超过 0.20mV。P_{V1} 呈正负双向，P_{V_1} 起始指数 （IP-I_{V_1}） >0.03mm·s

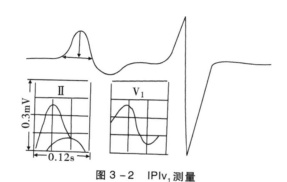

图 3-2 IPIv₁ 测量

（二）左心房异常

左心房异常时，P 波平均向量以向后增大最为显著，向左及向上的向量较正常略大，且除极向量的时间延长。在 I、II、aVL 导联中可显示 P 波增宽并出现双峰。V_1导联出现正负双向，负向部分明显增深加宽。P 波的电压虽较正常增高，但一般仍在 0.25mV 以下（图 3-3）。

（1）P 波增宽，时间 >0.11s。

（2）P 波呈双峰型，峰间距 ≥0.04s，常在 I、II、aVL、$V_3～V_5$ 导联最明显。

（3）P_{V_1} 电压增高 >0.2mV，P_{V_1} 终末电势（Ptf_{V_1}） <−0.04mm·s。

P_{V_1} 终末电势系指 V_1 导联 P 波先正后负双向时负向 P 波电压（mm）与时间（s）的乘积（图 3-4）。正常 Ptf_{V_1} ≥ −0.04mm·s。左心房负荷增加、心力衰竭、冠心病患者 Ptf_{V_1} 负值增大。

（4）P/P-R 段 >1.6。左心房肥大时，P 波时间延长，但 P-R 段无改变，致使 P/P-R 段比值增大。

（三）双侧心房肥大

双侧心房异常时，各自增大的除极向量均可显示出来而不致相互抵消，在心电图

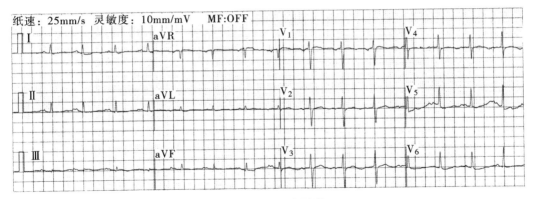

图 3-3　左心房异常

P 波呈双峰，峰间距 > 0.04s，P 波时间 > 0.11s。P_{v_1} 先正后负，$Ptfv_1$ > - 0.04mm · s

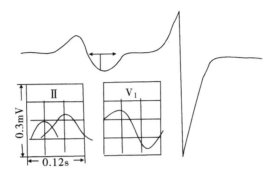

图 3-4　$Ptfv_1$ 测量

上表现为异常高大而宽阔的双峰型 P 波。

（1）P 波电压 > 0.25mV。

（2）P 波时间 > 0.11s。

（3）P_{v_1} 正负双向，正向波与负向波的电压相加 ≥ 0.2mV（图 3-5）。

【阅图提示】

（一）心房梗死

心房梗死时，因心房的除极发生改变，P 波可出现电压增高、时间增宽、切迹或不规则。心房复极亦出现异常，表现为 P-R 段的水平型抬高或下移，同时合并各种房性心律失常。但上述变化持续时间较短，可疑时应复查心电图。

（二）甲状腺功能亢进

甲状腺功能亢进亦可出现 P 波增高，但更多引发快速型房性心律失常，结合临床资料不难确诊。

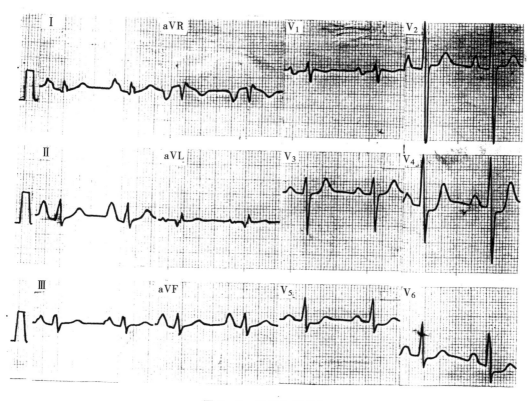

图 3-5 双侧心房肥大

$P_{II、III、aVF}$ 高尖，振幅 > 0.25mV；I、III 导联 P 波双峰，时限 > 0.11s

【图病链接】

P 波增宽到 0.11s 以上并出现明显的切迹时，称为二尖瓣型 P 波。此型 P 波多见于二尖瓣狭窄导致左心房肥大，但亦可见于无心房肥大的主动脉病变、冠心病等疾病。故二尖瓣型 P 波不代表左心房肥大，它反映了左心房的负荷增加及心房传导系统的传导阻滞。间歇性或交替性出现的二尖瓣型 P 波可能系起源于心房内传导系统的异位心搏或由于心房传导系统间歇性、交替性阻滞所造成。

当 II、III、aVF 导联的 P 波呈尖峰状并超过 0.20~0.25mV 时，称为肺型 P 波。肺型 P 波诊断右心房肥大的特异性更差。在慢性阻塞性肺疾病急性加重期（acute exacerbation of chronic obstructive pulmonary disease，AECOPD）、哮喘急性发作时可出现典型的肺型 P 波，而当病情缓解时肺型 P 波又趋于消失，这可能与右心房负荷一时性加重或解除有关。某些先天性心脏病也可引起右心房肥大，它的特点是尖峰状 P 波不出现在 II、III、aVF 导联，而出现在 I、V_1 导联。另外，运动、深吸气、缺氧、交感神经兴奋等引起胸腔内压增加及心率增快的因素均可使 P 波增高。

由此可见，遇到二尖瓣型 P 波或肺型 P 波的心电图时，不要急于诊断为左心房肥大或右心房肥大，应结合临床资料对心房异常进行全面的分析。

【识图论治】

右心房异常主要见于肺心病、肺动脉高压、房间隔缺损、三尖瓣下移畸形等；左心房异常多由二尖瓣狭窄、高血压、扩张型心肌病等所引起；双侧心房异常主要为风湿性心脏病和先天性心脏病所导致。由于发病原因不同，引起心房异常的病理生理改变也不一致。因此，心房异常的治疗必须针对原发病进行处理。

二、心室肥大

心室肥大包括心室肥厚及心室扩张两种病理变化。心室肥厚是因心室收缩期负荷（压力负荷）过重所引起。心室扩张则为心室舒张期负荷（容量负荷）过重所造成。两者都会影响到心肌的除极和复极的过程，主要表现为心室肌除极面增大、室内传导时间延长、原发性或继发性复极改变。心室肥大可分为左心室肥大、右心室肥大及双侧心室肥大。

【图貌特征】

（一）左心室肥大

左心室位于心脏的左后方偏下，其室壁比右心室为厚。故在正常情况下，左右两心室的除极力对比，左心室占着优势，综合向量指向左下偏后方。左心室肥大时，心室的除极顺序不变，但向左后方的除极向量增大，故 QRS 波的电压增高。心室的复极过程与正常不同，出现 ST-T 改变。正常情况下，左心室的除极方向（从心内膜至心外膜）与复极方向（从心外膜至心内膜）相反。在心室肥大时，从心内膜到达心外膜的除极时间延长，当除极尚未到达心外膜时复极便从心内膜开始，使复极方向与正常时相反，因复极改变而出现 ST-T 改变，称为继发性 ST-T 改变。虽然心室肌肥大，但心肌内毛细血管数量未见增多，引起相对性心肌缺血，或同时合并缺血性心脏病引起的 ST-T 变化，称为原发性 ST-T 改变（图3-6）。

（1）QRS 波电压增高：①$R_{V5} > 2.5mV$，$S_{V1} > 1.5mV$；②$R_{V5} + S_{V1} > 4.0mV$（女性$> 3.5mV$）；③$R_{aVL} > 1.2mV$，$R_{aVF} > 2.0mV$；④$R_I > 1.5mV$，$R_{II} > 2.5mV$；⑤$R_I + S_{III} > 2.5mV$。

（2）心电轴偏移，电轴左偏多在$-10°$，一般不超过$-30°$。

（3）QRS 波时间$\geq 0.10 \sim 0.11s$。

（4）V_5导联室壁激动时间延长（$VAT_{V5} \geq 0.05s$）。

（5）ST-T 改变：在 R 波占优势的导联，ST 段下移$\geq 0.05mV$，同时伴有 T 波低平、双向或倒置（图3-7）。

诊断左心室肥大时，有 QRS 波电压增高、电轴左偏，无 ST-T 改变者，称为左心室肥厚；既有 QRS 波电压增高，又有 ST-T 改变者，不再称为左心室肥大劳损，而称为左心室肥大继发 ST-T 异常。仅有 V_5 的 QRS 波电压增高时，则称为左心室高电压。

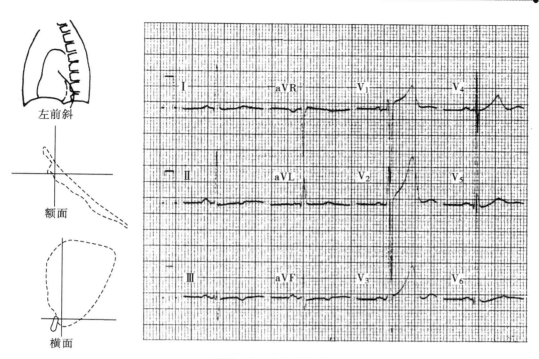

图 3-6 左心室肥大

V_5导联 R 波高达 4.2mV，V_1导联 S 波为 2.3mV，$R_{V5} + S_{V1} = 6.5$mV（左侧心向量图为示意图，下同）

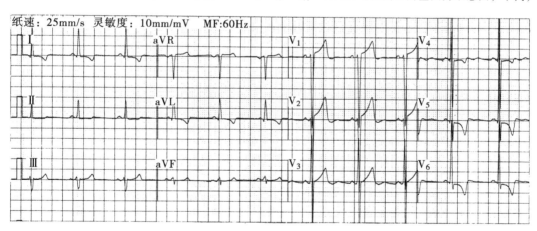

图 3-7 左心室肥大并继发性 ST-T 改变

V_5导联 R 波高达 4.5mV，V_1导联 S 波为 3.4mV，$R_{V5} + S_{V1} = 7.9$mV；$ST_{I、II、aVL、V5、V6}$下移，$T_{I、II、aVL、V4～V6}$倒置

（二）右心室肥大

右心室位于心脏的右前方偏上，正常左右两心室的综合向量是以左心室占优势。当右心室肥厚扩大时，左、右心室之间的向量对比则发生变化。轻微的右心室肥大仍然改变不了左心室的优势，但当右心室肥大到一定程度时，其综合向量便显示出向右

前方偏移，出现右心室电压增高以及相应的 ST－T 改变（图 3－8）。

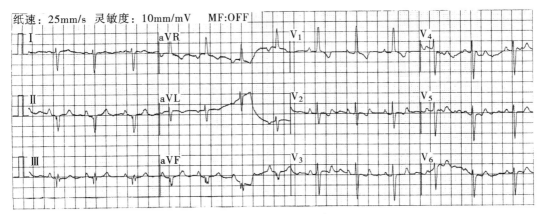

图 3－8　右心室肥大

V_1 导联呈 R 型，$R_{V_1}=2.3\,\text{mV}$；V_5 导联呈 rS 型，$S_{V_5}=1.3\,\text{mV}$，$R_{V_1}+S_{V_5}=3.6\,\text{mV}$；aVR 导联呈 qR 型，$R_{aVR}>0.5\,\text{mV}$；电轴右偏 $+129°$

（1）QRS 波群电压增高：①$R_{V_1}>1.0\,\text{mV}$，$S_{V_5}>0.7\,\text{mV}$；②$R_{V_1}+S_{V_5}>1.05\,\text{mV}$（重症 $>1.2\,\text{mV}$）；③aVR 导联的 $R≥0.5\,\text{mV}$。

（2）QRS 波形态的改变：①V_1、V_3R 导联的 QRS 波群呈 qR、Rs 或 R 型；②V_1 导联的 R/S >1，V_5 导联的 R/S <1。

（3）电轴右偏 $>+90°$（重症 $>+110°$）。

（4）QRS 波时间正常或轻度延长。

（5）$VAT_{V_1}>0.03\,\text{s}$。

（6）ST－T 改变。

右心前导联或 V_3R 导联 ST 段压低，T 波低平、双向或倒置。

根据右心前导联的波形，结合临床及病理特点，可将右心室肥大分为三种基本类型。

rsR′型：右心前导联呈现 rsR′、rsr′或 RSR′型，V_5 导联 S 波加深（图 3－9），为轻度右心室肥大，常由右心室舒张期负荷增重所致。

rS 型：在 V_1～V_6 导联均呈 rS 型，有时均呈 QS 型。同时伴有电轴右偏、肺型 P 波及低电压（图 3－10）。常为中度右心室肥大的表现，多见于慢性肺心病。

R 型：右心前导联呈 R、Rs 或 qR 型，同时 S_{V_5} 加深（图 3－11），为重度右心室肥大，多系右心室收缩期负荷增重所致。

《美国标准》对右心室肥大提出了 15 项标准，其中主要有：$R_{V_1}>0.6\,\text{mV}$；$S_{V_5}>1.0\,\text{mV}$；V_1 导联 R/S >1；$R_{V_1}+S_{V_5}>1.05\,\text{mV}$；$R_{aVR}>0.4\,\text{mV}$；$V_1$ 导联呈 qR 型等。此外，电轴右偏、右心房异常、右胸导联继发性 ST－T 改变等变化有助于右心室肥大的诊断。

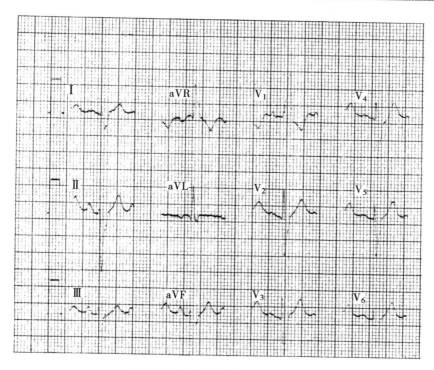

图 3-9 右心室肥大（rsR′型）

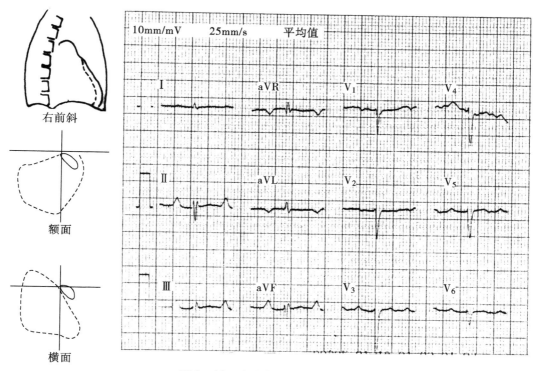

图 3-10 右心室肥大（rS型）

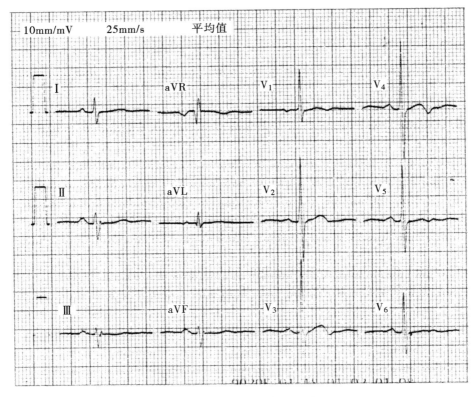

图 3－11　右心室肥大（R 型）

（三）双侧心室肥大

双侧心室肥大是指左、右心室均因负荷加重而同时肥厚或扩张。其心电图表现有以下几种。

1．大致正常心电图

由于左、右心室除极向量同时增大而互相抵消所致。

2．单侧心室肥大的图形

只出现优势侧心室肥大的图形，另一侧心室肥大的图形被掩盖。

3．双侧心室肥大的表现

（1）心前导联同时呈现左、右心室肥大的心电图改变（图 3－12）。如胸前导联出现左心室肥大的图形，同时出现以下心电图改变之一：额面 QRS 电轴 >90°；显著顺时针转位；aVR 导联 R 波 > Q 波，R 波振幅 >0.5mV；右心房异常。

（2）心前导联显示左心室肥大的图形，但电轴右偏 > ＋90°，V_5 导联中的 R > S 或 R_{V1} >1.0mV。aVR 导联中 R > Q，或 R_{aVR} >0.5mV。VAT >0.03s。

（3）心前导联显示右心室肥大的改变，但电轴左偏，R_{V5} 电压异常增高，R_{V5} ＋ S_{V1} >4.0mV。VAT_{V5} >0.05s。

（4）大致正常心电图，系双侧心室电压相互抵消所致。

《美国标准》中提出：在诊断左心室肥大的同时，如心电图 V_5 或 V_6 导联出现显著

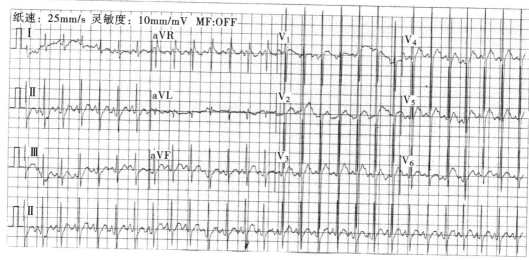

纸速：25mm/s 灵敏度：10mm/mV MF:OFF

图 3 - 12 双心室肥大

V_1导联呈 RS 型，$R_{V1}=2.5\text{mV}$，$R_{aVR}=0.5\text{mV}$；V_5导联呈 RS 型，$R_{V5}=3.0\text{mV}$，$R/S>1$

的 S 波、电轴右偏、数个导联出现罕见高大的双向 R/S 复合体、右心房异常等，均提示可能存在右心室肥大；若先天性心脏病和右心室肥大的患者在 $V_2\sim V_4$ 导联出现高 R 波及深 S 波，同时两者正负之和大于 60mm（6.0mV），则提示有左心室肥大存在。

心电图诊断心室肥大时，QRS 波电压增高是必要条件，电轴偏移、室壁激动时间延长及 ST - T 改变仅有辅助诊断作用。尽管心电图各项改变越多，其诊断准确率也越高，但近期研究显示心电图诊断右心室肥大的敏感性要比诊断左心室肥大的敏感性低，因此仅靠现有心电图标准应用于临床尚有局限性。

（四）儿童心室肥大

小儿正常的心电图呈右心室优势，特别是 5 岁以内儿童、婴儿更为明显。所以，儿童心室肥大的诊断标准与成人差异较大，必须结合各年龄组 QRS 波的正常范围进行分析判断。

1. 左心室肥大

（1）确诊条件：①$R_{V5}\geqslant 4.0\text{mV}$（乳儿$\geqslant 4.5\text{mV}$）；②$\text{VAT}_{V5}>0.045\text{s}$；③$V_5$、$V_6$导联 ST 段压低，T 波倒置。

（2）疑诊条件：①$R_{V5}\geqslant 3.5\text{mV}$ 或 $R_{V6}\geqslant 3.0\text{mV}$；② $R_{V5}+S_{V1}\geqslant 5.0\text{mV}$（乳儿$\geqslant 4.5\text{mV}$）；③$V_5$、$V_6$导联 Q 波$\geqslant 0.3\text{mV}$；④$V_1$导联呈 rS 型，$r<0.3\text{mV}$；⑤Ⅱ、Ⅲ导联的 $R\geqslant 2.0\text{mV}$；⑥电轴左偏常超过 0°。

2. 右心室肥大

（1）确诊条件：①V_1导联呈 qR、R、rsR′型，$R_{V1}>2.0\text{mV}$；②V_5、V_6导联 S 波加深，V_5的 $R/S<1$；③$\text{VAT}_{V1}>0.03\text{s}$；④$V_1$导联 $R/S>1$ 时，T_{V1}直立。

（2）疑诊条件：①$R_{V1}\geqslant 1.5\text{mV}$（乳儿$\geqslant 2.0\text{mV}$）；②$R_{V1}$呈 rsR′，$R'\geqslant 1.0\text{mV}$；

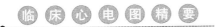

③$S_{V5} \geqslant 1.0mV$；④$R_{V1} + S_{V5} \geqslant 2.0mV$；⑤电轴右偏 $> +120°$（乳儿 $>135°$）。

3．双侧心室肥大

（1）确诊条件：①左心室肥大伴下列表现之一：V_1 导联的 R 或 R′ 在正常的高限，或 $R/S > 1$；V_5 导联的 $R/S < 1$；aVR 导联的 $R/Q > 1$；$VAT_{V1} > VAT_{V5}$；显著的顺时针转位。②右心室肥大伴下列表现之一：R_{V5} 在正常高限，并伴有 T_{V5} 高尖；V_5 或 V_6 的 Q $> 0.3mV$；$VAT_{V5} > VAT_{V1}$；T_{V1} 直立，T_{V5} 倒置；电轴左偏；逆时钟转位。

（2）疑诊条件：任何一侧心室肥大伴 V_3 导联 $R + S > 6.0mV$，V_5 导联的 $R + S > 6.0mV$ 为可疑诊断条件。

【阅图提示】

（一）右心室肥大的鉴别诊断

1．右束支传导阻滞

右束支传导阻滞时，V_1 导联呈 rsR′ 型，易与右心室肥大相混淆，但其 V_1 导联 R 波时间 $\geqslant 0.04s$，V_5 导联 S 波时间增宽 $\geqslant 0.04s$。右心室肥大时，V_5 导联的 S 波加深，且 $S_{V5} > R_{V5}$。

2．后壁心肌梗死

正后壁心肌梗死在常规的 12 导联描记不出异常的 Q 波，但在与后壁相对应的右心导联出现 R 波增高，T 波高耸增宽，常误诊为右心室肥大。可疑时应加做 V_7、V_8、V_9 导联，便可发现异常的 Q 波。

3．A 型预激综合征

A 型预激综合征的房室旁道终止于左室壁，故心前导联 QRS 波主波方向均向上，应与右心室肥大相鉴别。认真观察 P－R 间期及预激波，一般不难诊断。

4．右位心

右位心在右胸导联的 R 波增高，其特点为 R 波从 $V_1 \sim V_5$ 呈进行性降低，肢体导联出现特征性改变。

5．正常变异

正常人右心前导联也有 $R/S > 1$，或呈 rsR′ 型，其与右心室肥大的区别在于：前者没有电轴右偏，在 V_3R、V_1 水平低两个肋间做心电图则 R′ 波消失，而后者 R′ 波不变或变为大而有切迹的 R′ 波。

（二）左心室肥大的鉴别诊断

1．左束支传导阻滞

左束支传导阻滞时，左心前导联 QRS 波电压增高，QRS 波时间延长，易误诊为左心室肥大。一般来讲，左心室肥大的 QRS 波不超过 0.12s，R 波多无切迹，左心前导联及 R 波前多有 q 波，左束支传导阻滞则与其相反。

2．B 型预激综合征

B 型预激综合征的房室旁道终止于右心室前壁与侧壁，在右心前导联 QRS 波呈 QS

型、rS 型，左心前导联出现高 R 波，有时需与左心室肥大相鉴别，但左心室肥大不具备预激综合征的特征。

【图病链接】

心室肥大是由于心室长期负荷过重所引起。不同病因所致的心室肥大所给予心脏负荷性质亦不同。高血压、主动脉瓣狭窄使左心室收缩期负荷过重，出现收缩期负荷过重的左心室肥大图形，即 R 波增高相对不显著，ST - T 改变却明显。主动脉瓣关闭不全、动脉导管未闭使左心室舒张期充盈量增加，表现为舒张期负荷过重左心室肥大图形，即 QRS 波时间延长、电压增高，而 ST - T 改变不显著。肺动脉瓣狭窄或肺动脉高压同样出现右心室收缩期负荷过重的图形，即 R_{V1} 电压增高，伴有 ST 段下移及 T 波倒置。房间隔缺损使右心室舒张期容纳过多的血量，出现舒张期负荷过重右心室肥大的图形，表现为完全性或不完全性右束支传导阻滞图形。心室进行性肥大，当进入失代偿期，便发生心力衰竭。

【识图论治】

临床中各种原因引起心肌初始损伤及心脏负荷过重，使心室代偿性肥大，出现心肌肌重和心室的容量增加，以及心室形状的改变，即发生心室重构。心肌重塑是心室重构的重要环节，表现为心肌细胞病理性肥大、收缩力减低、寿命缩短或凋亡，心肌细胞外基质过度纤维化或降解增加。随着心肌重塑的不断发展，这一病理损害呈进行性改变。一旦启动，即使没有新的心肌损害，仍可不断发展，最后导致心室泵血和充盈功能低下，临床出现呼吸困难和液体潴留等心力衰竭表现。因此，近年来针对心力衰竭的治疗，除了传统的治疗措施外，更加推崇围绕心肌重塑机制，防止和延缓心肌重塑的发展，从而改善患者临床症状及心室重构，降低心力衰竭的死亡率和住院率。

（一）心力衰竭分类进展

心力衰竭（heart failure，HF）分为 LVEF 降低的心力衰竭（HF - REF，LVEF < 40%）和 LVEF 保留的心力衰竭（HF - PEF，LVEF≥50%），相当于传统概念上的收缩性心力衰竭和舒张性心力衰竭。心力衰竭根据发生的时间、速度、严重程度，可分为慢性心力衰竭和急性心力衰竭。慢性心力衰竭症状、体征稳定 1 个月以上者，称为慢性稳定性心力衰竭。若这种状态突然恶化，失去代偿，则称为急性心力衰竭。因心脏急性病变导致的新发心力衰竭是急性心力衰竭的另一种形式。

2015 年欧洲《急性心力衰竭院前和院内管理专家共识》将急性心力衰竭定义为：心力衰竭症状急性发作或加重，并伴有血浆脑钠肽水平升高。从心力衰竭危险因素进展为结构性心脏病，进而出现心力衰竭体征，直至发展为难治性终末期心力衰竭，可分为 A、B、C、D 四个阶段（表 3 - 1），即前心力衰竭、前临床心力衰竭、临床心力衰竭和难治性终末期心力衰竭，着重强调心力衰竭防治重点在于预防，在于延缓心力衰竭由 A、B 阶段向 C、D 阶段进展。

表 3-1　心力衰竭发生、发展阶段划分

阶　　段	定　　义	患病人群
A（前心力衰竭）	患者为心力衰竭的高发危险人群，尚无心脏结构异常，也无心力衰竭的症状和（或）体征	高血压、冠心病、糖尿病患者；肥胖、代谢综合征患者；有应用心脏毒性药物史、风湿热史或心肌病家族史者等
B（前临床心力衰竭）	患者从无心力衰竭的症状和（或）体征，但已发展成结构性心脏病	左心室肥大、无症状性心脏瓣膜病、以往有心肌梗死的患者等
C（临床心力衰竭）	患者已有基础的结构性心脏病，以往或目前有心力衰竭的症状和（或）体征	有结构性心脏病伴气短、乏力、运动耐量下降者等
D（难治性终末期心力衰竭）	患者有进行性结构性心脏病，虽经积极的内科治疗，休息时仍有症状，且需持续干预	因心力衰竭反复住院，且不能安全出院者；需长期静脉用药、等待心脏移植者；应用心脏机械辅助装置者

本表摘自《中国心力衰竭诊断和治疗指南 2014》

（二）心力衰竭程度测定

1. NYHA 心功能分级

心力衰竭症状严重程度与心室功能的相关性较差，但与生存率明显相关，而轻度症状的患者仍可能有较高的住院和死亡的绝对风险（表 3-2）。

表 3-2　NYHA 心功能分级

分级	症　　状
I	活动不受限，日常体力活动不引起明显的气促、疲乏或心悸
II	活动轻度受限，休息时无症状，日常活动可引起明显的气促、疲乏或心悸
III	活动明显受限，休息时可无症状，轻度日常活动即引起显著气促、疲乏或心悸
IV	休息时也有症状，稍有体力活动症状即加重。任何体力活动均会引起不适。如无静脉给药，可在室内或床边活动者为 IVa 级，不能下床并需静脉给药支持者为 IVb 级

2. 6min 步行试验

6min 步行试验用于评定患者的运动耐力。6min 步行距离 <150m 为重度心力衰竭，150~450m 为中度心力衰竭，>450m 为轻度心力衰竭。

（三）HF-REF 的治疗

心肌重塑在心力衰竭发生、发展中的作用受到了学界高度的重视，因此心力衰竭的药物治疗策略发生了根本改变，从过去增加心肌收缩为主的治疗模式转变为目前以改善神经激素异常、阻止心肌重塑为主的生物学治疗模式，即从短期血流动力学/药理学措施转变为长期的、修复性的策略。治疗药物已从过去的强心剂、利尿剂和扩张血管药物转变为以肾素 – 血管紧张素 – 醛固酮系统（renin – angiotensin – aldosterone system，RAAS）阻断剂及 β 受体阻滞剂为主，辅以洋地黄制剂的综合治疗。

1. 利尿剂

利尿剂通过抑制肾小管特定部位对钠或氯的重吸收控制心力衰竭时的钠潴留，减少静脉回流和降低心脏的前负荷，从而减轻肺淤血，提高运动耐量。

（1）利尿剂的治疗作用：利尿剂是唯一能充分控制心力衰竭患者液体潴留的药物，在治疗数小时或数天内，可使肺淤血和外周水肿消退。合理地使用利尿剂也是治疗心力衰竭取得成功的关键。如利尿剂用量不足造成液体潴留，会降低血管紧张素转换酶抑制剂（angiotensin converting enzyme inhibitor，ACEI）的反应性，而大剂量使用利尿剂会导致血容量不足，增加 ACEI 发生低血压和出现肾功能不全的风险，也增加使用 β 受体阻滞剂的风险。所以，恰当地使用利尿剂是仍被视为治疗心力衰竭的基础。

（2）利尿剂的应用提示：所有心力衰竭患者有液体潴留的证据或之前有过液体潴留者，均应给予利尿剂。NYHA 心功能 Ⅱ 级以下者，一般不需长期应用利尿剂。当有显著的液体潴留，特别是伴有肾功能损害时，宜首选袢利尿剂（呋塞米、托塞米）；轻度液体潴留伴高血压，肾功能正常的心力衰竭患者，宜选用噻嗪类利尿剂。利尿剂应用通常从小剂量开始（氢氯噻嗪 25mg/d，呋塞米 20mg/d，托塞米 10mg/d），逐渐加量。氢氯噻嗪 100mg/d 即达最大效应。呋塞米剂量不受限制。一旦病情控制（肺部啰音消失，水肿消退，体重稳定），即以最小有效量维持。在长期维持治疗期间，仍应根据液体潴留情况随时调整剂量。每日体重变化是最可靠检测利尿剂效果和调整利尿剂量的指标。在应用利尿剂过程中，如出现低血压和氮质血症而患者无液体潴留，则可能是利尿剂过量致血容量减少，应减少利尿剂剂量。如有液体潴留，则低血压和氮质血症还可能是心力衰竭恶化致器官灌注不足的表现，应继续应用利尿剂并短期使用增加肾灌注药物如多巴胺。当口服利尿剂无效时（常伴有心力衰竭症状恶化），可静脉给予利尿剂（呋塞米 40mg 静脉注射，继以 10 ~ 40mg/h 持续静脉滴注），或给予两种或两种以上利尿剂联合应用，或短期应用小剂量的增加肾血流药物（如多巴胺或多巴酚丁胺）。新型利尿剂托伐普坦是血管加压素 V_2 受体拮抗剂，具有仅排水而不利钠的作用，可应用于伴顽固性水肿或低钠血症者。

2. ACEI

心室重构是导致心力衰竭的基本机制。RAAS 的激活不仅导致水钠潴留，血管收缩加重心脏负荷，更重要的是促进心室重构。应用 ACEI 抑制 RAAS 能延缓心肌重塑，是防止心室扩大的根本治疗措施。

（1）ACEI 的治疗作用：ACEI 用于慢性心力衰竭的治疗主要通过两个机制。①抑制循环和组织 RAAS。ACEI 能竞争性地阻断血管紧张素（Ang）Ⅰ 转化为 AngⅡ，从而降低循环和组织的 AngⅡ 水平，起到扩张血管的作用。组织 RAAS 在心肌重塑起关键作用，即使心力衰竭处于稳定状态时，心脏 RAAS 仍上升，只有抑制 RAAS 才能阻止心力衰竭进展。②作用于激肽酶Ⅱ，抑制缓激肽的降解，提高缓激肽水平。缓激肽通过激

活 β_2 受体起到扩血管和抑制心肌重塑的作用。

（2）ACEI 应用提示：ACEI 适用于全部慢性心力衰竭。只要 LVEF < 40% ～45% 或左心室扩大，均应使用 ACEI，除非有禁忌证或不能耐受。无症状的左心室收缩功能不全（NYHA 心功能Ⅰ级）患者亦应使用，可预防和延缓心力衰竭。ACEI 不能用于急性心力衰竭或难治性心力衰竭正在静脉用药者。ACEI 应用的基本原则是从极小剂量开始（卡托普利 6.25mg/d，依那普利 5mg/d，福辛普利 10mg/d，赖诺普利 10mg/d），逐渐递增，一般每隔 1～2 周剂量加倍。剂量调整的快慢取决于患者个体的症状，直至达到目标剂量或最大耐受量。应长期持续治疗，以减少死亡或再住院率。体液潴留时，ACEI 可与利尿剂合用。ACEI 与 β 受体阻滞剂合用有协同作用；ACEI 与阿司匹林合用无相互不良反应；应用 ACEI 一般不同时应用钾盐或保钾利尿剂；如需合用醛固酮受体拮抗剂时，ACEI 应减量，并立即应用袢利尿剂。如血钾 > 5.5mmol/L，应停用 ACEI。

ACEI 禁忌证包括对 ACEI 曾有致命性不良反应（如血管性水肿）者、无尿性肾衰竭者或妊娠妇女。双侧肾动脉狭窄、血肌酐水平显著升高（> 265.2μmol/L）、高钾血症（> 5.5mmol/L）、低血压（收缩压 < 90mmHg）、左心室流出道梗阻（主动脉瓣狭窄、梗阻肥厚型心肌病）者应慎用。

3. 血管紧张素Ⅱ受体拮抗剂

血管紧张素受体拮抗剂（angiotensin receptor blocker，ARB）是一种特异性阻断 AngⅡ 1 型受体的药物。国内外慢性心力衰竭治疗指南均建议把 ARB 作为 ACEI 不能耐受的替代药物，或在已应用 ACEI 和 β 受体阻滞剂后仍有症状时加用，但需注意高血钾、血肌酐升高、肾功能损害等不良反应。

（1）ARB 的治疗作用：ARB 能够阻断经血管紧张素转换酶（angiotensin converting enzyme，ACE）和非 ACE 系统产生的 AngⅡ 与血管紧张素 1 型受体（AT$_1$）结合，有效抑制 AngⅢ 或醛固酮的逃逸现象。其阻断了 AT$_1$ 过度兴奋导致的血管收缩、水钠潴留、促进细胞坏死和凋亡等不良作用，抑制了心肌重塑。同时，由于 AT$_1$ 型受体阻断减弱了对 RAAS 的抑制，血浆中 AngⅢ 水平提高，从而间接激活 AT$_2$ 型受体，而 AT$_2$ 受体的激活导致周围血管扩张。ARB 不影响缓激肽的代谢，不产生咳嗽的副作用。

（2）ARB 应用提示：ARB 可应用于心力衰竭的高发危险人群（NYHA 心功能Ⅰ级），以预防心力衰竭的发生，亦可用于不能耐受 ACEI 不良反应的心力衰竭患者，替代 ACEI 作为一线药物治疗。对于常规治疗（包括 ACEI）后心力衰竭症状持续存在且 LVEF 低下者，可考虑加用 ARB。ARB 应用应从小剂量开始（坎地沙坦 48mg/d，缬沙坦 20～80mg/d），在患者耐受的基础上逐步将剂量增至目标剂量或耐受的最大剂量。各种 ARB 均可使用，其中坎地沙坦和缬沙坦降低死亡率和病残率的证据较为明确。

ARB 应用中可能引起低血压、肾功能不全和高血钾等，在开始应用或改变剂量后要注意监测血压、肾功能和血钾。

4. β 受体阻滞剂

β 受体阻滞剂可同时阻滞交感神经系统与 RAAS。在慢性心力衰竭时，肾上腺素能受体通路过度激活对心脏有害，介导心肌重塑，而 β$_1$ 受体信号转导的致病性明显大于

β_2、α_1 受体，这是应用 β 受体阻滞剂治疗慢性心力衰竭的根本基础。β 受体阻滞剂具有很强的负性肌力作用，所以一直被禁用于心力衰竭的治疗。临床试验亦表明，该类药治疗初期对心功能有明显的抑制作用，使 LVEF 降低，但长期治疗（>3 个月时）则能改善心功能，使 LVEF 增加。治疗 4~12 个月后，能降低心室肌重和容量，改善心室形状，提示可延缓或逆转心肌重塑。这种急性药理作用和长期治疗截然不同的效应被认为是 β 受体阻滞剂具有改善内源性心肌功能的"生物学效应"。

（1）β 受体阻滞剂的治疗作用：β 受体阻滞剂通过抑制神经内分泌的活性降低心率，减少心肌耗氧量，延缓心肌重塑，逆转心室重构。充分发挥其改善心功能的生物学效应，防止循环中儿茶酚胺对心肌的直接毒性，可有效地降低猝死率。

（2）β 受体阻滞剂应用提示：β 受体阻滞剂适用于所有慢性收缩性心力衰竭。NYHA 心功能 I 级（LVEF<40%），NYHA 心功能 II、III 级但病情稳定者，均必须应用 β 受体阻滞剂，除非有禁忌证或不能耐受。对于 NYHA 心功能 IV 级心力衰竭患者，需待病情稳定（4d 内无须静脉应用正性肌力药物，已无液体潴留并体重恒定）后，在严密监护下由专科医师指导应用；一般应在利尿剂和 ACEI 的基础上加用 β 受体阻滞剂。在应用低或中等剂量 ACEI 时即可及早加用 β 受体阻滞剂，充分发挥两药的协同作用，以利于临床症状稳定，降低猝死率。使用 β 受体阻滞剂前必须在心力衰竭稳定状态，即无明显的液体潴留，体重恒定，利尿剂应维持在最合适剂量。β 受体阻滞剂应用从极小量〔琥珀酸美托洛尔 12.5mg/d，比索洛尔 1.25mg/d，卡维地洛 3.125mg（每日 2 次）、酒石酸美托洛尔 6.25mg（每日 3 次）〕开始，每 2~4 周剂量加倍，以达到目标剂量或最大耐受量。β 受体阻滞剂的最大耐受量个体化差异十分明显，目标剂量或最大耐受量不是根据患者当时对治疗的反应而定，而是以控制心率作为参考，即清晨静息心率不低于 55 次/分，活动时心率不低于 60 次/分。β 受体阻滞剂对心脏具有"三负"（负性变时、负性变力、负性传导）作用，所以在应用药物之前、应用中以及每次加量前都要监测心功能、体重、血压、心率等生命体征。如心功能恶化，可将 β 受体阻滞剂暂时减量或停用。需要静脉应用正性肌力药时，磷酸二酯酶抑制剂较 β 受体激动剂更为合适，因后者的作用可被 β 受体阻滞剂拮抗。应用过程中若出现液体潴留，3d 内体重增加 >2kg，应立即加大利尿剂用量，可将 β 受体阻滞剂减量，但减量应缓慢，每 2~4d 减量 1 次，2 周内减完，尽可能避免突然撤药。低血压一般发生在首剂或加量的 24~48h 内，应首先停用不必要的扩血管药物。观察血压变化情况，如心率 <55 次/分，伴有眩晕症状或出现二度、三度房室传导阻滞，应将 β 受体阻滞剂减量。β 受体阻滞剂禁用于支气管哮喘、慢性阻塞性肺疾病（急性加重期）、心动过缓（心率 <60 次/分）、二度以上房室传导阻滞（除非已安装起搏器）、重度间歇性跛行者。有明显液体潴留而需大量利尿者暂时不能应用。亦不能用于急性心力衰竭抢救，包括难治性心力衰竭需静脉给药者。

5. 醛固酮受体拮抗剂

遏制心力衰竭的进展，除控制 RAAS 作用外，还需要进一步阻断醛固酮的有害效应，在使用 ACEI 基础上加用小剂量醛固酮拮抗剂，以获得更大的益处。

（1）醛固酮受体拮抗剂的治疗作用：现已证实，人体心肌存在醛固酮受体。在衰竭的心脏中，心室醛固酮生成及活化增加。醛固酮除引起低镁、低钾外，可致交感神经兴奋性增加和副交感神经活性降低。更重要的是，醛固酮有独立于 Ang Ⅱ 和相加于 Ang Ⅱ 对心脏结构和功能不良作用，特别是使心肌基质纤维化增快，促进心肌重塑，加快心力衰竭进展。心力衰竭患者短期应用 ACEI 可降低醛固酮水平，但长期应用时血中醛固酮水平不能保持平稳持续降低，即"醛固酮逃逸现象"。因此，如能在 ACEI 基础上加用醛固酮受体拮抗剂（螺内酯、依普利酮），可以协同阻止心力衰竭的发展。

（2）醛固酮受体拮抗剂的应用提示：醛固酮受体拮抗剂适用于 NYHA Ⅲ ~ Ⅳ 级的中、重度心力衰竭患者，急性心肌梗死后合并心力衰竭且 LVFE < 40% 者亦可应用。《中国心力衰竭诊断和治疗指南2014》将醛固酮受体拮抗剂的应用范围扩大至 NYHA Ⅱ ~ Ⅳ 级。螺内酯应用方法为起始量10mg/d，最大剂量20mg/d，酌情也可隔日给药。依普利酮我国目前暂缺，国外推荐起始剂量为25mg/d，逐渐加量至50mg/d，应用的主要危险是高钾血症和肾功能异常，这两种情况应列为禁忌。为减少发生高钾血症的危险，患者的血肌酐浓度应在176.8μmol/L（女）或221.0μmol/L（男）〔2.0mg/dl（女）或2.5mg/dl（男）〕以下，血钾 < 5.0mmol/L；开始应用醛固酮受体拮抗剂时应立即加用袢利尿剂，ACEI 减量，停用钾盐。治疗后3~7d要监测血钾、肾功能，前3个月应每月复查1次，以后每3个月复查1次，如血钾 > 5.5mmol/L，即应停用或减量。此外，应避免与非甾体类抗炎药物和环氧化酶-2（COX-2）抑制剂一起使用，因为可以引起肾功能恶化和高血钾症。

6. 洋地黄制剂

洋地黄通过抑制衰竭心肌细胞的跨膜 $Na^+ - K^+ - ATP$ 酶使细胞内 Na^+ 水平升高，促进 $Na^+ - Ca^{2+}$ 交换，提高细胞内 Ca^{2+} 水平，从而发挥正性肌力作用。长期以来，洋地黄对心力衰竭的治疗归因于正性肌力作用。然而，洋地黄的作用部分可能与非心肌组织 $Na^+ - K^+ - ATP$ 酶的抑制有关。副交感传入神经的 $Na^+ - K^+ - ATP$ 酶受抑制提高了位于右心室、左心房和右心房入口处、主动脉弓和颈动脉窦的压力感受器的敏感性，抑制性传入冲动的数量增加，进而使中枢神经下达的交感兴奋性减弱。此外，肾脏的 $Na^+ - K^+ - ATP$ 酶受抑制可减少肾小管对钠的重吸收，增加钠的远曲小管转移，导致肾脏分泌减少。大量研究表明，洋地黄对心力衰竭的治疗并非只作为正性肌力药物，而是通过降低神经内分泌系统的活性起到治疗作用。

（1）地高辛的治疗作用：洋地黄中地高辛是唯一的一种有效、安全、耐受性良好的辅助药物。地高辛的应用目的为减轻临床症状和改善心功能状况，提高生活质量和运动耐量。它是正性肌力药物中唯一能长期治疗而不增加死亡率的药物，且可降低死亡和因心力衰竭恶化住院的复合危险。

（2）地高辛的应用提示：地高辛适用于慢性心力衰竭 NYHA 心功能 Ⅱ ~ Ⅳ 级的患者，应与利尿剂、ACEI 和 β 受体阻滞剂联合应用，更适用于伴有快速心室率的患者，若加用 β 受体阻滞剂则对运动时心率增快的抑制更为有效。目前多采用自开始即用固定的维持量给药方法，即维持量疗法，0.125 ~ 0.25mg/d。对于70岁以上或肾功能受损者，地高辛宜用小剂量，每次 0.125mg，每日 1 次或隔日 1 次。地高辛没有明显降低心力衰竭患者死亡率的作用，故不主张早期使用；NYHA 心功能 I 级不推荐应用。急性心力衰竭并非地高辛的应用指征，合并快速心室率时可使用静脉洋地黄制剂。急性心肌梗死后，特别是有进行性心肌缺血者应慎用或不用地高辛。对窦房传导阻滞、二度以上房室传导阻滞，应禁忌使用地高辛，除非安装了永久起搏器。

《中国心力衰竭诊断和治疗指南 2014》强调 ACEI 与 β 受体阻滞剂联合应用，尽快形成"黄金搭档"，在此基础上再加用醛固酮受体拮抗剂。三药合用称为"金三角"，是慢性心力衰竭标准的治疗方案。

7. 伊伐布雷定

伊伐布雷定是以剂量依赖性方式抑制起搏（I_f）电流，降低窦房结发放冲动的频率，从而减慢心率。在使用"金三角"治疗方案后，心率仍 >70 次/分，并持续有症状（NYHA II ~ IV级），可加用伊伐布雷定。起始剂量为每次 2.5mg，每日 2 次。然后根据心率调整用量，最大剂量为每次 7.5mg，每日 2 次。静息心率宜控制在 60 次/分左右，不宜低于 55 次/分。

8. 其他药物

（1）血管扩张剂：治疗心力衰竭的基本原理是通过减轻心脏前、后负荷来改善心功能，但同时激活交感神经系统和 RAAS，加重心肌重塑。因此，血管扩张剂在慢性心力衰竭的治疗中无特殊作用，主要用于慢性心力衰竭急性失代偿期和急性心力衰竭的治疗。常用血管扩张剂包括静脉扩张剂（硝酸甘油、硝酸异山梨酯、单硝酸异山梨酯等）、小动脉扩张剂（酚妥拉明、肼苯哒嗪等）以及小动脉和静脉扩张剂（硝普钠等）。

（2）钙通道阻滞药（calcium channel blocker，CCB）：通过阻滞钙离子通道抑制血管平滑肌及心肌钙离子内流，扩张外周血管及冠状动脉。目前缺乏钙通道阻滞药治疗心力衰竭的有效证据，此类药物不宜使用。非二氢吡啶类钙通道阻滞药（如维拉帕米、地尔硫䓬等）因具有明显的负性肌力和负性传导作用，故禁用于心力衰竭患者。二氢吡啶类短效钙通道阻滞药不能改善心力衰竭者症状，且可激活内源性神经内分泌系统，导致严重的不良心血管反应。心力衰竭合并高血压或心绞痛而需要应用钙通道阻滞药时，可选择氨氯地平和非洛地平，临床试验显示对生存率未发现不利影响。

（3）环腺苷酸（cyclic adenosine monophosphate，cAMP）依赖性正性肌力药物：包括 β 肾上腺素能激动剂（多巴胺、多巴酚丁胺）及磷酸二酯酶抑制剂（米力农），这两种药物均提高细胞内 cAMP 水平而增加心肌收缩力，且具有外周血管扩张作用，短期应用均有良好的血流动力学效应。但由于缺乏有效的证据以及考虑到此类药物的毒性，不主张对慢性心力衰竭患者长期静脉滴注此类正性肌力药。对心脏移植前终末期心力衰竭、心脏手术后抑制所致的急性心力衰竭以及难治性心力衰竭，可考虑短期应用（3~5d）。推荐剂量为：多巴胺 100 ~ 250μg/min 静脉滴注；多巴酚丁胺 250 ~ 500μg/min 静脉滴注；米力农负荷量为 2.5 ~ 3mg，继以 20 ~ 40μg/min 静脉滴注。

（4）抗凝、抗血小板治疗：心力衰竭时，心腔扩大且低动力，心腔内血液淤滞，促凝血因子活性增高，可能有较高的血栓栓塞事件危险。临床观察显示，心力衰竭时血栓栓塞事件的发生率大约为 1% ~ 3%，但几项回顾性分析关于抗凝、抗血小板对心力衰竭的获益评定未得到一致意见，可参照下列原则应用：心力衰竭伴有冠心病者，可给以抗血小板（阿司匹林）治疗，以预防冠状动脉事件的发生；心力衰竭伴心房颤动和（或）有血栓栓塞史者，须长期抗凝治疗，建议口服华法林，使国际标准化比值（INR）保持在 2 ~ 3；有明确心室内血栓或不能排除血栓，且 LVEF 值较低时，应予抗凝治疗，以预防可能发生的血栓栓塞事件。

9. 非药物治疗

（1）心脏同步化治疗：慢性心力衰竭时经常伴有房室传导障碍（P-R 间期异常）。适当的 P-R 间期（0.12 ~ 0.20s）能够保证舒张期心房发挥最佳的辅助泵作用。当 P-R 间期 < 0.12s 或 R-R 间期 > 0.20s 时，将会出现房室同步性不良情况，而房室不同步将造成心房辅助泵的减弱或丧失，使心功能进一步下降。室内传导阻滞（QRS > 0.12s）是一个较为常见的现象，这种心室传导异常的心电图表现被认为存在着心室收缩不同步。心室收缩不同步使心室充盈减少，二尖瓣反流加重，心排血量减低，导致死亡率增加。心脏再同步化治疗（cardiac resynchronization therapy，CRT）为应用二腔或三腔起搏器使心脏各腔室活动同步化，可明显改善心功能，缓解临床症状。慢性心力衰竭经过 ACEI 和 β 受体阻滞剂优化药物治疗后，仍为 NYHA Ⅲ ~ Ⅳ级，LVEF≤35%，左室舒张末期内径≥55mm，心脏不同步（QRS > 0.12s），均可接受 CRT。

（2）自动转复除颤器的应用：心力衰竭患者常存在心律失常，而室性心律失常（心室颤动、室性心动过速）是发生猝死的主要原因。抗心律失常药物除胺碘酮对死亡率是中性外，其他药物均增加死亡率。自动转复除颤器（implantable cardioverter defibrillator，ICD）的应用可以显著降低死亡率。对心力衰竭伴 LVEF 降低，曾有心脏停搏、心室颤动或血流动力学不稳定室性心动过速者，可植入 ICD 作为二级预防以延长生存期。对于缺血性心脏病和非缺血性心脏病心力衰竭患者，LVEF≤30%，长期优化药物治疗后，推荐植入 ICD 作为一级预防以减少心脏猝死（图 3-13）。符合 CRT 适应证且为猝死高危人群，有条件时应尽量植入心脏同步起搏自动除颤器（cardiac resynchronization therapy with defibrillator function，CRT-D）。

（3）心脏移植：适用于重度心力衰竭而无其他可选择治疗方法的患者。它可提高运动耐量，改善生活质量，增加生存率。对于终末期心力衰竭患者，心脏移植不失为一种选择。但心脏移植后的排斥反应和应用免疫抑制剂后带来的合并症常影响生存率。

（四）HF-PEF 的治疗

目前认为 HF-PEF 是由于左心室舒张期主动松弛能力受损和心肌顺应性降低，导致左心室在舒张期充盈受损，心搏量减少，左心室舒张末压增高而发生的心力衰竭。现代对 HF-PEF 主要针对心力衰竭的症状、并存疾病及危险因素予以治疗。

1. 积极控制血压

降压药物均可使用，但优先选用 β 受体阻滞剂、ACEI 或 ARB，以使血压 < 130/80mmHg 的目标值。

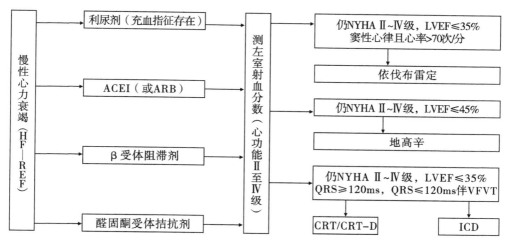

图 3－13 慢性心力衰竭 （NYHA Ⅱ～Ⅳ级） 治疗流程

2. 应用利尿剂

根据心力衰竭的症状，应用利尿剂消除液体潴留，缓解肺淤血，改善心功能。

3. 控制基础疾病

逆转左心室肥大，改善左心室舒张功能；控制慢性心房颤动的心室率，减低心肌的耗氧量；积极治疗糖尿病，防止并发症的发生。地高辛不能改善心室的顺应性，不推荐使用。

4. 血运重建治疗

冠心病患者如有症状或证实存在心肌缺血，可酌情行冠状动脉血运重建术。

（五）急性心力衰竭或慢性心力衰竭急性加重的治疗

1. 控制诱因

慢性心力衰竭急性加重是急性心力衰竭的一种形式，常伴有引发心力衰竭加重的诱因，如心律失常、心肌缺血、各种感染、电解质紊乱、过度输液、肾功能不全、不合理地应用抗心律失常药物等，必须给予纠正。

2. 氧疗与通气

对于伴有低氧血症的急性心力衰竭患者，维持氧饱和度在 95% ～98% 有助于防止重要脏器衰竭。氧疗方式可以是鼻导管高流量吸氧或面罩给氧。效果不佳时，应考虑采用无创性通气或气管插管机械通气。

3. 利尿剂应用

利尿剂是治疗心力衰竭液体潴留的基础和关键。根据水钠潴留的程度，推荐静脉注射袢利尿剂 （呋塞米 20 ～80mg），同时防止水、电解质紊乱。对常规利尿剂效果不佳，有低钠血症或有肾功能损害倾向的患者，可用托伐普坦治疗，建议开始剂量为 7.5 ～15mg/d，疗效欠佳者逐渐加量至 30mg/d。

4. 血管扩张剂

静脉应用血管扩张剂可降低充盈压和肺血管阻力，改善肺循环，从而减轻症状，改善左心功能，但慎用于心脏流出道或瓣膜狭窄者，以免发生心脏低排血量和血压降低。收缩压 < 90mmHg 者禁忌使用。常用硝酸甘油静脉滴注，起始剂量为 5 ~ 10μg/min，可递增 100 ~ 200μg/min，低剂量时扩张肺动脉、降低心室充盈压，大剂量（>30μg/min）时扩张动脉。硝普钠静脉滴注时，剂量为 15 ~ 25μg/min，逐渐加量至 50 ~ 250μg/min，因同时扩张动、静脉，必须严密地监测血压，根据血压调整合适的维持量。重组人 B 型脑钠肽（B – type natriuretic peptide，BNP）——奈西立肽通过扩张动脉、静脉排水利钠，抑制 RAAS 和交感神经，可改善血流动力学，但不改善预后。

5. 正性肌力药物

对于外周低灌注的心力衰竭者，可联合使用正性肌力药物，但也有增加心律失常的危险，故应短期谨慎应用。常用洋地黄类主要有：①毛花苷 C（西地兰），每次 0.2 ~ 0.4mg，病情稳定后改口服地高辛，适用于快速心房颤动诱发的心力衰竭。急性心肌梗死者慎用。②磷酸二酯酶Ⅲ抑制剂，如米力农，可先给予 2.5 ~ 3mg 的负荷量，继以 20 ~ 40μg/min 静脉滴注。③β 受体激动剂，如多巴胺或多巴酚丁胺，2 ~ 10mg/（kg·min）静脉滴注，根据血压和心率调整维持量。两者均有增加心肌收缩力及扩张外周血管的作用，并增加心肌耗氧量和心律失常，故不主张长期或间歇静脉给药。④左西孟旦是钙增敏剂，通过结合心肌细胞上的肌钙蛋白促进心肌收缩和扩张血管作用。首剂负荷量为 12μg/kg 静脉注射（>10min），继以 0.1μg/（kg·min）静脉滴注。对于收缩压低于 100mmHg 者，不需要负荷剂量，直接给予维持剂量，以防止低血压和心律失常的发生。也可用于接受 β 受体阻滞剂的患者，冠心病患者应用不增加病死率。

6. 静脉用药的要点

如收缩压 >100mmHg，有肺淤血，可应用利尿剂（呋塞米）加血管扩张剂（硝酸甘油、硝普钠）；如收缩压为 85 ~ 100mmHg，有肺淤血，可应用血管扩张剂和（或）正性肌力药（多巴酚丁胺、磷酸二酯酶Ⅲ抑制剂）；如收缩压 <85mmHg，无肺淤血及颈静脉扩张，应予快速补充血容量；如收缩压 <85mmHg，有肺淤血，应在血流动力学监测下补充血容量及使用正性肌力药物（图 3 – 14）。

急性心力衰竭或慢性心力衰竭急性加重的非药物治疗包括以下几类：①主动脉内球囊反搏（intra – aortic balloon pump，IABP）有利于降低心肌耗氧量和增加心输出量，适用于严重心肌缺血伴血流动力学障碍且不能用药物纠正者。②对于合并有肾功能进行性减退，血肌酐大于 500μmol/L，或存在高容量负荷等危重情况，可选择血液净化治疗。有研究证实，对于心力衰竭患者，超滤治疗能更有效地移除体内过剩的钠水，并降低因心力衰竭再住院率。③急性心力衰竭经常规药物治疗无明显改善时，有条件者可应用心室机械辅助装置，主要有体外模式人工肺氧合器（extracorporeal membrane oxygenation，ECMO）、心室辅助泵，如可植入式电动左心辅助泵、全人工心脏等。

（六）难治性终末期心力衰竭的治疗

难治性终末期心力衰竭是心力衰竭发展的终末阶段，常指经过内科优化治疗后患者仍有严重的心力衰竭症状，全身极度无力，出现心源性恶病质的一种状态。这一阶段的出现常与全身其他器官功能衰竭互为因果，相互促进。治疗应注意控制钠水潴留，

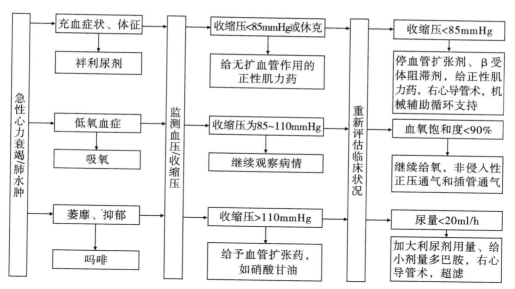

图 3-14 急性心力衰竭治疗流程

维持水、电解质平衡。

充血性心力衰竭时，经常规利尿药治疗效果不佳、有低钠血症或肾功能损害倾向的患者使用托伐普坦（血管加压素 V_2 受体拮抗剂）可显著改善充血相关症状；静脉应用心脏正性肌力药物（如多巴酚丁胺、米力农等）可以短期改善血流动力学异常；小剂量肾上腺皮质激素、重组人脑钠肽可改善身体一般状况，提高心脏对药物的反应能力；对于 ACEI 和 β 受体阻滞剂耐受性差的患者，应尽量避免给予易导致低血压、肾脏低灌注从而引发肾功能不全或使心力衰竭恶化的药物。

慢性心力衰竭患者常有不同程度的肾功能不全，当血肌酐增至 $265.2 \mu mol/L$（3mg/dl）以上时，现有治疗效果将受到影响，且其毒性增加。反之，严重的肾衰竭造成难治性水肿，又能引发心力衰竭恶化、离子及酸碱平衡紊乱等进一步损害。在多种药物及大剂量利尿剂联合多巴胺治疗仍不能取效时，应即刻进行血液透析以及心脏机械辅助〔如左室辅助装置（left ventricular assist device，LVAD）、双室辅助装置（biventricular assist device，BiVAD）〕和外科心脏移植治疗。

第四章　心肌缺血与心肌梗死

心肌缺血可由多种原因引起，如主动脉炎、主动脉狭窄和关闭不全、心肌病、贫血、一氧化碳中毒等，但主要是由于冠状动脉发生粥样硬化或冠状动脉痉挛，使冠状动脉管腔狭窄引起心肌供血障碍。由冠状动脉发生硬化引起管腔狭窄或闭塞，导致心肌缺血缺氧或坏死而引起的心脏病称为冠状动脉粥样硬化性心脏病，简称冠心病。近来根据发病特点和治疗原则不同分为两大类：一类为慢性缺血综合征（chronic ischemic syndrome，CIS），包括稳定型心绞痛（stable angina pectoris）、无症状型心肌缺血（silent myocardial ischemia）及缺血性心肌病（ischemic cardiomyopathy）；另一类为急性冠脉综合征（acute coronary syndrome，ACS），包括不稳定型心绞痛（unstable angina pectoris，UA）、非 ST 段抬高型心肌梗死（non – ST – segment elevation myocardial infarction，NSTEMI）和 ST 段抬高型心肌梗死（ST – segment elevation myocardial infarction，STEMI），也有将冠心病猝死包括在内。根据冠状动脉造影管腔的狭窄程度分为四级：一级狭窄在 25% 以下；二级狭窄在 26% ～50%；三级狭窄在 51% ～75%；四级狭窄超过75%。一般来讲，三、四级狭窄具有临床意义，心电图才出现异常改变。但管腔狭窄的程度、心电图变化与临床症状并不完全一致，除直接与受损动脉支的大小及管腔狭窄的程度有关外，亦受到侧支循环建立好坏的影响。

一、慢性缺血综合征

正常情况下，心肌的需血和冠状动脉的供血通过神经体液调节保持着动态平衡。在冠状动脉狭窄、部分闭塞或当心脏负荷加重及耗氧量增加时，冠状动脉血流量不能进一步相应提高以满足心肌的需要，便出现短暂的心肌缺血缺氧，此时临床表现为稳定型心绞痛，又称劳力型心绞痛。当冠状动脉狭窄或部分闭塞时，其扩张性减弱，血流量减少。在劳力、情绪激动、寒冷等情况下，使心肌负荷突然加重，致心肌耗氧量增加，而冠状动脉的供血却不能相应增加以满足心肌对血流量的需求，出现短暂的心肌缺血缺氧，引发胸闷、胸痛、心悸等症状。慢性冠状动脉供血不足使心肌长期缺血缺氧，引起传导组织功能障碍，出现各种心律失常。长期的心肌缺血可发生心室肥大、心力衰竭，因其改变与扩张型心肌病相似，称为缺血性心肌病。无症状型心肌缺血可能与自主神经功能调节障碍、疼痛阈值增高、心肌缺血程度轻且有较好的侧支循环建立有关。

【图貌特征】

（一）稳定型心绞痛

（1）一过性缺血性 ST 段偏移：一般以 R 波为主的导联上出现一过性 ST 段缺血下

移，ST 段缺血性压低 > 0.05mV，类缺血性压低 > 0.075mV。ST 段偏移非一致性，即 Ⅱ、Ⅲ、aVF、V$_5$、V$_6$ 导联降低，而 aVR、V$_1$ 导联 ST 段可抬高（图 4 - 1）。需要特别强调的是，在两个相邻导联新出现的 ST 段水平型或下斜型压低 ≥ 0.05mV。

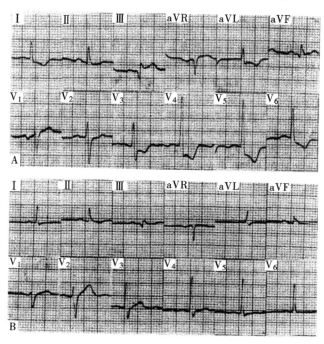

图 4 - 1　心绞痛发作前后的心电图对照

A. 胸闷、心前区疼痛发生，即查心电图 Ⅰ、aVL、V$_3$ ～ V$_6$ 导联的 ST 段下移 0.1 ～ 0.4mV，T 波倒置；B. 心绞痛缓解后，Ⅰ、aVL、V$_3$ ～ V$_6$ 的 ST 段基本恢复正常，T 波低平

（2）一过性 T 波改变：多数表现为左胸导联 T 波降低、平坦或对称性 T 波倒置，少数亦可变为异常高大或倒置变直立。

（3）一过性 Q 波或 QS 波形：极少数情况下，严重的心肌缺血造成部分心肌暂时丧失电活动，出现左胸前导联 R 波降低、Q 波或 QS 波形，经过积极有效的治疗后可迅速消失。

（4）一过性 U 波倒置和 Q - T 间期延长。

（5）一过性心律失常：部分心绞痛发作时，可出现过早搏动、阵发性心动过速、心房颤动及房室传导阻滞等心律失常。

（二）缺血性心肌病与无症状型心肌缺血

无症状型心肌缺血是无临床缺血症状，心电图（静息、动态或负荷试验）却有 ST 段压低、T 波倒置等，或放射性核素显像示心肌缺血的表现。这种 ST - T 改变较为稳定，但往往是迁缓多变的。有时数月或数年不变，有时甚至接近正常。其变化的程度与临床表现及预后不呈平行关系。

（1）缺血性 T 波改变：最早左心前导联 T 波振幅降低，右心前导联 T 波振幅相对增高，出现 $T_{V_1} > T_{V_5}$，这是左心室心内膜下缺血的最早征象。进一步表现为以 R 波为主的导联上 T 波低平、双向及倒置（图 4 - 2）。

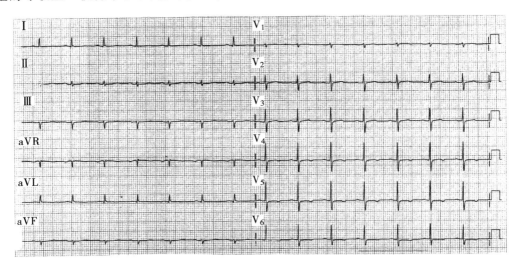

图 4 - 2 心肌供血不足（无症状型心肌缺血）

各导联 T 波低平、倒置

（2）缺血性 ST 段降低：早期在以 R 波为主的导联出现 ST 段水平延长，持续时间≥0.12s，ST - T 交界处的角度变锐。严重的心肌缺血 ST 段水平型或下斜型降低 > 0.05mV，类缺血性下降 > 0.075mV（图 4 - 3）。

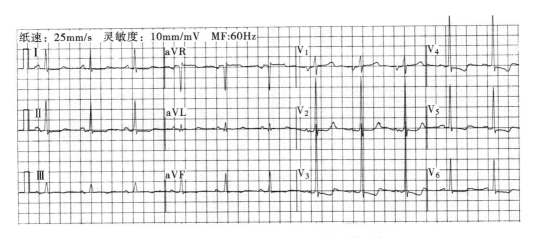

图 4 - 3 心肌供血不足（ST - T 缺血性改变）

Ⅱ、Ⅲ、aVF、$V_3 \sim V_6$导联 ST 段水平型下移 0.1mV

（3）各种早搏及心房颤动等异位心律。

（4）房内传导阻滞、房室传导阻滞、束支传导阻滞及室内传导阻滞现象常见发生（图 4 - 4），尤其新发的左束支传导阻滞。

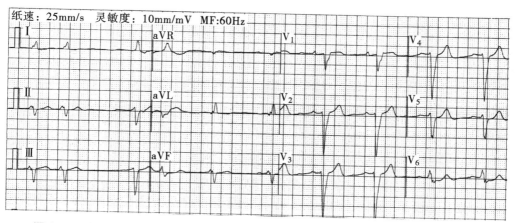

图4-4 窦性心动过缓合并偶发室性逸搏及完全性左束支传导阻滞（缺血性心肌病）

窦性心律，心率58次/分，Ⅰ～Ⅲ导联中第二个QRS波为交界性早搏，其后延迟出现一室性QRS波群，Ⅰ、aVL、V$_6$呈宽大畸形有切迹的R波，V$_1$、V$_2$呈宽大而深的rS波。

（5）QRS波时间增宽，电压普遍降低。

（6）左心室肥大图形出现，或其他原因所致。

（7）Q-T间期延长。

（8）U波倒置常见于左心室导联。

（9）过早搏动后第一个窦性搏动的T波低平、双向或倒置。

（10）Ptfv$_1$负值增大。

【阅图提示】

（一）ST段降低的诊断与鉴别标准

1. ST段降低的诊断标准

除导联Ⅲ的ST段降低可达0.1mV外，其余任何导联的ST段降低均不应超过0.05mV，超过此标准即称ST段降低。

2. ST段降低的测量方法

（1）ST段降低的形态：观察ST段降低时，ST段降低的形态比降低的程度更为重要。水平型与下斜型ST段降低多提示心肌缺血或发生器质性损害。J点降低型大多为心率增快、心肌细胞复极加速的正常变化，无诊断价值（图4-5）。

（2）ST段测量：过去以T-P段作为基线，近期国际公认意见为ST段基线以P-R段的终点为准。当心动过速且U波显著时，P波的起始部与U波相连高于真正的基线。遇到这种情况时，应以两个或三个QRS波起始部连接成线作为基线，以测量有无ST段偏移（图4-6）。

（3）ST段偏移：测量ST段偏移时，应自J点后0.04s处测量。在急性心肌梗死时，国际共识以J点为准。当ST段呈下斜型降低时，应以ST段最低处至基线的距离作为ST段降低的距离（图4-7）。

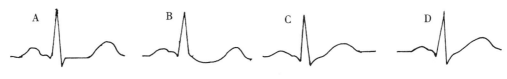

图 4 - 5　ST 段降低形态

A. ST 段水平型降低（ST 与 R 下降支夹角 = 90°）；B. ST 段下斜型降低（ST 与 R 下降支夹角 > 90°）；C. 类缺血性降低（ST 与 R 下降支夹角 < 90°）；D. J 点压低型降低

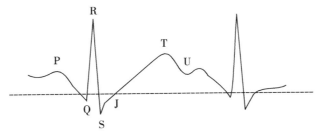

图 4 - 6　T－P 段升高 ST 段测量

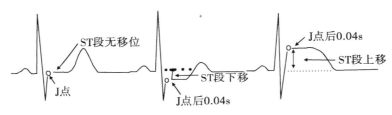

图 4 - 7　ST 段移位的测量

（4）P－R 段下斜显著：可沿 P－R 段向下延长与 J 点垂直线相交于 O，过 O 作水平线为矫正后的基线，并以此作为测量 ST 段压低的基线（图 4－8）。

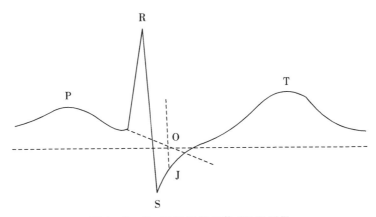

图 4 - 8　P－R 段倾斜显著 ST 段测量

（5）QX/QT 比值：测量 ST 段有无降低应注意 QX/QT 比值（ST 段与两个 QRS 波起点的连线相交处为 X 点）。当 QX/QT 比值 < 50% 时，多属于 J 点降低性下降。当

QX/QT 比值＞50%，即使 ST 段降低不显著，也应考虑为类缺血性 ST 段降低（图 4 - 9）。

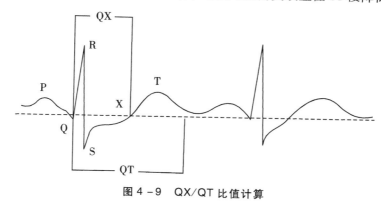

图 4 - 9　QX/QT 比值计算

3. ST 段降低的鉴别诊断

（1）心房复极波（T_a）引起的 ST 段降低：心房肥大、交感神经兴奋使心房复极波向量增大，T_a波的前段可使 P - R 段下垂，后段可延伸至 J 点使其降低。其特点为下垂的 P - R 段与降低的 ST 段（J 点型）可连成一圆滑的凹向上的曲线，R 波多高耸（图4 - 10）。

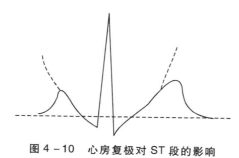

图 4 - 10　心房复极对 ST 段的影响

（2）心室肥大：所致的 ST 段降低为典型的凸面向上，T 波先负后正，多出现在 V_5 导联。

（3）心内膜下心肌梗死：除 aVR 与 V_1 导联外，绝大部分导联出现 ST 段降低，T 波倒置，多呈冠状 T 波。其 ST - T 改变持续时间较长，超过了急性冠脉综合征 ST - T 改变的预期时间。

（4）束支传导阻滞：各导联的 QRS 波时间增宽＞0.12s。左束支传导阻滞时，左心前导联出现 ST 段降低、T 波倒置，而右心前导联出现 ST 段升高、T 波高耸。右束支传导阻滞时恰恰相反。

（5）洋地黄效应：ST 段降低呈凹面向上或呈直线向下斜行，ST 段与 T 波的交界点不易分辨。当倒置 T 波达到最低点时，突然急剧上升而越过基线，ST 段与 T 波共同组成双向波形。此种改变多见以 R 波为主的导联，可伴 Q - T 间期缩短。

（6）低钾血症：ST 段降低多见于 Ⅰ、Ⅱ 与左心前导联，同时出现 U 波增高、T 波低平或倒置，Q - T 间期延长。

（二）T 波低平、倒置的诊断与鉴别诊断

1. T 波低平、倒置诊断标准

当 T 波低于 0.2mV，或 QRS 波主波向上，T 波高度不及 R 波 1/10 时，称为 T 波低平。T 波高度（或深度）小于 0.1mV，为 T 波平坦。低平的 T 波降至基线以下时，其深度为 0.1 ~ 0.5mV，为 T 波倒置。T 波深度达 0.5 ~ 1.0mV，为 T 波深倒置。当 T 波深度大于 1.0mV 时，称为 T 波巨大倒置（图 4 - 11）。

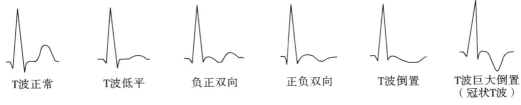

T波正常　　　　T波低平　　　　负正双向　　　　正负双向　　　　T波倒置　　　T波巨大倒置（冠状T波）

图 4 - 11　T 波形态改变

2. T 波低平、倒置的鉴别诊断

（1）急性心肌梗死：发病 24h 之后，T 波开始转为倒置。倒置的 T 波逐渐加深，多呈冠状 T 波。T 波倒置持续时间约 6 周，逐渐变浅，最后多数恢复直立。

（2）急性心内膜下心肌梗死：除 aVR 外，绝大多数导联出现 T 波倒置，典型呈冠状 T 波，同时伴有 ST 段降低，但数日内可消失。

（3）心肌炎：T 波低平、倒置出现于大部分导联，随病情好转而恢复，多伴有心律失常，需结合临床诊断。

（4）心包炎：慢性期各导联出现 T 波低平、倒置，多伴有低电压及窦性心动过速。

（5）阿 - 斯综合征：T 波倒置于发作之后。倒置的 T 波宽而深，双肢不对称，以左心前导联最明显，同时伴有 Q - T 间期延长。

（6）颅脑疾病：在脑血管病、脑外伤及脑膜炎等疾病时，可出现 T 波倒置或增高、ST 段降低、Q - T 间期延长及异常的 Q 波，这种改变发生较迅速。

（7）急腹症：急性胰腺炎时可引起 T 波倒置，可能由受损的胰腺释放大量的消化酶到血液引起心肌坏死或心包炎所致。胆囊炎出现 T 波倒置可能由迷走神经反射引起冠状动脉痉挛造成。

（8）内分泌疾病：嗜铬细胞瘤、甲状腺功能低下、肾上腺功能不全等内分泌疾病可出现 T 波低平、倒置。但接受治疗后，T 波异常可逐渐消失。

（9）洋地黄效应：T 波先负后正，呈双向改变。ST 段降低呈鱼钩状，伴 Q - T 间期缩短。

（10）低钾血症：多数导联 T 波低平、倒置，U 波增高，ST 段无明显改变。

（11）心动过速后症候群：在阵发性心动过速病例中，20% 可出现心动过速后 T 波倒置，与患者的年龄、有无基础心脏病无关。T 波倒置同时伴有 Q - T 间期延长，提示心肌复极延迟。

1）餐后 T 波改变：多于餐后 30min 内出现 T 波低平、倒置，以 I、II、V₂ ~ V₄ 导

联改变明显，可能与交感神经兴奋或倾倒综合征糖加速吸收有关。空腹或在餐中加服钾盐 3.0g 可预防这种 T 波的变异。

2）过度呼吸性 T 波改变：过度呼吸时，健康人心前导联的 T 波可出现低平或倒置。发生机制可能与呼吸性碱中毒、细胞外钾离子浓度改变或交感神经兴奋早期引起心室肌不协调而使复极缩短有关。其特点为 T 波倒置是一时性的，于过度呼吸 20s 后即很明显，多伴 Q - T 间期延长，预先给予 β 受体阻滞剂可防止发生。

3）心血管神经功能症：年轻女性多见，常有自主神经功能紊乱的表现。T 波低平、倒置多出现于 Ⅱ、Ⅲ、aVF 等导联，直立时比卧位时改变更为明显。应用心得安后，异常的 T 波可恢复正常。此类患者多系 β 受体敏感所致。

4）持续性幼年型 T 波：据统计，0.5%～4.2% 的正常人 $T_{V1～V4}$ 倒置，在胸腔塌陷的患者可出现。其发生机制可能系描记了未被掩盖的"心脏切迹"部分的局部电位所致。心电图特点：T 波倒置可见于 $V_1 ～ V_4$ 导联；倒置的深度不超过 0.5mV；深吸气、口服钾盐可使倒置的 T 波转为直立。

5）人工与意外低温：深度的低温可使心脏除极与复极过程发生改变。中等度的低温则只影响复极，引起 T 波异常。例如，心室后壁冷却（喝冰水）可引起 Ⅱ、Ⅲ、aVF 导联 T 波倒置，可能与冷却的心室局部复极延迟有关。

6）选择性冠状动脉造影：当造影剂注入 4～6s 后出现深宽而倒置的 T 波，其原因可能与造影剂中钠离子引起心肌局部复极延迟有关。左冠状动脉造影时，Ⅱ、Ⅲ、aVF 导联 T 波倒置，电轴左偏。右冠状动脉造影时，Ⅰ、aVL 导联 T 波倒置，电轴右偏。在 T 波倒置的导联中，同时出现 ST 段轻度降低。

7）起搏性 T 波倒置：应用心室起搏后，倒置的 T 波宽钝，深度可超过 1.5mV。倒置 T 波分布的导联取决于起搏的部位，而倒置的程度与持续时间取决于起搏刺激的程度与应用起搏的时间。

【图病链接】

对稳定型心绞痛患者行冠状动脉造影显示：有一、二支或三支冠状动脉直径减少 >70% 的病变者分别各占 25% 左右，5%～10% 有左冠脉主干狭窄，其余约 15% 无显著狭窄（提示患者的心肌供血和氧供不足可能与冠脉痉挛、冠状循环的小动脉病变、血红蛋白和氧的离解异常、交感神经过度活动、儿茶酚胺分泌过多或心肌代谢异常等有关）。稳定型心绞痛患者也有发生心肌梗死或猝死的危险，合并室性心律失常或传导阻滞者预后较差。决定预后的主要因素为冠脉的病变范围及心功能状态。据国外相关统计，左冠脉主干病变最为严重，年病死率可高达 30% 左右，此后依次为三支、二支与一支病变。左前降支病变一般较其他两支严重。超声心动图检查、放射性核素心室腔显影、左心室造影所示射血分数降低和室壁运动障碍也有预后意义。缺血性心肌病主要为心肌长期血供不足，心肌组织营养障碍，导致心肌弥漫性纤维化、心脏扩大，并可波及起搏传导系统，发生心律失常和心力衰竭，往往预后较差，故应在心脏增大而未发生心力衰竭的阶段中避免劳累，加强心功能的保护。

无症状型心肌缺血亦称隐匿型冠心病，虽无临床症状，但已有心肌缺血的客观表现。它可突然发生心绞痛或心肌梗死，也可逐渐演变为缺血性心肌病，发生心律失常和心力衰竭，亦可能发生猝死。故应积极地采用防止动脉粥样硬化的各种措施，稳定和缩小斑块，防止病变进展。

【识图论治】

稳定型心绞痛的治疗原则为改善冠脉血供和降低心肌耗氧以改善症状，同时治疗冠状动脉粥样硬化以预防心肌梗死和猝死。

（一）稳定型心绞痛严重度的分级（加拿大心血管病学会）

（1）Ⅰ级：一般体力活动（如步行和登楼）不受限，仅在强、快或持续用力时发生心绞痛。

（2）Ⅱ级：一般体力活动轻度受限。快步、饭后、寒冷或刮风中、精神应激或醒后数小时内发作心绞痛。一般情况下，平地步行200m或登楼一层以上受限。

（3）Ⅲ级：一般体力活动明显受限。一般情况下，平地步行200m或登楼一层引起心绞痛。

（4）Ⅳ级：轻微活动或休息时即可发生心绞痛。

（二）发作时的治疗

1. 休息

发作时立即休息，停止一切活动后症状可逐渐消除。

2. 药物治疗

（1）硝酸甘油：扩张冠状动脉，降低阻力，增加冠状循环的血流量，扩张周围血管，减少静脉回心血量，降低心室容量、心排血量和血压，减轻心脏前后负荷和心肌的需氧，从而缓解心绞痛。常选用硝酸甘油0.5mg置于舌下含服，1～2min即开始起作用，约半小时作用消失。如果用药3min不能缓解，可重复2～3次。

（2）硝酸异山梨酯（消心痛）：作用同硝酸甘油，可用5～10mg舌下含化，2～5min起效，作用维持2～3h。亦可用喷雾制剂或亚硝酸异戊酯经鼻吸入。

（三）缓解期的治疗

1. 危险因素控制

（1）纠正不良的生活方式，避免各种诱发因素，控制高血压、高胆固醇血症、糖尿病等。

（2）防止焦虑、抑郁、情绪激动。

（3）避免过度劳累，保持适当的体力活动。

2. 改善心肌缺血

（1）β受体阻滞剂：选择性阻断β肾上腺素受体，可减慢心率，减弱心肌收缩力，降低血压及室壁压力，从而减少心肌耗氧量和提高冠状动脉灌注。常用量：美托洛尔片，每次25～100mg，每日2次，口服；美托洛尔缓释片，每次47.5～190mg，每日1

次，口服；比索洛尔，每次 5 ~ 10mg，每日 1 次，口服。其他还有阿替洛尔、纳多洛尔、塞利洛尔等。研究表明，所有 β 受体阻滞剂控制心绞痛疗效相同。β 受体阻滞剂的使用剂量应个体化，从较小剂量开始，逐渐增加剂量，推荐目标心率 ≤60 次/分，但不低于 50 次/分为宜。严重心动过缓、二度以上房室传导阻滞、低血压、支气管哮喘禁用。

（2）硝酸酯类：能改善心肌灌注和减少心肌耗氧量，减低心绞痛发作的频率和程度。缓解期常选用：单硝酸异山梨酯，每次 20mg 口服，每日 2 次，或用其缓释片，每次 40 ~ 60mg，每日 1 次；二硝酸异山梨酯，每次 5 ~ 20mg 口服，每日 3 ~ 4 次；硝酸甘油皮肤贴片（含 5 ~ 10mg），贴在胸前皮肤缓慢吸收。应用时应注意给予足够的无药间期，以减少耐药性的发生。用药期间可出现头痛、面色潮红、心率增快和低血压等不良反应。

（3）钙通道阻滞药：抑制钙离子进入细胞内，阻碍心肌细胞兴奋 - 收缩偶联中钙离子的利用，因而抑制心肌收缩，减少心肌耗氧；扩张冠状动脉，解除冠脉痉挛，改善心内膜下心肌供血；扩张周围血管，减轻心肌后负荷；抗血小板聚集，改善心肌的微循环。常选用：硝苯地平控释片，每次 30mg，每日 1 次，口服；氨氯地平，每次 5mg，每日 1 次，口服；维拉帕米，每次 40 ~ 80mg，每日 3 次，口服；地尔硫䓬，每次 30 ~ 60mg，每日 3 次，口服。二氢吡啶类有扩张周围血管和加快心率的作用，非二氢吡啶类有扩张血管和和负性肌力作用，前者常同 β 受体阻滞剂合用，后者在严重心力衰竭、严重心动过缓、传导阻滞、低血压时禁用。长效钙通道阻滞药加快心律和负性肌力作用较小。

（4）其他药物：①曲美他嗪，通过抑制脂肪酸氧化和增加葡萄糖代谢提高氧的利用效率而改善心肌缺血。每次 20mg，每日 3 次，口服。②雷诺嗪，通过抑制脂肪酸氧化调节心肌代谢，可以阻止细胞内钙超负荷，减少室壁心肌僵化，不改变心率和血压状况下改善心肌供血。初始剂量为每次 500mg，每日 2 次，最大剂量为每次 1000mg，每日 2 次，口服。③尼可地尔，其部分化学结构与硝酸盐等同，其他部分类似尼克酰胺维生素，可以激活三磷酸腺苷敏感的钾通道，导致超极化，阻碍钙离子流入细胞，间接阻断钙通道。常用剂量为每次 10mg，每日 2 次，口服。

（四）减少心血管事件并改善预后的药物治疗

1. 抗血小板聚集药物

阿司匹林作为冠心病的基础用药，主要通过抑制环氧化酶和血栓烷 A_2 的合成达到抗血小板聚集的作用，能显著减低血栓栓塞性事件的危险。对于所有急性和慢性缺血性心脏病患者，无论有无症状，只要没有禁忌证，都应常规使用阿司匹林（75 ~ 325mg）治疗，最佳剂量范围为 75 ~ 150mg/d。

2. ADP 受体拮抗剂

氯吡格雷通过不可逆地抑制血小板二磷酸腺苷（ADP）受体而阻断 ADP 依赖激活的血小板糖蛋白Ⅱb/Ⅲa复合物，有效地减少 ADP 介导的血小板激活和聚集，主要用于支架植入术后及有阿司匹林禁忌时。常用量：每次 75mg，每日 1 次，口服。

3. 调脂药物

常用调脂药物有他汀类、贝特类、胆酸螯合剂、盐酸等。他汀类药物能有效降低胆固醇和低密度脂蛋白，还有稳定、延缓、缩小斑块的作用。对于冠心病患者，无论血脂水平如何，均应服用他汀类药物，并根据目标低密度脂蛋白的水平调整剂量。常用他汀类药物包括辛伐他汀（20～40mg，每晚1次）、阿托伐他汀钙片（10～80mg，每晚1次）、普伐他汀（20～40mg，每晚1次）、氟伐他汀（40～80mg，每晚1次）、瑞舒伐他汀（20～40mg，每晚1次）。他汀类药物可引起肝脏损害和肌痛，应用时应注意监测肝功能及心肌酶等各项指标。

4. ACEI

ACEI可以预防所有高危患者的心血管并发症。在稳定型心绞痛患者，如合并高血压、糖尿病、心肌梗死后左心功能不全或心力衰竭时，建议使用ACEI。常用ACEI药物包括卡托普利（12.5～50mg，每日3次）、依那普利（5～10mg，每日2次）、贝那普利（10～20mg，每日1次）、赖诺普利（10～20mg，每日1次）、培哚普利（4～8mg，每日1次）、雷米普利（5～10mg，每日1次）等。ACEI可引起咳嗽、低血压等，不能耐受ACEI药物者可用ARB类药物。

（五）血管重建治疗

稳定型心绞痛的血管重建治疗主要包括经皮冠状动脉介入治疗和冠状动脉旁路移植术等。

1. 经皮冠状动脉介入治疗

经皮冠状动脉介入术（percutaneous coronary intervention，PCI）包括经皮冠状动脉腔内成形术（percutaneous transluminal coronary angioplasty，PTCA）、冠状动脉支架植入术和粥样斑块消融技术等。随着介入技术不断的更新及新型药物洗脱支架和新型抗血小板药物的应用，治疗效果明显提高，不仅可以改善生活质量，而且可以明显降低高危患者的心肌梗死发生率和死亡率。

2. 冠状动脉旁道移植术

冠状动脉旁道移植术（coronary artery bypass grafting，CABG）通过取患者自身的大隐静脉作为旁路移植材料，一端吻合在主动脉，另一端吻合在冠脉病变端的远段，或游离内乳动脉与冠脉病变段远段吻合，引主动脉的血流以改善病变冠脉所供心肌的血流量，可有效地改善心绞痛症状，提高生活质量。此手术创伤较大，应权衡利弊，慎重选择手术指征。

3. 血管重建指征

（1）药物治疗不能成功控制症状。

（2）无创检查提示较大面积心肌存在风险，如严重左主干狭窄和三支血管病变并LVEF＜50%及两支血管病变者的稳定型心绞痛患者。

（3）手术成功率高，而手术相关的并发症和死亡率在可接受范围内。

（4）与药物治疗相比，患者倾向于选择血管重建，可能出现的相关风险已知晓。

4. 血管重建禁忌证

（1）一支或两支血管病变不包括 LAD 近端狭窄的患者，仅有轻微症状或无症状，未经药物充分治疗，无创检查未显示缺血或仅有小范围的缺血/存活心肌。

（2）非左主干冠状动脉边缘狭窄（50%～70%），无创检查未显示缺血。

（3）不严重的冠状动脉狭窄。

（4）手术相关的并发症或死亡率风险高（病死率＞10%～15%），除非手术的风险可被预期生存率的显著获益所平衡，或如不进行手术则患者的生活质量极差。

缺血性心肌病的治疗在于改善冠状动脉供血和心肌的营养，控制心力衰竭和心律失常。对于心力衰竭患者，给予 ACEI、β 受体阻滞剂、利尿剂和地高辛，以改善心室重构保护心脏功能，必要时行心脏再同步化治疗。对于心律失常患者，除给予抗心律失常药物外，对病态窦房结综合征、房室传导阻滞及严重室性心律失常，可考虑植入永久性人工心脏起搏器及埋藏式自动复律除颤器，以防止猝死的发生。

无症状性心肌缺血的治疗原则主要为稳定和消退斑块，促进冠状动脉侧支循环的建立，目前所采用 ABCDE 方案对于动脉粥样硬化和冠心病患者作为一级预防和二级预防起到积极的作用。①A（aspirm anti - anginal therapy and ACEI）：使用阿斯匹林和 ACEI。②B（beta - blocker and blood pressure）：使用 β 受体阻滞剂和控制血压。③C（cigardtles smoking and cholesterol）：戒烟和调脂。④D（diet and diabetes）：控制饮食和治疗糖尿病。⑤E（edacdtion and exercise）：健康教育和运动。

二、急性冠脉综合征

急性冠脉综合征（acute coronary syndrome，ACS）是以冠状动脉粥样硬化斑块发生破裂、糜烂和出血，继发完全或不完全闭塞性血栓形成（导致心肌缺血、坏死）为病理基础的一组临床综合征，包括 UA、非 ST 段抬高型心肌梗死和 ST 段抬高型心肌梗死。

2013 年，ACCF/AHA 具体明确了急性心肌缺血的心电图改变，具体如下。

（1）新出现的左束支传导阻滞（left bundle branch block，LBBB）。

（2）新发生的 ST 段抬高：①在 V_2、V_3 导联 ST 段抬高≥0.25mV（男性）或 ST 段抬高≥0.15mV（女性），其他导联 ST 段抬高≥0.1mV（无左心室肥大和 LBBB）；②在 V_3R、V_4R 导联 ST 段抬高≥0.05mV（右心室梗死），男性＞30 岁，ST 段抬高≥0.10mV；③在 aVR 导联 ST 段抬高≥0.10mV，并伴两个连续的对应导联 ST 段压低≥0.05mV。

（3）新发生的 ST 段压低：①在两个相邻导联新出现的 ST 段水平型或下斜型压低≥0.05mV；②在 V_1～V_3 新出现的 ST 段压低≥0.10mV。

（4）新出现的 T 波倒置：新出现至 1 个月内发生 T 波倒置，特别是在 R 波为主或 R/S＞1 相邻两个导联，伴或不伴 ST 段改变的 T 波倒置≥0.10mV。

以上条件都是急性心肌缺血指标，是 ACS 的标志，应结合心肌酶谱或心肌坏死标志物确诊（图 4-12）。

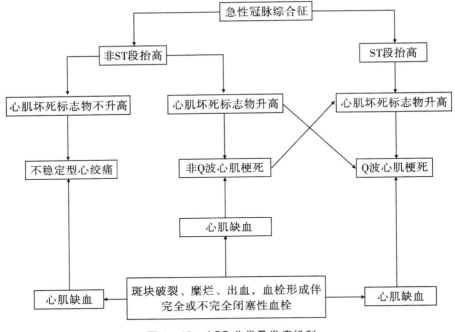

图 4 - 12   ACS 分类及发病机制

【图貌特征】

（一）ST 段抬高型心肌梗死

对于急性心肌梗死，目前主要以 ST 段抬高进行分类，当心肌缺血导致心电图相应区域 ST 段抬高时（ST 段上斜型抬高、弓背向上型抬高、单向曲线型抬高、墓碑样抬高等），已表明相应的冠状动脉已经完全闭塞而导致心肌全层损伤，伴有心肌坏死标志物升高，临床诊断为 STEMI。此类患者绝大多数进展为大面积 Q 波心肌梗死。此时如果处理及时恰当，在心肌坏死之前充分开通闭塞血管，可使 Q 波不致出现（图 4 - 13）。

2012 年《心肌梗死全球统一定义》第 3 版推荐 ST 段抬高型心肌梗死的心电图诊断标准为：在 V_2 和 V_3 导联，男性 ≥0.25mV，女性 ≥0.15mV；在其他导联，男、女性 ≥0.10mV。ST 段压低和 T 波改变标准为：两个相邻导联新出现的 ST 段水平或下斜型压低 ≥0.05mV 和（或）在 R 波为主或 R/S > 1 的导联 T 波倒置 ≥0.10mV。

1. 心肌损害程度在心电图的特征性改变

根据心肌损害的程度不同，急性心肌梗死发生过程出现缺血、损伤、坏死三种病理变化，在心电图上有特征性改变（图 4 - 14）。

（1）缺血性 T 波倒置：在心肌梗死的早期，由于心内膜缺血及细胞内钾离子外溢，使心肌复极过程减慢，但复极程序仍可与正常一样，由心外膜向心内膜进行，因此 T 波振幅增高。当缺血影响到心外膜时，心室复极程序发生改变，由心内膜向心外膜进行，所以 T 波倒置。

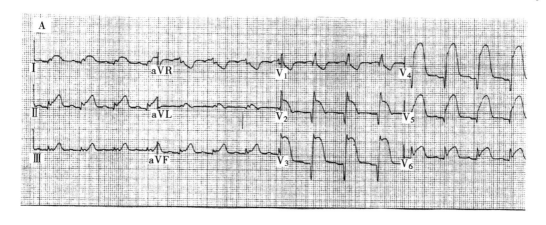

A 急性广泛前壁心肌梗死

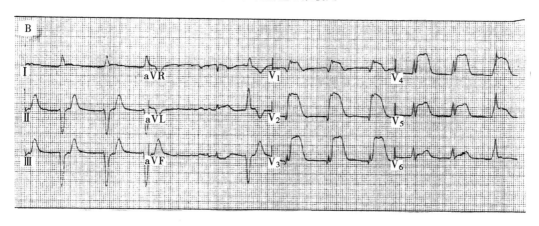

B 急性前间壁心肌梗死

图 4-13 ST 段抬高型心肌梗死

A. $V_2 \sim V_6$ 导联 ST 段抬高与 T 波上升支形成单向曲线；V_2、V_3 导联 QRS 波呈 qR 型，V_4、V_5 导联呈 QS 型；V_1 导联呈 qR 型，不除外右束支传导阻滞。B. 各导联未见 P 波，心率为 70 次/分，电轴 $-70°$，Ⅱ、Ⅲ 导联 QRS 波呈 rS 型，且 $S_{Ⅲ} > S_{Ⅱ}$；$ST_{V1 \sim V5}$ 抬高弓背向上，呈"墓碑样改变"；P 波不明确，可能为结性心律，存在左前分支传导阻滞及偶发室性早搏

（2）损伤性 ST 段增高：心肌损伤引起的 ST 段偏移主要是由于产生损伤电流及除极波受阻所致。舒张期损伤电流是因损伤心肌细胞极化能力减弱，只能进行部分极化状态（极化不足）；收缩期损伤电流是心肌损伤后受损心肌在除极完毕但尚未恢复极化状态之前发生的除极不全所造成的；除极波受阻是指一部分心肌发生损伤后，正常心肌与损伤区交界处可能存在传导阻滞，阻止了除极波进入损伤的细胞内。因而，正常心肌已全部除极，但损伤区心肌仍保持着原来的部分极化状态，使除极时的损伤心肌与正常心肌形成电位差。因此，面对损伤区电极描记 ST 段抬高，而其反面的电极描记 ST 段压低。

（3）心肌梗死型 Q 波：由于心肌受到严重的损伤，致使受损部分从内膜到外膜心

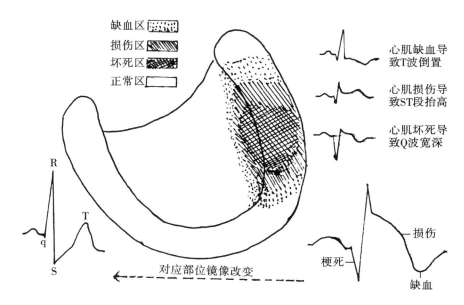

图 4-14　典型心肌梗死心电图改变模拟图

室壁完全坏死。坏死的心肌不能除极，但可传导正常心肌除极的电位变化，所以在相应的导联仅通过坏死区记录下心室腔内的电压改变，即 QS 波。如贯穿心肌梗死外层，有功能仍存在的心肌岛，则可描记具有切迹的 QS 波（胚胎 r 波、r 波、Qr 波）。

临床上所遇到的急性心肌梗死，其心电图并不如此典型，往往因梗死大小、部位及时间不同而表现各异。一般来讲，当冠状动脉发生了急性梗死后，其供血心肌受损的中心区显示坏死型改变，坏死心肌的四周产生损伤型改变，最外层的心肌由于侧支循环的血供而出现缺血型改变，所以体表心电图描记的可能为三种类型的综合图形。

2. 典型心肌梗死心电图改变

（1）病理性 Q 波：面向梗死区导联出现病理性 Q 波，其时限 $\geq 0.04s$，其深度 > R 波的 1/4，并可出现粗钝切迹。目前病理性 Q 波的标准：正常情况下，V_1 导联的 QRS 波可以呈 QS 型；V_2、V_3 导联 > 0.02s 或呈 QS 型；$V_{4\sim6}$、$V_{7\sim9}$、Ⅰ 和 aVL、Ⅱ、Ⅲ、aVF 这些相邻的导联组中，任何相邻导联 Q 波时限 > 0.03s，振幅 > 0.1mV 或呈 QS 型；无传导阻滞时，V_1、V_2 导联 R/S ≥ 1，R 波时限 > 0.04s，伴 T 波直立。Ⅲ 和 aVR 导联正常情况下，可出现病理性 Q 波，不作为诊断标准。

（2）ST 段抬高：面向梗死导联 ST 段抬高，且与 T 波融合在一起，形成一个弓背向上的单向曲线。梗死区反面的导联则出现 ST 段压低。

（3）T 波倒置：早期缺血局限于心内膜，面向梗死导联 T 波高大直立。当扩展到心外膜时，T 波变为倒置，其基底部狭窄，双肢对称，形成"冠状 T 波"（图 4-15）。

3. 心电图的演变与分期

心肌梗死大部分发生在左心室、心室间隔，右心室梗死少见，心房梗死偶发生。按其病变的进展过程可分为四期，即超急性期、急性期、亚急性期及陈旧期。心肌梗

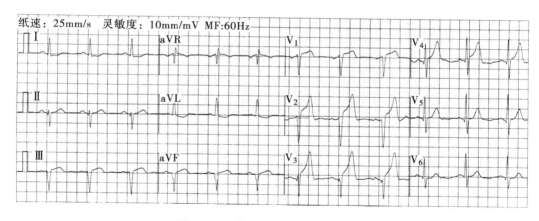

图 4-15 急性下壁前间壁心肌梗死

Ⅲ、aVF 导联呈 QS 型，$V_2 \sim V_3$ 导联呈 QS 型，$ST_{Ⅱ,Ⅲ,aVF}$、$V_1 \sim V_3$ 弓背向上型抬高 0.1 ～ 0.4mV，对应导联 Ⅰ、aVL 出现 T 波倒置，ST 段下移

死后，坏死的心肌常需 5～6 周时间方能完全愈合。

（1）超急性期（早期）：约在梗死后数分钟至数小时。此期尚无心肌坏死。心电图表现为双肢对称、巨大高耸的 T 波（图 4-16）。

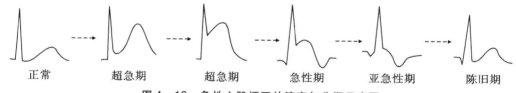

正常　　　　　超急期　　　　　超急期　　　　　急性期　　　　　亚急性期　　　　　陈旧期

图 4-16 急性心肌梗死的演变与分期示意图

（2）急性期（充分发展期）：在梗死后数小时、数日或数周（6 周内）。此期心肌坏死、损伤、缺血的特征同时存在。心电图表现为异常的 Q 波，ST 段抬高与 T 波融合成单向曲线，直至恢复到等电位线。T 波倒置逐渐变深，形成冠状 T 波（图 4-17）。

（3）亚急性期（近期或恢复期）：一般持续的时间为 6～12 周。此期心电图表现以心肌坏死、缺血为主要特征。ST 段基本回到等电位线，倒置的 T 波由深变浅，坏死的 Q 波缩小或不变。

（4）陈旧期（慢性稳定期）：主要以心肌坏死为主要特征。在梗死后数月至数年内，倒置的 T 波变为平坦、直立。有的虽然倒置，但长期保持稳定。ST 段基本恢复正常。异常的 Q 波多数永久存在，极少数心电图可恢复正常。

郭继鸿教授指出：心肌梗死的心电图分级比较混乱，最初依据心电图的相关表现及心肌梗死的发生时间分为急性期、亚急性期和慢性期。急性期主要表现为 T 波改变、ST 段改变及 Q 波出现，一直持续到 Q 波稳定，T 波开始逐渐变为倒置，大约为 1 个月的时间。亚急性期主要从 T 波倒置、变浅直至恢复直立，持续约 2 个月。慢性期仅遗留病理性 Q 波改变，无 Q 波心肌梗死的 ST-T 改变也已结束，时间约为心肌梗死后 3 个月。近期为尽早对急性心肌梗死实施临床治疗，提出了 STEMI 和 NSTEMI 的分类法。

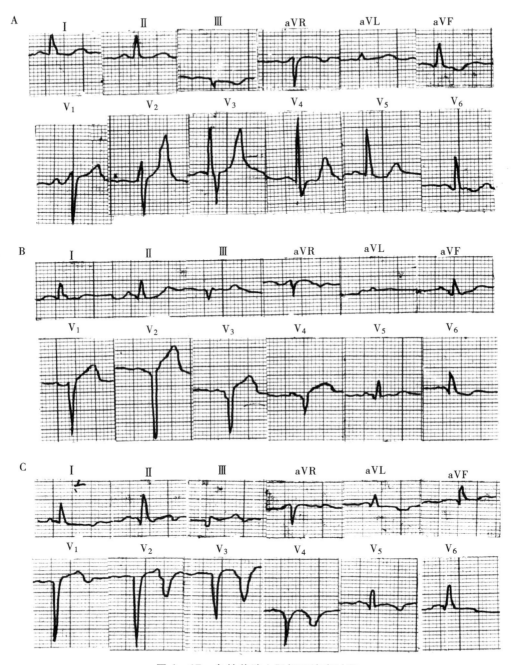

图 4 - 17 急性前壁心肌梗死演变过程

A. 急性心肌梗死早期，$V_2 \sim V_4$ 导联 T 波高耸。此期极短暂，难以记录，对诊断心肌梗死无确诊的意义，需密切观察。B. 在记录 A 图后 3h 描记，可见 $V_1 \sim V_4$ 导联的 QRS 波由 rs、Rs 型发展为 QS 型，T 波降低。ST 段抬高与 T 波融合形成单向曲线。C. 3d 后记录心电图，$V_1 \sim V_4$ 导联的 ST 段下降基本正常，T 波由高尖转倒置形成冠状 T 波，同时侧壁出现了 ST - T 改变目前国外已将 ST 段变化期命名为发展期，将 Q 波及非 Q 波期命名为确定期。根据心肌梗死先后出现缺血性 T 波改变、损伤性 ST 段抬高及病理性 Q 波的三种基本情况，建议将心肌梗死急性期的心电图分成三个亚期：①超急性期（T 波改变期），指症状及心肌梗死后出现 T 波改变至 ST 段改变出现前；②急性早期（ST 段改变期），指 ST 段改变出现后；③心肌梗死确定期（Q 波及非 Q 波期），指 Q 波出现后或 ST 段演变稳定，回到基线后。

4. 心肌梗死的 ECG 定位

（1）根据 ST 段抬高定位梗死区及相关动脉闭塞：具体如下。

1）aVR 导联 ST 段抬高，且 $ST_{aVR}\uparrow > ST_{V1}\uparrow$，提示室间隔基底部透壁性缺血/梗死，为左主干或左前降支闭塞而致第一间隔支供血中断。

2）$V_1 \sim V_5$ 导联 ST 段抬高，伴 aVR 导联 ST 段抬高，合并 Ⅱ、Ⅲ、aVF 导联 ST 段抬高，且 $ST_{Ⅱ}\uparrow > ST_{Ⅲ}\uparrow$，或合并 $V_7 \sim V_9$ 导联 ST 段抬高；或合并 $P - T_\alpha$、Ⅱ、Ⅲ、aVF、V_1、$V_2\downarrow > 0.05mV$，$P - T_\alpha$、aVR、aVL、V_5、$V_6\uparrow > 0.05mV$，提示广泛前壁缺血/梗死合并下壁心肌缺血/梗死，或合并正后壁心肌缺血/梗死，或合并心房梗死，为左主干闭塞。

3）$V_1 \sim V_5$、Ⅰ、aVL 导联 ST 段抬高，Ⅱ、Ⅲ、aVF 导联 ST 段压低，提示广泛前壁或前壁基底部缺血/梗死，为左前降支近端闭塞。

4）$V_3 \sim V_6$ 导联 ST 段抬高，不伴 Ⅱ、Ⅲ、aVF 导联压低，提示前壁缺血/梗死，为左前降支中段或远段闭塞。

5）Ⅱ、Ⅲ、aVF 导联 ST 段抬高，提示下壁缺血/梗死。伴 $V_1 \sim V_3$ 导联 ST 段压低，为右冠脉或左回旋支闭塞；不伴 $V_1 \sim V_3$ 导联 ST 段压低，为右冠状动脉闭塞。

6）Ⅱ、Ⅲ、aVF 导联 ST 段抬高，且 $ST_{Ⅱ}\uparrow > ST_{Ⅲ}\uparrow$，伴或不伴 Ⅰ、aVL 导联 ST 段抬高，提示下壁缺血/梗死，为左回旋支闭塞。

7）Ⅱ、Ⅲ、aVF 导联 ST 段抬高，且 $ST_{Ⅲ}\uparrow > ST_{Ⅱ}\uparrow$，Ⅰ、aVL 导联 ST 段压低，提示下壁缺血/梗死，为右冠脉闭塞。

8）Ⅱ、Ⅲ、aVF 导联 ST 段抬高，V_3R、V_4R 导联 ST 段抬高，提示下壁和右心室缺血/梗死，为右冠脉近端闭塞。

（2）根据心肌梗死 Q 波定位左室壁梗死：具体如下。

1）传统分类法：左心室呈圆锥状，上面包括了前壁与侧壁，下面包括下壁与后壁。当探查电极置于梗死部位的对面，则出现坏死的变化（即 Q 波），并可出现不同部位的相互组合（表 4-1）。这种传统的分类法简单明确，包括了间壁（V_1、V_2）、前壁（心尖部 V_3、V_4）、侧壁（V_5、V_6）、下壁（Ⅱ、Ⅲ、aVF）、后壁（$V_7 \sim V_9$）、高侧壁（Ⅰ、aVL）、前间壁（$V_1 \sim V_4$）、前侧壁（$V_3 \sim V_6$）。但是，缺乏对回旋支供血区心肌梗死相对应的导联。

2）新的分类法：包括以下七类。

①间隔壁梗死：Q 波出现在 V_1、V_2 导联，梗死部位为室间隔以及前壁的小部分，为前降支的间隔支或对角支分出后的前降支闭塞。

表 4 – 1　左室壁梗死的定位

	前间壁	前壁	前侧壁	高侧壁	广前壁	下壁	后壁	心尖部壁
V_1	+	−	−	−	+	−	R↑	−
V_2	+	±	±	−	+	−	R↑	−
V_3	±	+	+	−	+	−	−	−
V_4	−	+	+	−	+	−	−	+
V_5	−	−	+	±	+	−	−	+
V_6	−	−	+	±	+	−	−	±
V_7	−	−	−	−	−	−	+	−
V_8	−	−	−	−	+	−	+	−
aVR	−	−	−	−	−	−	−	−
aVL	±	±	±	+	±	−	−	−
aVF	−	−	−	−	−	+	−	±
Ⅰ	±	±	±	+	±	−	−	−
Ⅱ	−	−	−	−	−	+	−	±
Ⅲ	−	−	−	−	−	+	−	±

注：+ 表示出现坏死性 Q 波；± 表示可能出现坏死性 Q 波；− 表示不能反映心肌的改变

②前壁心尖部梗死：Q 波出现在 $V_1 \sim V_4$ 导联，梗死部位为间隔及前壁心尖部，为前降支中断闭塞。

③前壁中部梗死：Q 波出现在 aVL、Ⅰ导联，一般认为 $Q_{aVL} > Q_Ⅰ$、$ST_{aVL}\uparrow > ST_Ⅰ\uparrow$，梗死部位为前壁中部及基底部，为前降支的第一对角支闭塞。

④广泛前壁梗死：Q 波出现在 $V_1 \sim V_6$ 及 aVL、Ⅰ 导联，梗死部位为间隔、心尖部和侧壁，为前降支近端闭塞。

⑤侧壁梗死：Q 波出现在 Ⅰ、aVL 或 V_5、V_6 导联，V_1、V_2 导联的 QRS 波呈 RS 型，梗死部位为侧壁，为非优势型的回旋支或钝圆支闭塞。

⑥下壁梗死：Q 波出现在 Ⅱ、Ⅲ、aVF 导联，梗死部位为下壁，为后降支闭塞（90% 由右冠脉供血，10% 由回旋支供血）。

⑦侧壁及下壁梗死：Q 波出现在 Ⅰ、aVL、V_5、V_6 及 Ⅱ、Ⅲ、aVF 导联，伴或不伴 V_1 导联 QRS 呈 R 型，梗死部位为侧壁和下壁，为右冠脉或回旋支近端闭塞。

（3）右室壁梗死：①$V_3R \sim V_5R$ 导联连续两个或两个以上导联 ST 段抬高 ≥0.1mV，持续时间 ≥4h。②$V_3R \sim V_5R$、mR（电极在右锁骨中线与肋缘交点）、mL（电极在左锁骨中线与肋缘交点）、mE（电极在 mR 与 mL 连线中点）导联呈 QS 型、Qr 型或 rS 型改变。③与下壁和后壁心肌梗死同时并存（图 4 – 18）。

（4）心房梗死：①心房除极异常。P 波形态增宽、粗钝、双向，切迹呈 M 型或 W 型。②心房复极波异常。右心房梗死时，$P - T_a$ 段在 aVR 导联上升 >0.05mV，在 Ⅱ、Ⅲ、aVF、$V_1 \sim V_3$ 导联下降 >0.1mV。左心房梗死时，$P - T_a$ 段在 aVL、Ⅰ、V_5、V_6 导

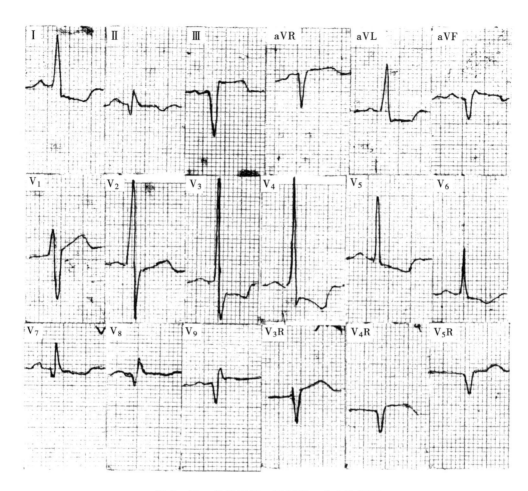

图4-18 急性下壁、正后壁、右心室梗死

Ⅱ导联 QRS 波呈 QR 型，Ⅲ、aVF 导联 QRS 波呈 Qr 型，伴有 ST 段抬高。$V_7 \sim V_9$导联 QRS 波呈 QR 型，V_4R、V_5R 导联 QRS 波呈 QS 型，且伴有 ST 段轻度升高

联上升 >0.5mV，在Ⅱ、Ⅲ、V_1、V_2导联下降 >0.1mV。③房性心律失常。心房梗死时常出现房性心律失常，以房性早搏、心房颤动、心房扑动、房性心动过速为多见，亦可出现房室传导阻滞、窦性停搏及窦性心动过速。窦性心律失常发生可能是右心房梗死伴发窦房结动脉阻塞所致（图4-19）。

（二）非 ST 段抬高型心肌梗死与不稳定型心绞痛

NSTEMI/UA 的共同病理基础为不稳定型斑块破裂或糜烂基础上血小板聚集，并发血栓形成，致使微血管栓塞或冠状动脉不全栓塞，导致急性或亚急性心肌供血减少和缺血加重。此时，心电图表现为 ST 段下移及（或）T 波倒置，常无异常 Q 波形成。如果心肌坏死标志物或心肌酶升高，表明有尚未波及心室全层的小范围心肌坏死（局灶性或心内膜下心肌坏死），称为 NSTEMI 或非 Q 波型心肌梗死。NSTEMI 处理不当可进展为 STEMI 或透壁性心肌梗死。如果心肌坏死标志物或心肌酶正常，应列为 UA。UA

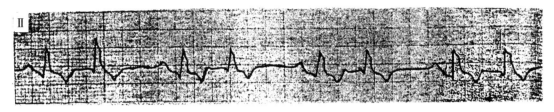

图 4 – 19　心房梗死

与 NSTEMI 的不同主要表现在缺血的严重程度以及是否导致心肌损害等方面。

1. UA

UA 包括了静息型心绞痛、初发型心绞痛、恶化型心绞痛、卧位型心绞痛、梗死后心绞痛、变异型心绞痛等。除变异型心绞痛外，心电图表现为一过性 ST 段抬高（冠脉痉挛），其余大部分变现为 ST 段降低、T 波低平或倒置。

（1）UA 心电图改变：①T 波倒置。胸痛发作时 T 波改变表现为振幅下降、低平、倒置，可呈冠状 T 波，通常在两个导联以上。T 波倒置反映心肌急性缺血。②ST 段压低。胸痛发作时 ST 段压低且呈多种形态，并有动态变化。ST 段一过性压低提示为心内膜下心肌缺血（图 4 – 20）。

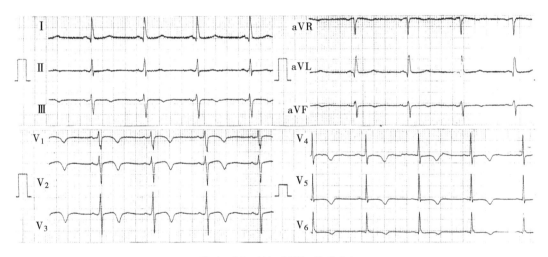

图 4 – 20　UA（ST – T 改变）
胸痛发作，心肌酶及肌钙蛋白 I 检查正常。各导联 T 波低平或倒置

（2）变异型心绞痛心电图改变：①ST – T 改变。变异型心绞痛发作时成组导联 ST 段抬高伴 T 波高耸，对应的导联 ST 段压低、T 波倒置。②QRS 波改变。在 ST 段抬高的导联上，R 波振幅增高、变宽（急性损伤阻滞），S 波深度变浅。③U 波倒置。变异型心绞痛发作时，左胸导联上可出现 U 波倒置。④心律失常。变异型心绞痛发作时，可伴有过早搏动、室性心动过速及房室传导阻滞。⑤ST – T 伪性改善。变异型心绞痛发作前某些导联出现的 ST 段降低或 T 波倒置在变异型心绞痛发作时可以使其 ST 段抬高和 T 波逆转（图 4 – 21）。

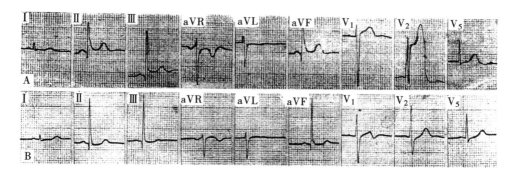

图 4 - 21　变异型心绞痛

A. 心绞痛发作时心电图改变；B. 心绞痛缓解后心电图表现

2. 非 ST 段抬高性心肌梗死

（1）心内膜下心肌梗死心电图改变：①各导联（aVR、V_1 除外）均可出现 ST 段压低，T 波增宽、双向或倒置，倒置的 T 波双肢对称；②ST - T 改变持续时间较长（2 周以上）；③无病理性 Q 波（图 4 - 22）。

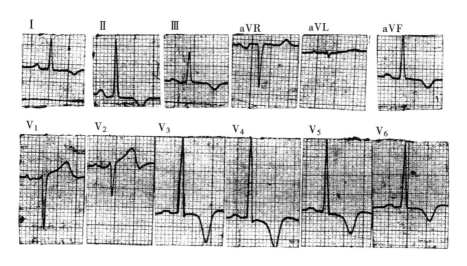

图 4 - 22　心内膜下心肌梗死

心肌坏死标记物增高。各导联（除外 aVR、V_1、V_2 导联）T 波倒置，双肢对称

（2）等位性 Q 波出现时心电图改变：急性心肌梗死时病理性 Q 波未能出现，但能引起 QRS 波特征性的形态变化，QRS 波这种特征性改变称为等位性 Q 波。这种情况存在也应考虑心肌梗死的诊断。

1）小 q 波：在 V_1 ~ V_3 胸导联出现小 q 波，或者是 $Q_{V3} > Q_{V4}$、$Q_{V4} > Q_{V5}$、$Q_{V5} > Q_{V6}$。

2）进展性 Q 波：指原有的 Q 波出现变化（变宽或变深）或原来无 Q 波的导联出现新的 Q 波。

3）Q波区：指梗死区的导联周围（上下或左右）均可记录到Q波。

4）R波丢失：在V_1~V_4胸导联的R波发生反向递增，相邻两个胸导联的R波振幅相差大于50%，下壁导联R波振幅≤2.5mV伴Q波等。

5）当QRS波起始部位出现切迹、顿挫，或是梗死相关导联的R波存在≥0.05mV的负向波，可能提示存在小面积梗死。

（3）不典型心肌梗死心电图改变：具体如下。

1）局灶性心肌梗死：无坏死性Q波，亦无ST改变，仅出现冠状T波并符合心肌梗死的演变过程。

2）多发性心肌梗死：由于相反向量的互相抵消，心电图只出现QRS波时间增宽及电压降低。

3）再发性心肌梗死：在原陈旧性心肌梗死的基础上又发生部分心肌梗死，可仅出现ST-T改变。

4）特殊部位心肌梗死：正后壁、局限性高侧壁及右心室梗死需分别加做V_7~V_9导联、V_1~V_6的高位肋间导联及V_3R、V_4R导联方能显示。

5）心前导联R波逐渐降低或突然降低的前壁心肌梗死。

6）心肌梗死图形被合并预激综合征、左束支传导阻滞或室性心动过速所掩盖。

7）根据室性早搏判断心肌梗死：室性早搏必须呈qR、QR、QRS型（QS型无意义），起始q波>0.04s；室性早搏的QRS波群以正向波为主（QRS波主波向下不能诊断），且伴有ST-T的原发性改变；必须以心外膜面的导联作诊断，而不能以面向心室腔的导联（aVR、V_1）作诊断。

【阅图提示】

（一）ST段抬高的诊断与鉴别诊断

1. ST段抬高的诊断标准

在肢体导联，当ST段之后的T波直立时，ST段抬高不应超过0.1mV；当ST段之后的T波倒置时，ST段抬高则不应超过0.05mV。在右心前导联，ST段抬高不应超过0.25mV。在左心前导联，ST段抬高不应超过0.1mV。

除注意ST段抬高的程度之外，还应注意ST段形态（凸面向上或向下）、T波倒置的情况及有无异常的Q波出现（图4-23），以明辨是否具有病理意义。

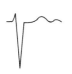 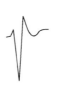

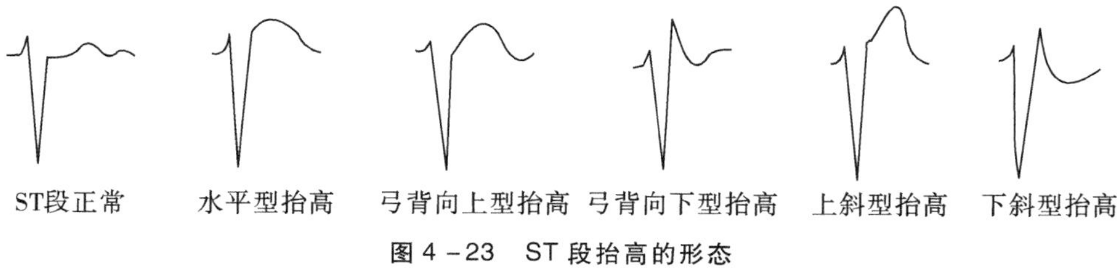

ST段正常　　水平型抬高　　弓背向上型抬高　　弓背向下型抬高　　上斜型抬高　　下斜型抬高

图4-23　ST段抬高的形态

2. ST 段抬高的鉴别诊断

（1）室壁瘤：在心肌梗死部位相应的导联上持续 ST 段抬高 5～6 个月以上，则应考虑并发室壁瘤的可能性（图 4 - 24）。

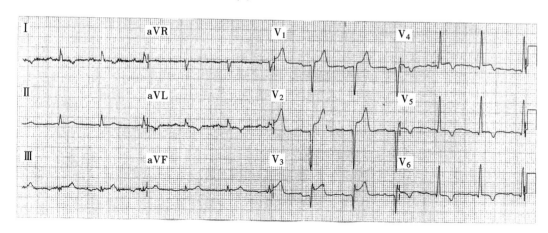

图 4 - 24　左心室前壁室壁瘤

前间壁心肌梗死病史 3 年。$V_1 \sim V_2$ 呈 QS 型，V_3 呈 QR 型，$V_1 \sim V_3$ 抬高 0.1～0.4mV；对应导联 I、aVL、$V_4 \sim V_6$ T 波倒置

（2）急性心包炎：ST 段抬高开始于 S 波之后，一般呈凹面向上（马鞍状）。ST 段抬高导联比较广泛，抬高的程度较轻，一般小于 0.5mV。可伴有窦性心动过缓、低电压、交替电压等改变。

（3）高钾血症：ST 段抬高以右心前导联及 aVR 导联较明显，同时出现 QRS 波增宽、T 波高耸的心电图改变。

（4）急性心肌梗死：发病后数小时可出现 ST 段抬高，典型者凸面向上（弓背型）与 T 波融合成单向曲线。ST 段抬高出现于相应导联，多数抬高十分显著，且多伴有异常的 Q 波及冠状 T 波。

（5）早复极：ST 段抬高多见于左心前导联，一般不超过 0.4mV。ST 段抬高多呈凹面向上，同时伴有 T 波高耸。心前导联常有过渡区及逆时针转位。ST 段抬高可持续数年不等，运动负荷试验、过度呼吸、吸入亚硝酸异戊酯可使 ST 段伪正常化（图 4 - 25）。

（二）T 波高耸的诊断与鉴别诊断

1. T 波高耸的诊断标准

标准导联 T 波 >0.7mV 以上，加压肢体导联 T 波 >0.5mV 以上，心前导联 T 波 >2.0mV 以上者称为 T 波高耸。

2. T 波高耸的鉴别诊断

（1）心肌梗死的超急性损伤期：T 波高耸，T 向量指向损害部位的表面，ST 段抬高呈斜坡形式或凹面向上。持续数小时至一日，ST 段抬高变为凸面向上，T 波开始转为倒置。

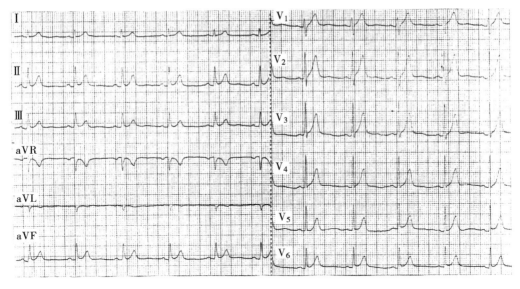

图 4 - 25　早复极

$V_1 \sim V_6$ 导联 ST 段抬高 0.2 ~ 0.3mV，凹面向上，伴有 T 波高耸

（2）急性前壁内膜下缺血：T 波增高以 $V_3 \sim V_5$ 导联最为明显，双肢对称呈箭头状，可伴 U 波倒置。

（3）高钾血症：T 波高尖、双肢对称呈帐篷状，以 $V_3 \sim V_6$、Ⅱ、Ⅲ、aVF 导联变化显著，同时伴有 ST 段抬高及 R 波增宽。

（4）左室舒张期负荷过重：左心前导联出现高耸的 T 波，可伴有 QRS 波增宽、VAT 时间延长及明显的 Q 波。

（5）迷走神经张力增高：T 波高耸以 V_5、V_6、Ⅱ、Ⅲ、aVF 导联变化显著，ST 段轻度升高，多伴有窦性心动过缓，临床无心脏病的证据。

（三）异常 Q 波的鉴别诊断

正常 Q 波（间隔性 Q 波或生理性 Q 波）（时限 <0.03s，振幅 <同导联 R 波 1/4，发生在左心前导联，符合逐渐递增规则）——正常心脏心室除极始于室间隔，方向由左后指向右前，历时约 0.01s，一般不超过 0.03s，这一过程形成的初始向量称为室间隔向量。该向量背离新导联轴时，于心电图相应导联可记录到 Q 波。

Q 波

异常 Q 波（时限 >0.03s，振幅 >同导联 R 波 1/4，在不该有 Q 波导联中出现）

梗死性 Q 波（坏死性 Q 波或病理性 Q 波）——心肌梗死发生后，其梗死部位电活动消失，心室除极 10 ~ 30ms，心电向量背离梗死部位，心电图上极对应导联形成 Q 波。

非梗死性 Q 波——与心电轴偏移、心脏移位、心脏激动传导异常、急性心肌缺血损伤、室间隔的传导有关。

1. 正常变异

正常人室间隔的起始向量自左后指向右前，故在 V_5、V_6 导联可产生间隔性 Q 波。横置型心电位时，Ⅰ、aVL 导联类似左室波形，也可出现间隔性 Q 波。垂直心电位时，Ⅱ、Ⅲ、aVF 导联类似右室波形，亦可出现间隔性 Q 波。有时由于心脏位置变化，在某些导联上出现超过正常标准的 Q 波，称为位置性 Q 波。位置性 Q 波与病理性 Q 波有时不易鉴别，应综合临床资料进行分析。在肥胖、妊娠或横膈上抬时电轴左偏产生位置性 Q 波。当 QRS 波起始 0.04s 向量在额面指向 0°～+30°时，投影在Ⅲ导联上的负侧，Ⅱ、aVF 导联的正侧，故Ⅲ导联出现 Q 波，而Ⅱ、aVF 导联不出现 Q 波。若 QRS 波起始 0.04s 向量在 −30°～0°时，Ⅲ、aVF 导联出现 Q 波，Ⅱ导联不出现 Q 波。此时应嘱患者深吸气后屏气再做心电图，深吸气膈肌下降，可使 QRS 的向量环下移，使 $Q_{Ⅲ、aVF}$ 导联减少或消失（图 4-26）。当Ⅲ、aVF 导联出现异常 Q 波时，aVR 导联出现 rS 型，则多为病理性。aVR 导联出现 QR 型提示为位置性。aVR 导联出现 QS 型，则无鉴别诊断价值。若在 −30°以上，则Ⅱ、Ⅲ、aVF 导联均出现 Q 波，且伴有明显 ST-T 变化，则肯定为病理性。

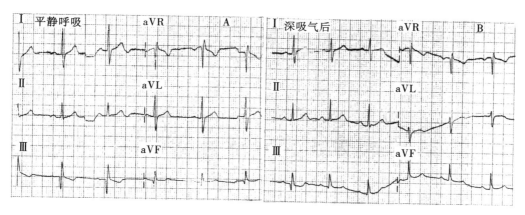

图 4-26 位置性 Q 波变浅

静息时Ⅲ导联呈 QR 型，aVR 导联呈 Qr 型。深吸气后屏气，Ⅲ、aVR 导联 Q 波明显减小甚至消失

2. 心室肥大

（1）左心室肥大：V_1、V_2 导联可能出现 QS 波形，类似前间壁梗死。但在低一肋间描记 V_1、V_2 导联，可能出现 rS 波形。而心肌梗死时，QS 波形持续不变。

（2）右心室肥大：右心前导联可出现 QS 波形，类似前间壁梗死。但 V_4、V_3 导联无异常 Q 波，而前间壁梗死可能在 V_4、V_5 导联出现。若右心前导联出现高 R 波，应与正后壁梗死相鉴别，右心室肥大时 V_1 导联 T 波倒置，而正后壁梗死时 T 波高耸。

3. 心肌缺血

（1）心绞痛：某支冠状动脉因狭窄或痉挛致使该区产生严重的缺血而丧失了电动力，出现 Q 波。但当缺血心肌恢复了血供，心肌的电动力随之恢复，Q 波即可消失。

（2）急性心肌炎（心肌坏死型）：因心肌不同程度的损伤及坏死，可出现异常 Q

波，酷似心肌梗死，但是不具备心肌梗死 ST – T 特征性的演变规律。

4. 心肌病变

（1）原发性心肌病：①肥厚型心肌病时，由于室间隔异常增厚，引起起始向量的变化，可在 I 、Ⅱ、Ⅲ、aVL、aVF、V_5、V_6导联出现异常 Q 波，易误诊为下壁、侧壁心肌梗死。但其 Q 波加深而不增宽，出现 Q 波导联的 T 波往往直立而不倒置。当左心室肥大明显时，异常 Q 波可逐渐消失。②扩张型心肌病产生异常 Q 波多为左心室某个部位心肌电活动丧失所致，与陈旧性心肌梗死难以鉴别，需借助心电向量等检查帮助诊断。

（2）继发性心肌病：包括结缔组织病、心肌淀粉样变性、代谢性疾病等。发生异常 Q 波原因主要为心肌变性、纤维化、瘢痕形成致使心肌电活动显著减退或消失，其心电图变化无特异性，包括节律改变、传导障碍及心肌缺血等表现。

5. 束支传导阻滞

（1）左束支传导阻滞：室间隔除极与正常相反，因而在 $V_1 \sim V_3$ 导联均出现 QS 波形，伴有 ST 段抬高，易误诊为前间壁梗死（图 4 – 27）。左前分支传导阻滞时，左后分支首先除极，起始向量指向左后下方，在 V_1、V_2 导联可出现 qrS 型，但在低一肋间描记 q 波可消失，应注意与前间壁梗死相鉴别。

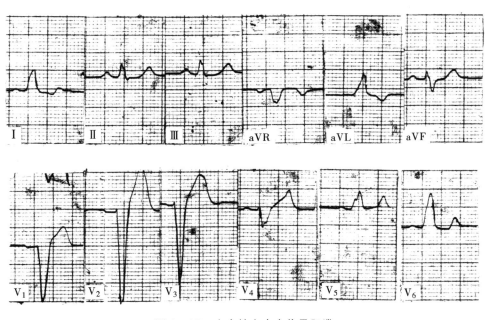

图 4 – 27　完全性左束支传导阻滞

$V_1 \sim V_3$ 导联 ST 段抬高，V_1 呈 QS 型，V_2、V_3 呈 rS 型，同时有完全性左束支传导阻滞的其他表现，可与前间壁心肌梗死鉴别

（2）右束支传导阻滞：右心前导联呈典型的三相波，即 rsR′型。但有时 r 波不明显，只出现有挫折的 R 波，类似正后壁梗死。在 $V_1 \sim V_2$ 导联也可呈 qR 型，也易与前

间壁梗死相混淆，但此 qR 型不会出现在 V₃导联。

6. 预激综合征

（1）A 型预激综合征：房室旁道终止于心室的基底部，在右心前导联出现高宽的 R 波，类似正后壁梗死。

（2）B 型预激综合征：房室旁道终止于右心室的前壁或侧壁，右心前导联出现 QS 波，易误诊为前间壁梗死。

（3）C 型预激综合征：房室旁道终止于左心室的前壁或侧壁，V₅、V₆导联可出现 Q 波，貌似侧壁梗死。

根据预激综合征的 P－R 间期、预激波及 QRS 波时间增宽的特征性改变，一般不难鉴别。

7. 肺部疾病

（1）肺梗死：可使肺循环负荷突然增加，右心室急剧扩张而引起显著的顺时针转位，导致 I 导联 S 波增宽、III 导联 Q 波加深、ST 段抬高、T 波倒置，即 S₁、Q_III、T_III 应与下壁梗死相鉴别。

（2）肺气肿：横膈下降，整个 QRS 向量环下移，加之右心室肥大及心脏顺时针转位，在右心前、II、III、aVF 导联可出现 QS 波形，貌似前间壁、下壁梗死。如果低一肋间描记，右心前导联便可出现正常的 rS 波形。

8. 其他情况

（1）脑血管病：急性脑血管病后一至数日，脑交感神经中枢直接或间接受到刺激，使分布于心肌的交感神经末梢释放过多的儿茶酚胺，引起心肌缺血、损伤及坏死。心电图可出现 ST－T 改变、R 波振幅降低及异常 Q 波，有时难以与心肌梗死鉴别，但本病心电图改变部位比较广泛，且异常 Q 波及 ST 段偏移在短时间内消失。

（2）急性胰腺炎：剧烈疼痛使交感神经兴奋性增高，在原冠状动脉硬化的基础上反射性引起冠状动脉收缩，加重心肌缺血而出现电静止。或是由于局部电解质紊乱影响了心肌电生理的正常活动，使心肌细胞膜电位改变，导致心电动力消失，形成异常 Q 波。

【图病链接】

急性冠脉综合征是以冠状动脉粥样硬化性斑块破裂或侵蚀，继发完全或不完全闭塞性血栓形成为病理基础的一组临床综合征。冠状动脉造影显示，UA 和 NSTEMI 为程度不同和不规则狭窄病变未完全闭塞血管所致，STEMI 多为相关血管完全性闭塞造成。病理形态学研究表明，前者为富含血小板的白色血栓，后者为含大量纤维蛋白的红色血栓。UA 和 NSTEMI 的区别在于缺血的严重程度以及是否导致心肌损害。心肌坏死标志物或心肌酶正常列为 UA，心肌坏死标志物或心肌酶增高则为 NSTEMI。NSTEMI 表明未波及心室全层的局灶型心肌梗死和心内膜下心肌梗死，即过去所说的非 Q 波型心肌梗死。STEMI 标志心肌梗死累及心室壁的全层或大部分，即透壁性心肌梗死或 Q 波型心肌梗死。STEMI 早期（心肌坏死之前）充分开通闭塞血管可使 Q 波不致出现。

NSTEMI 处理不当,可进展为 STEMI 或透壁性心肌梗死。因此,必须贯彻"时间就是心肌,时间就是生命"的诊治理念,早期、持续、有效地开通梗死相关动脉,恢复有效的心肌灌注。

急性冠脉综合征以胸骨后剧烈而持久的疼痛为典型表现,且休息或应用硝酸盐类药物不能缓解,常合并心律失常、泵衰竭及休克,处理不当可发生室间隔穿孔、乳头肌断裂、心室壁破裂甚至猝死。部分老年患者临床症状不典型,称为无痛性心肌梗死。STEMI 心电图出现坏死性 Q 波、损伤性 ST 段抬高、缺血性 T 波倒置并具有特征性演变过程,一般不难诊断。NSTEMI 心电图变化轻微,主要系非特异性 ST - T 段改变,可不出现坏死性 Q 波,此时应结合病史、体征、心肌坏死标志物及酶学检查进行分析,以免造成漏诊。在许多非梗死性疾病的心电图上亦可出现异常 Q 波,不少病例误诊为心肌梗死。可见 Q 波既不是永久性心肌损害的同义词,也不是心肌梗死的代名词,因此对异常 Q 波应进行鉴别,方能及早正确地诊断心肌梗死。

【识图论治】

急性冠脉综合征共同的治疗原则为抗凝、抗血小板聚集、抗血栓和及早血管再通。

(一) 不稳定型心绞痛的治疗

UA 有进展为心肌梗死的高度危险性,其处理正确与否和预后有很大关系,必须给予足够的重视。

1. UA 分型

UA 根据临床表现分为三种(表 4 - 2),其心电图 ST - T 变化是一过性的。

表 4 - 2　UA 三种临床表现

类型	临床表现
静息型	心绞痛发作于休息时,持续时间通常 >20min
初发型	心绞痛通常在首发症状 1~2 个月内,轻微的体力活动可诱发〔程度至少达加拿大心血管病学会(CCS)分级Ⅲ级〕
恶化型	在相对稳定的劳力性心绞痛基础上,心绞痛逐渐增强(疼痛更剧烈,时间更长或更频繁,按 CCS 分级至少增加一级水平,程度至少达 CCS 分级Ⅲ级)

2. UA 严重程度分级

Braunwald 根据心绞痛的特点和基础病因提出如表 4 - 3 的分级。

3. UA 危险度分层

UA 危险度分层根据患者的年龄、心血管危险因素、心绞痛严重程度和发作时间、心电图、心肌坏死标志物和有无心功能改变作出(表 4 - 4)。

4. 一般处理

(1) 卧床休息 1~3d,24h 心电监测。

(2) 持续吸氧,维持血氧饱和度到 90% 以上。

表 4-3 UA 严重度分级（Braunwald 分级）

		定 义	1 年内死亡或心肌梗死
严重程度	Ⅰ级	严重的初发型心绞痛或恶化型心绞痛，无静息疼痛	7.3%
	Ⅱ级	亚急性静息心绞痛（1 个月内发生过，但 48h 内无发作）	10.3%
	Ⅲ级	急性静息心绞痛（在 48h 内有发作）	10.8%
临床环境	A	继发性心绞痛，在冠脉狭窄基础上存在加剧心肌缺血的冠脉以外的疾病	14.1%
	B	原发性心绞痛，无加剧心肌缺血的冠脉以外的疾病	8.5%
	C	心肌梗死后心绞痛，心肌梗死后 2 周内发生的 UA	18.5%

表 4-4 UA 患者死亡和非致死性心肌梗死的短期危险分层

项目	高度危险性（至少具备下列一条）	中度危险性（无高度危险特征但具备下列任何一条）	低度危险性（无高度、中度危险特征，但具备下列任何一条）
病史	缺血性症状在 48h 内恶化	既往有心肌梗死、周围血管或脑血管疾病，或 CABG，或使用阿司匹林	
疼痛特点	长时间（>20min）静息性胸痛	长时间（>20min）静息胸痛目前缓解，并有高度或中度冠心病可能。静息胸痛（<20min）或因休息或舌下含服硝酸甘油缓解	过去 2 周内新发 CCS 分级 Ⅲ 级或 Ⅳ 级心绞痛，但无长时间（>20min）静息性胸痛，有中度或高度冠心病可能
临床表现	缺血引起的肺水肿，新出现的二尖瓣关闭不全杂音或原杂音加重，S_3 或新出现啰音或原有啰音加重，低血压，心动过速，心动过缓，年龄 >75 岁	年龄 >70 岁	
心电图	静息心绞痛伴一过性 ST 段改变（>0.05mV），新出现的束支传导阻滞或新出现的持续性室性心动过速	T 波倒置 >0.2mV，病理性 Q 波	胸痛期间心电图正常或无变化
心肌坏死标志物	明显增高（CTnT>0.1μg/L）	轻度增高（CTnT>0.01μg/L 但 <0.1μg/L）	正常

（3）剧烈疼痛者可给予吗啡 5 ~ 10mg 皮下注射，以缓解心绞痛。

（4）反复检测心肌坏死标志物，以判断病情变化。

5. 抗心肌缺血

（1）硝酸酯类药物：可扩张静脉，降低心脏负荷，减少心肌耗氧量；扩张冠状动脉，改善心肌缺血，缓解心绞痛。在心绞痛发作时，可舌下含服硝酸甘油，每次 0.5mg，间隔 3 ~ 5min 可重复使用，共用 3 次。之后再用硝酸甘油或硝酸异山梨酯持续静脉滴注，以 10μg/min 开始，每 3 ~ 10min 增加 10μg/min，直至症状缓解或出现血压下降，最大推荐剂量为 200μg/min。在症状消失 12 ~ 24h 后改用口服药物，如 5 - 单硝酸异山梨酯或硝酸异山梨酯。

（2）β 受体阻滞剂：作用于心肌的 β_1 受体，降低心肌耗氧量，改善心肌缺血，减少心肌梗死的发生，在无禁忌证的情况下应早期应用。对于高危患者（血压明显升高，心率增快），可静脉滴注艾司洛尔 250μg/（kg·min），停药后 20min 作用消失。常用口服 β 受体阻滞剂有美托洛尔和比索洛尔，口服剂量应强调个体化，其治疗时的目标心率为 50 ~ 60 次/分。

（3）钙通道阻滞药：对冠脉痉挛引起的变异型心绞痛为首选药物，经硝酸酯类与 β 受体阻滞剂治疗效果不佳时可加服长效钙通道阻滞药。对心动过速、心功能不全应用时应特别注意，警惕增加心肌耗氧量及负性肌力的副作用。

6. 抗血小板聚集

（1）阿司匹林：通过抑制环氧化酶和血栓烷 A_2 的合成达到抗血小板聚集的作用。首次嚼服阿司匹林肠溶片 300mg，之后每日 75 ~ 100mg 长期维持。

（2）选择性二磷酸腺苷（ADP）受体拮抗剂：主要有替格瑞洛，通过抑制 ADP 介导的血小板活化阻断血小板聚集作用。现在国内外相关指南推荐替格瑞洛为 ACS 的首选抗血小板治疗药物。替格瑞洛为非前体药，无须经肝脏代谢激活即可直接起效。起始剂量为单次负荷量 180mg，此后每次 90mg，每日 2 次。当患者不能接受替格瑞洛治疗时，才考虑使用氯吡格雷，首次或介入治疗给予负荷量 300mg，之后每日 75mg，服用 1 个月或长期维持。

（3）血小板糖蛋白（GP）Ⅱb/Ⅲa 受体拮抗剂：通过占据该受体阻止与纤维蛋白结合，抑制血小板聚集。目前临床上常用的 GPⅡb/Ⅲa 拮抗剂有阿昔单抗、替罗非班、伊替非班等。阿昔单抗主要用于接受 PCI 术的 UA/NSTEMI 患者，在 PCI 术前 10min 按 250μg/kg 静脉滴注，然后以 10μg/min 维持 12h。

7. 抗凝治疗

（1）普通肝素：与抗凝血酶Ⅲ形成一种复合物（肝素 - AT - Ⅲ），能使凝血酶和活化 X 因子失活。肝素可通过加速激活血液中抗凝血酶，而抗凝血酶可使因子Ⅱa、因子Ⅸa 和因子Ⅹa 失活，从而预防血栓形成。肝素的推荐剂量为静脉注射 80U/kg 后以 15 ~ 18U/（kg·h）的速度静脉滴注维持，在开始用药或调整剂量后 6h 需监测激活部分凝血酶时间（APTT），调整肝素用量使 APTT 控制在 45 ~ 70s，为正常参考值的1.5 ~ 2 倍。静脉应用肝素 2 ~ 5d 为宜，后改为肝素 5000 ~ 7500U，每日 2 次皮下注射，1 ~

2d 停用。在肝素使用过程中应监测血小板，因为其有诱导血小板减少的可能。

（2）低分子肝素：具有强烈的抗 Xa 和 IIa 因子活性的作用，可以根据体重和肾功能调节剂量，不需要实验室监测，且疗效肯定。常选用依诺肝素、达肝素和那曲肝素等皮下注射。

（3）磺达肝癸钠：为选择性 Xa 因子间接抑制剂，由于不与其他凝血因子结合，因此较普通肝素或低分子肝素更安全。每日 1 次皮下注射 2.5mg 可大大降低出血风险。对行 PCI 者，术中需要追加普通肝素抗凝。

（4）比伐卢定：为直接抗凝血酶制剂，其有效成分为水蛭素衍生物片段，能使活化凝血时间明显延长而发挥抗凝作用，可预防接触性血栓的形成，主要用于 UA/NSTEMI 患者术中的抗凝。先静脉推注 0.75mg/kg，再静脉滴注 1.75mg/（kg·h），一般不超过 4h。与普通肝素加用血小板 GP IIb/IIIa 受体拮抗剂相比，其出血发生率明显降低。

8. 他汀类药物应用

他汀类药物有改善内皮功能、消除炎症反应、稳定斑块的作用。不管其 LDL-C 水平如何，UA 者均应尽早（24h 内）使用，可降低心肌梗死和猝死的发生率。常用他汀类药物包括辛伐他汀、阿托伐他汀、氟伐他汀等，长期应用可致肝酶和肌酶异常，应定期监测。

9. ACEI 或 ARB 应用

ACEI 可扩张血管，抑制肾素-血管紧张素-醛固酮系统，改善心室重构及心脏功能，降低心血管事件发生率。在无低血压、肾动脉狭窄等禁忌证的情况下，对 UA 患者应在第一个 24h 内给予口服 ACEI，如卡托普利、咪达普利、福辛普利等，不能耐受 ACEI 者可用 ARB 代替。

10. 血管重建术

目前对 UA/NSTEMI 血管重建术的治疗原则有两种，即"早期保守治疗"和"早期侵入治疗"。

（1）根据早期保守治疗策略，冠状动脉造影适用于药物强化治疗后仍有心绞痛复发和动态 ST 段改变或负荷试验阳性的患者。

（2）根据早期侵入治疗策略，只要临床上没有血运重建的禁忌证，应常规进行冠状动脉造影。根据病变情况，可以直接行 PCI 或 CABG。

（3）根据 UA/NSTEMI 的危险分层，对于顽固性心绞痛伴有心力衰竭或威胁生命的室性心律失常及血流动力学不稳定者，建议行急诊（<2h）冠状动脉造影及血管重建术；对于肌钙蛋白升高或 ST-T 动态改变者，建议早期（24h 内）行冠状动脉造影及血管重建术；对于症状反复发作且合并至少一项危险因素（肌钙蛋白升高、ST-T 改变、糖尿病、肾功能不全、左心功能受损、既往心肌梗死或 PCI 或 CABG 史）者，建议于发病 72h 内行冠状动脉造影；对于低危患者，不建议常规行侵入性诊断和治疗，可根据负荷试验的结果选择治疗方案。

（二）NSTEMI 的治疗

从病理角度来看，NSTEMI 和 UA 冠脉内为富含大量血小板的白色血栓，而 STEMI 血管内为含大量纤维蛋白的红色血栓，故 STEMI 可给予溶栓治疗，而 NSTEMI 只能抗凝治疗。其理由为溶栓药物对血小板成分为主的血栓难以发挥作用，相反还可激活血小板。由于少量纤维蛋白被溶解，致使斑块创面更暴露，使不稳定性斑块更加不稳定，并可引起斑块内出血，导致病情加重，死亡率增高。因此，NSTEMI 与 UA 治疗原则是一致的（详见 UA 治疗）。

（三）STEMI 的治疗

STEMI 的治疗原则是尽快地恢复心肌的血液灌注（30min 内可溶栓，并在 30 ～ 90min 内介入治疗），以挽救濒死的心肌，防止梗死扩大或缩小心肌缺血的范围，保护心脏功能，及时处理严重心律失常、泵衰竭和各种并发症，防止猝死。

1. 一般处理

（1）休息：急性期 12h 卧床休息，要消除精神紧张，防止不良刺激；若无并发症，24h 内可在床上行肢体活动；若血压正常，第 3 天可在室内行走；梗死后第 4 ～ 5 天，逐步增加活动量。

（2）监测：在重症监护室进行心电、血压和呼吸监测。对泵衰竭者，应监测肺毛细血管压及中心静脉压。除颤仪随时处于备用状态。密切注意心率、心律、血压和心功能的变化，及时调整治疗措施。

（3）吸氧：心肌梗死患者最初几日应间断或持续通过鼻导管给氧。

（4）建立静脉通道：保持给药途径通畅。

2. 缓解疼痛

（1）哌替啶或吗啡：胸痛剧烈时，给予哌替啶 50 ～ 100mg 肌内注射或吗啡 5 ～ 10mg 皮下注射，必要时 1 ～ 2h 后可重复使用。

（2）硝酸酯类药物：硝酸甘油 0.5mg 舌下含服，每 3 ～ 5min 可重复含化，之后静脉滴注硝酸甘油或硝酸异山梨酯（详见心绞痛），注意观察有无血压降低及心率增快。

（3）β 受体阻滞剂：无禁忌证的情况下，可试用 β 受体阻滞剂如美托洛尔、比索洛尔、阿替洛尔，口服从小剂量开始，逐渐递增，使静息心率降至 55 ～ 60 次/分。

3. 抗血小板聚集

（1）阿司匹林肠溶片：STEMI 患者无禁忌证时，应在早期嚼服阿司匹林肠溶片 300mg，然后 75 ～ 150mg/d 长期服用。

（2）氯吡格雷：尽快服用氯吡格雷，初始剂量为 300mg，直接 PCI 或未溶栓者最好首次 600mg，之后 75mg/d 继续服用。

（3）GP Ⅱ b/Ⅲ a 受体拮抗剂：用于直接接受 PCI 患者的术中使用。

4. 抗凝治疗

（1）普通肝素：已成为 STEMI 溶栓治疗的最常用的辅助用药。随溶栓剂不同，肝素用法亦不同。选择性溶栓药〔重组组化型纤维蛋白溶酶原激活剂（rt - PA）〕治疗中必须充分抗凝。一般使用方法是：静脉注射 70U/kg，然后静脉滴注 15U/（kg·h）维持，每 4～6h 测定 APTT，使 APTT 达正常参考值的 1.5～2 倍。一般在 48～72h 后改为皮下注射 7500U，每 12h 注射 1 次，连用 2～3d。非选择性溶栓剂尿激酶和链激酶对全身凝血系统影响很大，不需要溶栓前静脉给药，溶栓后行皮下注射便可。

（2）低分子肝素：可皮下注射，具有应用方便且不需监测凝血时间、出血并发症低等优点，可代替普通肝素应用。

（3）磺达肝癸钠：适用于接受溶栓或不行直接 PCI 者，可降低再梗死及死亡率。

（4）比伐卢定：用于直接 PCI 时的术中抗凝，可取代肝素和 GPⅡb/Ⅲa。

5. 溶栓疗法

STEMI 时，溶栓获益大小取决于治疗的时间。在发病 3h 内行溶栓治疗，梗死相关血管的开通率增高，其临床疗效与直接 PCI 相当。在发病 3～12h 内行溶栓治疗，其疗效不如直接 PCI，但仍能获益。在发病 12～24h，如果仍有持续或间接的缺血症状和持续 ST 段抬高，溶栓治疗仍有效。无条件施行介入治疗时或因患者就诊延误及转送到可施行介入治疗的单位前，如无禁忌证，应立即行溶栓治疗。

（1）适应证：两个或两个以上相邻导联 ST 段抬高（胸导联 ≥0.2mV，肢导联 ≥0.1mV），或病史提示心肌梗死合并左束支传导阻滞，起病时间 ≤12h，年龄 <75 岁；ST 段显著抬高的心肌梗死者年龄 >75 岁，经权衡利弊仍可考虑；STEMI 发病时间已达 12～24h，但如仍有进行性缺血性症状和广泛 ST 段抬高，也可进行。

（2）禁忌证：既往发生过出血性脑卒中，6 个月内发生过缺血性脑卒中或脑血管事件；中枢神经系统受损、颅内肿瘤或血管畸形；近期（2～4 周）有活动性内脏出血；未排除主动脉夹层；严重且未控制的高血压（>180/100mmHg）或长期严重的高血压病史；目前正在使用治疗剂量的抗凝药物或已有出血倾向；近期（2～4 周内）有创伤史，包括头部外伤、创伤性心肺复苏或较长时间（>10min）心肺复苏史及外科大手术；近期（<2 周）曾在不能压迫部位的大血管行穿刺术。

（3）溶栓药物应用：包括非纤维蛋白的特异性溶栓剂和纤维蛋白特异性溶栓剂，前者有尿激酶（UK）、链激酶（SK），后者为重组组织型纤维蛋白溶酶原激活剂（rt-PA）和 TNK-组织型纤维蛋白肌酶原激活剂（TNK-tPA）。其他有采用基因工程改良的特异性组织型纤溶酶原激活剂衍生物，包括瑞替普酶、兰替普酶和替奈普酶等。

1）尿激酶：可在激活血栓处纤溶酶原的同时激活全身血液系统中的纤溶酶原而溶解冠状动脉内血栓。常用量 150 万～240 万单位，30min 内静脉滴注。

2）链激酶：不直接激活纤维溶酶原，而是通过与纤维溶酶原结合成活性复合物激活其他的纤溶酶原，且有抗原性，可引起过敏反应。常用量为 150 万单位静脉滴注，在 60min 内滴完。

3）重组组织型纤维蛋白溶酶原激活剂：可选择性地激活血栓部位的纤溶酶原，对全身纤溶活性影响较小。常用量为 100mg，在 90min 内静脉滴注完毕。先静脉推注 15mg，继而 30min 内静脉滴注 50mg，之后 60min 内再滴注 35mg（国内报告用上述剂量 1/2 也能奏效）。使用前先用肝素 5000U 静脉注射，用药后续以肝素每小时 700～1000U

持续静脉滴注，共48h，以后改为皮下注射7500U，每12h注射1次，连用3～5d（也可选用低分子肝素）。

4）阿替普酶：有两种给药方法。①全量90min加速法：首先静脉注射15mg，之后0.75mg/kg，在30min内持续静脉滴注（最大剂量不超过50mg），继之0.5mg/kg，于60min内持续静脉滴注（最大剂量不超过35mg）。②半量给药法：50mg专用剂量，首先静脉注射8mg，剩余42mg于90min内滴完。研究结果建议使用按体重计算的加速给药法，但应注意肝素使用不要超量。

5）瑞替普酶：10U溶于5～10ml注射用水，2min以上时间注射完毕，30min后重复上述剂量。

6）替奈普酶：30～50mg溶于10ml生理盐水静脉注射。应根据体重调整剂量：体重<60kg，剂量为30mg；体重每增加10kg，剂量增加5mg；最大剂量为50mg（国内研究资料缺乏）。

（4）溶栓再通指标：心电图抬高的ST段于2h内回降>50%；胸痛2h内基本消失；2h内出现再灌注性心律失常；血清CK－MB酶峰值提前出现（14h内）；冠状动脉造影观察T_1M_1分级达到2～3级，表明血管再通。

6. 他汀类药物的使用时间

详见UA/NSTTMI治疗。

7. ACEI或ARB

ACEI可改善心肌的重构，减少心肌梗死、心力衰竭的发生和降低死亡率，除有禁忌证外，应全部使用。通常在初期24h内给药，应以小剂量开始，防止发生低血压，在24～48h逐渐增加，直至达到目标剂量。不能耐受ACEI者可用ARB替代，但不推荐联合应用和首选ARB治疗。

8. 介入治疗

STEMI患者在起病3～9h（最多在12h）内，使闭塞的冠状动脉再通，心肌得到再灌注，可使濒临坏死的心肌得以存活，坏死范围缩小。所以，STEMI患者最优治疗选择为经皮冠状动脉介入治疗（图4－28）。

（1）直接PCI：STEMI患者应在症状出现12h内接受直接经皮冠状动脉介入治疗，并使D－to－B时间（患者就诊至医院到急诊球囊扩张时间）<90min。欧洲心血管病学会建议，首次医疗接触患者至转运到有冠脉介入治疗条件的医院接受球囊扩张的时间（FMC－to－B）应<20min。直接PCI时，应常规做支架植入术。对于年龄<75岁且并发心源性休克的患者，应在休克发生18h内接受PCI治疗。伴有心功能不全或有肺水肿的患者应在发病12h内接受直接PCI。无血流动力学障碍时，在直接PCI时不应该对非梗死相关血管进行PCI治疗。发病12h后无症状且血流动力学和心电学稳定的STEMI患者不应该接受直接PCI治疗。

（2）转运PCI：STEMI患者就诊医院无施行直接PCI的条件，尤其是发病时间在3～12h或有溶栓禁忌证时，推荐转运PCI（目前不建议使用易化PCI的术语，也不再

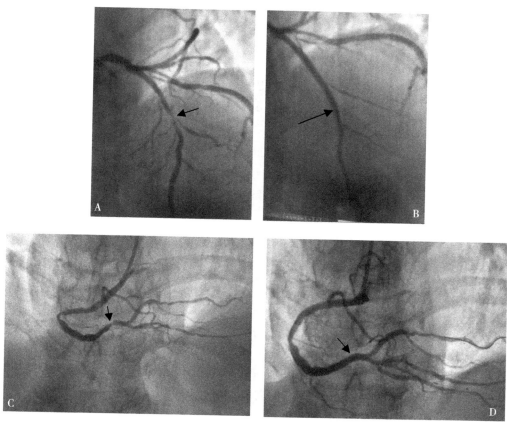

图 4 -28 冠状动脉造影及 PCI 再通 （箭头所示）

A. 急性前壁心肌梗死，冠状动脉造影提示左前降支中段血管狭窄伴血栓形成；B. 急性前壁心肌梗死，冠状动脉造影提示左前降支中段支架植入术后血管血流通畅；C. 急性下壁心肌梗死，冠状动脉造影提示右冠状动脉远段血管狭窄伴血栓形成；D. 急性下壁心肌梗死，冠状动脉造影提示右冠状动脉远段支架植入术后血管狭窄消失，血流通畅

应用补救 PCI 的概念），即高危 STEMI 患者就诊于不能行 PCI 的医院时可在溶栓、抗凝和抗小板聚集治疗同时尽快转运至可行直接 PCI 的医院进行救治。如果溶栓治疗后具备下列任何一项，推荐其接受冠状动脉造影及 PCI（或急诊 CABG）治疗：溶栓 45 ~ 60min 后仍有持续心肌缺血症状或 ST 段无明显降低；年龄 <75 岁且伴心源性休克的患者；严重心力衰竭或肺水肿；血流动力学不稳定的室性心律失常。如溶栓成功，也可在 3 ~ 24h 内行冠状动脉造影检查。

（3）择期 PCI：对于溶栓成功或未溶栓患者（ >24h），应根据病情选择 PCI。择期PCI 的推荐指征：病变适宜 PCI 且有再发心肌梗死的表现；病变适宜 PCI 且有自发或诱发心肌缺血表现；病变适宜 PCI 且有心源性休克或血流动力学不稳定；左心室LVEF <40%、心力衰竭、严重室性心律失常者应行常规 PCI；对无自发或诱发心肌缺血的梗死相关动脉的严重狭窄，于发病 24h 后行 PCI；对梗死相关动脉完全闭塞、无症状的1 ~2 支血管病变，无严重心肌缺血、血流动力学和心电学稳定，不推荐发病 24h 后

行常规 PCI。溶栓治疗后仅对自发或诱发心肌缺血患者行 PCI，但对溶栓后 24h 以内的患者应在适当时行常规 PCI。

（四）右心室梗死的治疗

当下壁 STEMI 患者出现低血压、肺野清晰、颈静脉压升高临床"三联征"时，应怀疑右心室梗死。若右胸导联（特别是 V_3R、V_4R）ST 段抬高 $\geqslant 0.1mV$，则高度提示右心室梗死。

右心室梗死一旦确诊，应避免使用利尿剂及血管扩张药（阿片类、硝酸酯类、ACEI 或 ARB）。应积极地给予静脉扩容治疗，最好行血流动力学监测。当补液量达 $1000 \sim 2000ml$ 时血压仍不回升，可考虑静脉滴注正性肌力药（如多巴胺）。合并心房颤动时，应迅速复律，以保证心房收缩，加强右心室的充盈。高度房室传导阻滞出现时，可采用人工心脏临时起搏。尽早施行直接 PCI，迅速改善血流动力学障碍。如无条件行 PCI，可行溶栓治疗。

（五）心房梗死的治疗

心房梗死的治疗与心肌梗死处理原则相同，即尽快恢复心肌血流灌注，防止梗死面积扩大，及时处理严重的心律失常和并发症，补充血容量，改善血流动力学状态。

心房梗死应及早溶栓、抗凝治疗，以防梗死面积扩大及附壁血栓形成。但超过 6h 溶栓易引起血栓脱落，导致肺动脉栓塞。右心房梗死常有心排血量不足，可适当地补充血容量，但禁用利尿剂、地高辛等。早期应用 β 受体阻滞剂有助于防止室上性心律失常的发生。右心房梗死时，不应行心导管检查及临时心脏起搏，以免导致附壁血栓脱落及心房破裂。

三、急性心肌梗死合并心律失常

急性心肌梗死合并心律失常总发生率几乎 100%，检出率为 50% ~70%，其中一过性心律失常占 40%，需要治疗的严重心律失常占 35%。急性心肌梗死并发心律失常主要原因为心肌细胞缺血、损伤及坏死，使之心电不稳定，从而促发心律失常。自主神经系统张力改变、血流动力学的变化、梗死区代谢紊乱及梗死部位的不同均是诱发心律失常的重要因素。这种由于心肌缺血、损伤和坏死造成全身和心脏一系列的生理紊乱和病理变化而引发的心律失常称为缺血性心律失常。另一种为再灌注心律失常，指心脏局部的缺血损伤心肌重新得到供血后促发的心律失常。以临床为基础，心律失常可分为快速型心律失常及缓慢型心律失常。

【图貌特征】

（一）心肌梗死合并快速型心律失常

1. 窦性心动过速

急性心肌梗死合并窦性心动过速较为常见，特别在急性前壁梗死时最易发生，这是因为缺血状态下心输出量的增加主要依靠提高心率来实现，局部或全身儿茶酚胺的释放增多、血容量改变、低氧血症、疼痛、恐惧、发热、药物影响等因素均导致窦性心动过速。也可能与兴奋心脏传入神经感受器有关（图 4 - 29）。一般历时短暂，无临床意义。

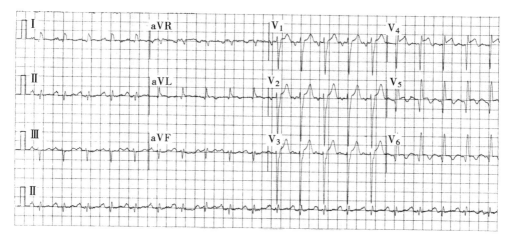

图 4 - 29   急性前侧壁心肌梗死合并窦性心动过速

窦性心律，心率为 120 次/分，V_2 ~ V_4 导联 ST 段向上抬高，Ⅰ、aVL、V_5、V_6 导联 T 波倒置

2. 房性早搏

房性早搏可由心房梗死或心房缺血所引起，也可因急性左心衰竭使心房高压扩张而造成（图 4 - 30）。

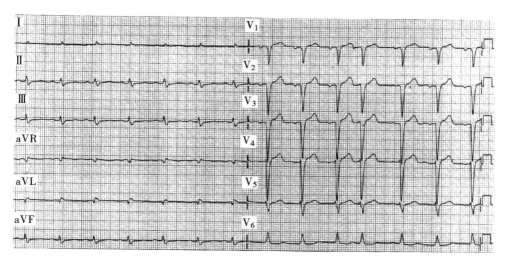

图 4 - 30   急性前间壁心肌梗死合并房性早搏

V_1 ~ V_4 导联 ST 段抬高 0.1 ~ 0.3mV，V_1 ~ V_6 导联第 4 个 QRS 波前有一期前出现的异位 P′波，其后 QRS 呈室上性，Ⅰ ~ aVF 导联 R + S < 0.5mV

3. 室上性心动过速

（1）阵发性室上性心动过速：心肌梗死合并阵发性室上性心动过速较少见（图4 -

31），若发生时间持续较长，常引起血压下降，心肌耗氧量增加，造成不良后果。

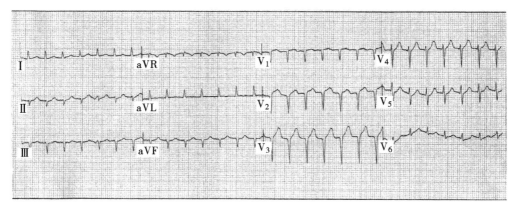

图 4 - 31　急性前间壁心肌梗死合并阵发性室上性心动过速及左前分支传导阻滞

室上性心动过速（SVT），心率为 160 次/分，P - R 间期不确定，QRS 为 0.06s，Q - T 间期正常；心电轴 - 50°；左前分支传导阻滞（LAFB），前壁心肌梗死和低电压

（2）非阵发性室上性心动过速：急性心肌梗死合并非阵发性室上性心动过速发生率约为 10%，心室率 70～150 次/分，QRS 波正常，具有逐渐发生与逐渐终止的特点。有的学者认为是一种良性的心律失常。亦有人认为表示心肌损伤严重，尤其是前壁梗死时死亡率较高。

4. 心房扑动及颤动

（1）心房扑动：急性心肌梗死合并心房扑动较少见，多由于心房交感神经受到刺激后兴奋增加所致，常发生在左心衰竭或肺动脉梗死之前，如 1:1 传导比例，可引起严重的血流动力学改变。

（2）心房颤动：急性心肌梗死合并心房颤动较为常见，多数为阵发性发作，与心房缺血、心房压力增加及左心衰竭有关。心房颤动时，心房收缩丧失，加之心室率较快，使心排血量减少、血压下降、心力衰竭加重，故应给予及时治疗。

5. 室性早搏

室性早搏为急性心肌梗死最为常见的并发症，反映了心肌缺血性损伤及坏死时心电不稳定。它的重要性在于易诱发心室颤动而造成猝死。特别对下列情况的室性早搏要加以重视，及时治疗。但目前认为室性早搏对发生室性心动过速或心室颤动预测价值不大，因为积极的药物治疗并不能减少恶性心律失常的发生，也不能降低死亡率。

（1）每分钟 >5 次的频发性室性早搏。

（2）早搏指数（Q - R′/Q - T）<0.85，即联律较短的室性早搏或"R - on - T"现象。

（3）多源性室性早搏或成对连发的室性早搏。

（4）来自左心室的早搏。

6. 室性心动过速

急性心肌梗死合并室性心动过速并非少见。在急性心肌梗死后发生的室性心动过速多为阵发性，后发的室性心动过速多与心功能不全、电解质紊乱、低血压有关。常见的有三种类型，即早搏性、并行性及加速性室性心动过速，可呈持续性或间歇性发作。若持续存在，可造成低血压及心力衰竭。早搏性及并行性心动过速可诱发心室颤动，必须给予紧急处理。

7. 心室颤动

急性心肌梗死合并心室颤动是发生猝死的主要原因。心室颤动可分为原发性和继发性两类。前者系指突然或意外地出现于无休克及心力衰竭的情况下，主要与梗死后心电不稳定有关。后者是由于心力衰竭、低血压、电解质紊乱等因素造成。当急性心肌梗死合并频发性室性早搏、室性心动过速、高度或完全性传导阻滞时，应高度警惕心室颤动的发生。院前心源性猝死多是由心室颤动所导致。

（二）急性心肌梗死合并慢性心律失常

1. 窦性心动过缓

急性心肌梗死合并窦性心动过缓较为常见，梗死后数小时最易发生。后下壁梗死合并窦性心动过缓的发生率比前壁梗死大 3 倍，可能与窦房结供血多来自右冠状动脉有关。强烈的迷走神经刺激及梗死区坏死细胞代谢释放物均可抑制窦房结的自律性。轻度的窦性心动过缓（50～59 次/分）无临床意义；明显的心动过缓（40～50 次/分）常可发生低血压、晕厥、心力衰竭及阿-斯综合征；极慢的窦性心动过缓（<40 次/分）常是室性心律失常发生的预兆，应提高警惕。

2. 房室传导阻滞

（1）一度房室传导阻滞：急性心肌梗死合并一度房室传导阻滞的主要原因为迷走神经兴奋性增强或房室交界区缺血，使房室交界区传导延缓，造成 P-R 间期延长（图 4-32）。阻滞的部位几乎均在希氏束以上，预后良好。

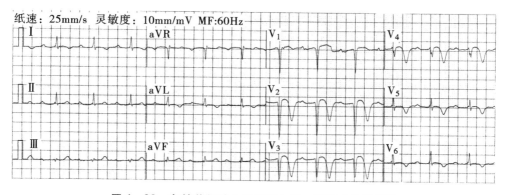

图 4-32 急性前间壁心肌梗死合并一度房室传导阻滞

V_1 ～ V_4 导联呈 QS 型，ST 段弓背向上抬高 0.2mV，P-R 间期达 0.30s

（2）二度房室传导阻滞：二度Ⅰ型房室传导阻滞多见于下壁心肌梗死，其阻滞通常发生在房室束近端的传导系统，主要与心肌缺血及迷走神经反射亢进有关。二度Ⅱ型房室传导阻滞多见于前壁梗死，其阻滞是由于束支广泛病变所致，常可突然发展为三度房室传导阻滞。其预后取决于心肌梗死的面积大小，而不是房室传导阻滞的本身。

（3）三度房室传导阻滞：急性心肌梗死合并三度房室传导阻滞时，其特征取决于阻滞的发生部位。三度房室传导阻滞并发于下壁、后壁心肌梗死时，通常是以一度阻滞加重并经二度阻滞发展而来的。心室的节律点常在房室交界区，故 QRS 波基本正常，心室率相对快而稳定（>40 次/分）。阻滞为一过性或可逆性，预后良好。

三度房室传导阻滞并发于前壁梗死时，多由二度 II 型房室传导阻滞突然演变为高度房室传导阻滞。阻滞发生前常先出现进行性束支传导阻滞的图形，心室节律点位于远侧心室肌，故 QRS 波呈宽大畸形，心室率缓慢（<40 次/分）。阻滞发生后多长期存在，预后不佳，常需安装人工起搏器。

3. 束支传导阻滞

（1）心肌梗死合并右束支传导阻滞：①前间壁心肌梗死合并右束支传导阻滞。V_1、V_2 导联的小 r 波消失，呈 qR 型。V_5、V_6 导联的正常 q 波消失，S 波变钝，QRS $\geq$ 0.12s。②前侧壁心肌梗死合并右束支传导阻滞。V_1、V_2 导联呈右束支传导阻滞特征性改变（rsR'），V_3、V_6 导联可出现 Qr 型或 QS 型。③下壁心肌梗死合并右束支传导阻滞。II、III、aVF 导联出现心肌梗死图形，心前导联表现为右束支传导阻滞的图形（图 4-33）。④正后壁心肌梗死合并右束支传导阻滞。V_1、V_2 导联 rsR' 型变为 RsR' 型，T 波高耸而且对称，应怀疑合并后壁心肌梗死。

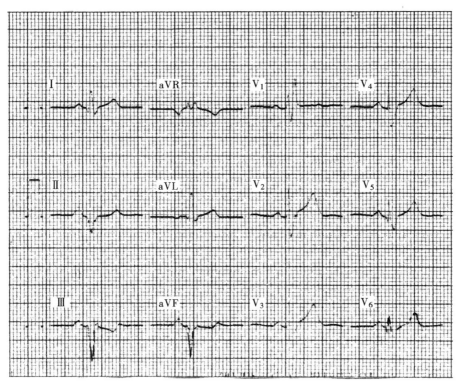

图 4-33　急性下壁心肌梗死合并右束支传导阻滞

II 导联呈 QS 型，III、aVF 导联呈 Qr 型，V_1 导联呈 rsR' 型

（2）心肌梗死合并左束支传导阻滞：①前间壁心肌梗死合并左束支传导阻滞。右心前导联 R 波逐渐增高，ST 段上移 > 0.8mV 或超过同一导联 T 波高度的 1/2，伴 T 波倒置。Ⅰ、aVL 及左心前导联出现 q 波，R 波第一波峰电压降低、粗钝或畸形。②前侧壁心肌梗死合并左束支传导阻滞。V_5、V_6 导联 R 波第二峰电压显著降低，或出现终末 S 波，ST 段抬高，伴 T 波倒置。Ⅰ、aVL 导联仍为左束支传导阻滞图形。③下壁心肌梗死合并左束支传导阻滞。表现为 Ⅱ、Ⅲ、aVF 导联电压降低，以正向波为主时可同时出现起始 q 波与终末 S 波，ST 段抬高，伴 T 波倒置。

（3）心肌梗死合并分支传导阻滞：①下壁心肌梗死合并左前分支传导阻滞。Ⅱ、Ⅲ、aVF 导联呈 rS 型，无起始 Q 波及终末 R 波，$r_Ⅱ < r_{aVF} < r_Ⅲ$，电轴显著左偏。②前侧壁心肌梗死合并左后分支传导阻滞。常见 Ⅰ、aVL 导联出现 QS 型，无终末 R 波，或 Ⅱ、Ⅲ、aVF 导联出现 R 波而无终末 S 波。

急性心肌梗死后并发束支传导阻滞发生率为 10% ~ 15%，可以导致高度房室传导阻滞、心力衰竭、心源性休克、室性心律失常及猝死。因为右束支走形细长，故右束支传导阻滞较多见。新发的左束支传导阻滞多提示梗死相关的血管为左前降支。左前分支传导阻滞合并右束支传导阻滞及左后分支传导阻滞多提示梗死面积较大，预后欠佳。

（三）急性心肌梗死合并预激综合征

1. 根据 ST - T 变化判断

在预激综合征的病例中，ST 段、T 波的方向与主波方向一致。特别是当 ST 段呈弓背向上抬高，T 波呈双肢对称性倒置时，应高度怀疑合并心肌梗死。

2. 消除异常传导，使 QRS 波正常化

在预激综合征病例中，怀疑合并心肌梗死而 ST - T 变化不明显时，可采取改变体位、深吸气、含化硝酸甘油等方法消除旁路传导，使 QRS 波正常，显示被掩盖的心肌梗死图形。

（四）再灌注损伤引起的心律失常

急性心肌梗死发生后，迅速恢复血流供应的再灌注是挽救缺血心肌最有效的方法，其中最为常用的有溶栓治疗和 PCI，同时也存在心肌再灌注损伤的问题，主要包括心律失常、微循环紊乱及受损细胞的死亡。其主要原因是在心肌缺血灌注时心肌细胞间隙中无氧代谢所产生的乳酸在短时间内被冲洗，乳酸等代谢产物大量逸出，使再灌注后早期心肌细胞不应期缩短。随着大量氧返回，自由基生成增加，引起细胞膜离子泵活性改变和局部电生理紊乱，触发心律失常，包括室性早搏、短阵室性心动过速、心房颤动和心室颤动、加速性室性自主心律及窦性心动过缓等。如出现严重的心律失常，应采取急救措施，以免发生意外。

【图病链接】

急性心肌梗死合并持续性窦性心动过速常是心力衰竭的早期表现或提示并发症存

在。合并阵发性室上性心动过速的原因可为自动发生，或为心力衰竭的结果，少数是由洋地黄中毒造成。若发生时间持续较长，常引起血压下降，心肌耗氧量增加，造成不良后果。急性心肌梗死后心房颤动伴发心力衰竭、休克、卒中常提示预后不佳。急性心肌梗死时室性心动过速并非少见，心室颤动是发生猝死的主要原因。急性下壁、后壁心肌梗死时容易合并缓慢性心律失常或房室传导阻滞，严重的心律失常可导致心排血量下降，心肌耗氧量增加，是诱发休克、心力衰竭及猝死的主要原因。临床上应高度重视，根据病情及时给予药物控制、电击复律、安装人工起搏器等治疗，以降低急性心肌梗死的病死率。

【识图论治】

急性心肌梗死合并偶发的房性早搏不引起血流动力学改变，一般不需治疗。但频发性房性早搏及联律间期较短的房性早搏可诱发房性心动过速及心房颤动，应给予适当处理。当合并严重的心律失常时必须及时处理，必要时用电击复律，以免诱发休克、心力衰竭及猝死。

（一）心室颤动或血流动力学不稳定性室性心动过速的治疗

急性心肌梗死合并心室颤动或血流动力学不稳定性室性心动过速时，应尽快采用非同步电除颤或同步直流电复律。在连续三次电除颤或电复律不成功的情况下，可静脉注射胺碘酮300mg，10min内注射完毕，无效者10～15min后可以追加150～300mg。之后以1mg/min的速率静脉滴注6h，最后改为0.5mg/min的速率静脉滴注维持18～72h。

利多卡因虽不推荐为首选，但并未弃用。利多卡因首次1.5mg/kg静脉注射，5min后可重复，但静脉注射总量不超过250～300mg/h，之后以1～4mg/min静脉滴注维持，24h总量不宜超过1500mg。

原发性心室颤动如果能够早期进行心肺复苏和高级生命支持，生存机会将大大增加。继发性心室颤动明显预后不佳，院内病死率可达40%～60%。

（二）室性早搏或室性心动过速的治疗

（1）急性心肌梗死合并频发室性早搏：可试用胺碘酮治疗。作为预防时，可用β受体阻滞剂。

（2）急性心肌梗死并发持续性单行性室性心动过速：伴有血流动力学障碍时，应行同步直流电复律。血流动力学稳定时，可首先使用抗心律失常药物，首选胺碘酮治疗，静脉注射胺碘酮应使用负荷量和维持量的方法。利多卡因只在胺碘酮不适用或无效时或合并心肌缺血时作为次选药物，也可给予索他洛尔治疗。

（3）急性心肌梗死并发非持续性室性心动过速：很可能是恶性心律失常的先兆，应寻找并纠正可能存在的诱因。在此基础上应用β受体阻滞剂或胺碘酮治疗，可改善症状和预后。经上述治疗效果不佳且室性心动过速发作频繁、症状明显者，可按持续性室性心动过速应用抗心律失常药物治疗。

（4）急性心肌梗死并发加速性室性自主心律：常发生于高钾血症、洋地黄过量、房室传导阻滞应用异丙肾上腺素后。一般发作时间短暂，血流动力学稳定，不需要特殊处理。但极少数者可发展为心室颤动。如心室速率＞100 次/分且伴有血流动力学障碍，可按室性心动过速处理。

（5）急性心肌梗死合并多形性室性心动过速：持续性多形性室性心动过速可演变为心室颤动。血流动力学不稳定的多形性室性心动过速应按心室颤动处理。心肌缺血、低氧血症、心力衰竭诱发出现的短阵的多形性室性心动过速常是严重心律失常的征兆，应积极重建冠脉供血和处理诱因。对于室性心动过速发作频繁者，可应用 β 受体阻滞剂、胺碘酮或利多卡因，也可采用经静脉临时右心室起搏或注射异丙肾上腺素超速起搏。

（6）急性心肌梗死合并电风暴：电风暴发作时血流动力学不稳定，应尽快电复律。抗心律失常药物首选胺碘酮，快速负荷量可终止和预防室性心动过速、心室颤动的发生。胺碘酮治疗无效或不适用时可考虑应用利多卡因治疗。在抗心律失常药物的基础上联合使用 β 受体阻滞剂，同时应给予镇静、抗焦虑的药物，必要时行冬眠疗法。也可给予循环辅助支持，如主动脉内球囊反搏、体外肺氧合循环辅助。

（三）室上性心动过速或心房颤动的治疗

急性心肌梗死合并室上性心动过速或心房颤动时，常选用美托洛尔静脉注射，每 2～5min 静脉注射 2.0～5.0mg，但静脉注射总量不超过 15mg/15min。还可选用维拉帕米、洋地黄制剂或胺碘酮等药物治疗。经药物治疗后室上性心动过速不能控制时，可考虑同步直流电复律。若不能成功转复，则应积极控制心室率，以减少心肌的耗氧量。心房颤动应在双联抗血小板药物治疗的基础上及时给予相应的抗凝治疗，以防止或减少卒中的发生。

（四）房室传导阻滞的治疗

急性心肌梗死合并一度房室传导阻滞一般为可逆性，对预后无不良影响，一般不需要治疗。①二度Ⅰ型房室传导阻滞：早期多在 3d 内自行恢复，对阿托品治疗较为敏感，极少放置临时起搏器。晚期发生多与反复发作性缺血有关，阿托品治疗无效，极少数发展为高度传导阻滞，需要永久起搏器治疗。②二度Ⅱ型房室传导阻滞：经用阿托品治疗效果不佳时，应植入临时人工心脏起搏器，待传导阻滞消除后方可撤除。如电生理检查提示阻滞部位在房室结以下，则需植入永久性起搏器。③三度房室传导阻滞：发生在下壁心肌梗死时，如果血流动力学不稳定，则需植入临时起搏器。前壁心肌梗死一旦出现三度房室传导阻滞，不论是否存在血流动力学异常，均应植入临时起搏器。对于前壁一过性房室传导阻滞，需要行电生理检查，以明确阻滞的部位。下壁心肌梗死合并一过性三度房室传导阻滞一般不需起搏器治疗，常可自行恢复。

（五）窦性心动过缓的治疗

急性心肌梗死合并窦性心动过缓很常见，尤其下壁心肌梗死。对于慢于 40 次/分的窦性心动过缓或窦性停搏≥3s 并出现低血压或血流动力学紊乱症状者，应静脉注射

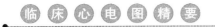

阿托品 0.5～1.0mg。如果心动过缓持续存在，应植入临时人工心脏起搏器，待心动过缓恢复后撤除起搏器。

（六）再灌注心律失常的治疗

再灌注心律失常多出现在再灌注后 30～60min。胸痛的缓解是判断血管再通的一个重要指标。再灌注时间越早，出现再灌注心律失常越严重。室性心律失常最为常见，其中又以室性早搏和加速性室性自主心律为多，静脉注射利多卡因可恢复窦性心律。心室颤动也可发生，静脉注射胺碘酮或电除颤也可恢复窦性心律。对于窦性心动过缓、房室传导阻滞，可给予阿托品，必要时植入人工心脏起搏器。

第五章　常见心脏病心电图表现

一、心肌炎

心肌炎是指心肌中有局灶性或弥漫性的急性、亚急性和慢性炎性病变，常由感染、变态反应、理化因素或药物中毒等所致。其病理改变是以心肌病变为主的实质性或间质炎性细胞浸润及变性，散在坏死区域与纤维区域交替相间的间质性病变。临床表现取决于心肌缺血、损伤及坏死的广泛程度，轻重变异性较大，轻者可完全没有症状，也可表现为猝死。严重者常可累及心脏传导系统，在心电图上产生一系列相应改变。

【图貌特征】

1. ST-T 改变

多数表现为 ST 段普遍性降低，T 波低平、双向、倒置（图 5-1）。当合并心外膜下心肌损害或心包炎时 ST 段升高，甚至与 T 波融合成单向曲线。

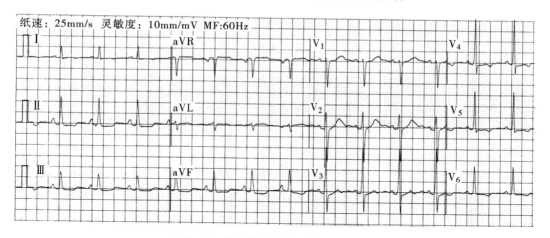

图 5-1　病毒性心肌炎（ST-T 改变）

$ST_{II、III、aVF、V4～V6}$ 下移 0.05～0.075mV，T 波普遍低平、倒置

2. Q-T 间期延长

主要为心肌复极延长所致。

3. QRS 波群改变

QRS 波群有切迹、顿挫、时间延长及低电压，偶因心肌坏死形成异常的 Q 波。

4. 心律失常

常见为过早搏动、窦性心动过速、阵发性心动过速，偶有心房扑动、心房颤动出现。

5. 传导阻滞

以窦房传导阻滞、一度房室传导阻滞、左右束支传导阻滞最为常见，病情严重者可出现二度或三度房室传导阻滞。

【阅图提示】

（一）急性心肌梗死

心肌炎合并心外膜下心肌损害时，ST 段升高，有时可形成单向曲线。坏死性心肌炎可形成异常的 Q 波，应与急性心肌梗死鉴别。不同之处为心肌炎的上述改变随病情轻重而变化，而急性心肌梗死 ST－T 改变具有特征性的演变规律。

（二）急性心包炎

心包炎症可蔓延到心外膜下心肌，因此在急性期可使 ST 段升高，一般呈凹面向上或斜直行上移。T 波变化比较缓慢，逐渐变浅而倒置，很少出现冠状 T 波。多伴有窦性心动过速、低电压、交替电压等改变。

（三）心血管神经症

轻型心肌炎仅有个别导联出现 ST－T 的轻度变化，难以与心血管神经症相区别。此病例多系年轻女性，常有自主神经功能紊乱的表现。ST 段降低、T 波低平或倒置多见于 Ⅱ、Ⅲ、aVF 导联，应用心得安后（阻断 β 受体）可恢复正常。

【图病链接】

心肌炎病因常见为病毒感染、风湿热、白喉、猩红热及药物中毒等。按临床表现分为无症状型、心律失常型、心力衰竭型、心肌坏死型、心脏增大型及猝死型。按病情轻重及起病的缓急分为暴发型、重型、中型、轻型。病情较重者，心电图改变明显。部分轻型心肌炎在病变未影响到心脏的除、复极过程及心脏的传导系统时，心电图可正常或大致正常。可见心电图对诊断心肌炎有其局限性，即使是在心电图上出现明显的改变，这些变化也并非特异性，应与其他伴有 ST－T 改变的疾病相鉴别。

【识图论治】

心肌炎的治疗缺乏特异性，目前主要是对症处理。

（一）充分休息

疑似心肌炎患者应尽早卧床休息，至少应休息至体温正常。伴有心律失常、白细胞计数升高、心肌酶增高者应卧床休息半个月至 1 个月。伴有心脏扩大者应休息半年至 1 年。心功能不全者应延长半年。严重心力衰竭者应限制钠盐并给予氧疗。

（二）清除自由基

心肌炎时，自由基产生增多，导致心肌细胞损伤。加之病毒感染，导致心肌细胞溶解坏死。可用自由基清除剂：维生素 C 3～5g 加入葡萄糖溶液 250ml 静脉滴注，每日

1 次；辅酶 Q_{10} 10mg 肌内注射，每日 1 次，10 ~ 15d 为 1 个疗程；也可口服维生素 E 胶丸 100mg，每日 3 次；生脉注射液 20 ~ 60ml 静脉滴注，每日 1 次，或黄芪注射液 10 ~ 20ml 静脉滴注，每日 1 次等。

（三）改善心肌营养代谢

常选用能量合剂，即 10% 葡萄糖注射液 250 ~ 500ml 加入三磷酸腺苷（ATP）20 ~ 40mg、辅酶 A 50 ~ 100U、肌苷注射液 200 ~ 500mg 静脉滴注，每日 1 次；或选用 1,6 - 二磷酸果糖 5 ~ 10g，每日 1 ~ 2 次静脉滴注；也可给予钾镁极化液（10% 葡萄糖溶液 500ml 加入 10% 氯化钾 10 ~ 15ml、25% 硫酸镁注射液 5 ~ 10ml、普通胰岛素 8 ~ 12U），每日 1 次静脉滴注，10 ~ 15d 为 1 个疗程。

（四）抗感染治疗

病毒侵入心肌细胞 2 周内便可导致心肌细胞损伤和坏死，所以抗病毒治疗越早越好。目前抗病毒感染无特效药物，可选用阿昔洛韦、阿糖腺苷静脉滴注。中草药板蓝根、连翘、黄芩、黄连、虎杖等可能对病毒感染有效。抗生素对病毒感染无效，但细菌感染是病毒性心肌炎的条件因子，因此为防止细菌感染引起的心肌免疫反应，治疗开始可酌情给予青霉素、红霉素抗细菌感染治疗。

（五）免疫调节剂治疗

免疫调节剂对心肌炎的治疗有效，常选用：胸腺肽注射液 10mg 肌内注射，每周 2 ~ 3 次，30 次为 1 个疗程；干扰素 100 万单位肌内注射，每日 1 次，2 周为 1 个疗程。

（六）应用肾上腺糖皮质激素

糖皮质激素能抑制炎性反应，减轻细胞水肿及溶酶体的破坏，并可抑制免疫反应，但同时也可阻止干扰素合成，利于病毒的繁殖和扩散，所以应用时要权衡利弊。一般认为，初始前 14d 内轻症不宜使用；对于心脏急剧增大、急性心力衰竭、严重心律失常、心源性休克、全身中毒症状严重者，可酌情使用糖皮质激素中短期治疗。常用地塞米松 10 ~ 30mg 或氢化可的松 100 ~ 300mg 加入葡萄糖溶液静脉滴注，每日 1 次，一般 5 ~ 7d 为 1 个疗程，病情好转后减量、停用。

（七）并发症治疗

心律失常、心力衰竭的治疗请参阅有关章节。值得注意的是，心肌炎症易发生洋地黄中毒，抗心律失常药可引起新的心律失常，应密切观察，小剂量应用。

二、心肌病

心肌病是指以高度异质性心肌病变为主要表现的疾病，临床大略分为两类：一类原因不明，称为原发性心肌病，包括扩张型心肌病、肥厚型心肌病、限制型心肌病、致心律失常型右室心肌病等；另一类原因明确或继发于结缔组织病、代谢疾病、中毒或营养等因素，如酒精性心肌病、缺血性心肌病、甲状腺功能亢进性心肌病等，称为继发性心肌病。心肌病的病理变化主要为心肌纤维变性、坏死或瘢痕形成，心内膜弹力纤维增生，心脏扩大等表现。其心电图的变化多种多样，缺乏特异性。

【图貌特征】

（一）扩张型心肌病

扩张型心肌病（dilated cardiomyopathy，DCM）是一类既有遗传又有非遗传因素造成的复合型心肌病，常呈家族性发病趋势，与持续性病毒感染和自身免疫反应有关。主要为心脏增大，心室扩张，心肌收缩力减弱，导致进行性心力衰竭、心律失常、血栓栓塞和猝死。

（1）QRS波电压：由于心室扩大，电压增高。

（2）心律失常：室性早搏最为常见，房室传导阻滞、束支传导阻滞亦可发生（图5-2）。

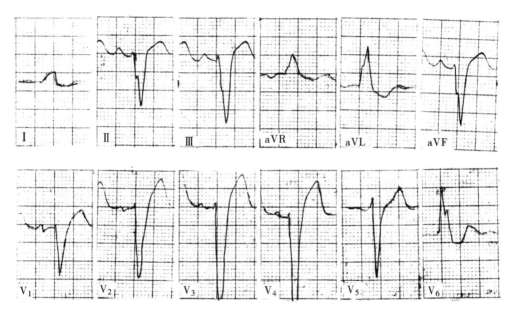

图5-2 扩张型心肌病（完全性左束支传导阻滞）

QRS时限为160ms，Ⅰ、aVL、V₆导联R波宽大粗钝且有切迹，V₁～V₅导联S波宽大而深

（3）ST-T改变：ST段压低，T波低平、倒置。

（4）异常Q波：多出现于左心前导联，Q波多加深而不增宽。

（5）具有心室、心房肥大的心电图表现。

（6）Q-T间期延长。

（二）肥厚型心肌病

肥厚型心肌病（hypertrophic cardiomyopathy，HCM）是一种原发于心肌的遗传性疾病。已发现和报道心肌蛋白15个突变基因，超过400个位点突变导致HCM。HCM是以不对称性肥厚为特征的心肌病变，通常累及左心室和室间隔。根据左心室流出道有无梗阻分为梗阻性和非梗阻性肥厚型心肌病。部分病例主要表现为心尖部肥厚（左心室向心性肥厚），称为心尖肥厚型心肌病。HCM 的病程呈良性发展，临床表现多样化，早期可无症状或轻度胸闷、心悸，重者出现呼吸困难、恶性室性心律失常、心力衰竭、栓塞和猝死。猝死是 HCM 的主要死亡原因。

（1）心室肥大：左心室肥大最为多见，有时为双侧心室肥大，右心室肥大不明显（图 5 - 3）。

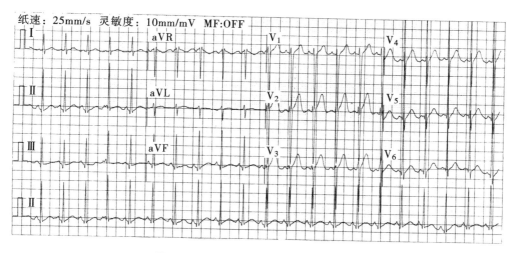

图 5 - 3 肥厚型心肌病（左心室肥大）
$R_{V5} = 3.2mV$，$S_{V1} = 2.9mV$，$R_{V5} + S_{V1} = 6.1mV$

（2）ST - T 改变：多数导联 ST 段降低，T 波低平、双向或倒置。

（3）异常 Q 波：在 Ⅱ、Ⅲ、aVF 导联及左心前导联出现异常 Q 波。

（4）心律失常：各种类型心律失常均可发生，常见为早搏、心房扑动、心房颤动、室性心动过速、心室颤动及心动过缓。

（5）Q - T 间期延长。

心尖肥厚型心肌病心电图改变有以下几点：①T 波倒置。心前导联 T 波呈尖深倒置，尤以 V_3、V_4 导联最明显，倒置深度常 > 1.0mV。部分患者 T 波呈动态变化。②QRS波振幅增高。$R_{V5} > 2.6mV$，$R_{V3、V4}$ 电压增高更明显（面向心尖部导联），故 $R_{V3、V4} > R_{V5}$。③ST 段偏移。多数表现为 ST 段压低，个别也有 ST 段抬高。④Q - T 间期 > 0.43s。⑤P 波增宽、平坦或有切迹。

（三）限制型心肌病

限制型心肌病（restrictive cardiomyopathy，RCM）少见，多发生在青少年，病因可能为特发性心肌淀粉样变，伴或不伴有嗜酸性粒细胞增多的心内膜病变。主要病变为心内膜和心内膜下心肌的纤维化和（或）心肌浸润性病变，造成乳头肌萎缩、缩短，室腔缩小，使心室的顺应性明显降低，舒张功能发生障碍，引起心脏充盈受阻。

（1）心房、右心室肥大。

（2）QRS 波群低电压。

（3）ST - T 改变。

（4）异常 Q 波。

（5）心律失常。

（四）致心律失常型右室心肌病

致心律失常型右室心肌病（arrhythmogenic right ventricular cardiomyopathy，ARVC）是一种右心室发育不良导致的心肌疾病。本病常表现为家族性，约占 30% ~ 50%。现已证明，9 种不同的染色体显性遗传与本病有关，已确定 5 种基因突变与发病相关。其病理改变为右心室正常心肌逐渐进行性地被纤维脂肪组织所取代，主要位于右心室的流出道、心尖和膈面或下壁，即"发育不良三角区"，导致室壁变薄、右心室扩张或局部膨出，出现右心衰竭的症状。正常心肌细胞与夹杂在纤维组织中孤立的心肌细胞产生折返现象，导致起源于右心室的室性心律失常发作，发生晕厥或猝死。

（1）窦性心律时，QRS 波呈右束支传导阻滞（完全或不完全）图形，右胸导联（V_1 ~ V_3）出现 T 波倒置，与右束支传导阻滞无关。

（2）在无右束支传导阻滞时，右胸导联（V_1 ~ V_3）QRS 波增宽超过 110ms，可作为主要诊断标准之一。

（3）于 V_1 ~ V_3 导联 QRS 波之末、ST 段之初可见 Epsilon（E）波。这是右心室部分心肌纤维折返激动形成。

（4）心动过速时 QRS 波增宽，呈典型左束支传导阻滞型。

（5）心电轴 - 60° ~ + 135°，多与室性心动过速发生部位有关：电轴右偏者，室性心动过速发生在右心室流出道；电轴左偏者，室性心动过速多发生在右心室的心尖部。

（6）室性心律失常常由儿茶酚胺刺激引起，也可被运动试验和心室程序刺激所诱发。

（五）继发性心肌病

继发性心肌病包括酒精性心肌病、围产期心肌病及非炎症性心肌疾患。其心电图改变无特异性，表现为房室肥大、ST－T 改变、异常 Q 波及各种心律失常。

【图病链接】

心肌病因类型不同，病情进展不同，其病理改变、临床症状亦不一致，所以心电图变化多种多样，单凭心电图诊断心肌病无特异性。随着超声心动图、超声多普勒、心肌核素显像、心血管造影及分子遗传学检查的广泛应用，心肌病检出率逐渐增多。值得注意的是，一旦确诊心肌病，心电图表现的频发室性早搏、R - on - T 现象、阵发性心动过速均可诱发心室颤动而导致突然死亡。左束支传导阻滞、双束支传导阻滞均提示心肌病变广泛，应给予高度重视并积极地治疗。

【识图论治】

（一）扩张型心肌病的治疗

DCM 的治疗目的在于阻止病因介导的心肌损害，有效地控制心力衰竭的进展和心律失常的发生，预防栓塞和猝死，改善生活质量，延长生存时间。

1. 病因治疗

对于 DCM 的治疗，应积极寻找病因，恰当给予干预。如控制感染，戒烟限酒，改善不良的生活方式，避免剧烈活动，必要时给予吸氧，改善营养状况，给予高蛋白、高维生素饮食。

2. 改善心肌代谢

DCM 患者存在能量代谢障碍和供应不足。辅酶 Q_{10} 参与氧化磷酸化及能量生成的过程，并有抗氧自由基及膜稳定作用，用量为每次 10mg，每日 3 次；曲美他嗪通过抑制脂肪酸 β - 氧化促进葡萄糖代谢，产生更多的 ATP，有助于心肌功能的改善，常用量为每次 20mg，每日 3 次；亦可应用 1，6 - 二磷酸果糖 5 ~ 10g，每日 1 ~ 2 次静脉滴注，以改善心功能状态，提高活动耐量。

3. 抗凝治疗

扩大的心房、心室腔内最易形成附壁血栓。对于心房颤动和深静脉血栓形成等高血栓栓塞性疾病风险且无禁忌证者，可口服阿司匹林 75 ~ 100mg/d，以预防血栓形成。对已经有附壁血栓形成和发生血栓塞者，主张长期抗凝治疗，口服华法林，调节剂量使国际标准比值（international normalized ratio，INR）保持在 2.0 ~ 3.0。

4. 心力衰竭的治疗

DCM 患者就诊时的心功能状态好坏各异。国内多中心资料将 DCM 分为三个阶段，可针对 DCM 心力衰竭各个阶段过程治疗。

（1）早期阶段：仅在心脏结构发生改变，超声心动图显示有心脏扩大，收缩功能受损，但无心力衰竭的临床表现。此阶段应积极地针对病因治疗，早期应用 β 受体阻滞剂、ACEI，以减少心肌的损伤，延缓病情发展。

（2）中期阶段：此阶段超声心动图显示心脏扩大，LVEF 降低并有心力衰竭的临床表现。此时应限控钠盐，先小剂量使用利尿剂（呋塞米 20mg/d 或氢氯噻嗪 25mg/d）并逐渐增加剂量，使水钠潴留消失。积极使用 ACEI 或 ARB，从小剂量开始并逐渐递增，直至达目标剂量。病情稳定且 LVEF >40% 者应使用 β 受体阻滞剂，需从小剂量开始，每 2 ~ 4 周剂量加倍，以达到静息心率≥55 次/分为目标剂量或最大耐受量。对于不能耐受 β 受体阻滞剂的患者，可以给予窦房结起搏电流（I_f）选择性抑制剂伊伐布雷定，起始剂量为每次 5mg，每日 2 次，3 ~ 4 周后酌情调整剂量至每次 7.5mg，每日 2 次，以降低窦房结发放冲动的频率，减慢窦性心率。当静息心率低于 50 次/分或出现心率过慢相关的运动症状如头晕、疲劳等时，应将用药剂量下调至每次 2.5mg，每日 2 次。因其无负性肌力作用，可使全因死亡风险显著降低。中、重度心力衰竭无肾功能受损时可使用螺内酯 10 ~ 20mg/d，地高辛 0.125mg/d。

（3）晚期阶段：超声心动图显示心脏扩大，LVEF 明显降低并有顽固性心力衰竭的临床表现。在应用利尿剂、ACEI/ARB、螺内酯、地高辛的基础上，可考虑短期内使用磷酸二酯酶抑制剂，如米力农 50μg/kg 负荷量，继以 0.375 ~ 0.75μg/（kg·min）静脉滴注；或环磷酸腺苷依赖性正性肌力药，如多巴酚丁胺 2 ~ 5μg/（kg·min），3 ~ 5d 为

1 个疗程。此外，左卡尼汀静脉滴注可改善心功能状况。

5. 起搏治疗

DCM 患者合并缓慢的心律失常和传导阻滞时，必要时可植入永久性起搏器；当存有严重的心律失常（室性心动过速、心室颤动），药物不能控制，且存在轻、中度心力衰竭者，建议植入 ICD 以预防猝死的发生；如 LVEF < 35%，NYHA 心功能Ⅲ~Ⅳ级，QRS 综合波 > 120ms（提示心室收缩不同步），可考虑 CRT，以纠正心室不同步收缩，改善血流动力学及心功能状态。

6. 外科治疗

（1）心室减容成形术：即左心室部分切除术，通过切除左心室部分心肌而使扩大的心脏缩小，降低左心室壁张力，使心肌耗氧量下降，改善心功能。DCM 患者左心室舒张末径≥70mm、LVEF < 20%、NYHA 心功能Ⅲ~Ⅳ级、经药物治疗心功能无改善时可酌情手术。

（2）心脏移植：对于内科和介入等方法治疗无效的难治性心力衰竭，可考虑心脏移植。其绝对适应证：心力衰竭引起的严重血流动力学障碍，包括难治性心源性休克、明确依赖静脉正性肌力药物维持器官灌注、峰耗氧量低于 10ml/（kg·min）达到无氧代谢；所有治疗无效的反复发作的室性心律失常。

（二）肥厚型心肌病的治疗

HCM 的自然病程可以很长，但死亡高峰年龄在儿童和青少年，其主要的死亡原因为心源性猝死（sudden cardiac death，SCD）、心力衰竭和卒中。诊断明确后，综合评价危险因素进行治疗。危险因素包括：有心室颤动或持续性室性心动过速病史；家族中有 SCD 史，特别是两名以上一级亲属发生 SCD 的；原因不明的晕厥；非持续性室性心动过速；超声心动图显示左心室最厚处≥30mm，心室壁极度肥厚与 SCD 独立相关；运动中的血压上升≤20mmHg 或下降持续≥20mmHg。

1. 一般治疗

避免剧烈活动和过重体力劳动，可减少猝死的风险；预防感染，避免诱发心力衰竭或心律失常；禁烟酒；养成良好的生活方式。

2. 无症状期治疗

超声心动图示室间隔或左心室肥大，无明显的自觉症状时，部分学者主张不用药。由于 HCM 进展是心室重构进程，为了延缓和逆转心室重构，应服用小、中剂量 β 受体阻滞剂或非二氢吡啶类钙通道阻滞药。β 受体阻滞剂减少了心肌的耗氧量，减慢了心肌肥厚过程，不仅改善了心脏舒张期充盈，而且预防流出道受阻，且有缓解心绞痛及抗心律失常的作用，常选用普萘洛尔 10~20mg/d 或美托洛尔 20~50mg/d。非二氢吡啶类钙通道阻滞药可减少 Ca^{2+} 进入细胞内，降低肥厚心肌的收缩力，减少左心室流出道的梯度，改善症状，提高运动耐量，常用地尔硫䓬 30~90mg/d 或维拉帕米 120~240mg/d，但一般情况下两者不宜合用。新近认为，ARB 制剂、他汀类药物能逆转 HCM 心肌肥厚，改善心脏舒张功能，延缓病情发展，但尚需大样本观察并评价疗效。

3. 症状明显期治疗

HCM 者出现胸闷、心悸、呼吸困难，压力阶差在 30mmHg 以内，但无晕厥和严重室性心律失常发生时，可采用双异丙吡胺，每次 100～150mg，每日 4 次。因其有负性肌力作用，缓解流出道梗阻效果优于 β 受体阻滞剂，但前列腺增生患者禁用。利尿剂、ACEI、硝酸甘油、强心药物应尽量避免使用。可酌情给予抗心律失常药物，常选用胺碘酮。如伴有心房颤动，推荐使用华法林抗凝，以预防栓子形成及脱落。

4. 难治期治疗

HCM 者出现严重呼吸困难、心绞痛、晕厥表示出现明显梗阻，药物治疗不能改善。如出现心搏骤停、持续性室性心动过速、左心室流出道压力阶差超过 30mmHg、心室壁厚度超过 30mm，属于药物难治性 HCM。

（1）双腔起搏治疗：对于发生急性呼吸困难、胸痛，超声心动图证实静息状态左心室流出道压力阶差 >30mmHg 或激发试验 >50mmHg 者，双腔起搏器可使流出道压力阶差下降而缓解症状。一般主张应用双腔起搏器（DDD 型）行房室顺序起搏，通过缩短房室延搁改善心室除极顺序，使右心室心尖部最先激动，左心室激动延迟，引起室间隔矛盾运动，左心室流出道增宽，流出道压力阶差减少，最终改善血流动力学状况。

（2）埋藏式 ICD：植入 ICD 能有效地终止急性室性心律失常（室性心动过速、心室颤动），恢复窦性心律，预防猝死发生。

（3）经皮室间隔心肌化学消融术：通过冠状动脉造影将导管伸入间隔分支，注入 100% 乙醇 1～3ml，以造成部分间隔心肌坏死，从而降低或消除流出道压差。

5. 外科治疗

对于严重的心力衰竭，药物治疗无效，有明确的流出道梗阻，静息状态左心室流出道压力阶差 >30mmHg 或应激时 >50mmHg（青少年 >75～100mmHg）者，可采用手术方法从室间隔的基底部切除一部分心肌，以解除机械梗阻，修复二尖瓣反流，降低压力阶差，从而缓解心力衰竭。

（三）限制型心肌病的治疗

RCM 的特征主要为心内膜及心内膜下心肌增厚和纤维化，使心肌顺应性减退，心室充盈受限和舒张容量降低，造成舒张功能减退。一般给予对症治疗。

1. 一般治疗

避免过度劳累，防止各种感染，加强对症支持治疗，预防心力衰竭的发生。

2. 药物治疗

本病无特殊治疗手段，主要是改善心脏舒张功能，控制心力衰竭症状。无禁忌证者可选用小剂量 β 受体阻滞剂、ACEI，但心率缓慢可能会加重心力衰竭，所以维持一定的心率十分重要。快速率心房颤动可选用洋地黄制剂及抗凝治疗。利尿剂用于明显水肿、胸腹腔积液者，但过度利尿将使心室充盈压降低，减少心排血量而导致低血压、低灌注症状。对嗜酸粒细胞增多者，可使用肾上腺皮质激素或免疫抑制剂治疗。

3. 外科治疗

外科治疗主要采用心内膜剥离术，切除纤维化增厚的心内膜。房室瓣受累者可同时行二尖瓣或三尖瓣置换术。

（四）致心律失常型右室心肌病的治疗

ARVC 的病程发展分为四个时期：①隐匿期。右心室结构仅有轻微改变，室性心律失常可以存在或不存在，突发猝死可能是首次表现。②心律失常期。出现影像学明显的右心室结构异常和症状性右室心律失常，这种心律失常可导致猝死。③右心功能障碍期。进行性的心肌病变导致右心室扩张、功能障碍，左心室功能相对正常。④终末期。心肌病变累及左心室，导致双室泵功能衰竭。下列人群均列为高危人群，应高度警惕发生心源性猝死，给予积极的治疗：既往有心源性猝死事件发生；室性心律失常伴血流动力学障碍（低血压、晕厥）；QRS 波离散度增加；影像学证实严重右心室扩张，累及左心室或左心室壁运动异常伴有收缩功能异常。

1. 抗心律失常

常选用 β 受体阻滞剂抑制交感神经兴奋，控制心律失常的发生。也可选用胺碘酮、索他洛尔进行抗室性心律失常的治疗。根据病情选择口服或静脉用药。

2. 心力衰竭的治疗

ARVC 发生心力衰竭时，可给予利尿剂、ACEI/ARB 等血管扩张药，但洋地黄类药物应小量应用。

3. 电复律

室性心动过速发作时，对于药物治疗无效或伴有血流动力学改变者，应立即电复律。复律后口服抗心律失常药物预防复发。

4. 植入 ICD

ICD 治疗可以改善预后，降低死亡率，是有效预防心源性猝死的措施。建议高危患者，特别是存在室性心动过速或晕厥证据者安装 ICD。

5. 导管射频消融

导管射频消融治疗有一定的疗效，但容易复发。在不能耐受抗心律失常药物或抗心律失常药物治疗失败时，植入 ICD 后室性心动过速反复发作，引起频繁电击者可试用。

三、心包炎

心包炎是指心包膜脏层和壁层的炎性病变，可由感染或非感染性疾病所引起，也可由邻近组织的病变蔓延而产生，根据临床过程可分为急性心包炎和慢性缩窄性心包炎。引起心电图改变的基本原因：一是当心包炎波及心外膜下心肌时，造成心肌损伤缺血，产生损伤电流或影响心肌复极过程，造成 ST－T 改变；二为心包腔内积液或心包增厚，使心肌产生的电流发生短路，出现交替电压及低电压。

【图貌特征】

（一）急性心包炎

急性心包炎临床表现为胸前或胸骨后疼痛、呼吸困难及心包填塞症状（呼吸窘迫、大汗淋漓、面色苍白、心音遥远低钝等），严重时出现神志恍惚、休克，90％患者可出现异常心电图表现。

（1）ST段抬高：心包炎的早期所有面向心外膜导联的ST段呈凹面向上升高，面向心腔导联的ST段降低。抬高的ST段持续数小时至数日，逐渐下降回到等电位线。

（2）T波改变：在心包炎的早期，T波形态多为直立。当ST段恢复到等电位线时，T波逐渐变为低平、倒置，持续数周至数月，最终逐渐恢复正常。转为慢性心包炎后，T波倒置可长期存在。

（3）QRS波群改变：心包积液时，可出现QRS波群低电压，同时伴有P波及T波电压降低，有时出现电交替。

（4）窦性心动过速（图5－4）。

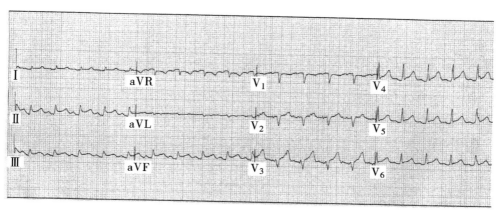

图5－4　急性心包炎

20岁男性，上呼吸道感染后伴持续性胸痛，心前区可闻及心包摩擦音。胸导联及下壁导联ST段呈弓背向下型抬高

（二）慢性缩窄性心包炎

慢性心包炎临床症状无特异性，随着病情进展出现上、下腔静脉回流受阻表现，如肝大、腹水、下肢水肿、心率增快等。心电图、超声心动图、磁共振显像、心包镜等检查有助于诊断。

（1）QRS波群低电压：可能与心包纤维增生、心包肥厚、心包钙化造成电流短路有关。

（2）ST－T改变：ST段轻度降低，T波低平、倒置（图5－5）。

（3）P波增高：P波电压增高，时间增宽，呈双峰型。可能与心房压力增高、心房肥大或房室内传导障碍有关。部分病例可因肺动脉高压出现右心室肥大或右束支传导阻滞图形。

（4）心电轴固定：心包粘连增厚，使心脏位置固定。因此，不因体位改变而产生心电轴变化。

（5）窦性心动过速。

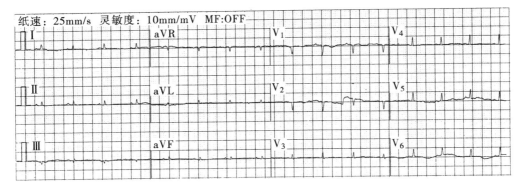

图 5 - 5　慢性缩窄性心包炎

窦性心律（心率 90 次/分），全导联低电压，T 波低平

【阅图提示】

（一）急性心肌梗死

急性心包炎应与急性心肌梗死相鉴别。不同之处在于：前者的 ST - T 改变较广泛，抬高的 ST 段呈凹面向上或斜形上移，T 波变化在 ST 段恢复到等电位线时才开始倒置，无异常的 Q 波；后者 ST - T 改变比较局限，ST 段抬高多为弓背向上，在 ST 段下降至等电位线前 T 波已开始倒置，可见异常的 Q 波。

（二）过早复极

过早复极的 ST 段抬高多见于左胸导联，ST 段抬高呈凹面向上，同时伴有 T 波高耸，且持续多年不变。而心包炎的 ST - T 变化为进行性改变。

【图病链接】

急性心包炎常由结核、病毒等感染引起，也可见于结缔组织病，如风湿性关节炎、系统性红斑狼疮等。有时发生在心肌梗死、肾衰竭、恶性肿瘤、甲状腺功能低下、创伤等疾病。根据病理变化可分为纤维蛋白性及浆液纤维蛋白性两个阶段。心包炎初期细胞膜充血、水肿及纤维蛋白渗出，使心包膜变粗糙。随渗出物增多，形成浆液纤维蛋白渗出液，渗出量产生过速、大量渗液或心包纤维化可使心包腔闭塞，使心室的舒张及充盈受到限制，造成静脉回流受阻、心排血量减低、动脉血压下降、奇脉及静脉压升高等心脏压塞征象。在急性心包炎时，心外膜下的心肌通常皆有炎性损伤，所以心电图表现的 ST 段抬高对急性心包炎的诊断意义较大。

慢性缩窄性心包炎多为急性心包炎演变而来，是在心包炎急性期过后，渗液逐渐吸收，纤维性瘢痕组织形成，心包粘连、增厚，壁层与脏层融合在一起，使心脏活动受限制。还见于心脏手术、放射及粘连治疗后。心电图的改变与心肌受累的程度有关。

【识图论治】

（一）急性心包炎的治疗

1. 病因治疗

（1）结核性心包炎：应抗结核治疗。

（2）细菌性心包炎：根据病原学检查结果选择相应敏感的抗生素。

（3）风湿性心包炎：给予水杨酸制剂。

（4）非特异性心包炎：除一般对症治疗外，症状严重者可应用肾上腺皮质激素，常用醋酸泼尼松 40～60mg/d，治疗 1～3 周，或给予甲泼尼龙静脉滴注。

2. 对症处理

患者卧床休息，胸痛剧烈时给予布洛芬、塞来昔布、氨酚羟考酮、吲哚美辛、可待因、杜冷丁等镇痛剂。纤维蛋白性心包炎忌用抗凝剂，以免导致心包出血。有人观察发现，秋水仙碱对预防心包积液的复发有良好的效果。

3. 心包穿刺或心包切开引流

心包积液量多或似有心包填塞时，可行心包穿刺术，以解除心脏压塞，缓解心包填塞症状。对于心包穿刺引流不畅的化脓性心包炎，可行心包切开引流。

4. 心包切除术

对急性非特异性心包炎反复发作致心包缩窄者，可行心包切除术。

（二）慢性缩窄性心包炎的治疗

1. 内科治疗

内科治疗包括休息、加强营养、限制钠盐、适量应用利尿剂。针对心力衰竭、心房颤动者酌情应用洋地黄类药物。除非出现快速型心律失常，否则治疗中应避免应用减慢心率的药物。

2. 心包切除术

心脏进行性受压，不能用单纯心包渗液解释，或积液吸收过程中心脏压迫症状越来越明显，核磁共振显示心包增厚和缩窄，应在控制病因的基础上尽早施行心包切除术。

四、风湿性心脏病

风湿性心脏病（简称风心病）是指急性风湿性心脏炎痊愈后所遗留下来的瓣膜损害。国内尸检资料显示，瓣膜受损率依次为二尖瓣（100%）、主动脉瓣（48.5%）、三尖瓣（12.2%）、肺动脉瓣（6.2%）。临床所见单纯二尖瓣病变约占70%～80%，二尖瓣病变合并主动脉瓣病约20%～30%，单纯主动脉瓣病变约3%～5%。瓣膜病变发生后，狭窄和关闭不全可同时存在，也可以狭窄为主或关闭不全单发。

风心病主要病理基础是瓣膜损害，内科治疗不能使其缓解和消除。虽然应用神经内分泌抑制剂（ACEI、β受体阻滞剂、醛固酮受体拮抗剂）治疗慢性心力衰竭取得了较好的效果，但瓣膜性心脏病未纳入范围内，因此不能表明上述治疗可以提高其存活率。目前国内外一致认为，所有有症状的瓣膜性心脏病心力衰竭（NYHA 心功能 Ⅱ 级及以下）以及重度主动脉瓣病变伴有晕厥或心绞痛者均必须进行手术置换或修补瓣膜，方可提高长期存活率。

【图貌特征】

（一）二尖瓣狭窄

正常二尖瓣口直径为 3.0~3.5cm，口径面积约为 4cm^2。①轻度狭窄，瓣口直径在 1.2cm 以上，口径面积大于 1.5cm^2。②中度狭窄，瓣口直径为 0.8~1.2cm，口径面积在 1~1.5cm^2。③重度狭窄，瓣口直径在 0.8cm 以下，口径面积小于 1cm^2。当二尖瓣中度狭窄时，左心房因排血受阻，首先引起扩张、肥大，从而产生肺淤血、肺动脉高压，导致右心室肥大，出现呼吸困难、咳嗽、咯血及右心功能不全等临床症状。

1. 二尖瓣型 P 波

P 波时间增宽 >0.11s，且有切迹、顿挫，多呈双峰型，峰间距 >0.04s，第二峰 > 第一峰（第一峰代表右心房，第二峰代表左心房）。右心前导联出现增大的双向 P 波，Ptfv$_1$ 负值增大（≤-0.02mm·s），P 波电压 >0.2mV（图 5-6）。

2. 心电轴右偏

心电轴偏移的程度与右心室肥大呈平行关系。

3. 右心室肥厚

右心前导联的 R/S>1 时便具有诊断价值。部分病例可伴有右束支传导阻滞图形。

4. ST-T 改变

在 V$_1$~V$_3$ 导联可出现 ST 段压低，T 波低平或倒置，提示右心室受累。

5. 心律失常

常见心律失常为房性早搏、心房颤动及室上性心动过速，少数出现房室传导阻滞及束支传导阻滞。

（二）二尖瓣关闭不全

二尖瓣关闭不全使血液在心室收缩时反流入左心房，因而左心房的血容量增加，压力升高，使左心房扩大。而在左心室舒张时，左心房流入左心室的血量较正常增多，使左心室容量负荷也增重，出现左心室扩大，久之可发生左心衰竭。持久左心衰竭可因肺淤血、肺动脉高压而影响右心，发生右心衰竭。

（1）轻度或早期病变，心电图正常或大致正常，有时仅有轻度电轴左偏。

（2）P 波改变不显著，少数出现二尖瓣型 P 波或 Ptfv$_1$ ≤-0.02mm·s。

（3）心室肥大的心电图改变（图 5-7）。

（4）房性早搏、室性早搏、心房颤动等心律失常易发生。

（三）主动脉瓣狭窄

正常主动脉瓣口面积为 2.5~3.5cm^2。主动脉瓣狭窄时，当瓣口面积 <1.0cm^2 时，

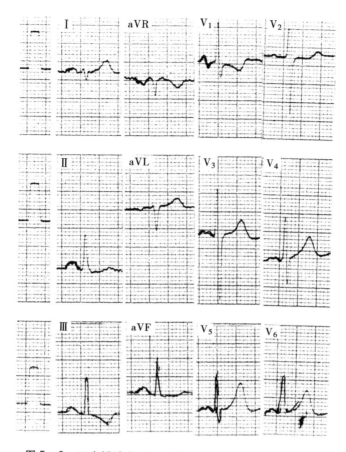

图 5 - 6 二尖瓣狭窄（二尖瓣型 P 波合并右心室肥大）

P 波呈双峰，峰间距 > 0.04s，以 Ⅱ、Ⅲ、aVF 导联为著，R_{V1} > 1.0mV

左心室排血受阻，出现收缩期负荷过重，因此左心室发生代偿性肥大及舒张末期容量增加，进而使左心房后负荷增加，出现左心房代偿性肥大，久之则发生左心功能不全。由于心脏排血量减少，引起低血压和组织器官缺血，出现心绞痛、晕厥、呼吸困难及左心衰竭等症状。

（1）早期多有电轴左偏，晚期电轴正常或右偏，且伴有右心室肥大的心电图表现。

（2）多出现左心室肥大的心电图体征。主动脉瓣狭窄显示左心室收缩期负荷过重的心电图改变，即 R 波增高相对不显著，ST - T 改变却明显。

（3）P 波增宽，出现左心房异常表现，有时可出现 P - R 间期延长、左束支传导阻滞、心房颤动或早搏等心律失常。

（四）主动脉瓣关闭不全

主动脉瓣关闭不全时，左心室在舒张期一方面接受从左心房回流的血液，另一方面还要接受从主动脉反流的血液，引起左心室舒张期充盈过度，使左心室代偿性扩大，久之可致左心衰竭，然后导致右心衰竭，最终出现全心衰竭的症状。

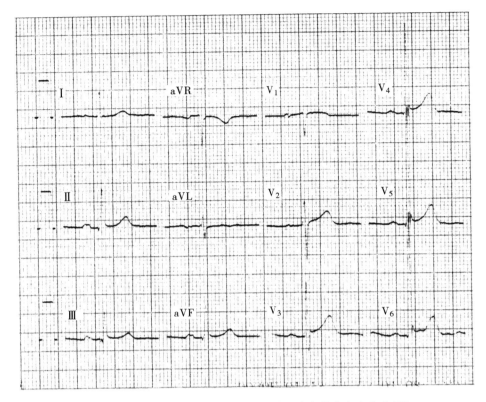

图 5 - 7　二尖瓣关闭不全（二尖瓣型 P 波合并左心室高电压）

P 波呈双峰，时限 > 0.11s，R_{V5} = 3.0mV，S_{V1} = 0.6mV，R_{V5} + S_{V1} = 3.6mV

（1）常出现左心室肥大的图形。主动脉瓣关闭不全显示左心室舒张期负荷过重的心电图改变，即 QRS 波时间延长，电压增高，而 ST - T 改变不显著（图 5 - 8）。

（2）心律失常经常发生，以房性和室性早搏为多见。

（3）P 波多无异常，有时可出现 P - R 间期延长。

根据发病情况，主动脉瓣关闭不全分为急性和慢性两种。急性主动脉瓣关闭不全见于感染性心内膜炎、主动脉夹层分离、人工瓣膜破裂等，常迅速发生急性左心功能不全，导致死亡。慢性主动脉瓣关闭不全多见于风心病、主动脉瓣黏液瘤变性、梅毒性主动脉炎、马方综合征、特发性升主动脉扩张、严重高血压等，逐渐引起心脏扩大，导致心力衰竭。前者应紧急处理后争取早期外科手术治疗。

【图病链接】

风心病以风湿性损害最常见，主要病理改变为心脏瓣膜装置不同部位（瓣叶、瓣环、腱索、乳头肌等）和不同程度（瓣膜损害、乳头肌及心房、心室受累等）的粘连、融合或瓣缘卷缩，造成房室功能与结构异常。其中以二尖瓣损害最常见，其次为主动脉瓣、三尖瓣等。早期和轻度瓣膜病变时，心电图很少有典型变化。晚期狭窄与关闭不全严重的病例也可因双侧心室肥大，心电向量相互抵消，心电图出现大致正常。因

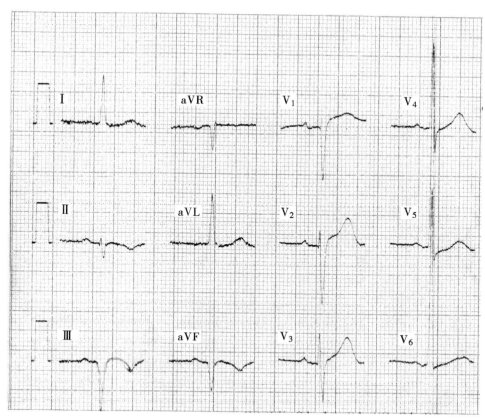

图 5 - 8　主动脉瓣关闭不全（左心室肥大）

$R_{V5} = 5.1mV$，$S_{V1} = 1.3mV$，$R_{V5} + S_{V1} = 6.4mV$

此，心电图正常不能排除风心病的存在。

【识图论治】

（一）二尖瓣狭窄的治疗

二尖瓣狭窄主要累及左心房和右心室，左心室并无容量负荷或压力负荷过重。病程长短取决于有无风湿活动、瓣膜狭窄程度以及是否多瓣膜病变和心脏扩大的程度。

1. 内科治疗

（1）病因控制：预防链球菌感染，必要时应用适当的抗生素，控制风湿活动，预防感染性心内膜炎的发生。

（2）心力衰竭处理：限制钠盐摄入，减少体力活动。心房颤动发生时，可给予 β 受体阻滞剂及抗凝治疗。水肿明显时，可给予利尿剂。对于左心室收缩功能正常者，应用洋地黄制剂对血流动力学改善不大。快速型心房颤动时，可酌情给予西地兰静脉注射或地高辛口服，以减慢心室率，缓解病情。

2. 介入治疗

下列患者可采用经皮二尖瓣球囊成形术进行治疗：中、重度二尖瓣狭窄（二尖瓣

口面积 $<1.5\,cm^2$ ），瓣叶活动度好，无明显钙化，瓣下结构无明显增厚者；中、重度二尖瓣狭窄，瓣膜不柔韧且钙化，NYHA 心功能分级 Ⅲ ~ Ⅳ 级，不适用于手术或手术高危者。

3. 外科治疗

（1）直视下二尖瓣成形术：对于瓣叶显著钙化，瓣下结构腱索、乳头肌融合，左心房血栓形成者，可考虑外科手术，直视分离融合的交界处、腱索和乳头肌，去除瓣叶钙化斑，清除血栓。

（2）二尖瓣置换术：适用于重度二尖瓣狭窄，NYHA 心功能 Ⅱ ~ Ⅲ 级，合并二尖瓣关闭不全或主动脉瓣病变者。

（二）二尖瓣关闭不全的治疗

二尖瓣关闭不全患者若临床无症状，无须特殊治疗，但应定期随访。经较长代偿期，左心房和左心室显著扩大，最终导致左心衰竭，累及右心室后出现全心衰竭的症状，应及时处理。外科治疗主要是采用瓣膜修复术与人工瓣膜置换术。

1. 内科治疗

（1）一般治疗：限制重体力劳动，预防风湿活动，防止感染性心内膜炎的发生。

（2）心力衰竭处理：限制钠盐摄入。应用利尿剂减轻心脏前负荷，改善肺淤血，常用呋塞米静脉注射或氢氯噻嗪、螺内酯口服。应用血管扩张剂（如 ACEI）减轻心脏后负荷，逆转左心室肥大。急性二尖瓣关闭不全时，可给予硝普钠静脉滴注，以降低左心室充盈压，减轻肺淤血，减少反流量。洋地黄制剂对负荷过重的左心室具有正性肌力作用，可酌情应用。

（3）抗凝治疗：对慢性心房颤动或超声心动图左心房有血栓者，既往有栓塞史者，均应抗凝治疗，给予阿司匹林或华法林。

2. 外科治疗

（1）手术指征：急性二尖瓣关闭不全内科治疗症状改善后，应尽早手术治疗；慢性、重度二尖瓣关闭不全伴 NYHA Ⅱ ~ Ⅲ 级，但无重度左心室功能不全（LVEF $<30\%$）和（或）左室收缩末期内径 $>55mm$（Ⅰ类，B 级）；无症状的慢性、重度二尖瓣关闭不全伴轻、中度左心室功能不全（LVEF 30% ~ 60%）和（或）左心室收缩末期内径 $\geqslant40mm$（Ⅰ类，B 级）。

（2）二尖瓣修复术：适合于非风湿性、非感染性和非缺血性患者，如二尖瓣脱垂、腱索断裂和瓣环扩张等。

（3）人工瓣膜置换术：适合于瓣叶钙化，瓣下结构损害严重，感染性心内膜炎合并二尖瓣狭窄者。

（三）主动脉瓣狭窄的治疗

主动脉瓣狭窄患者无明显症状则无须特殊治疗。症状出现后慎用利尿剂、β 受体阻滞剂及血管扩张剂，以免引起低血压、心绞痛、晕厥的发生。有手术适应证的患者应采取手术治疗。

1. 内科治疗

（1）一般治疗：避免精神过度紧张及剧烈运动，预防风湿热复发，防止感染性心内膜炎。定期检查心脏超声心动图，了解主动脉瓣狭窄的进展情况。

（2）对症处理：心绞痛发生尽量避免应用硝酸甘油及β受体阻滞剂，因可降低心脏前、后负荷，使排血量减少，易引起晕厥。可选用钙通道阻滞药如地尔硫䓬，每次30mg，每日3次，口服。心律失常发生时，特别是频发的房性早搏易引起心房颤动，应积极治疗。一旦出现心房颤动，应及时转为窦性心律。

（3）心力衰竭治疗：洋地黄制剂适用于右心室容量负荷增加或左心室射血分数降低时。利尿剂应慎用，以预防过度利尿降低容量负荷后引起低血压。禁用减轻后负荷的动脉血管扩张剂。

2. 介入治疗

经皮球囊主动脉瓣成形术尚不成熟，仅适用于不能手术的姑息治疗。

3. 外科治疗

严重狭窄或钙化性主动脉瓣狭窄伴关闭不全时，宜选择人工瓣膜置换术。先天性主动脉瓣狭窄且无钙化灶时，可行直视下瓣叶交界区分离术。

（四）主动脉瓣关闭不全的治疗

1. 内科治疗

（1）急性主动脉瓣关闭不全：急性严重主动脉瓣反流时，在短时间内左心室舒张末压增高，继之左心房压力也增高，引起严重的肺淤血和肺水肿，导致左心衰竭。这时应立即给予正性肌力药物（如多巴胺、多巴酚丁胺）及洋地黄类药物（如西地兰）和血管扩张剂（如硝普钠）等以改善左心功能，并争取早期手术治疗。

（2）慢性主动脉瓣关闭不全：限制重体力活动，预防风湿热复发，防止感染性心内膜炎的发生。感染性心内膜炎、梅毒性主动脉炎时，应给予足够的抗生素治疗。血管扩张剂（ACEI）用于慢性主动脉瓣关闭不全，目的是减轻后负荷，增加心输出量而减少反流，对于无症状性主动脉瓣关闭不全但已有左心室扩大而收缩功能正常者可长期应用；对于有症状的重度主动脉瓣关闭不全而又不能手术者也可应用；对于重度左心功能不全者，改善血流动力学异常、换瓣术前可短期应用。发生心力衰竭时，可应用利尿剂、ACEI和洋地黄制剂。

2. 外科治疗

外科手术指征包括以下两方面。

（1）有症状（呼吸困难、NYHA心功能分级Ⅱ～Ⅲ级或心绞痛）的主动脉瓣关闭不全患者（Ⅰ类，B级）。

（2）无症状重度主动脉瓣关闭不全伴下列情况：静息LVEF＜50%（Ⅰ类，B级）；施行冠状动脉旁路术、升主动脉或其他瓣膜手术者（Ⅰ类，C级）；静息LVEF＜50%伴重度左心室肥大，左心室舒张末期内径＞70mm或左心室收缩末期内径＞50mm（Ⅱa类，C级），不论二尖瓣关闭不全的严重程度如何，但升主动脉明显扩张，马方综合征直径＞45mm（Ⅰ类，C级），二叶主动脉瓣直径≥50mm（Ⅱa类，C级），其他二尖瓣关闭不全者直径≥55mm（Ⅱa类，C级）。

五、肺源性心脏病

肺源性心脏病（cor pulmonale）简称肺心病，是指继发于急性或慢性肺部疾患所致肺循环阻力增高，进而造成右心室扩张、肥大，最后发生心力衰竭的一类心脏病。根据起病缓急和病程长短，临床上分为急性肺源性心脏病和慢性肺源性心脏病两类。

【图貌特征】

（一）急性肺源性心脏病

急性肺源性心脏病最常见于大面积肺栓塞或广泛的肺动脉梗死，使肺动脉阻力突然而迅速增加，引起急剧的右心室扩张和急性右心衰竭。

（1）电轴右偏、顺时针转位：心前导联 QRS 波群呈显著顺时针转位，V_5、V_6 导联的 S 波加深，R/S 比例变小。

（2）S_I、Q_{III} 及 T_{III} 特征性变化：Ⅰ导联 S 波增宽加深 >1.5mV 即有意义。Ⅲ导联出现 Q 波及 T 波倒置。

（3）ST-T 改变：在 aVR 导联中出现 ST 段抬高，且出现显著的 R 波。aVF 导联 T 波倒置，常有 q 波出现。

（4）束支传导阻滞：右束支传导阻滞可呈完全性或不完全性，系右心室极度扩张所致。

（5）心律失常：常伴有窦性心动过速、心房颤动、房性心动过速等改变。

（6）心电图呈易变性：上述改变可于起病后 5~24h 出现。随病情的改善，心电图逐渐好转，大部分在短期内恢复正常。

（二）慢性肺源性心脏病

慢性肺源性心脏病是由于慢性支气管-肺组织、胸廓或肺血管病变引起的肺循环阻力增加，使肺动脉压逐渐增高，进而造成右心室肥大及右心房扩张，最后出现右心衰竭。

（1）肺型 P 波：在Ⅱ、Ⅲ、aVF 导联，P 波直立高尖，电压 >0.25mV。在 V_1 导联，P 波双向，以向上部分为主，IPI_{V_1} >0.03mm·s。

（2）电轴右偏：电轴多为右偏≥ +90°。有时电轴显示左偏，实际上是电轴极度右偏，称为"假性电轴左偏"。在标准导联可呈 S_I、S_{II}、S_{III} 波型，且 S_{II} > S_{III} > S_{aVR} > S_{aVL}。

（3）QRS 波低电压：主要原因为肺气肿影响了心电的传导，致使 QRS 波振幅降低。水肿、电解质紊乱、心肌退行性改变也是影响 QRS 波振幅降低的因素。

（4）心室肥大的心电图改变（图 5-9）。

（5）心律失常：窦性心动过速、房性早搏、室性早搏、室上性心动过速、心房颤动均可发生。

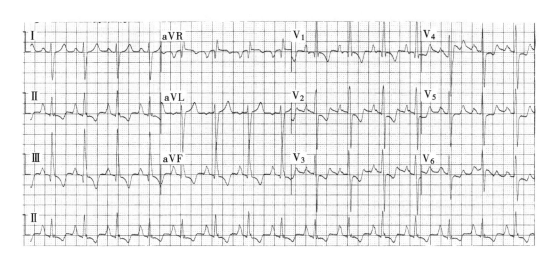

图 5 - 9　肺心病（肺性 P 波合并右心室肥大）

$P_{II、III、aVF、V_1～V_6}$导联高尖达 0.25～0.45mV，V_1 呈 qRs 型，R_{V_1} = 2.0mV，V_5 呈 rS 型，电轴右偏 +129°

慢性肺源性心脏病的心电图诊断标准：①主要条件。额面平均电轴≥ +90°；V_1 导联 R/S≥1；重度顺时针转位（V_5 导联 R/S≤1）；R_{V_1} + S_{V_5} > 1.05mV；aVR 的 R/S 或 R/Q≥1；V_1 ～ V_3 导联呈 QS、Qr 或 QR 型（需除外心肌梗死）；肺型 P 波，P 波电压≥ 0.22mV，或 P 波电压≥0.2mV 且呈尖峰型，结合 P 波电轴 > +80°。②次要条件。肢体导联低电压；右束支传导阻滞（不完全性或完全性）。具有一条主要条件可诊断肺心病，两条次要条件为可疑肺心病。

【图病链接】

急性肺源性心脏病常见于急性肺血栓栓塞症，而急性肺血栓栓塞症的血栓主要来源于深静脉血栓形成（deep venous thrombosis，DVT）。DVT 的危险因素包括新产后、骨折、手术、恶性肿瘤及血液高凝状态等。当其下肢静脉、盆腔静脉或右心房壁的血栓脱落后，经过右心室进入肺动脉，造成肺栓塞（pulmonary embolism，PE）。若急性 PE 造成肺动脉较广泛阻塞，则突发心前区疼痛、明显呼吸困难、咯血、晕厥等肺梗死（pulmonary infarction，PI）症状。典型 PI 出现呼吸困难、胸痛、咯血，即所谓"三联症"，但在临床实际工作中常常不超过 30%，绝大多数病例可能唯一的症状是呼吸困难和晕厥。因此，单靠临床表现诊断肺梗死容易漏诊、误诊。对于肺梗死高危人群，应选择性地进行肺动脉造影（pulmonary artery angiography，PAA）、螺旋 CT 肺动脉造影（computed tomographic pulmonary angiography，CTPA）或核素肺通气/血流灌注（V/Q）扫描等协助诊断。

慢性肺源性心脏病常见病因为慢性阻塞性肺疾病、支气管哮喘、支气管扩张、弥漫性间质性肺病、慢性血栓栓塞性肺动脉高压及严重胸廓畸形、呼吸肌运动障碍性疾病等。临床症状主要为肺部原发病的表现、呼吸衰竭及心力衰竭的体征。少数病例虽然确诊为肺心病，但心电图却在正常范围。有些病例症状不明显，而心电图却出现了典型的变化。由此可见，心电图诊断肺心病必须密切结合临床和辅助检查，方能做出正确判断。

【识图论治】

（一）急性肺源性心脏病的治疗

急性肺源性心脏病的始动因素多为肺动脉主干或较大分支的广泛阻塞。目前对肺栓塞的溶栓治疗、介入治疗及手术治疗都取得了明显进展。

1. 一般治疗

（1）密切监测呼吸、血压、心率、心电图及血气分析。

（2）纠正低氧血症，给予鼻导管、面罩或气管插管给氧。

（3）绝对卧床，胸痛时可适当给予镇静、止痛、镇咳药物。

（4）出现右心功能不全但血压正常时，可小剂量使用多巴酚丁胺及多巴胺静脉滴注，必要时给予毛花苷 C 或毒毛旋子苷静脉注射。如血压降低，可增大剂量或使用血管加压药物多巴胺、阿拉明静脉滴注，使收缩压维持在 90mmHg 以上。

2. 溶栓治疗

溶栓治疗适用于高危（大面积）肺栓塞，即患者收缩压 <90mmHg，或较基础值下降幅度≥40mmHg，持续 15min 以上，或肺栓塞超过两个肺叶血管；对于中危（次大面积）肺栓塞，即出现右心功能不全和（或）心肌损伤表现，但血流动力学稳定时，若无禁忌证，可考虑溶栓；对于血压和右心室运动功能均正常的病例，则不宜溶栓。溶栓的时间窗定为 2 周内，溶栓过程中应密切监测有无出血情况，如皮肤、齿龈、尿液及新发的神经症状。近期有活动性内出血、自发性颅内出血为溶栓的绝对禁忌证。溶栓的相对禁忌证有：2 周内大手术、分娩、器官活检或不能压迫止血部位的血管穿刺；2 个月内出现过缺血性脑卒中；10d 内的胃肠出血；15d 内发生过严重外伤；1 个月内进行过神经外科或眼科手术；难以控制的重度高血压（收缩压 >180mmHg，舒张压 >110mmHg）；近期曾行心肺复苏术；血小板计数 <100 × 10^9/L；感染性心内膜炎；妊娠；严重肝、肾功能不全；糖尿病出血性视网膜病变。

常用溶栓药物有以下几种。

（1）尿激酶：负荷量 4400U/kg，溶于 50 ~ 100ml 生理盐水，静脉注射 10min，然后以 2200U/（kg·h）持续静脉滴注 12h。另推荐 2h 溶栓方案，即按 20000U/kg 剂量持续静脉滴注 2h。

（2）链激酶：负荷量 250000U，溶于 20 ~ 100ml 生理盐水静脉注射，随后以 100000U/h 持续静脉滴注 24h。为防止过敏反应，可给予地塞米松 5 ~ 10mg 或氢化可的松 20 ~ 100mg 静脉滴注。

（3）rt-PA：50 ~ 100mg/2h 静脉滴注。当 rt-PA 注射结束后，应每 2 ~ 4h 监测 1 次凝血酶原时间（prothrombin time，PT）或活化部分凝血酶原时间（activated partial thromboplastin time，APTT），当其水平降至正常值的 2 倍时即应开始规范化抗凝治疗。

3. 抗凝治疗

抗凝治疗可有效地防止肺栓塞发展和复发，为机体发挥自身的纤溶机制溶解血栓创造条件。常用的药物有普通肝素、低分子肝素和华法林。

（1）普通肝素：推荐剂量为 3000～5000U 或按 80U/kg 静脉注射，然后再以 18U/（kg·h）静脉滴注。在开始治疗后的最初 24h 内，每 4～6h 测定 1 次 APTT，然后根据 APTT 调整剂量，尽快使 APTT 达到并维持于正常值的 1.5～2.5 倍。达稳定水平后，改为每日测定 APTT 1 次。肝素亦可皮下注射给药，一般先静脉注射 3000～5000U，再按 250U/kg 每 12h 皮下注射 1 次，然后调整注射剂量，使注射后 6～8h 的 APTT 达到治疗要求水平。在治疗过程中，应每 1～2d 复查 1 次血小板计数，如血小板计数迅速或持续降低达 30% 以上，或血小板计数 $<100 \times 10^9$/L，应停用肝素治疗。

（2）低分子肝素：不需要监测 APTT 和调整剂量，根据体重给药。目前有许多低分子肝素的类似物，如：依诺肝素，每 12h 给予 1mg/kg；达肝素钠，每 12h 给予 120U/kg，皮下注射；那曲肝素，每 12h 给予 86U/kg，皮下注射；亨扎肝素，175U/kg 皮下注射，每日 1 次。普通肝素或低分子肝素至少用 5d，直到临床病情稳定。对大面积肺栓塞者，须用至 10d 或更长时间。低分子肝素引起出血和血小板减少的发生率低，无须监测 APTT，前 5d 内无须监测血小板，病程长于 7d 时需开始每 2～3d 检查 1 次血小板计数。

（3）华法林：在肝素治疗后的第 1～3 天开始口服，起始剂量为每天 2～3mg。由于华法林需要数天才能发挥全部作用，因此与肝素合并应用 4～5d，每日监测 INR 达到 2.0～3.0 时，或 PT 延长至正常值的 1.5～2.5 倍时，亦可停止使用肝素。

口服华法林治疗的持续时间因人而异，一般为 3～6 个月。对于恶性肿瘤或复发静脉血栓栓塞，应进行长期抗凝治疗。华法林主要并发症是出血。在 INR 达到治疗水平前，每天应监测 INR，治疗开始后 2 周，每周监测 2 次，以后根据 INR 达到稳定情况每周 1 次，长期治疗者可 4 周监测 1 次。如果发生出血情况，应静脉注射维生素 K 和新鲜血浆或凝血酶原复合物。

4. 介入治疗

（1）肺动脉导管内溶栓：肺动脉内局部用药比经静脉全身用药起效迅速，用药剂量较小，出血可能小。但局部治疗需要通过肺动脉导管，治疗手段比较复杂，故多采用外周静脉给药。

（2）肺动脉导管碎解并抽吸血栓：利用导管碎解并抽吸肺动脉内的血栓，可迅速恢复肺血流，改善血流动力学状态，适用于溶栓和抗凝有禁忌证的肺动脉主干或主要分支的大面积肺栓塞患者。

（3）腔静脉滤器植入术：用来预防有绝对抗凝禁忌证者和虽经充分抗凝治疗再发静脉血栓者，以防止血栓再次脱落发生肺栓塞，但应严格掌握适应证及禁忌证。

5. 外科治疗

对于慢性血栓栓塞性肺动脉高压，若栓塞的部位于肺动脉近端或手术可及的部位，可考虑行肺动脉血栓内膜剥脱术。这是慢性肺栓塞的首选根治疗法。

（二）慢性肺源性心脏病的治疗

慢性肺源性心脏病的急性加重期治疗十分重要，主要为控制感染，改善呼吸功能，纠正呼吸和心力衰竭，积极处理并发症。缓解期应注意去除诱发因素，调整免疫力，增强心肺功能。

1. 控制呼吸道感染

控制感染是治疗肺心病的关键环节。对抗生素的选用应本着广谱、联合、足量、静脉给药的原则。应根据痰涂片、痰菌培养及药敏试验选择应用更为合理的抗生素。常用的抗生素有青霉素类、氨基糖苷类、头孢菌素类、喹诺酮类及碳青霉烯类等。

2. 氧疗

慢性肺源性心脏病常伴有 CO_2 潴留，氧疗时要注意保持低流量持续吸氧，防止血氧含量过高，以免解除低氧对外周化学感受器的刺激，造成呼吸抑制，陷入 CO_2 麻醉状态。常选用鼻导管或鼻塞吸氧，氧流量为 $1 \sim 2L/min$，吸入氧浓度为 $25\% \sim 28\%$（吸入氧浓度 $=21+4\times$ 氧流量）。病情严重时亦可选用无创机械通气或有创机械通气。

3. 保持呼吸道通畅

（1）茶碱类：解痉平喘，常选用氨茶碱 $4 \sim 6mg/kg$ 加入葡萄糖溶液 40ml 缓慢静脉注射，之后以每小时 $0.5 \sim 1.0mg/kg$ 静脉滴注。注意注射药液浓度不宜过高，注射速度不能过快，以免引起心律失常、血压降低等毒副反应。

（2）β 受体激动剂：沙丁胺醇气雾剂或特布他林气雾剂 $5 \sim 10mg$，每日 $3 \sim 4$ 次雾化吸入。亦可静脉或皮下注射，如沙丁胺醇 $0.25 \sim 0.5mg$（或特布他林 $0.25mg$）皮下注射，之后以 1mg 加入 100ml 液体内以 $2 \sim 8\mu g/min$ 静脉滴注。

（3）糖皮质激素：严重哮喘时可选用糖皮质激素。常用氢化可的松 $300 \sim 400mg$ 静脉滴注，或地塞米松 $20 \sim 60mg$ 分次静脉注射或静脉滴注。$48 \sim 72h$ 缓解后停用或改为口服泼尼松片，每日 $30 \sim 60mg$，症状控制后逐渐减量。

4. 改善呼吸功能

在慢性呼吸衰竭加重期，患者气道阻力增加，肺顺应性下降，使用呼吸兴奋剂比较安全可靠。呼吸兴奋剂主要通过直接兴奋延髓呼吸中枢或通过刺激颈动脉体和主动脉体的化学感受器反射性地兴奋呼吸中枢，增加呼吸频率和潮气量，提高氧分压及降低 CO_2 分压。呼吸兴奋剂主要适用于呼吸中枢抑制、通气量不足引起的呼吸衰竭，而对于肺部病变引起的以换气功能降低为主的呼吸衰竭不宜使用。常用的尼可刹米和洛贝林用量过大可引起不良反应，近来在西方国家几乎被淘汰，取而代之的有多沙普仑和阿米三嗪。

（1）多沙普仑：对于慢性阻塞性肺疾病并发急性呼吸衰竭有显著的呼吸兴奋效果。常用剂量为 $0.5 \sim 2.0mg/kg$ 静脉滴注，起始速度为 1.5mg/min，每日总剂量不超过 3000mg。速度过快可出现血压升高、心率增快、恶心、呕吐等不良反应，长期使用可发生肝损害和消化道溃疡。

（2）阿米三嗪：通过刺激颈动脉体和主动脉体的化学感受器兴奋呼吸中枢，从而增加通气量，慢性呼吸衰竭加重时可以应用。每次 $20 \sim 100mg$，每日 2 次，口服。

使用呼吸兴奋剂时一定要有应用指征，在保持呼吸道通畅、适当给氧、控制感染、纠正电解质紊乱、维持酸碱平衡前提下应用。应用时间一般为 3 ~ 5d，过长会产生耐药现象。用药过程中应严密监测血气分析，以判断应用呼吸兴奋剂的效果。

5. 控制心力衰竭

在控制感染、改善呼吸功能、纠正低氧血症和高碳酸血症的基础上，心力衰竭症状不见好转时，可适当选用利尿剂、正性肌力药物及血管扩张剂。

（1）利尿剂：可减少血容量，消除水肿，减轻右心前负荷。原则上为小量、缓慢、间歇、短程给药，排钾利尿剂和保钾利尿剂同时合用。常选用氢氯噻嗪 25mg，每日 1 ~ 3 次；螺内酯 20mg，每日 1 ~ 3 次，一般不超过 4 次。重度或急需利尿时，可用呋塞米 20 ~ 40mg 口服或静脉注射。

（2）正性肌力药物：慢性肺心病由于缺氧，心肌对洋地黄类药物的耐受量较差，易发生心律失常。应给予小剂量、作用快、排泄快的洋地黄制剂。常选用毒毛花苷 K 0.125 ~ 0.25mg 或毛花苷 C 0.2 ~ 0.4mg 加入葡萄糖溶液 20ml 缓慢静脉注射。亦可选用多巴酚丁胺及多巴胺 20 ~ 60mg 加入 10% 葡萄糖溶液缓慢静脉滴注，每日 1 次。也可选用磷酸二酯酶抑制剂米力农静脉注射，至心力衰竭控制。

（3）血管扩张剂：可解除气道阻力，改善通气功能；亦可扩张小动脉，降低肺动脉高压，减轻右心室压力负荷，改善右心室功能。适用于顽固性心力衰竭的治疗。常选用硝普钠 25mg 加入葡萄糖溶液 250 ~ 500ml 静脉滴注，每日 1 次；或酚妥拉明 10 ~ 20mg 加入葡萄糖溶液 250 ~ 500ml 静脉滴注，每日 1 次。视病情调整为适宜滴数。也可选用硝苯地平、卡托普利口服治疗。

6. 抗凝治疗

慢性肺心病由于缺氧引起继发性红细胞增多症，使血黏度增高，导致高黏血症。可选用低分子右旋糖酐 250 ~ 500ml 静脉滴注，每日 1 次。或应用低分子肝素防止肺小动脉原位血栓形成。

7. 并发症处理

在慢性肺心病急性加重期，除心肺功能恶化外，还可发生多种并发症，如肺性脑病、上消化道出血、电解质紊乱、酸碱平衡失调、肝肾衰竭、心律失常等。一旦发生，应立即采取相应措施进行处理。

六、先天性心脏病

先天性心脏血管病是胎儿心脏和大血管在发育过程中发生缺陷、部分发育停顿或应退化的部分未能退化所致。病因尚不完全清楚，可能与胎儿发育早期子宫内病毒感染、母体营养障碍和患有代谢性疾病、长时间大剂量接受放射线、妊娠早期应用细胞毒药物及遗传因素有关。通过血流动力学检查，根据病理解剖和病理生理的变化特点，将先天性心脏病分为三种类型：①无分流类，包括右位心、单纯肺动脉口狭窄、主动脉缩窄；②左向右分流类，如房间隔缺损、室间隔缺损、动脉导管未闭；③右向左分流类，有法洛四联症、三尖瓣下移畸形、大血管错位等。

【图貌特征】

（一）房间隔缺损

根据缺损的病理解剖学，房间隔缺损（atrial septal defect，ASD）可分为原发孔型、继发孔型、冠状静脉窦型三大类，其中继发孔型缺损约占90%～95%，原发孔型缺损占5%～10%，冠状静脉窦型缺损较少见。在早期，由于左心房压力高于右心房，造成左向右分流，导致右心舒张期负荷过重，使右心房、右心室扩张肥厚。至晚期，由于肺动脉高压或右心衰竭，使右心房压力高于左心房，出现右向左分流，造成左心收缩期负荷过重。

（1）缺损较小时，心电图可表现正常。

（2）不完全性或完全性右束支传导阻滞图形。

（3）右心室肥大的心电图表现。

（4）P波电压增高、有切迹，P-R间期可延长。

（5）电轴右偏，多在+90°～+180°。

（6）原发孔缺损多伴有二尖瓣关闭不全，可出现左心室肥大、心电轴左偏及房室传导阻滞等心电图表现（图5-10）。

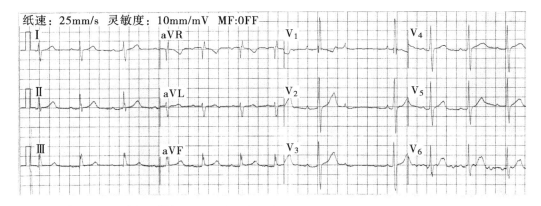

图5-10　房间隔缺损（二度Ⅰ型房室传导阻滞合并不完全性右束支传导阻滞）

窦性心律，P-R间期逐渐延长，并有心室漏搏现象。QRS时限为112ms，V₁呈rsR型，V₅导联呈RS型，符合不完全性右束支传导阻滞

（二）室间隔缺损

室间隔缺损（ventricular septal defect，VSD）是指单纯室间隔缺损，约占先天性心脏病的20%。室间隔由膜部、漏斗部和肌部三部分组成。根据缺损部位，室间隔缺损可分为：①膜部缺损，最常见；②漏斗部缺损，又分为干下型、嵴内型和肌部缺损三种类型。室间隔缺损时，心室收缩期左心室压力高于右心室，产生左向右分流。分流量的大小取决于缺损部位的大小及两个心室间的压力和体、肺循环的阻力之比。缺损小者，肺循环血流量仅略大于体循环。缺损大者，肺循环血流量可为体循环血流量的

3～5 倍。这不仅造成了右心室收缩期负荷过重，也造成了左心室舒张期负荷过重。当肺循环阻力显著增高至接近或超过体循环阻力时，便出现双向分流或右向左分流。

（1）心电图正常：缺损小时分流量亦少，心室负荷无明显加重，心电图表现正常。

（2）左心室肥大：在 V_5、V_6 导联 R 波增高，Q 波加深，VAT 延长，ST 段升高，T 波直立。见于右心室及肺动脉压力轻、中度增高的病例。

（3）右心室肥大：在 V_1、V_2 导联呈 R、Rs 或 rsR′型，R 波有切迹、顿挫，电压显著增高。见于左向右分流量极大伴重度肺动脉高压的病例。

（4）双侧心室肥大：见于左向右分流较大，右心室及肺动脉压力中、重度增高者（图 5－11）。

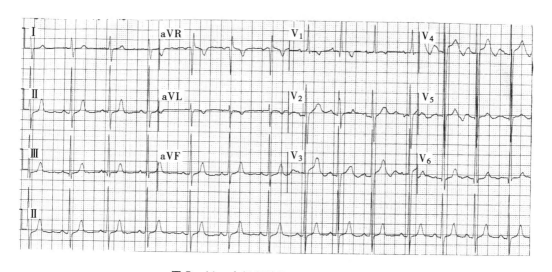

图 5－11　室间隔缺损（双侧心室肥大）

$R_{V1} = 1.4mV$，$R_{V5} = 3.1mV$，符合双侧心室肥大

（5）左心房肥大：P 波增宽、有切迹，$Ptfv_1 \leqslant -0.02mm \cdot s$。

（6）心律失常：房性心律失常、一度房室传导阻滞、不完全性右束支传导阻滞偶可发生。

（三）动脉导管未闭

动脉导管未闭（patent ductus arteriosus，PDA）是常见的先天性心脏病。动脉导管是胎儿期连接肺动脉与主动脉的通道。由于胎儿期肺无呼吸作用，动脉导管可使来自左心室的大部分血液不进入肺内而转入主动脉。出生后，随肺部呼吸功能的发展、肺血管扩张和肺动脉压力降低，动脉导管的功能即丧失而逐渐闭塞。若 1 岁后仍未闭塞，称为动脉导管未闭。因为主动脉的收缩压及舒张压均高于肺动脉，所以出现主动脉血流连续性向肺动脉分流（左向右分流），导致肺循环血流量增高，使回流到左心的血液相应增高，引起左心房、左心室肥大。分流量的大小取决于未闭导管的内径大小及主、肺动脉间的压力阶差。若管腔细小，分流量亦少；若管腔粗大，则分流量大。若肺动脉压力显著增高，左向右分流反而减少或发生双向分流；若右向左分流，则出现右心室肥大。

（1）肺动脉压正常或轻度升高：仅表现左心室肥大的图形及轻度电轴左偏，即Ⅱ、Ⅲ、aVF、V_5、V_6导联中 R 波电压增高，ST 段上移，T 波直立。

（2）中度肺动脉高压：除显示左心室肥大心电图特征外，同时出现右心室肥大的图形，即 V_1、V_3R 导联呈 qR、Rs 或 R 型，ST 段下移，T 波倒置。

（3）重度肺动脉高压：两侧心室肥大心电图特征同时存在，以右心室肥大表现显著。

（四）肺动脉口狭窄

肺动脉口狭窄指肺动脉出口处狭窄，可分为瓣下狭窄（右心室流出道漏斗部肌肉肥厚造成狭窄）、瓣膜狭窄（肺动脉瓣叶肥厚造成瓣口狭窄）和瓣上狭窄（肺动脉主干或主要分支有狭窄，也可两种情况合并存在）。肺动脉口狭窄使右心室排血受阻，造成右心室收缩期负荷过重，引起右心室肥大，最后导致右心衰竭。

（1）轻度狭窄（瓣口直径 > 1.5cm），右心室收缩压轻度增高（收缩压 < 8kPa）：P_I < 0.2mV；V_1 导联呈 rS 型，R_{V1} < 0.5mV；QRS 波平均电轴为 +60°。

（2）中度狭窄（瓣口直径 1.0 ~ 1.5cm），右心室收缩压中度增高（收缩压 8 ~ 16kPa）：P_{II} 振幅 0.2 ~ 0.25mV；V_1 导联呈 Rs 或 rsR' 型，R_{V1} 在 0.5 ~ 1.0mV；QRS 的平均电轴为 +90°左右。

（3）重度狭窄（瓣口直径 0.5 ~ 1.0cm），右心室收缩压重度增高（收缩压 16 ~ 24kPa）：P_I > 0.25mV；V_1 导联呈 R 或 qR 型，R_{V1} 在 1.0 ~ 1.5mV；QRS 平均电轴为 + 120°左右。

（4）极度狭窄（瓣口直径 ≤ 0.5cm），右心室压力极度增高（收缩压 > 24kPa）：P_{II} > 0.25mV；R_{V1} > 1.5mV；心前导联上 T 波倒置；QRS 平均电轴在 +150°。

（五）法洛四联症

法洛四联症包括肺动脉口狭窄、室间隔缺损、主动脉骑跨和右心室肥大四种先天性畸形，血流动力学改变主要是由肺动脉的狭窄及室间隔缺损所致。肺动脉口狭窄可引起右心室排血受阻和右心室收缩期负荷增高，当右心室收缩压超过了左心室的收缩压时，则右心的静脉血通过室间隔缺损流入左心室及骑跨的主动脉中。肺动脉口狭窄越重，室间隔缺损越大，则右向左的分流量越多。由于右心室的压力增高，也导致了右心房肥大。

（1）右心室肥大的心电图表现。

（2）电轴右偏一般在 +120° ~ +150°。

（3）右心房肥大。

（4）部分病例出现不完全性或完全性右束支传导阻滞及房室传导阻滞（图 5 - 12）。

（六）三尖瓣下移畸形

三尖瓣下移畸形又称埃勃斯坦畸形，为三尖瓣隔叶和后叶下移附着在右室壁上，

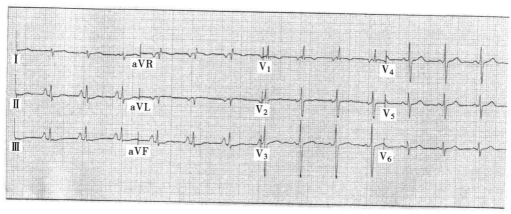

图 5 - 12   法洛四联症（右心房异常，右心室肥大）

窦性心律，心率为 80 次/分，$P_{\text{II}、\text{III}、\text{aVF}} > 0.3\text{mV}$，$V_1$ 导联 R 波增高，V_6 导联出现深 S 波，$R_{V1} + S_{V5} > 1.2\text{mV}$

使房化的右心室与固有的心房形成巨大的右心房及三尖瓣关闭不全。由于三尖瓣关闭不全，右心室的血液返回右心房，致使右心房容量负荷增加，右心房显著扩张。若合并卵圆孔未闭或房间隔缺损，则在心房水平产生右向左分流。鉴于以上原因，三尖瓣下移畸形可使泵血的右心室腔缩小，右心室输出量下降。由此可见，三尖瓣下移的血流动力学改变与三尖瓣畸形的程度、房化的右心室及泵血右心室的大小有关。

（1）右心房肥大心电图表现。

（2）P - R 间期延长。

（3）不完全性或完全性右束支传导阻滞。

（4）心前导联 r 波或 R 波振幅异常低下。

（5）伴有阵发性室上性心动过速、心房扑动、心房颤动、过早搏动等心律失常。部分病例合并 B 型预激综合征。

（七）右位心

右位心是心脏大部分位于右侧胸腔的总称，根据解剖关系分为真性右位心、右旋性右位心、心脏右移三型。先天性右位心是由于心脏发育障碍，错位于胸腔右侧，心尖指向右方。

1. 真性右位心

心脏在胸腔的右侧，其房室和大血管的位置犹如正常心脏位置的镜像改变，即心尖指向右方，左心室在右前方，右心室在左后方，主动脉弓在右侧，上、下腔静脉在左侧，故又称为镜像右位心。常伴有部分或全部胸腹脏器的转位。

（1）Ⅰ、aVL 导联 P - QRS - T 均倒置。

（2）Ⅱ、Ⅲ 导联的图形互换，aVR 与 aVL 导联的图形互换，aVF 导联的图形与正常图形相同。

（3）$V_1 \sim V_5$ 导联的 R 波电压逐渐降低，而 S 波逐渐加深，R/S 比值逐渐缩小（图

5－13）。

（4）V_5、V_4、V_3、V_2、V_1图形和正常者V_5R、V_4R、V_3R、V_1、V_2图形相同。

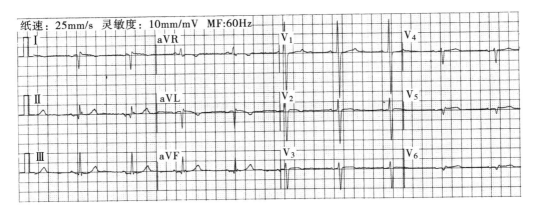

图 5 - 13 真性右位心

Ⅰ、aVL 导联 P - QRS - T 波群倒置，aVR 导联 P - QRS 波群直立，V_1 ~ V_6导联 R 及 S 波电压均逐渐降低

2. 右旋性右位心

心脏大部分位于右胸腔内，心尖指向右前方，左心房、左心室仍在左侧，右心房、右心室仍在右侧，但左心室常转到右心室之前。一般无其他内脏的转位，故又称孤立性右位心，但多伴有其他先天性心脏血管畸形。

（1）Ⅰ导联 P 波直立，aVR 导联 P 波倒置。

（2）Ⅱ、Ⅲ导联有深 Q 波。

（3）心前导联图形相应右移，中间过渡区图形（RS）常有 V_3 导联右移至 V_1 导联。V_1 ~ V_6 导联的 R 波虽然逐渐减低，但 R/S 比值逐渐增大。

【图病链接】

先天性心脏病因病理解剖、病理生理的不同，血流动力学改变差异较大。心电图对诊断先天性心脏病仅是一种辅助的方法，必须密切结合临床表现、X 线检查、心脏 B 超及心导管检查综合分析判断，方能明确诊断，为进一步治疗提供适宜的方案。

【识图论治】

先天性心脏病属于先天性发育畸形，心脏及血管在解剖上存在着缺损或狭窄。因此，手术为其主要的治疗手段。近年来介入治疗技术进展较快，对缺损、狭窄及异常通道采用球囊扩张、支架植入、封堵术取得了较好的效果。

（一）房间隔缺损的治疗

1. 介入治疗

早在 20 世纪 70 年代，Rashkind 报道应用双伞状堵塞器封闭房间隔缺损取得成功。

90 年代后，Amplatzcr 研制成功了新一代双盘型封堵器，使手术更为简单、有效。

（1）适应证：①继发孔型房间隔缺损，直径在 4～35mm，左向右分流；②缺损边缘至冠状静脉窦以及上、下腔静脉的距离≥5mm，至房室瓣≥7mm；③房间隔的直径大于所选用封堵伞左心房侧的直径；④合并必须外科手术的其他心脏畸形。

（2）禁忌证：①原发孔型房间隔缺损及冠状静脉窦型房间隔缺损；②严重肺动脉高压导致右向左分流；③感染性心内膜炎及出血性疾病；④下腔静脉血栓形成。

2. 房间隔缺损外科治疗

对所有单纯房间隔缺损导致肺血流量增多、房室肥大及心电图异常改变者均应进行单纯缝合或补片修复等手术治疗。对于年龄太大伴严重的肺动脉高压的患者，手术治疗应慎重。其适应证如下。

（1）诊断明确的继发孔型缺损，心电图示右束支传导阻滞或右心室肥大，胸片示心脏扩大，肺门血管充盈，即使无症状，也应施行手术。

（2）房间隔缺损不典型，但经心导管检查，肺循环血流量为体循环的 1.5 倍以上，也可考虑手术。

（3）50 岁以上高龄患者如有症状，甚至出现心房颤动、心力衰竭，经内科治疗控制后也应手术治疗。

（4）肺动脉高压，仍有左向右分流，应采取手术治疗。

（5）原发孔缺损，应争取尽早手术。

3. 房间隔缺损内科治疗

对于房间隔缺损不施行手术治疗者，内科应给予对症治疗，如控制感染性心内膜炎、纠正心力衰竭、防止心律失常的发生等。

（二）室间隔缺损的治疗

1. 介入治疗

1988 年 Lock 等首次应用双面伞经导管封闭室间隔缺损获得成功。近来 Amplatzcr 采用新型的封堵器，使操作更加简单、安全。2011 年国内研制出对称型镍钛合金膜周部室间隔缺损封堵器，使封堵术后房室传导阻滞和三尖瓣反流等并发症发生率明显降低。

（1）适应证：①膜部缺损。有血流动力学异常的单纯性室间隔缺损，直径 >3mm 且≤13mm；室间隔缺损上缘距主动脉右冠瓣距离≥2mm，无主动脉右冠瓣脱入室间隔缺损及主动脉瓣反流。②肌部室缺。通常缺损直径≥5mm。③外科手术后残余分流。

（2）禁忌证：①室间隔缺损直径≥15mm，缺损部位封堵器放置后影响主动脉瓣或房室瓣功能；②重度肺动脉高压伴双向分流；③合并感染性疾病、出血性疾病、栓塞风险及肝肾功能异常。

2. 外科治疗

（1）小型室间隔缺损：收缩期左、右心室之间压力阶差明显，但左向右分流量不大。根据心脏超声测得肺动脉瓣环直径（POD）与主动脉瓣环直径（AOD），通过公式计算肺循环血流量/体循环血流量（Qp/Qs），正常时≈1。若 Qp/Qs<1.5，肺动脉压力

正常，这种情况一般不考虑手术，因为部分小缺损可自行闭合，但应随访观察。

（2）中型室间隔缺损：左、右心室之间分流量较大，Qp/Qs 为 1.5~2.0，但右心室收缩期压力仍低于左心室收缩期的压力，此时应考虑手术治疗。

（3）大型室间隔缺损：左、右心室之间收缩期压力差不存在，左向右分流量大，Qp/Qs > 2.0，这时患者经常反复发生心力衰竭、肺部感染，所以应择日手术行缺损修补术。如果伴有严重肺动脉高压，则为手术禁忌证。

3. 内科治疗

预防感染性心内膜炎的发生，控制心力衰竭的发展。

（三）动脉导管未闭的治疗

1. 介入治疗

在 1966 年，Porstmann 用塑料栓子施行经皮动脉导管封堵术首获成功。随着封堵器不断改进及介入技术不断提高，国内 1983 年便开展了动脉导管未闭的介入治疗，近来采用蘑菇伞型封堵器对导管的闭合有较高的成功率。

（1）适应证：①各种类型动脉导管未闭，体重 3kg 以上患者；②成人年龄 > 30 岁，血管壁明显钙化，开胸手术并发症较多；③动脉导管结扎术后再通的病例。

（2）禁忌证：①感染性心内膜炎；②动脉导管内有赘生物；③严重肺动脉高压出现右向左的分流；④合并需要外科手术矫正的畸形。

2. 外科治疗

外科手术采用结扎术或切断缝合术，可根据不同年龄、不同病情选择治疗时机。

（1）早产儿动脉导管未闭：易引起呼吸窘迫综合征，试口服吲哚美辛（消炎痛）不能促使导管收缩闭合，即需手术。

（2）婴幼儿动脉导管未闭：伴有心力衰竭时，应提早手术治疗。学龄前是手术适当时机。

（3）合并肺动脉高压者：更应及早手术。即使肺动脉压力升高，只要为左向右分流，也应施行手术。

3. 内科治疗

早产儿动脉导管未闭在出生后 10d 之内可应用吲哚美辛治疗，以抑制前列腺素的扩张作用，促使导管收缩闭合。常用剂量为每次 0.2mg/kg，每日 1~2 次，最多 3 次，3 次无效者再考虑采用其他疗法。

（四）肺动脉口狭窄的治疗

1. 介入治疗

经皮球囊肺动脉瓣扩张成形术国内于 20 世纪 80 年代便已开始应用，目前技术较为成熟，疗效与手术治疗相同，为单纯肺动脉瓣狭窄的首选方法。

（1）适应证为：①单纯肺动脉瓣狭窄，静息时跨瓣压差 > 40mmHg；②肺动脉瓣狭窄合并卵圆孔未闭或无左向右分流的小房间隔缺损；③肺动脉瓣狭窄伴有右心室流出道继发性狭窄。

（2）禁忌证：①极重度的肺动脉瓣狭窄；②重度发育不良型肺动脉瓣狭窄；③肺动脉瓣狭窄伴先天性瓣上狭窄或瓣下狭窄。

2. 外科治疗

肺动脉瓣狭窄很少作为单独的疾病进行手术治疗，多与其他瓣膜病变或合并其他先天性血管畸形时手术治疗。主要为切开狭窄的瓣膜，切除漏斗部的肥厚部分，切开瓣环或狭窄的肺动脉段补以涤纶片。其适应证如下。

（1）呼吸困难、心悸、双下肢水肿等症状进行性加重。

（2）右心室与肺动脉压 >40mmHg。

（3）心室收缩压 >60mmHg，平均压 >25mmHg。

（4）心电图、胸片明确提示右心室肥大。

3. 内科治疗

预防感染性心内膜炎和心力衰竭的发生。

（五）法洛四联症的治疗

1. 外科治疗

法洛四联症患者均应尽早施行外科手术治疗，最佳时机为 3~8 岁。手术可解除肺动脉口狭窄，修补室间隔缺损，将骑跨的主动脉移回左心室。近年来导管介入和外科手术相结合治疗，提高了救治的机会。

2. 内科治疗

预防肺部感染，控制感染性心内膜炎，治疗心力衰竭，防止脑梗死发生。

（六）三尖瓣下移畸形的治疗

1. 外科治疗

患者心悸、气喘等症状较轻微时可暂不手术，随诊观察即可。对于心脏明显增大，合并房间隔缺损导致右向左分流并有青紫者，应行外科手术治疗。外科手术治疗包括三尖瓣成形术、三尖瓣置换术、房化的心室紧缩术、房间隔修补术、房室旁路切断术。

2. 内科治疗

心力衰竭发生时，可给予利尿剂、强心剂及血管扩张剂。对于心律失常者，可酌情选择抗心律失常药物。必要时，给予抗凝剂以预防血栓发生。

第六章　药物对心电图的影响

一、洋地黄类药物

洋地黄制剂常用有洋地黄毒苷、地高辛、毛花苷 C 及毒毛旋花子苷。这些药物可以选择性地抑制心肌细胞膜 $Na^+ - K^+$ 泵的活力，造成细胞内钾的丢失和钠的蓄积，从而促进了细胞膜钠钙交换过程，使细胞肌浆网内钙的含量增加，心肌收缩力增强。由于心收缩力增强间接地降低了窦房结的自律性，使功能不全心脏的窦性频率减慢。另外，还可以反射性地增强迷走神经的张力，使房室结的不应期延长，传导速度减慢，从而减慢心室率。

洋地黄药物由于能够抑制心肌细胞 $Na^+ - K^+$ 泵的活动，结果造成心肌细胞内钾减少、钠蓄积、钙浓度升高。心肌细胞内钾减少可导致静息电位减小，使心肌自律性升高，还能造成动作电位 0 位相上升速度和幅度降低，从而使传导减慢。心肌细胞内钙浓度升高可引起迟后除极，由此构成了洋地黄中毒时引起心律失常的基础。

洋地黄对心电图的影响是由于加速了心肌的复极过程，引起 ST－T 改变和 Q－T 间期缩短。

【图貌特征】

（一）洋地黄效应

（1）在 R 波为主的导联上，ST 段斜形下垂，呈弧状向下凸出，与 T 波的升支几乎呈直角相连，形成"鱼钩状"改变（图 6－1）。

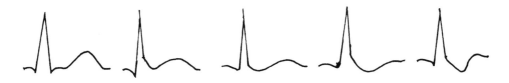

图 6－1　洋地黄引起 ST－T 变化（鱼钩状）

（2）T 波电压降低、平坦、双向或倒置（图 6－2）。

（3）Q－T 间期缩短。

（二）洋地黄中毒

1. 激动起源异常

多源性、多形性、频发性室性早搏时呈二联律。房性心动过速伴 2：1 房室传导、加速交界区自主心律、短阵室性心动过速、双向性室性心动过速、心房扑动、心房颤

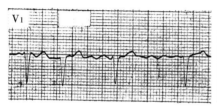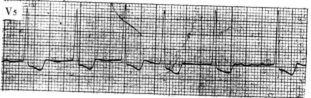

图 6-2 心房颤动，ST 段呈鱼钩状改变（长期服用地高辛）

动、心室扑动及心室颤动均可发生（图 6-3）。

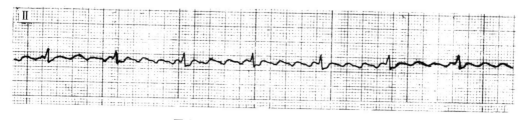

图 6-3 心房扑动伴 4:1 房室传导

误服地高辛 20 片后 6h，描记心电图为心房扑动，房室传导比例为 4:1，为地高辛中毒所致

2. 激动传导异常

窦房传导阻滞、房室传导阻滞、心房颤动合并二度或三度房室传导阻滞时常出现。

（三）洋地黄对异常心电图的作用

（1）洋地黄引起异常心电图变化与 T 波原来方向有关。当 T 波是直立或平坦时，洋地黄可使之倒置。当 T 波轻度倒置时，洋地黄可使倒置 T 波变浅甚至直立。

（2）洋地黄对左心室肥大、束支传导阻滞或心肌梗死引起的 ST-T 变化，不改变其方向，但可加重其变化，或使之成为典型的洋地黄 ST-T 改变。

【图病链接】

洋地黄类药物是治疗心力衰竭的常用药物。传统认为其治疗量与中毒量十分接近（一般治疗量为中毒量的 60%），易导致洋地黄中毒反应。在治疗范围内，洋地黄正性肌力作用与剂量呈线性关系。但临床应用洋地黄过程中，有时洋地黄中毒表现与用药不是很平行的关系，无中毒与中毒者血清地高辛浓度之间有明显重叠现象。除个体差异外，还与心肌缺血缺氧、肝肾功能不全、电解质紊乱等因素有关。促发洋地黄中毒的因素包括：①电解质紊乱，主要为低钾、低镁及高钙血症；②心肌缺血缺氧，如急性心肌梗死、肺心病、心肌病及心力衰竭等；③肝肾功能减退，如肝硬化、慢性肾功能不全；④联合用药，洋地黄与普罗帕酮、奎尼丁、维拉帕米、胺碘酮、华法林合用均可使地高辛血浓度增高。

使用洋地黄后出现的 ST-T 改变称为洋地黄效应。这种效应在使用快速洋地黄制剂后 10min 就会出现，停用洋地黄后约隔 10d 以上方能消失。洋地黄效应仅标志着用过洋地黄，并不能作为停药的指标，更不意味着中毒的表现。洋地黄中毒的表现：①心律失常，包括多源性室性早搏（有时呈二联律）、双向性早搏或室性心动过速、房性心动过速伴 2:1 房室传导阻滞、心房颤动伴完全性传导阻滞；②肠道反应，有食欲减退、恶心、呕吐、腹痛、腹泻等；③神经症状，有烦躁激动、昏睡、头晕、眩晕或精神错乱等；④视觉障碍，如视物模糊、色觉障碍，黄视、绿视为特异性症状；⑤血清地高辛浓度 >2.0mg/ml 便可诊断，<0.5mg/ml 则可排除中毒。

诊断洋地黄中毒必须结合临床综合判断。近年来应用放射免疫测定血浆地高辛（正常不超过 2.0ng/ml）或洋地黄毒苷的浓度，较为灵敏可靠。

【识图论治】

过去认为洋地黄药物治疗量与中毒量十分接近，但近年来认为地高辛是安全的，且耐受性良好。洋地黄不良反应的发生主要见于大剂量使用及存在促发因素时，易造成中毒。洋地黄中毒可引起各种心律失常，包括窦性起搏点的抑制、异位节律的产生及各型传导阻滞。洋地黄中毒的处理主要为抑制心律失常的发作，消除促发因素，提高机体的解毒功能。

（一）停用洋地黄类药物并促进排泄

确诊为中毒时立即停用洋地黄。如系误服，应立即以 1:2000 高锰酸钾溶液洗胃，酌情给予导泻剂。

（二）补充钾盐与镁盐

1. 补充钾盐

补充钾盐对洋地黄所致的各种快速型心律失常均适用，特别对阵发性房性心动过速伴 2:1 房室传导阻滞有效。轻者可口服氯化钾，每日 3~6g。重者将氯化钾溶液 1.5~2.0g 加入葡萄糖溶液 500ml 中静脉滴注，每分钟 30~60 滴。肾功能不全、高血钾、窦房传导阻滞、窦性停搏、二或三度房室传导阻滞禁用。

2. 补充镁盐

镁盐能对抗和预防洋地黄所致的心律失常。一般用 25% 硫酸镁 10ml 加入葡萄糖溶液 20~40ml 缓慢静脉注射，或用 25% 硫酸镁 10ml 加入葡萄糖溶液 250ml 静脉滴注。

（三）快速心律失常的治疗

1. 苯妥英钠

苯妥英钠为洋地黄中毒致快速心律失常的首选药物，对房性心动过速、交界性心律、室性早搏、室性心动过速效果显著。苯妥英钠 100mg 加入注射用水 20ml 静脉注射，2~3min 注射完。无效时 5~10min 后可重复，但总量不应超过 250~300mg。心律失常控制后改为口服维持，每 6h 口服 50~100mg，共 2~3d。完全性房室传导阻滞者禁用。

2. 利多卡因

利多卡因对洋地黄中毒引起室性异位节律（频发室性早搏、室性心动过速、心室扑动、心室颤动）有效。常用利多卡因 50~100mg 加入葡萄糖溶液 20ml 缓慢静脉推注。无效时 5 ~ 10min 后可重复，但总量应 < 300mg。以后以 1 ~ 4mg/min 的速度静脉滴注 24 ~ 36h。

（四）缓慢心律失常的治疗

1. 阿托品

对严重窦性心动过缓（心率 ≤ 40 次/分）、窦性停搏、窦房传导阻滞、逸搏心律、重度房室传导阻滞，可选用阿托品 0.5 ~ 1.0mg 肌内注射，根据病情每日 2 ~ 3 次。严重者可用阿托品 2.0 ~ 4.0mg 加入葡萄糖溶液 250ml 静脉滴注，速度以维持正常心率为宜。

2. 异丙肾上腺素

阿托品治疗无效时，可选用异丙肾上腺素 0.5 ~ 1.0mg 加入葡萄糖溶液 250 ~ 500ml 缓慢静脉滴注，并根据心率的快慢调整适宜的滴速。对洋地黄中毒引起的异位心律失常禁用。

3. 人工心脏起搏

对于严重的窦性心动过缓、完全性房室传导阻滞出现低血压或晕厥，药物治疗无效时，可考虑临时人工起搏，直至中毒症状消失。

（五）应用洋地黄特异性抗体

洋地黄抗体可迅速同洋地黄结合，解除洋地黄的毒性作用，但可能使心功能不全加重。临床常用的制剂为地高辛抗体 F(ab)$_2$。常规皮试〔将 F(ab)$_2$ 0.1ml 加生理盐水 0.9ml 做皮试〕后，若结果阴性，首次剂量 800mg，先将 400mg 加入生理盐水 20ml 缓慢静脉注射，剩余 400mg 再于 1 ~ 2h 内静脉注射。如果无效，再以每 30min 给药 400 ~ 800mg，直至心律失常消失。总量可为 800 ~ 2400mg。

二、奎尼丁

奎尼丁为茜草科植物金鸡纳树皮中提取的生物碱，是一种广谱抗心律失常药，属于 Ⅰa 类。它能与心肌膜的脂蛋白结合，主要抑制快钠通道，阻碍 Na^+ 的内流及 K^+ 的外流，故又称为钠通道阻滞剂。奎尼丁对心肌有明显的毒性作用，使用不当或用量过大可造成严重的心律失常，甚至危及生命。奎尼丁电生理效应如下。

（1）抑制细胞膜对 Na^+、K^+ 的通透性，减低房室束支、浦肯野纤维与心室肌 4 位相除极的坡度。治疗量可抑制异位节律点的自律性。大剂量可直接抑制窦房结，造成窦性心动过缓、窦房传导阻滞或窦性静止。

（2）抑制 Na^+ 的内流，降低 0 位相最大上升速率，减小幅度，导致心肌、希浦系统传导缓慢，有助于消除折返激动。

（3）阻滞膜通道，减慢 K^+ 外流，使 3 位相复极时间延长，从而延长动作电位时程和有效不应期，故可以减少和终止折返激动的发生。

（4）降低心脏反应性，升高致颤阈值。

（5）抑制 Ca^{2+} 内流，减弱心肌收缩力。

【图貌特征】

（一）奎尼丁效应

（1）Q-T间期延长。

（2）QRS波时间增宽（如增宽大于用药前25%，应立即停药）。

（3）T波增宽、低平或倒置。

（4）ST段延长或降低。

（5）U波明显或升高。

（二）中毒剂量

（1）Q-T间期及QRS波时间明显延长（延长大于原来的50%）。

（2）P波增宽并有切迹。

（3）P-R间期延长。

（4）心律失常：如窦性心动过缓、窦房传导阻滞、窦性停搏、室性早搏、室性心动过速、心室颤动甚至心室停搏。

【图病链接】

奎尼丁抗心律失常的药理作用主要为延长心肌不应期，降低心肌的应激性、自律性及传导性，用来治疗房性或室性心动过速，转复心房扑动、心房颤动并预防其复发。在使用奎尼丁时，由于病因不同及个体差异，不同病例对奎尼丁治疗量及耐受量亦不一致。甲状腺功能亢进、慢性心房颤动、心脏显著扩大者耐受量较大。长期心力衰竭、束支传导阻滞、冠心病者的耐受量偏低，有时一般治疗量便可引起中毒。奎尼丁中毒虽与剂量的大小有关，但个别病例小剂量便可导致心律失常，目前认为是奎尼丁对传导的抑制作用可诱发病变心肌的折返激动，甚至引起尖端扭转型室性心动过速，多发生于治疗范围内。为减少奎尼丁中毒，用药过程中必须严格观察心率、心律、血压及心电图的改变。

【识图论治】

奎尼丁是最早应用的抗心律失常药物，用于治疗各种过早搏动、心动过速、心房扑动和心房颤动复律以及电复律后维持窦性心律。治疗过程中可发生两种毒性反应：一种与剂量大小无关，每日口服0.2～2.0g奎尼丁时，约2%～4%患者可发生室性过早搏动、尖端扭转型室性心动过速、心室颤动，即"奎尼丁晕厥"；另一种与剂量大小有关，每日口服3.0g以上奎尼丁，则出现QRS波增宽达50%以上，房室传导阻滞及显著的窦性心动过缓，这是停药指征，并应给予紧急处理。

（一）奎尼丁用法

先试服奎尼丁0.1～0.2g，观察2h（每15min测血压、脉搏1次），有无眩晕、低血压反应。如无不良反应，第1天0.2g，每2h给药1次，共5次。第2天0.3g，每2h

给药 1 次，共 5 次。第 3 天 0.4g，每 2h 给药 1 次，共 5 次。如心律失常尚未转复，则应放弃继续治疗。如恢复窦性心律，可用奎尼丁 0.2g，每 6～8h 给药 1 次维持治疗，但每日总量 <2.0g。此外，也应根据心率、血压、心电图调整用药剂量。

（二）奎尼丁中毒

使用奎尼丁时，发现 P-R 间期明显延长，QRS 波增宽达 30% 以上，Q-T 间期大于 0.5s 时，应立即停药，并给予 1/6mol 乳酸钠溶液 60～100ml 静脉注射；如发生显著的窦性心动过缓、房室传导阻滞，应立即给予阿托品 1～2mg 或异丙肾上腺素 1～2mg 静脉滴注；如发生室性心动过速，应给予利多卡因 100mg 静脉缓慢注射；如发生尖端扭转型室性心动过速，应给予异丙肾上腺素静脉滴注；一旦心室颤动发生，应立即施行心肺复苏。

三、β 受体阻滞剂

β 受体阻滞剂属于 II 类抗心律失常药物，能够竞争性地抑制儿茶酚胺与 β 受体结合，降低交感神经兴奋性，进而导致 I_{Ca-L} 和 I_f 电流减弱，以达到抗心律失常的作用。目前临床应用的 β 受体阻滞剂包括：第一代以普萘洛尔为代表的非选择性 β 受体阻滞剂；第二代以美托洛尔、比索洛尔为代表的 $β_1$ 受体选择性阻滞剂；第三代以卡维地洛和拉贝洛尔为代表的非选择性 β 受体阻滞剂。β 受体阻滞剂的电生理效应如下。

（1）降低窦房结、心房肌、房室结、浦肯野纤维动作电位 4 位相除极坡度，降低自律性。

（2）降低心肌细胞动作电位 0 位相上升速度，减慢传导，尤其对房室结和浦肯野纤维影响明显。

（3）延长房室结的有效不应期，可消除折返。

（4）减低心肌收缩力，使心输出量减少。

（5）抑制交感神经中枢兴奋（脂溶性 β 受体阻滞剂）。

【图貌特征】

（1）降低窦性心率，引起窦性心动过缓。

（2）Q-T 间期缩短，偶可延长。

（3）P-R 间期不变或轻度延长。

（4）T 波振幅常增高。

（5）较大剂量可出现高度房室传导阻滞、窦房传导阻滞，特别多见于用洋地黄或原有传导障碍者（图 6-4）。

【图病链接】

β 受体阻滞剂常用来治疗因交感神经兴奋（情绪激动、甲亢）引起的心律失常。由于延长房室结不应期，可用于防治室上性心动过速、室性心动过速。亦因能减慢心房扑动、心房颤动的心室率及控制早搏，还可在使用 ACEI 和利尿剂的基础上加用 β 受

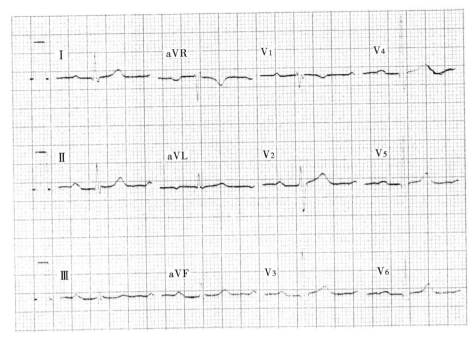

图 6 – 4　一度房室传导阻滞（P – R 间期为0.28s）

体阻滞剂改善心功能状态。应用过程中要注意毒副反应，对支气管哮喘、严重心功能不全、低血压、各种缓慢心律失常及过敏者禁用。

【识图论治】

β受体阻滞剂具有良好的抗心律失常及改善心功能的疗效，但是由于其"三负"作用（负性变力、负性变时、负性传导），应用不当时将会对心脏带来不良反应。

（一）β受体阻滞剂应用不当的处理

1. 停用β受体阻滞剂

对心脏的不良反应与β受体阻滞剂的药量大小呈正比。如心率＜55次/分，出现二度、三度房室传导阻滞，应将β受体阻滞剂减量或停用。

2. 阿托品及异丙肾上腺素

对心率缓慢或出现房室传导阻滞者，酌情给予阿托品或异丙肾上腺素治疗。

（二）β受体阻滞剂应用的注意事项

1. 合适的剂量

β受体阻滞剂口服制剂用于一般的快速心律失常。常选用普萘洛尔（每次10mg，每日3次）、美托洛尔（每次25mg，每日2次）或阿替洛尔（每次6.25～12.5mg，每日2次），并根据治疗反应和心率增减剂量。改善心功能不全必须从极小剂量开始（美托洛尔12.5mg/d，比索洛尔12.5mg/d，卡维地洛12.5mg/d），每2～4周剂量加倍，达目标剂量后长期维持。β受体阻滞剂注射剂可用于突发、极快速心律失常的急诊治疗。

2. 合并病态窦房结综合征、传导阻滞

对并存病态窦房结综合征或房室传导阻滞的患者，一般禁止使用。

3. 合并心力衰竭

病情不稳定的心力衰竭和 NYHA 心功能 Ⅲ 级以上患者一般不用 β 受体阻滞剂。待病情稳定，无液体潴留，体重恒定后，可在严密观察下使用。《中国心力衰竭诊断和治疗指南 2014》强调，ACEI 与 β 受体阻滞剂应尽早联合应用，形成"黄金搭档"，再联合醛固酮受体拮抗剂，构成治疗慢性心力衰竭"金三角"的标准方案。

4. 合并支气管哮喘

对存在支气管哮喘或慢性阻塞性肺疾病者，应使用高选择性的 β₁ 受体阻滞剂，防止诱发支气管痉挛。

5. 合并缺血性心脏病

对于缺血性心脏病者，长期应用 β 受体阻滞剂后不能立即停药，以防心肌缺血事件的发生。

6. 合用其他药物

β 受体阻滞剂与其他具有负性肌力或负性传导作用药物（钙通道拮抗剂）合用时，应注意用药剂量。

7. 对糖、脂代谢影响

非选择性的 β 受体阻滞剂对于糖代谢和血脂代谢影响较明显，可使血糖、三酰甘油升高和高密度脂蛋白降低。选用高选择性药物可减轻此类不良反应。

四、胺碘酮

胺碘酮（乙胺碘呋酮、胺碘达隆）是苯丙呋喃衍生物，属于 Ⅲ 类抗心律失常药物。其抗心律失常的作用主要为阻断钾通道，延长动作电位的复极时程。此外，还有轻度阻断钠通道及阻滞 L－型钙通道的作用，并可非竞争性阻断 α 和 β 受体，所以还兼具有 Ⅰ、Ⅱ、Ⅳ 类抗心律失常药物的电生理作用。目前认为胺碘酮是以 Ⅲ 类抗心律失常药物作用为主的多通道阻滞剂。胺碘酮的电生理效应如下。

（1）降低窦房结 4 位相除极坡度，降低自律性。

（2）延长房室结、心房肌、心室肌、浦肯野纤维动作电位时程和有效不应期，使复极延缓而消除折返。

（3）延长旁道前向和逆向的有效不应期，降低传导性。

（4）减弱心脏对儿茶酚胺与交感神经兴奋的效应，并有较强的抗纤颤作用。

【图貌特征】

（1）窦性心率减慢。

（2）P－R 间期延长。

（3）T 波增宽、圆顿或有切迹，U 波增高。

（4）Q-T间期延长。

（5）房室传导阻滞。

【图病链接】

胺碘酮是一广谱高效的抗心律失常药物，临床上用于转复心房颤动，转复后维持窦性心律。治疗不伴Q-T间期延长的多形性室性心动过速及未能明确诊断的宽QRS波心动过速，与β受体阻滞剂联合治疗"电风暴"。在心搏骤停中，用于电复律或注射肾上腺素无效时的心室颤动，可改善除颤效果。但可发生严重的副反应，静脉注射时可能发生低血压、心源性休克、心动过缓、房室传导阻滞、室性心动过速及心室颤动。延长Q-T间期／Q-Tc间期，但尖端扭转型室性心动过速不常见（发生率＜1%）。此外，还可诱发甲状腺功能亢进或低下，也可能引起肺纤维化等心外副作用。胺碘酮的副反应与其剂量和血药浓度有关，治疗有效浓度为1.0μg/ml，超过2.5μg/ml时副反应明显增多。当心电图上出现以下表现时，应考虑为胺碘酮的毒副反应，必须立即停药：①心率＜50次/分；②Q-T间期延长超过用药前23%；③出现宽大U波，且高于T波；④各种类型的传导阻滞；⑤原有心律失常加重或出现新的心律失常。

【识图论治】

由于胺碘酮具有广谱而有效的抗心律失常作用，应用地位已被指南确立，但在应用中可发生严重的副反应。因此，应严格掌握适应证，并在应用中加强随访，以避免不良反应的发生。

（一）胺碘酮临床应用

1. 室性心动过速

对于血流动力学稳定的单形性室性心动过速、不伴Q-T间期延长的多形性室性心动过速和未能明确诊断的宽QRS波心动过速，胺碘酮应作为首选。首剂静脉用药150mg，加入葡萄糖溶液20mg静脉推注10min，无效时10~15min后可重复用药，数次后室性心动过速仍未能转复者应考虑电复律。由于胺碘酮本身可引起Q-T间期延长，因此对于Q-T间期延长合并室性心律失常者应慎用。

2. 心室颤动或无脉室性心动过速

在心肺复苏中，如给予最大量（360J）电击后仍不能除颤，应立即给予胺碘酮300mg加入葡萄糖溶液20ml快速静脉推注，然后再次除颤。如无效，可于10~15min后重复给药150mg后再次除颤。心室颤动转复后，可静脉滴注维持量。

3. "电风暴"中应用

"电风暴"是指室性心动过速或心室颤动24h内自发发作≥2次，通常需要电复律。目前认为胺碘酮合用β受体阻滞剂是治疗"电风暴"最有效的方法。

4. 心房颤动转复及预防

胺碘酮用于心房颤动转复的口服剂量，住院患者为1.2~1.8g/d，分次口服，直至总量达10g；院外患者为600~800mg/d，分次口服，直至总量达10g。静脉用量为5~

7mg/kg，静脉注射 30 ~ 60min，再以 1.2 ~ 1.8g/d 持续静脉滴注或分次口服，至总量达 10g。

　　胺碘酮用于阵发性心房颤动发作时，可用较慢的负荷方法，如 400 ~ 600mg/d，分次口服，共 7d，后改为维持量 200mg/d。可根据病情减至 100mg/d，每周服药 5d。

（二）胺碘酮的停药指征

（1）心率 < 50 次/分。

（2）Q - T 间期延长超过用药前 23%。

（3）出现宽大 U 波，且高于 T 波。

（4）各种类型的传导阻滞。

（5）原有心律失常加重或出现新的心律失常。

（6）严重肝、肺、甲状腺功能损害。

（三）胺碘酮的不良反应及预防

（1）静脉应用中可出现低血压、心动过缓、静脉炎，因此需要心电和血压监护，并选用大静脉滴注。

（2）应用胺碘酮过程中主要纠正低钾因素，以免发生低血钾，促发室性心律失常的发生。

（3）长期应用胺碘酮对肝功能、甲状腺功能、肺间质等具有一定影响，应进行风险与效益的评估。定期观察病情，注意有无咳嗽、心悸、视觉与体重变化。至少每 3 ~ 6 个月进行 1 次胸部 X 线片检查、甲状腺功能测定或肺功能检查。

五、维拉帕米

　　维拉帕米（异搏定）为罂粟碱的衍生物，属 IV 类抗心律失常药物，能选择性地阻断心脏细胞膜 Ca^{2+} 的内流，为 Ca^{2+} 通道阻滞剂的代表药物。除具有扩血管作用外，还有明显的抗心律失常作用。维拉帕米电生理效应如下。

（1）阻滞窦房结、房室结慢反应细胞 Ca^{2+} 内流，降低 4 位相除极速率，抑制自律性。

（2）抑制慢反应细胞 0 位相除极速率和幅度，明显延缓房室结传导，并延长房室结的不应期。

（3）延长心房肌相对不应期，降低心房肌兴奋性，消除经心房折返的异常搏动。

（4）具有负性肌力作用。

【图貌特征】

（1）减慢窦性心率，引起窦性心动过缓。

（2）使原有传导阻滞加重。

【图病链接】

　　维拉帕米常用来治疗窦性心动过速、房性早搏、室上性心动过速，降低心房扑动

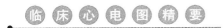

及心房颤动的心室率。

【识图论治】

维拉帕米静脉注射过快或剂量较大常可引起窦性心动过缓、低血压反应，严重者可给予阿托品、钙制剂或异丙肾上腺素拮抗。病态窦房结综合征、心功能不全、低血压、房室传导阻滞及预激综合征伴心房颤动者应禁用。

六、锑剂

锑剂为治疗血吸虫或黑热病的药物，常用制剂为酒石酸锑钾。剂量过大可直接引起心肌弥散性损害，导致心律失常（室性早搏、室性心动过速、心室颤动），严重者可致死。也可间接使自主神经功能失调，引起迷走神经的反射作用。

【图貌特征】

（1）原发性 T 波改变：T 波低平、双向或倒置。

（2）Q-T 期延长：多因 U 波显著并与 T 波融合，使 Q-U 间期延长所致。

（3）心律失常：中毒剂量可出现室性早搏、室性心动过速及心室颤动，窦性心动过缓、房室传导阻滞偶有发生。

【图病链接】

锑剂毒性较大，大剂量注射后常引起心律失常、黄疸、肾功能不全，严重者可致死亡。用药期间如出现呕吐、全身倦怠等反应，应终止用药。肝硬化、高血压、肾脏病、心脏病等患者均禁用。

【识图论治】

在应用锑剂治疗血吸虫的后半期或大剂量短疗程结束后，可发生严重的心律失常，导致急性脑缺血，出现突然意识丧失、口唇青紫、呼吸短促、四肢抽搐。如不及时抢救，可导致死亡。

（一）驱锑治疗

1. 急性中毒

可给予二巯基丁二酸钠，首次 2.0g 加入注射用水 20ml 静脉注射，后每次 1.0~2.0g，每日 1~2 次静脉注射。4~5d 为 1 个疗程。

2. 慢性中毒

二巯基丁二酸钠每日 1.0g 肌内注射或静脉注射，3~5d 为 1 个疗程。必要时间隔 3~4d 可重复使用，一般可间断应用 2~3 个疗程。

（二）对症处理

（1）心搏骤停：应立即施行心肺复苏。

（2）频发室性早搏：可选用利多卡因、溴卡胺等静脉注射。

（3）心动过缓：适当选用阿托品或异丙肾上腺素对抗。

（4）呼吸困难：吸氧，必要时行气管切开。

（5）四肢抽搐：可选用安定、苯巴比妥钠肌内注射，或用葡萄糖酸钙溶液静脉注射。

（6）促进排泄：10%葡萄糖注射液加入维生素 C 静脉滴注可促进细胞代谢和加速锑剂排泄。

第七章　电解质紊乱对心电图的影响

正常情况下，体液中电解质的浓度依赖于各器官的互相调节作用而维持相对的平衡，使细胞代谢活动正常进行。当调节失衡时，则发生电解质紊乱，导致心肌细胞代谢发生障碍，影响心肌细胞的生理特性，使心脏的除、复极发生改变，严重者可造成起源和激动的传导异常。

一、低钾血症

正常血清钾浓度为 3.5～5.3mmol/L。当低于 3.5mmol/L 时，称为低钾血症。血钾过低可影响心肌的除、复极过程，并使心肌的应激性增高。其对电生理的影响主要是使心肌细胞膜电位负值增大，动作电位 3 位相时间延长，自律细胞 4 位相坡度变陡及阈电位变低。目前认为，低血钾引起心电图改变的主要是细胞外钾的浓度降低影响细胞膜内外钾含量之比所致。

【图貌特征】

（一）低血钾心电图表现

（1）T 波降低、平坦或倒置。

（2）ST 段降低 > 0.05mV。

（3）U 波增高可达 0.1mV 以上，有时超过同一导联 T 波高度。U、T 重叠融合形成双峰或形成一宽大假性 T 波（图 7－1）。

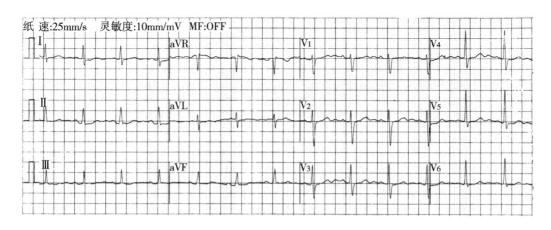

图 7－1　低血钾（血清钾为 2.8mmol/L）

各导联 T 波低平，U 波出现，且 Q－T 间期为 0.50s

（4）Q－T 间期（实际为 Q－U 间期）延长。

（5）P波振幅及宽度增加。

（6）心律失常以窦性心动过速、室性早搏、阵发性心动过速多见。极其严重的低钾血症可引起尖端扭转型室性心动过速，甚至有发生心室颤动的危险性。少数可出现不完全性房内传导阻滞、房室传导阻滞及束支传导阻滞。

（7）高血钠可加重低血钾的心电图改变，而低血钠可减轻低血钾心电图改变。

（二）血钾过低的心电图演变过程

当血清钾浓度降至 3.0mmol/L 时，心电图上出现 ST 段轻度下降，T 波由直立转为低平、切迹、双向或倒置。U 波振幅增高，可与 T 波等同或超过 T 波，以 V_2、V_3 导联最为明显。当血钾浓度降低到 2.0mmol/L 左右时，ST 段明显下降，T 波倒置增深，U 波振幅明显增高变宽，T 波与 U 波融合在一起，Q-T、Q-U 间期延长（图 7-2）。

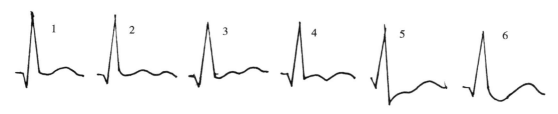

图 7-2 低钾血症随血钾浓度降低引起的心电图演变
1. 正常；2.T 波变低；3.U 波增高；4.T 波倒置；5.ST 压低；6.T、U 融合

【图病链接】

低钾血症常由禁食或术后钾摄入不足、呕吐和腹泻丢失过多、排钾利尿剂的应用、甲状腺功能亢进、周期性瘫痪等所致。临床表现主要为神经肌肉应激性降低和心肌细胞兴奋性增高所引起的症状。有时低钾引起的心电图变化比血清钾变化还要早，但血清钾浓度的高低与心电图改变之间无绝对的平行关系，因为血清钾浓度的变化比细胞内浓度的变化迅速，而血清钾不能真实反映细胞内钾的含量。因此，了解病史并结合临床资料综合分析十分必要。

【识图论治】

（1）认真寻找病因，积极治疗原发病。

（2）给予含钾丰富的食物，如鲜橘汁、水果、蔬菜、肉类、谷物等。

（3）补充钾盐。轻度低钾每日口服 10% 氯化钾 30~60ml，分次服用。重度低钾需静脉补钾，一般给 10% 氯化钾 15~30ml 加入 5% 葡萄糖溶液 1000ml 静脉滴注，补钾速度不得超过 20mmol/h，切忌静脉推注。一般每日补钾 3~6g。

（4）补钾时要注意尿量，24h 尿量超过 700ml 时较为安全，否则要注意补钾的剂量。同时，应纠正碱中毒、低钙血症、低镁血症及心律失常。

二、高钾血症

血清钾浓度大于 5.3mmol/L 称为高钾血症。血钾过高可使心肌收缩力减弱，心率减慢，并出现心律失常。其对电生理的影响为缩短动作电位时间（3 位相坡度变陡），使 0 位相上升速度减慢，静息膜电位负值减少，从而引起心电图变化。

【图貌特征】

（一）高血钾心电图表现

（1）T 波高尖，其升支与降支对称，基底变窄，即"帐篷状 T 波"（图 7-3），以下壁和胸导联明显。

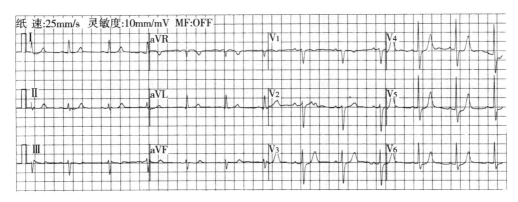

图 7-3 高血钾（血清钾为 6.3mmol/L）

尿毒症患者。各导联 T 波高尖，基底部变窄

（2）QRS 波群振幅降低，时限增宽，S 波加深。

（3）P 波低小甚至消失，P-R 间期延长。

（4）ST 段降低。

（5）心律失常以窦性心动过缓、房室交界性心律、传导阻滞多见。严重者出现窦性静止、窦室传导（图 7-4）、室性心动过速、心室颤动及心脏停搏。

（6）低血钠和低血钙可加重高血钾的心电图改变。

（二）高血钾的心电图的演变过程

高血钾时，心电图变化以 T 波高尖出现最早，当血清钾升至 5.5～6.5mmol/L 时即可显示此种图形。如血清钾继续升高，当血清钾 >6.5mmol/L 时，则 P 波及 QRS 波群振幅逐渐降低，时间增宽，S 波加深，ST 段下降。当血清钾浓度为 7～10mmol/L 时，QRS 波进一步增宽，P 波消失，出现窦室传导。当血钾高达 10～16mmol/L 时，可出现缓慢、增宽的 QRS 波，甚至与 T 波融合成正弦波形，进一步发生室性自主节律、心室颤动、心脏停搏而死亡（图 7-5）。

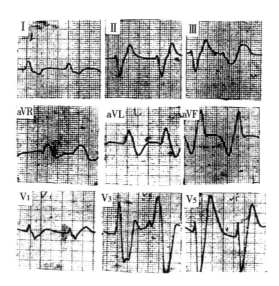

图 7 - 4　窦室传导（血钾浓度为 7.2mmol/L）

P 波消失，QRS 波时限增宽，QRS 与 T 波呈正弦波，T 波增

高，V_3 ～ V_6 明显

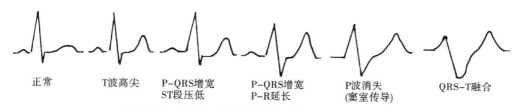

| 正常 | T波高尖 | P-QRS增宽
ST段压低 | P-QRS增宽
P-R延长 | P波消失
(窦室传导) | QRS-T融合 |

图 7 - 5　高钾血症随血钾浓度增高引起心电图演变

【图病链接】

高钾血症多由于急慢性肾衰竭、严重创伤、大量溶血导致肾脏排钾功能障碍所致。其抑制心脏自动节律和传导功能的毒性作用除与钾的浓度有关外，还与钾浓度升高的速度有直接关系。血钾轻度或缓慢升高危害性较小，而血钾明显升高或急剧上升常危及生命，应给以及时的处理。

【识图论治】

（1）去除病因：限制含钾食物，停用保钾利尿剂，纠正酸中毒。

（2）促进钾进入细胞内：以 10％葡萄糖溶液 500ml 加入普通胰岛素 12～16U 静脉滴注。

（3）改善血液内环境：给予 4％～5％碳酸氢钠溶液 100～200ml 快速静脉滴注，以利于钾进入细胞内。

（4）利用钙对钾的拮抗作用：常用 10％葡萄糖酸钙溶液 10～20ml 以等量的葡萄糖

溶液稀释后缓慢静脉注射。

（5）透析疗法：病情严重者应采用透析疗法（血液透析和腹膜透析），特别适合于肾功能不全患者。

三、低钙血症

正常血钙浓度为 2.2~2.7mmol/L。低于 2.2mmol/L 时称为低钙血症。钙离子能增加心肌收缩力，加强心肌的复极过程。血钙浓度降低时，心肌细胞膜对钙离子的通透性发生障碍，使动作电位 2 位相延长，因而心室复极过程减慢，造成心电图 ST 段及 Q – T 间期改变。

【图貌特征】

（1）ST 段平直延长。

（2）Q – T 间期延长。其延长程度与血钙浓度下降程度呈平行关系。

（3）T 波直立。血钙严重降低时 T 波倒置（图 7 – 6）。

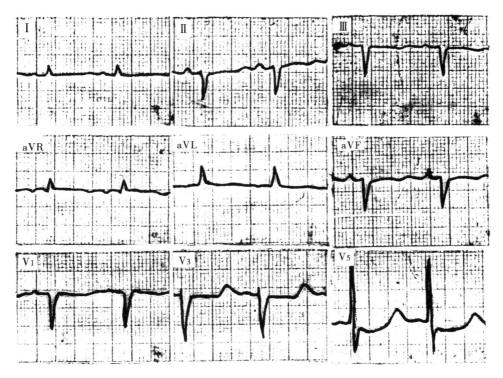

图 7 – 6　低血钙

ST 段压低，平坦延长；Q – T 间期长达 0.58s；图中还显示了左前分支传导阻滞

（4）低血钙合并低血钾时，ST 段延长，T 波平坦，U 波明显增高；低血钙合并高血钾时，ST 段延长，T 波高尖；低血钙合并低血镁时，部分 ST 段呈延长改变；低血钙合并高血镁时，部分 ST 段可缩短。

【图病链接】

低血钙的常见病因为慢性肾衰竭、甲状旁腺功能减退、急性胰腺炎、呕吐及腹泻等。其对心电图改变的程度与血钙浓度的高低呈正比。单纯的血钙过低对心率、心律、QRS-T 波均无明显影响，但在心肌病变的情况下或出现混合型电解质紊乱时可有明显的 T 波改变。

【识图论治】

（1）轻者给予葡萄糖酸钙、碳酸钙 D_3 等钙片口服便可。

（2）重者伴有抽搐时，可给予 10% 葡萄糖酸钙溶液或氯化钙溶液 10～20ml 稀释后静脉缓慢注射。

（3）必要时给予镇静剂，如水合氯醛灌肠、苯巴比妥钠100mg 或地西泮 10mg 肌内注射。

四、高钙血症

血清钙高于 2.7mmol/L 时称为高钙血症。血钙过高可造成心室的复极过程加快。主要使心肌细胞的动作电位 2 位相缩短，阈电位水平升高，对静息膜电位改变不明显。当血钙高达 6mmol/L 时，心电图将会发生明显改变。

【图貌特征】

（1）ST 段缩短或消失。

（2）Q-T 间期缩短，少数伴 U 波增高。

（3）T 波低平或倒置。

（4）严重高血钙时，P-R 间期延长，QRS 波增宽，有时可出现二度、三度房室传导阻滞。

（5）偶可发生过早搏动、阵发性心动过速、窦房传导阻滞、窦性静止或心室颤动等心律失常。

【图病链接】

高血钙常由甲状腺功能亢进、多发性骨髓瘤、白血病或钙摄入过量所引起。其对心脏的影响与血钙浓度上升速度有关。缓慢上升者症状较少，而急骤升高者可危及生命。钙离子还可增加洋地黄的毒性反应，因此在使用洋地黄过程中禁止使用钙剂。

【识图论治】

（1）积极治疗原发病。

（2）重度高钙血症常伴有脱水，应给予大量 0.9% 氯化钠溶液静脉滴注以增加尿量，同时给予呋塞米 10～20mg 静脉注射以增加尿钙排出。

（3）对于维生素 D 中毒和多发性骨髓瘤并发高钙血症者，可给予泼尼松或氢化可的松 300mg，以减少钙自骨细胞向外转移。

（4）肾功能不全者应做血液透析治疗。

五、低镁血症

正常血清镁的浓度为 0.8 ~ 1.2mmol/L。低于 0.8mmol/L 时称为低镁血症。镁离子具有兴奋心肌线粒体的氧化磷酸化作用，并对心肌细胞膜上的 ATP 酶具有激活作用。血镁过低时，细胞的氧化磷酸化作用延迟，$Na^+ - K^+$ 泵作用明显减弱，致使心肌细胞静止膜电位升高，导致激动的差异性传导和折返激动等心律失常。

【图貌特征】

（1）ST 段降低，T 波倒置。

（2）Q – T 间期延长。

（3）缺镁严重时可出现室性早搏、室上性心动过速、心房扑动及传导阻滞等心律失常。

【图病链接】

低血镁可见于吸收不良综合征、酒精中毒、糖尿病酮症酸中毒等疾病。严重的低血镁除导致心律失常外，还使神经肌肉应激性和收缩性增加，发生抽搐和惊厥。此外，更易诱发洋地黄中毒，所以长期应用利尿剂（低钾合并低镁）的慢性心功能不全者需注意镁的补充。但心电图对诊断低血镁无特异性。

【识图论治】

（1）积极治疗原发病。

（2）补镁常采用 25% 硫酸镁溶液 10 ~ 20ml 加入葡萄糖溶液 500ml 缓慢静脉注射，但速度不宜过快。症状控制后尚需每日继续适量补充。完全纠正低镁血症时间较长。

（3）肾功能不全时补镁要慎重，应定期测定血清镁浓度。

六、高镁血症

血清镁高于 1.2mmol/L 时称为高镁血症。如不超过 4mmol/L，则症状不明显。当血镁增至 6mmol/L 时，可使神经系统受到抑制，心血管功能减弱，心电图表现与血钾过高相似。

【图貌特征】

（1）P – R 间期延长。

（2）QRS 波增宽。

（3）T 波高尖，ST 段降低。

（4）可出现窦房传导阻滞、房室传导阻滞及房性和室性心律失常。

【图病链接】

高镁血症常见于肾衰竭及摄入量过多，其临床中毒表现为心肌收缩力减弱、心动过缓、血压降低、神志错乱、反射迟钝、腱反射消失等。血镁严重增高（>10mmoL/L）时可使呼吸抑制、心脏停搏。

【识图论治】

（1）积极治疗原发病。

（2）症状明显时，可给予10%葡萄糖酸钙溶液10~20ml静脉注射，以拮抗镁对心脏和肌肉的抑制作用。

（3）肾功能不全合并高镁血症时，应尽早行血液透析治疗。

第八章　心律失常总论

正常情况下心脏的激动起源于窦房结，并以每分钟适宜的速度发出激动。激动沿正常房室传导系统依次抵达心房和心室，引起心脏收缩与舒张，从而保证了心脏有节律地活动。当冲动的起源点、频率、传导顺序、速度中任一环节发生障碍，均会导致心律失常。

一、心律失常的电生理改变

心肌细胞具有兴奋性、自律性、传导性、收缩性和舒张性五种生理特性。心肌的收缩性和舒张性是指在心肌膜动作电位的触发下产生舒缩反应，是以收缩蛋白质之间的生物化学和生物物理反应为基础的一种机械特性，与心脏泵血有关。兴奋性、自律性和传导性则是以心肌膜的生物电活动为基础的，故称为电生理特性，与心电产生及心律失常发生有着密切关系。心肌细胞这些生理特性共同决定着心脏的活动。

（一）自律性

自律性细胞 4 位相膜电位不稳定，能够自动除极，这是细胞产生节律性的基础。当细胞内电位达到阈电位后，便能发出一次动作电位，这种表现称为自律性。自律性的高低受下列因素的影响（图 8-1）。

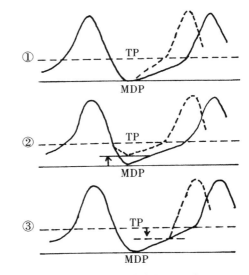

图 8-1　影响自律性因素

①4 位相坡度越陡，自律性越高；②舒张期电位越小，自律性越高；③阈电位水平越低，自律性越高。TP. 阈电位；MDP. 舒张期电位

1. 4 位相坡度

4 位相坡度越陡，舒张期自动除极速率越快，自律性越高，反之则低。

2. 静息膜电位

静息膜电位水平上移（负值变小），到达阈电位时间缩短，自律性加快，反之则慢。

3. 阈电位水平

阈电位水平下移（负值变大），舒张期除极化达到阈电位所需时间变短，自律性升高，反之则低。

凡能加快 4 位相自动除极速率和缩小静息膜电位与阈电位水平之间距离的因素均能提高自律性，如加快起搏细胞的 Ca^{2+}、Na^+ 内流或延缓 K^+ 外流的因素。反之，均能降低自律性。

（二）兴奋性

兴奋性（应激性）是指心肌对刺激能发生反应而兴奋激动的性能。心肌每兴奋之后，其兴奋性即出现一次周期性变化。根据心肌应激能力的不同，以动作电位相分为如下几期（图8-2）。

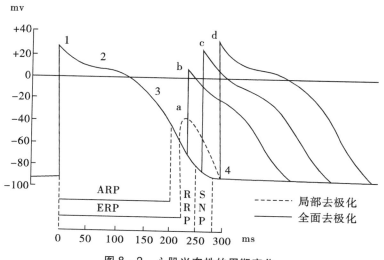

图8-2 心肌兴奋性的周期变化

ARP代表绝对不应期；ERP代表有效不应期；RRP代表相对不应期；SNP代表超常期

1. 绝对不应期

以除极（0期）开始至复极约达 -55mV 的时间内，在心电图上相当于 QRS 波开始到 T 波开始的时间（图8-3），称为绝对不应期。在此期内，任何强大的刺激均不能引起心肌的兴奋反应。

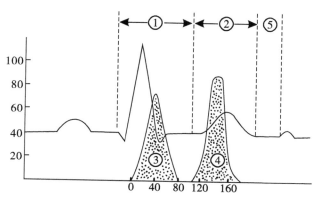

图8-3 不应期与心电图的关系

①绝对不应期；②相对不应期；③心房易损期；
④心室易损期；⑤超常期

2. 有效不应期

当复极到 −55 ~ −60mV 的短时间内，心肌对强大的刺激能发生局部性反应，但不能引起扩布性兴奋，称为微弱电反应期。有效不应期包括绝对不应期及微弱电反应期。

3. 相对不应期

从有效不应期完毕（−60mV）到复极大部分完成（−80mV），在心电图上相当于 T 波上升支的后半部到 T 波下降支之间的时间，称为相对不应期。此期强刺激可引起扩布性兴奋，产生动作电位，但幅度小，传导速度慢，易产生传导延缓、单向阻滞、折返激动而导致心律失常。在相对不应期开始之初的短暂时间内（−60 ~ −70mV），心肌细胞群的应激性恢复先后差距较大，如遇较强的刺激则容易发生纤维性颤动，故称易颤期。心室易颤期相当于心电图 T 波顶点前 30ms 时间内。心房易颤期相当于 R 波的降支或 S 波。

4. 超常期

在复极完毕前一个短时间内（−80 ~ −90mV），在心电图上相当 T 波末到 U 波的时间，称为超常期。此期膜电位水平比复极完毕膜电位水平距离阈电位水平要小，所以弱的刺激也能引起心肌兴奋，但动作电位幅度及 0 位相除极速率小于正常。

5. 正常反应期

心肌细胞的复极全部完毕，膜电位恢复到正常静息电位水平，细胞处于极化状态，兴奋性也完全恢复正常，称为正常反应期。此期相当于动作电位 4 位相，心电图 T 波后的等电位线。

心肌兴奋性的高低与静息电位和阈电位的水平有关。静息电位负值增大或者阈电位负值减小可使兴奋性降低。静息电位负值减少或者阈电位负值增大则使兴奋性增高。

（三）传导性

一个具有应激性的心肌细胞被激动后，心肌细胞能将冲动传布到邻近细胞的性能称为传导性。由于心脏内不同的心肌纤维的动作电位不同及心肌细胞几何结构差异，因而它们传达冲动的速度差别很大（表 8 − 1）。从电生理角度分析，影响心肌传导性的主要因素如下。

表 8 − 1　心脏各部分心肌细胞传导速度

部　位	速度（mm/s）
浦肯野纤维	4000
结间束	1700
心房肌	400
房室结	200

1. 0 位相除极速度及幅度

0 位相除极速度越大，达阈电位所需的时间越短，传导速度越快，幅度越高。在相反情况下，则传导速度延缓。

2. 阈电位水平

阈电位水平越低（负值越大），静息膜电位到阈电位时间越短，传导速度越快。反之则越慢。

3. 静息膜电位水平

静息膜电位水平负值增大，0 位相除极速度增大，传导速度加快。反之则慢。

4. 3 位相持续时间

3 位相持续时间过长，静息膜电位负值减小（复极不全），可导致传导速度减慢或中断。所造成传导阻滞称为 3 位相传导阻滞。

5. 4 位相除极速度

4 位相除极速度过快，则静息电位负值变小（极化不足），0 位相上升速度降低，传导速度减慢或中断。所造成传导阻滞称为 4 位相传导阻滞。

传导根据动作电位的时相可分为两类：①0 相传导，指邻近的心肌组织凭着 0 位相除极所产生的电位差和电流依次除极的过程。②2 相传导，指部分心肌组织 2 位相平台期消失，出现 2 位相复极时的电位差和电流，引起邻近细胞依次除极的过程，可出现 2 相早搏、2 相折返等心律失常，如 Brugada 综合征、特发性心室颤动。传导系统的病变或异常的神经体液因素可引起传导阻碍。因抑制程度的差异可表现为冲动完全不传导、隐匿性传导、传导延缓、单向传导阻滞四种情况（图 8 - 4）。传导障碍是折返激动的条件之一，而折返激动是许多心律失常的发病机制。

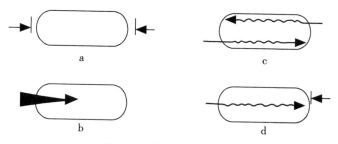

图 8 - 4 传导障碍示意图

a. 完全不传导；b. 隐匿性传导；c. 传导延缓；d. 单向传导阻滞

凡是能增加细胞膜反应性，加大静息电位或最大舒张期电位水平（负值加大），降低阈电位水平（负值增大）及减少膜电阻和膜电容的因素，均可提高兴奋传导的速度。

二、心律失常分类

心脏有节律的正常活动除有神经、体液参与外，主要依赖于激动发放部位、频率、传导顺序及传导速度是否正常。当某一环节或多个环节有异常改变时，将会形成复杂的心律失常。临床上对心律失常的分类方法较多，但常以病理生理为基础（图 8 - 5）及解剖部位为基础（图 8 - 6）进行分类。

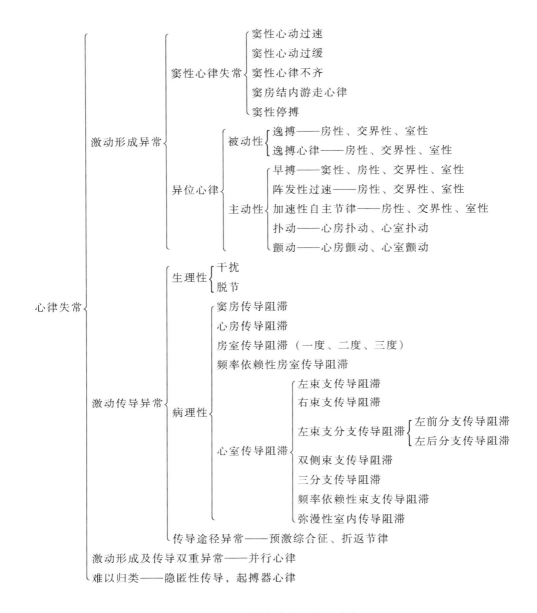

图 8-5　心律失常病理生理分类

为了便于临床实践，根据心律失常心室率的快慢将心律失常分为缓慢型及快速型两大类。缓慢型心律失常多由传导系统本身的病变所引起，如窦性静止、逸搏心律及各种类型传导阻滞。快速型心律失常的发生多与异位节律点的兴奋性增高及激动折返有关，如各型早搏、阵发性心动过速、心房扑动与颤动、心室扑动与颤动。虽然这种分类方法比较简单，但随着电生理学的研究不断发展，心律失常的电生理改变和抗心律失常药物的机制较多地得到阐明，进一步方便了临床治疗。

心律失常 {

窦性心律失常 {
窦性心动过速
窦性心动过缓
窦性心律不齐
窦房结内游走心律
窦性停搏
窦房传导阻滞
窦性早搏
}

房性心律失常 {
房性逸搏
房性逸搏心律
房内传导阻滞（含房内脱节）
窦室传导
房性早搏
房性并行心律
阵发性房性心动过速
加速性房性心动过速
心房扑动
心房颤动
}

房室交界区心律失常 {
房室交界性逸搏
房室交界性逸搏心律
干扰性房室脱节
房室传导阻滞（一度、二度、三度）
交界性早搏
交界性并行心律
阵发性房室交界性心动过速
加速性房室交界性自主心律
折返节律
}

室性心律失常 {
室性逸搏
室性逸搏心律
室内传导阻滞
心室停搏
室性早搏
室性并行心律
阵发性室性心动过速
加速性室性自主心律
心室扑动
心室颤动
}

图 8 - 6　心律失常解剖部位分类

三、心律失常的发生机制

心律失常是心血管疾病中最常见的病症。由于引起心律失常的病因较多，心律失常的种类也较为繁杂，导致临床症状轻重不一，轻型的心律失常临床上可无任何症状，严重的心律失常可危及患者的生命。简而言之，其发生机制可归纳为冲动形成异常、冲动传导异常、冲动形成和传导均异常。了解心律失常的发生机制对正确地诊治心律失常十分重要。

（一）激动形成异常

1. 正常自律性改变

（1）自律细胞在动作电位舒张期自动除极化的速度（4相斜率大）变快，自律性增高。

（2）最大舒张膜电位降低（负值变小），自律细胞的自律性增高。

（3）阈电位水平下移（负值变大），自律细胞的自律性增高。

上述改变均可使自律细胞的兴奋性增强，频率加快，自律性增高。在相反情况下，则自律性降低。

2. 异常自律性产生

非自律细胞在病理状态下可以表现出自律性的特点，称为异常自律性。4位相自动除极化是细胞产生自律性的基础。导致快反应自律细胞与慢反应自律细胞自律性产生的离子活动的状态不同。前者4位相自动除极化主要为钠内向起搏电流（I_f）逐渐增强所致；后者的自动除极化主要是由于K^+外流和随后的慢钙内向电流（I_{Ca}）增强而发生。故当细胞对Na^+通透性增加，K^+外流增大或Ca^{2+}内流加速时，非自律细胞膜电位下降（负值变大），4位相除极加速而达到阈电位时，可出现异常的自律性。

3. 触发活动与后除极

触发活动引起的自律性异常不是由4位相自动除极所导致，而是由后除极（阈值下除极的电活动）所造成。在心肌细胞的复极过程中产生振荡电位和后电位，当振幅达到阈电位时便可引起一次异位搏动。

发生在复极期的2位相或3位相膜电位较高的水平时，称为早期后除极。早期后除极可能是由细胞对K^+的通透性下降所致，某些长Q-T间期综合征伴复极延长的快速室性心律失常可能与早期后除极有关，钾通道激活剂能消除早期后除极的发生。

发生在复极后4位相的膜电位振荡称为延迟后除极。延迟后除极的离子基础是短暂的内向电流（I_{Ti}）。正常情况下这种电流较小甚至不存在。当细胞内Ca^{2+}浓度增加（儿茶酚胺升高、洋地黄中毒、细胞外K^+降低、超速起搏）时，Ca^{2+}通过激活非选择性阳离子通道或促进$Ca^{2+}-Na^+$交换，由Na^+携带的短暂内向电流产生延迟后除极。延迟后除极是短周期依从性，心动周期越短，产生的除极电位越高，越容易达到阈电位而引起触发活动。钠通道阻滞剂、Ca^{2+}拮抗剂及β受体阻滞剂均可阻止延迟后除极的发生。

许多生理与病理因素（如心肌缺血、电解质紊乱、酸碱平衡失调及药物作用）均能改变窦房结和潜在起搏点的自律性，引起过早搏动、心动过速、加速性自主心律、心动过缓、逸搏、逸搏心律等心律失常的发生。

（二）激动传导异常

1. 生理性阻滞（干扰与脱节）

心肌每次激动之后，在处于绝对不应期时，任何强大的激动均不能引起下传。而在相对不应期中，激动虽能通过，但使传导时间延长或致差异性传导。这种现象称为干扰。前者为完全性干扰，后者为不完全性干扰。

当两个不同方向的激动在心脏某处相逢时，恰遇此处心肌处于绝对不应期，将使第二个激动传导终止（干扰）而各自控制心脏的一部分（脱节），称为干扰性脱节。不伴有夺获的脱节称完全性脱节；伴有夺获的脱节称为不完全性脱节；心房和心室的频率基本相等，称为等频性脱节。夺获是心脏起搏点重新获得控制整个心脏激动的现象。心房夺获是指房室交界区或心室异位起搏点在房室分离中重新获得激动心房的现象。心室夺获指在干扰性房室分离中窦性心搏重新获得激动心室的现象。

（1）干扰：包括以下四种。

1）窦房干扰：分为以下三种。

①窦房结内完全性干扰：异位激动侵入窦房结，干扰或扰乱了窦房结的固有频率，使窦性周期发生改变，表现为较早的房性早搏，其代偿间歇不完全（图8-7）。

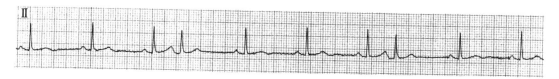

图8-7 房性早搏（代偿间歇不完全）

第4、8个 P-QRS-T 波群为房性早搏，P′波埋于前一窦性激动的 T 波之中，P′-R 间期 >0.12s。房性早搏前后两个窦性 P 波间隔之和小于正常两个窦性 P-P 间隔之和

②窦房结连接处完全性干扰：提早异位激动与窦房结的激动在窦房交界区发生干扰，异位激动未进入窦房结，窦房结仍按其固有频率发放冲动，但由于窦房结周围的心肌处于不应期而使冲动被干扰不能传出，故心电图上无窦性 P 波，但提早的异位搏动之后有完全性代偿间歇（图8-8）。

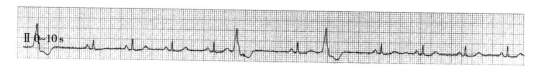

图8-8 室性早搏（代偿间歇完全）

第1、6、8个 QRS 波群提早发生，形态呈宽大畸形，T 波与主波方向相反，其前无 P 波，长 R-R 间期等于两个短 R-R 间期之和

③窦房结连接处不完全干扰：在间位性房性早搏时，房性激动由于不全阻滞未能

侵入窦房结，窦性激动成熟后可以延缓传导到心房，表现为房性早搏之后的窦性 P 波推迟出现，间有房性早搏的窦性 P－P 间期延长，其后续的 P－P 间期相应缩短，两个 P－P 间期之和等于两个窦性周期，但在窦性心律不齐时则无法识别。

2）房内干扰：分为以下两种。

①房性融合波（房内完全性干扰）：由两个起搏点各自激动心房的一部分所形成的 P 波称为房性融合波。其心电图特征：融合波 P 波的形态介于窦性 P 波与异位 P 波二者之间（图 8－9）；融合波的 P－P 间期基本等于或小于正常的 P－P 间期。

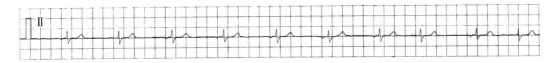

图 8－9　房性逸搏心律合并窦性心室夺获及房性融合波

第 1、2、3、4、5、6、7、9 个 QRS 波均为房性逸搏，其前 P 波倒置，P′－R 间期为 0.14s，QRS 波时间为 0.08s，心率为 62 次/分。第 8 个 QRS 波较前 QRS 波提早出现，时间为 0.08s，其前 P 波直立，P－R 间期＞0.12s，为窦性心室夺获。第 10 个 QRS 波前 P 波平坦，其 R′－P 间期与窦性心室夺获 R′－P 间期相等，为房性融合波

②房内差异性传导（房内不完全干扰）：指异位激动之后的第一个或连续几个窦性 P 波发生畸形。其心电图特征：房内差异性传导发生于较长的代偿间歇之后，异位激动之后第一个窦性 P 波畸形明显；变形的 P 波呈正向传导，而非逆行性 P 波，P－R 间期＞0.12s；变形的 P－P 间期与窦性 P 波的 P－P 间期相近似。

3）房室交界区干扰：分为以下几种。

①窦性激动对房性激动的完全干扰：表现为提早出现的房性 P 波之后不继有 QRS 波群，称为受阻型房早或房性早搏未下传（图 8－10）。

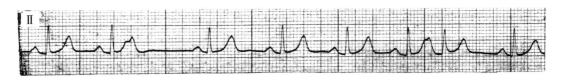

图 8－10　房性早搏未下传

第 2 个 P－QRS－T 波群的 T 波有一提前发生的 P 波，因落入不应期，所以未能下传引起 QRS 波群。第 7 个 QRS 波群提早发生，形态基本正常，其前 T 波高耸，表明为房性早搏

②窦性激动对房性激动的不完全干扰：表现为房性早搏伴房室传导延缓，即 P′－R 间期＞0.20s。

③室性早搏对窦房结的完全干扰：表现为室性早搏的前后可见与其无关的窦性 P 波。窦性 P 波落在 QRS 波群之前，P－R 间期＜0.12s。

④交界性逸搏对窦房结的完全干扰：表现为一个长间歇之后出现一形态基本正常的 QRS 波群，其前有窦性 P 波，但 P－R 间期＜0.10s。窦性 P 波亦可在 QRS 波群之

后，常重叠于 ST 上，其后无 QRS 波群相伴。

⑤异位激动对窦房结的不完全干扰：表现为早搏之后的第一个窦性心搏的 P－R 间期延长（图 8－11）。

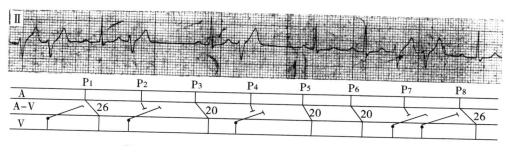

图 8－11 室性早搏后出现干扰性 P－R 间期延长

第 1、2 和第 9、10 为连续发生的室性早搏，其后的窦性激动 P－R 间期延长达 0.26s，这是由于室性早搏的激动逆行传入交界区并产生了隐匿性传导。此时窦性激动传入时该区尚处于相对不应期，从而发生干扰现象，造成 P－R 间期延长

4）室内干扰：分为以下两种。

①室性融合波（室内完全性干扰）：两个起源不同的激动几乎同时在室内对向传导，各自控制心室肌的一部分，所形成的 QRS 波群称为室性融合波（图 8－12）。其心电图特征：形态介于室上性 QRS 波与室性 QRS 波形态之间；室性融合波出现的时间必须是两个节律点的 QRS 波群均应出现的时间，故 R－R 间期基本相等；室性融合波之前有与其相关的 P 波，其 P－R 间期小于或等于基本心律的 P－R 间期（相差 <0.06s）。

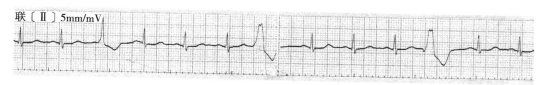

图 8－12 室性融合波

②室内差异性传导（室内不完全干扰）：室上性激动到达心室的时间较早，室内传导系统尚处于相对不应期，因而使激动传导延缓，产生一个畸形的 QRS 波群。通常把这种室内差异性传导称为时相性差异性传导。其心电图特征：激动的起源为室上性；QRS 波群提早出现，提前时间越早，畸形程度越显著；因右束支的不应期略长于左束支的不应期，故畸形的 QRS 波群多呈右束支传导阻滞图形（图 8－13）；QRS 波群起始向量与窦性 QRS 波起始向量一致。

由于房室交界区存在着功能性纵向传导分离，当激动沿房室交界区中某些纤维下传时，先使心室某处激动，然后激动心室的其余部分，结果使 QRS 波群畸形。因与其心肌的不应期无关，故称为非时相性差异性传导，多见于交界性逸搏心律。其心电图特征：异形的 QRS 波群延迟出现，且时间正常（<0.10s）；同一导联异形的 QRS 波群形态一致；常伴有明显的电轴偏移。

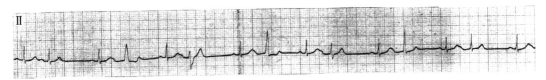

图 8-13　房性早搏伴室内差异性传导

（2）脱节：包括以下三种。

1）干扰性窦房脱节：干扰发生在窦房之间，窦房结只控制其周围的部分心肌，异位心房起搏点控制心房的绝大部分。其心电图特征：窦性心律伴异位心房激动，房率＞窦率；窦房干扰（房性融合波）连续三次以上；QRS 波群多为室上性。

2）干扰性房室脱节（干扰性交界区脱节）：分为以下三种。

①完全性干扰性房室脱节：P 波多为窦性，节律缓慢而规整；QRS 波群为交界性或室性异位心律，R-R 间期相等（图 8-14）；P 波与 QRS 波之间无固定关系，R-R 间期＜P-P 间期（心房率＜心室率）。

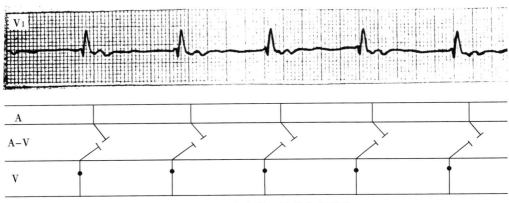

图 8-14　完全性干扰性房室脱节

②不完全性干扰性房室脱节：分为心房夺获、心室夺获和隐匿交界区夺获。

a. 心房夺获：房室脱节时，房室交界区或心室的异位激动逆行上传激动心房，产生逆行性 P 波，称为心房夺获。其心电图特征：早期出现的逆行 P 波位于 QRS 波群之后；心房夺获时心房与心室同由一个节律点控制，打破了房室分离的状态。

b. 心室夺获：房室脱节时，窦性或室上性激动恰好在房室交界区脱离了绝对不应期而又未能发生激动之时到达，于是窦性或室上性激动得以下传控制心室，称为心室夺获。其心电图特征：提早的 QRS 波群之前有相关的窦性 P 波，P-R 间期＞0.12s；提早出现的 QRS 波群形态应与窦性相同，或与基本心律的 QRS 波群一致（图 8-15）。

c. 隐匿交界区夺获：在窦性心律与交界性心律形成的房室脱节中，有时窦性激动于临界相（绝对不应期变为相对不应期之际）到达房室交界区，却未能传到心室，故不继有 QRS 波群，但却夺获了交界区的激动，使交界区起搏点必须重新积累兴奋，因而使一个交界性激动推迟出现。其心电图特征：房室脱节时，在 R-R 相等的交界性搏

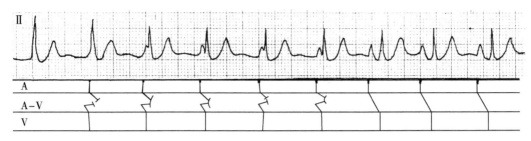

图 8 - 15 不完全性干扰性房室脱节

窦性心律，P 波顺序发生，频率 83 次/分。第 1 ~ 6 个 P 波到达交界区时未能下传心室，第 7 ~ 9 个 P 波下传激动了心室，形成不完全性干扰性房室脱节

动中突然出现一个或数个较长的 R - R 间期；在构成长间期的前一个 QRS 波群稍后有一窦性 P 波，此 P 波系侵入交界区引起新的不应期的窦性 P 波。

③等频性或同步性房室脱节：当心脏存在两个起搏点时，若两者频率相差小于 25%，则频率慢者可逐渐加快，使两者相互接近，即心肌"趋同现象"。其心电图特征：原频率较慢的 P 波逐渐与后面的 QRS 波接近，随之 P 波与 QRS 波同时发生，P 波埋于 QRS 波之中数次，数分钟之后 P 波又穿出 QRS 波。

3）干扰性窦室脱节：分为以下两种。

①完全性干扰性窦室脱节：指全部窦性激动受室性激动的绝对干扰而未下传，常见于阵发性室性心动过速、加速性室性自主心律、心室扑动伴窦性心律。

②不完全性干扰性窦室脱节：指绝大多数窦性激动受室性激动的绝对干扰而未下传，见于早搏型室性心动过速伴心房夺获、室性并行性心动过速、加速性室性自主心律。

干扰性房室脱节是一种生理现象，大多数为暂时性的。它可见于正常的窦性心动过缓，也可发生在交界性逸搏心律、房室传导阻滞或心肌炎、洋地黄及奎尼丁中毒基础上，其临床意义取决于原发疾病和原发性心律失常的性质。干扰和脱节是造成复杂心律失常的主要原因之一，正确认识对分析心律失常十分重要。

2. 隐匿性传导

一个激动在前向或逆向传导中激动了心脏的部分传导组织，但又未能完全通过，这种不完全的传导为隐匿性传导，其本质是一种递减性传导。任何一个激动不完全的传导到心脏组织的一部分，可使其产生新的不应期，因而对下一次激动的传导及次级起搏点激动必然会有影响，虽然在体表心电图上不能显示，但是由此可以推断出其前发生了隐匿性传导。无论是窦性激动还是异位激动抵达传导系统某一部位时，若该部位正处于绝对不应期和相对不应期的临界区，此时该心肌虽能发生除极，但产生的动作电位 0 位相上升速度减慢，幅度降低，而且在传导过程中其传导速度和振幅进行性衰减，最后不能传导，因而激动不能通过该部位的全部，但产生了新的不应期，从而对后续的激动传导和形成产生影响。隐匿性传导的发生可使规整的节律被打乱，传导障碍突然加重或减轻，产生与不应期不相符的差异性传导与超常传导，造成不典型文氏现象和并行心律，使心律失常复杂化。隐匿性传导可分为前向性、逆向性及双向性隐匿传导。

（1）房室交界区内的隐匿传导：包括以下两种。

1）影响激动的传导：具体如下。

①代偿间歇完全的早搏：室性早搏、交界性早搏、舒张晚期的房性早搏代偿性间歇完全，为异位激动隐匿性传至交界区，使交界区产生新的不应期，使窦性激动下传受阻。

②代偿间歇不完全的早搏：房性早搏代偿间歇多数不完全，偶见室性、交界性早搏代偿间歇也可不完全，这也是隐匿性传导的一种表现。

③插入性早搏后的第一个窦性搏动的P-R间期延长：间位性异位搏动隐匿性逆行传至交界区产生新的不应期，使窦性P波传导延缓（图8-16）。

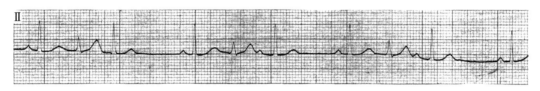

图8-16 间位性早搏伴干扰性P-R间期延长

④P波下传受阻：未下传的房性早搏在交界区隐匿性传导，若下一次窦性激动恰逢在交界区的绝对不应期，将使窦性P波下传受阻；若恰逢在交界区的相对不应期，则使窦性激动传导延缓。

⑤心房颤动时室律极不规则：主要为心房颤动波在交界区不同程度地发生隐匿性传导所致。

⑥心房颤动伴室性早搏时出现类代偿间歇（图8-17）。

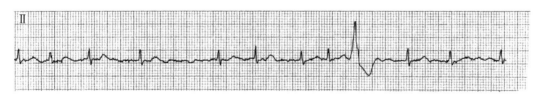

图8-17 心房颤动伴室性早搏后的类代偿间歇

⑦心房颤动时交界性逸搏推迟出现。

⑧心房扑动的3∶1、4∶1房室传导：心房扑动波慢而匀齐（图8-18），规律性隐匿性传导表现为传导比例减小。

⑨房室传导阻滞时房室传导比例改变：二度Ⅰ型房室传导阻滞时，文氏周期的第一个P-R间期无预期的缩短，反而意外延长；二度Ⅱ型房室传导阻滞时，原为3∶2、2∶1房室传导比例，可因隐匿性传导而变成3∶1、4∶1房室传导比例；二度或高度房室传导阻滞时，部分下传的P-R间期延长。

⑩隐匿性房室传导在交界区可引起超常传导。

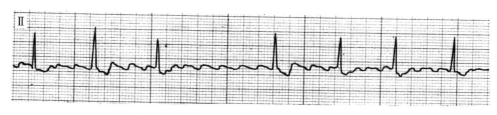

图 8 - 18　心房扑动（4∶1～6∶1 房室传导）

2）影响激动的形成：①高度房室传导阻滞时，隐匿性传导可使交界区起搏点提前除极，因而不能在预期的时间内释放逸搏激动。此时心室释放激动，引起室性逸搏。②房室交界区隐匿的折返引起交界性逸搏节律不规整。③不完全性房室脱节时，连续的隐匿性传导可使交界区不断地形成新的不应期，导致交界区逸搏无法形成或传出，可出现心室停搏。

（2）束支内的隐匿性传导：具体如下。

1）阵发性室上性心动过速，快速心房颤动伴有频率依赖性室内差异性传导。

2）心房颤动时不符合长－短周期规律的室内传导。

3）双侧束支传导阻滞时的蝉联现象：①室内差异性传导连续出现；②窦性心律合并房性早搏形成二联律时，房性早搏的 QRS 波交替呈现左、右束支传导阻滞图形；③双侧束支传导阻滞时，发生间歇性束支传导阻滞或只出现单侧传导阻滞。

（3）窦房连接处隐匿传导：①房性早搏伴有完全性代偿间歇；②在二度窦房传导阻滞时，窦房结的传导比例突然改变，出现连续的心房脱漏，并可产生长时间的心室停搏；③插入性早搏使下一次窦房传导延缓。

隐匿性传导常发生在房室交界区。它可防止过快的心房激动传到心室，使心室率不会过速，对心脏起到了保护作用。但房室传导障碍时发生隐匿性房室传导常可使阻滞加重，逸搏延迟发生，突发阿－斯综合征甚至心脏停搏。由此可见，隐匿性传导在临床上有两种绝对不同的影响，可以是传导系统功能性变化的一种表现，也可以是传导系统器质性损害的一种反应。

3. 单向阻滞、传出阻滞与传入阻滞

正常心肌组织都可以双向传导，但在病理情况下，某部位心肌组织中允许激动沿一个方向传导，而由相反方向来的激动则不能通过，称为单向阻滞。其发生机制可能由于某部位心肌病变程度不一致，出现递减性传导所致。

传出阻滞亦称外出阻滞，指激动向周围的心肌传出时发生阻滞。此激动不能传出并非由周围的心肌处于不应期所致，而是由于周围传导纤维的膜电位水平因舒张除极较低，0 位相上升速度慢，导致激动传导受阻变慢。

传入阻滞是指一个外来的激动不能进入主导起搏点和释放它的激动。起搏点发出冲动后，其周围组织处于不应期。当一个过早的激动到来时，巧遇起搏点周围组织的不应期，因而激动不能进入，属于生理性干扰现象。在病理情况下，起搏点周围组织的不应期异常延长或有传导障碍，可使激动传导受阻。传入阻滞几乎可以发生在任何起搏点，是并行心律的生理基础。

（1）单向阻滞：可见下列情况。

1）并行心律：其主要条件就是单向阻滞。异位节律点与周围心肌之间存在着单向阻滞（传入阻滞），阻止基本心律的侵入，使异位节律点不受干扰，按其固有的频率发生激动。只要周围的心肌脱离了不应期，便可传出产生异位节律。

2）反复心律：房室交界区存在着两条不同的通路，由于不应期的不同或传导抑制程度的差异，一条通路存在着单向阻滞，另一条通路仍可双向传导。当交界区节律点通过一条可以双向传导的通路逆行至心房时，激动又可以沿另一条通路（逆向性单向阻滞）返回心室，再次激动心室，引起心室反复心律。

3）三度房室传导阻滞时心房夺获：室上性激动下传心室完全受阻，偶尔心室的激动可以逆行传导至心房形成心房夺获，系交界区存在着单向阻滞所致。

4）干扰性房室脱节：由于房室交界区存在着逆向性单向阻滞，因而频率较高的低位节律点的激动不能侵入心房或窦房结。但下行的传导通路是正常的，因而窦房结的激动有机会下传心室形成心室夺获，或是由于交界区上、下部不应期的差异而阻止交界区节律点的激动逆传至心房或窦房结，致使心房与心室分别由不同的节律点所控制，形成了干扰性房室脱节。

（2）传出阻滞：可依靠间接征象来推断。

传出阻滞包括窦房传导阻滞、异位－心房交界传出阻滞（图8-19）、异位－房室交界区阻滞及异位－心室交界传出阻滞。

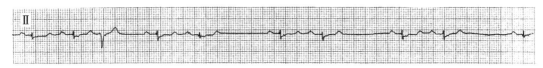

图8-19　二度Ⅱ型窦房传导阻滞合并室性早搏

1）规律性的心律突然出现漏搏，心率突然加倍或减半。窦性或异位心律突然出现漏搏，表明该节律点的激动存在着外出阻滞。任何规则的心率突然加倍或减半，表明该节律点激动传出阻滞的消除或出现。

2）传出阻滞的文氏现象：心电图表现为心动周期逐渐加速，而后出现一个长的周期，此后又重复这种现象。文氏现象发生在异位起搏点与其周围心肌之间，称为异－房、异－交、异－室传出阻滞文氏现象。

3）3:2传出阻滞：任何节律点发生3:2传出阻滞时，心电图均表现为二联律。窦房与异－房3:2传出阻滞表现为房性二联律；异－室3:2传出阻滞表现为室性二联律；异－交3:2传出阻滞则视其是逆行或下传传导阻滞而表现为房性或室性二联律。

4）根据异位心律实际周期长度来推算诊断传出阻滞：并行心律时，由于异位节律点存在着外出和保护性单向阻滞，异位激动可间断地表现出来，在所有异位心搏之间可找到一个最大公约数即为异位节律点的实际周期，据此即可诊断出异位心律的传出阻滞。

（3）传入阻滞：包括以下两种。

1）房性早搏伴有窦房结传入阻滞：①当插入性房性早搏抵达窦房结时，窦房结正处于生理不应期，因而不能传入。窦性周期未发生重整，心电图显示含有房性早搏的 P-P 间期等于正常的窦性 P-P 间期。②在插入性房性早搏时，房性激动由于不全阻滞未能侵入窦房结，但可使下一个窦性激动延缓传导到心房，表现为房性早搏之后的窦性 P 波推迟出现，含有房性早搏的 P-P 间期比正常的窦性 P-P 间期略长，但短于两个窦性 P-P 间期之和。

2）室性早搏伴有交界区起搏点传入阻滞或室性早搏的传入阻滞：室性早搏抵达交界区起搏点或室性起搏点时，起搏点周围组织可能处于生理不应期，使室性早搏不能进入异位起搏点重建周期，异位周期不发生改变，所以含有室性早搏的 R-R 间期等于异位周期，或为异位周期的整倍数。

单向阻滞的存在可以避免快速低位起搏点逆行传入心房及打乱窦房结节律，有力地保证了窦性激动下传，但也为并行心律、反复心律、干扰性房室分离等心律失常奠定了基础。传入阻滞保证了主导起搏点的发放，但也可以使异位起搏点不受干扰，是形成并行心律的必需条件。传出阻滞也是一种单向阻滞，在主导心律中连续发生将导致心脏停搏。

4. 3 位相、4 位相传导阻滞

（1）3 位相传导阻滞：指传导障碍发生在心肌细胞动作电位的 3 位相，又称快频率依赖性传导阻滞。正常情况下，动作电位 3 位相时心肌细胞尚处于绝对不应期或相对不应期。当频率增快时，后一激动到达于前一个激动动作电位 3 位相。此期膜电位尚未恢复到一定的负值水平，使动作电位 0 位相除极速度及幅度降低，发生传导减慢或受阻。实质上 3 位相传导阻滞是生理上的干扰现象。在病理情况下，心肌细胞不应期延长，频率稍微增快，冲动落在延长的不应期内，引起传导障碍。室上性早搏伴室内差异性传导、房性早搏未下传、干扰与脱节、隐匿性传导、房室传导中的裂隙现象、传出阻滞、并行心律、保护性传入阻滞等均与 3 位相传导阻滞有关（图 8-20）。

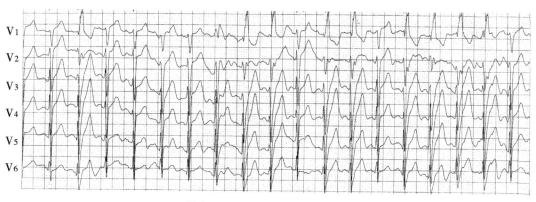

图 8-20 3 位相束支传导阻滞

（2）4 位相传导阻滞：又称舒张期传导阻滞，指传导障碍发生在心肌细胞动作电位的 4 位相。具有舒张期自动除极的细胞在膜电位恢复后又自动上升，此时如有冲动到达，由于与阈电位的距离缩小，故引起的动作电位 0 位相上升速率降低，传导延缓或阻滞。如果心率快，冲动在 4 位相除极前或早期到达，产生的动作电位正常，传导不受影响，所以 4 位相传导阻滞又称慢频率依赖性传导阻滞，绝大多数为病理性。与 4 位相传导阻滞有关的心律失常有慢频率依赖性束支传导阻滞、间歇性房室传导阻滞、并行心律节律点周围的保护性阻滞及 4 位相阻滞折返性心律失常（图 8 – 21）。

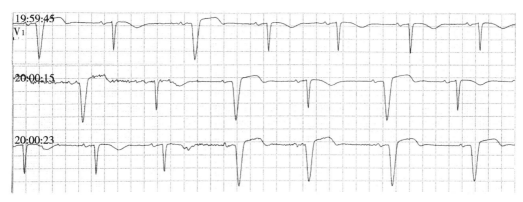

图 8 – 21　4 位相传导阻滞

5. 超常传导与韦金斯基现象

（1）超常传导：指在心脏传导功能发生障碍时，本应被阻止的激动却意外地发生传导功能暂时性改变。超常传导绝不意味着这个时间的房室传导比正常的房室传导功能更好。有人认为心动周期的超常期位于细胞复极前，在相对不应期与正常反应期的交界处，此时的膜电位尚未恢复正常（负值小），而阈电位已恢复，以微弱的刺激也能引起心肌兴奋。亦有人认为超常期在绝对不应期或延长的相对不应期内。

心电图特征：①房室交界区超常传导。高度或完全性房室传导阻滞时，偶尔可见某些心室夺获的窦性 P 波位于逸搏 QRS 波群的稍后处；二度 I 型房室传导阻滞时，逐渐延长的 P – R 间期突然缩短；一度房室传导阻滞时，短的 R – P 间期之后出现短的 P – R 间期，较长的 R – P 间期之后反而出现长的 P – R 间期。②室内超常传导。束支传导阻滞时，早期下传的室上性激动反而引起形态正常的 QRS 波群；束支传导阻滞时，室性早搏之后的窦性 QRS 波群形态正常化；心房颤动伴室内传导阻滞时，提早出现的 QRS 波群形态正常；双束支传导时间不一致（相差 > 0.04 ~ 0.06s），按正常的频率发生的激动呈束支传导阻滞图形，而早搏的 QRS 波群反而正常。

（2）韦金斯基现象：指心脏在传导性和兴奋性受到抑制的状况下得到暂时改善的一种保护性反应，分为韦金斯基易化作用及韦金斯基效应两种情况，常见于高度或完全性房室传导阻滞。①韦金斯基易化作用：在传导阻滞的区域一侧受到较强的刺激，虽不能通过阻滞区，但阻滞区的应激阈值却可因此而暂时降低，使来自另一侧的阈下刺激能够顺利通过。②韦金斯基效应：一次激动通过之后，阻滞区的应激阈值降低，使从同侧接踵而来的阈下刺激能够通过。

心电图特征：①高度或完全性房室传导阻滞时，在交界性或室性逸搏之后连续出现几个心室夺获；②文氏型房室传导阻滞时，文氏周期内第一个心搏呈左束支传导阻滞图形，其后相继出现的心搏室内传导正常，提示左束支传导阻滞暂时改善，可能与束支韦金斯基现象有关。

超常传导的存在表明心脏有传导障碍，其发生可使心律失常更加复杂化。韦金斯基现象亦被认为是一种广义的超常传导，是心脏在受抑制情况下自律性和传导性得到改善的保护反应，不同之处在于其传导改善的时间比超常传导时间要长。

6. 伪超常传导

NaruLa 首先提出：一个室上性激动在其传至心室的过程中，经过心房、房室交界区、希氏束和希浦系统，近侧部分的传导速度可影响远侧部位的传导情况。例如，近端传导速度加速可使激动在远端传导延缓或阻滞；近端传导速度的延迟造成本来在远端不能传导的激动得以意外地改善而下传，这种意外的传导改善现象称为裂隙现象。因貌似超常传导，又称伪超常传导。其发生机制如下。

（1）分层阻滞：由于传导系统在传导方面存在水平分离，不同层次的组织存在不同的不应期和不相等的传导速度，引起程度不同、形式多样的传导阻滞。分层阻滞现象多见于房室交界区。当存在着两个阻滞平面时，近端阻滞平面使传导延缓，与其相对不应期有关；远端阻滞平面导致传导阻滞，与其绝对不应期有关。当过早的激动在近端的传导速度加快时，早搏落在远端的绝对不应期，使传导受阻；过早激动在近端的传导速度延缓时，足以使远端阻滞区在激动到达前已脱离不应期，使激动下传。

（2）房室结双径路：房室交界区在形成功能性纵行分离时，可出现两条或更多应激时相和传导速度均不相同的快、慢径路。当室上性激动抵达房室交界区时，激动循快、慢两条径路同时下传，在裂隙带（心动周期中某一段发生的房性激动不能下传心室或室性激动不能逆传心房）发生较晚的房性早搏通过快径路下传到达共同通道时即发生传导阻滞，同时这一阻滞会影响由慢径路下传激动的传导。发生更早的房性早搏虽然受阻于快径路，但却能沿慢径路下传，并经共同通道下传心室。

（3）裂隙现象：常发生于房室交界区，但其他部位亦可发生。它不仅见于房室前向传导，也可见于房室逆向传导。裂隙现象在房室前向传导的表现如下。

1）心房内伪超常传导：过早的房性激动在心房内传导速度延缓，致使传导时间长于房室结的有效不应期，激动抵达房室结时已进入反应期，因此激动得以下传。

2）房室结内伪超常传导：过早的房性激动在房室结内的传导时间延长，当超过希浦系统的有效不应期时，激动便下传心室。

3）希浦系统伪超常传导：过早的房性激动抵达希浦系统时，在近端传导有明显延缓，远端兴奋性得到了充分时间恢复，因此激动抵达远端下传心室肌而引发搏动。

对于裂隙现象发生于房室传导系统的哪一部位，需要依靠心脏电生理检查确定，体表心电图难以证实。裂隙现象的出现与消失受心动周期、神经体液调节、药物作用等方面的影响。

7. 文氏现象

文氏现象是指心脏任何部位的传导速度进行性延迟，直至完全传导阻滞而发生一次漏搏，然后又开始上述新的周期性变化。因此，文氏现象可以发生在传导系统中的任何部位。文氏现象的电生理基础可能是递减性传导。由于病理改变、药物作用及自主神经的张力变化，造成心脏传导组织各部位的有效不应期和相对不应期的异常延长，激动在该部位所引起的动作电位 0 位相上升速度减慢，振幅降低，传导速度延缓。随着每次心搏传导延缓的程度逐渐加重，最后使激动落于绝对不应期，发生传导阻滞而脱漏。由于最后激动未产生动作电位，使该处的膜电位得以恢复，因此下一个激动到达时传导正常。文氏现象也可以发生在异位起搏点与周围心肌组织之间，称为异－房、异－交及异－室传出阻滞的文氏现象。文氏现象在传导阻滞中可见于前向传导，又能发生在逆向传导。

（1）窦房传导阻滞的文氏现象：心电图特征如下。

1）典型文氏型窦房传导阻滞：①在窦性 P 波漏搏之前，P－P 间期逐渐缩短；②P－P 间期小于短 P－P 间期的 2 倍；③长 P－P 间期前一个 P－P 间期小于该间期后第一个 P－P 间期（图 8－22）。

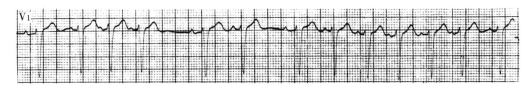

图 8－22　二度Ⅰ型窦房传导阻滞

2）不典型文氏型窦房传导阻滞：①窦性 P 波漏搏前的 P－P 间期不是最短；②漏搏前的窦房传导时间无规律地延长，表现为 P－P 间期不是进行性缩短；③漏搏后的第一个 P－P 间期不是所有短 P－P 间期最长者。

（2）房内传导阻滞的文氏现象：心电图特征如下。

1）右房内传导阻滞的文氏现象：①窦性 P 波或房性 P'波振幅发生由低到高或由高到低的周期性变化；②不伴有心房速率的改变。

2）左房内传导阻滞的文氏现象：①窦性 P 波或房性 P'波时间＞0.11s，由窄变宽或由宽变窄呈周期性变化；②除外左心房扩大。

（3）房室传导阻滞的文氏现象：心电图特征如下。

1）典型的文氏型房室传导阻滞：①P－R 间期进行性延长；②P－R 间期的增量进行性缩短；③R－R 间期进行性缩短，直至室搏脱漏；④R－R 间期小于两个窦性周期之和，等于两个窦性周期之和减去 P－R 间期的总减量；⑤长间期后第一个 R－R 间期最长，长间期前一个 R－R 间期最短（图 8－23）。

2）不典型文氏型房室传导阻滞：①文氏周期中第一个心搏的 P－R 间期不缩短。文氏周期以两个 P 波连续受阻而结束。②P－R 间期增量不呈进行性减小，因而 R－R 间期也不是进行性缩短。③文氏周期以反复心搏而结束。④反向文氏周期。在 2:1 阻滞时，下传心搏的 P－R 间期呈进行性缩短，连续的两个 P 波下传心室之后又重复上述的周期性变化。⑤房室逆向传导文氏现象。在交界性或心室异位心律时，逆行 P 波的

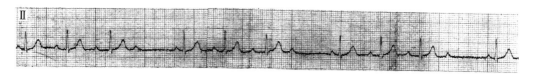

图 8-23 二度 I 型房室传导阻滞

P′-P′间期逐渐缩短，R′-P′间期逐渐延长，最后发生房搏脱漏。长的 P′-P′间期小于任何短 P′-P′间期的 2 倍。

（4）束支传导阻滞的文氏现象：心电图特征如下。

1）直接显示性文氏现象：在一组文氏周期中，第一个 QRS 波群时间、形态正常，其余 QRS 波群宽度逐次增加，束支传导阻滞的程度逐渐加重，最后出现完全性束支传导阻滞而结束，以后又重复上述现象。

2）不完全性隐匿性文氏现象：在文氏周期中，第一个 QRS 波正常，其余均呈完全性束支传导阻滞图形。要确定不完全隐匿性文氏现象，必须在同一份心电图中同时有直接显示性文氏现象。

3）完全性隐匿性文氏现象：心电图表现为完全性束支传导阻滞图形，故很难与三度束支传导阻滞相鉴别。除非心率减慢到足以出现直接显示性或不完全性隐匿性文氏现象时方可明确。

文氏现象可以发生在传导系统的任何部位，但以房室交界性最为常见。交界性文氏现象多历时短暂，常由急性心肌炎、急性下壁心肌梗死、洋地黄中毒、奎尼丁过量及高钾血症所引起，治疗应针对病因处理。少数转变为三度房室传导阻滞者需安装永久性心脏起搏器。

8. 折返现象

折返现象是指心脏内一个下传的激动逆其方向，重新进入并兴奋其在心脏或传导系统上的起源部位，引起再次搏动。折返现象持续发生便形成了折返性心动过速。正常情况下，窦房结的激动经心房、房室交界区、希浦系统传至心室肌，激动过后的心肌组织均处于不应期，使激动消失。如果要形成折返激动，必须具备三个条件：①解剖或功能上的双重传导径路。心脏传导系统的各个部位都可能形成折返环路。解剖上折返环路可发生在房室间、房室结、窦房结、心房和心室内。功能上的折返径路是因心肌组织电生理特性差异而形成的，其中一条径路为前传支，另一条径路为逆传支，两条径路构成了折返环路。②传导径路中一条存在着单向传导阻滞。两条传导径路的应激性一致，激动过后两条径路均处于不应期，折返环路不可能建立。只有一条径路不应期延长或存在单向阻滞时，激动只能沿另一条径路下传，当激动传至单向阻滞并已恢复兴奋的部位时便可沿着此径路上传，形成逆传支。③传导径路中一条传导速度缓慢及不应期短。激动沿逆传支折返抵达原兴奋的某部位心肌之前，该部位心肌必须脱离不应期才能使折返回来的激动发生应激。因此，折返环路传导时间要足够长，即冲动经过的路程必须超过再激动心肌的不应期（s）与传导速度（cm/s）的乘积。因此，不应期的缩短和传导速度的减慢均能使折返环路变短，利于折返现象的出现。心脏的任何部位只要具备了上述三个条件，都可形成折返现象，引起折返性心律失常（图 8 - 24）。

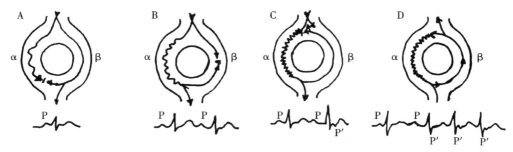

图 8 - 24　房室结内折返示意图

图示房室结内 α 与 β 路径，其中 α 路径传导速度慢，不应期短；β 路径传导快，不应期长。A. 窦性心律时激动沿 β 路径前传至心室，P - R 间期正常，同时循 α 路径前传，但遇不应期不能到达希氏束。B. 房性早搏受阻于 β 路径（因不应期长），由 α 路径缓慢下传至心室使 P' - R 间期延长，经 β 路径逆传时遭遇不应期，使激动受阻。C. 更早的房性早搏提前出现，经 α 路径更加缓慢下传心室，使 P' - R 间期更加延长。β 路径有足够时间脱离不应期，激动经 β 路径逆向传导返回心房，完成单次折返，产生一个心房回波（P'）。D. 心房回波再循 α 路径前传，折返持续，引起房室结内折返性心动过速

（1）窦房结内折返：窦房结细胞缺乏 I_{Na} 通道，其 0 期去极化速度慢，是慢反应动作电位，传导速度缓慢，不同部位的不应期亦存在着差异。当激动进入窦房结时，边缘心肌可能处于相对不应期中，激动由此缓慢进入，再由脱离不应期的窦房结传出抵达心房，引起窦性回波，又称为窦性早搏。其心电图显示提早出现的 P - QRS - T 波群与窦性心律相同，P - R 间期相等，联律间期固定，代偿间歇恰等于一个正常的窦性周期。持续发生便形成窦房结折返性心动过速。

（2）心房内折返：激动在心房内规则地沿着同一折返环路传导或反复折返，频率相对缓慢而规则，即成为房内折返性心动过速，难与心房异位起搏点自律性增高引起的房性心动过速鉴别。激动在心房内缓慢传导，心房的不应期缩短，出现快频率而且连续的心房激动，则为心房扑动。心房内各部位不应期极不一致，传导速度参差不齐，折返环路错综复杂，产生连续而不规则的心房激动，则为心房颤动。

（3）房室交界区内折返：具体如下。

1）房室结折返性心动过速（atrioventricular nodal reentrant tachycardia，AVNRT）：房室结双径路传导的存在为 AVNRT 提供了折返环路。其中，快径路传导速度快，不应期长；而慢径路传导速度慢，不应期短。当房性早搏抵达房室结区时，快径路处于不应期，慢径路已脱离了不应期，激动便沿着慢径路下传，达房室结远侧时又可沿脱离了不应期的快径路逆传导至心房，周而复始，便形成了 AVNRT。把这种由慢径路下传、快径路逆传顺序的 AVNRT 称为"慢 - 快"型（图 8 - 25），临床多见。其心电图表现为 R - P'间期（短）＜P' - R 间期（长），R - P'间期＜1/2R - R 间期。如激动沿快径路下传，慢径路逆传，则形成的 AVNRT 称为"快 - 慢"型，较为少见，其心电图显示

R－P′间期（长）＞P′－R 间期（短），R－P′间期＞1/2R－R 间期。

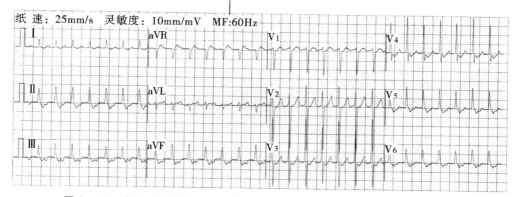

纸速：25mm/s　灵敏度：10mm/mV　MF:60Hz

图 8－25　房室结折返性心动过速（慢－快型，Ⅱ、Ⅲ、aVF 导联假 s 波）

2）反复心律（回波）：指心脏某一激动在使心房和心室激动的同时，由另一传导途径折返并再一次激动心房或心室的现象。单次的折返称为反复搏动，两次（或多次）折返所产生的一组反复搏动称为反复心律，连续发生则形成反复性心动过速。

当房室交界区存在着两条应激性不同的径路和足够的折返时间时，便可发生反复心律现象。诊断反复心律的条件：R－R 之间有逆行 P′波存在；R－R 间期小于 0.5s；P－R 间期或 R－P′间期大于 0.20s。按激动起源部位把反复心律分为窦性、房性、房室交界性和室性反复心律。

①窦性反复心律：QRS 波前有一窦性 P 波，P－R 间期＞0.20s（下传时间延长才可能使激动折返回至交界区上部和心房），QRS 波之后有一逆行 P′波（激动通过交界区回至心房而产生），R－P′间期＜P－R 间期，形成 P－QRS－P′波组。窦性激动未能下传心室又返回心房产生逆行 P′波，形成 P－P′波组，为不完全性窦性反复心律。

②房性反复心律：QRS 波前有一逆行 P′波，P′波为房性早搏，P′－R 间期＞0.20s。QRS 波之后有一逆行 P′波（为逆行的反复搏动），R－P′间期＜P′－R 间期，形成 P′－QRS－P′波组。房性激动下传受阻，形成 P′－P′波组，为不完全性房性反复心律。

③房室交界区反复心律：心电图呈现 QRS－P′－QRS 波组。第一个 QRS 波为交界性心搏，第二个 QRS 波为逆行 P′波的激动又从交界区沿另一条径路下传所引发，两个 QRS 波均呈室上性（图 8－26）。R－R 间期＜0.5s，R－P′间期＞0.20s（激动从交界区逆传延长，交界区下部方能脱离不应期，允许激动返回除极心室）。

④室性反复心律：心电图示 QRS－P′－Q 波组。第一个 QRS 波为室性异位搏动所产生，其形态呈宽大畸形。P′波为逆行性。第二个 QRS 波为室性异位搏动通过交界区折返回到心室所致，通常为室上性，QRS 波形态正常，但可呈差异性传导（QRS 波增宽）。R－P′间期＞0.20s，R－R 间期＜0.5s。逆行传导受阻，形成 QRS（宽大）－QRS（正常）波组，为不完全性室性反复心律。

⑤伪反复心律（逸搏－夺获心律）：逸搏之后窦性激动下传心室（心室夺获），两个 QRS 波群所夹的 P 波为窦性。P－R 间期≥0.12s。P－R 间期符合窦性周期。有时逸

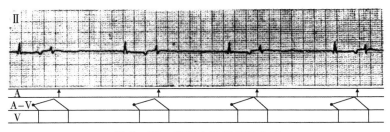

图 8-26 房室交界区反复心律

搏-夺获心律连续发生，称为逸搏-夺获二联律（图 8-27）。

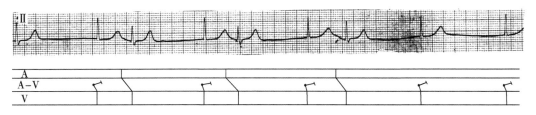

图 8-27 伪反复心律（逸搏-夺获二联律）

第 1、3、5、7、8 个 QRS 波前无 P 波，为交界性逸搏。第 2、4、6 个 QRS 波前的 T 波中有凸起，为窦性 P 波。窦性 P 波下传心室引起 QRS 波群，称为逸搏夺获心律，连续出现三次形成逸搏夺获二联律

（4）心室内折返：正常心脏心室内可出现折返，在病变的基础上更容易产生。发生单个的折返激动为室性早搏，连续的折返便形成了室性心动过速。单形性室性早搏的联律多为固定的，因为其在室内的折返环路是单一的，传导时间相对恒定，即使在心律极不规则（心房颤动）时联律间期仍是固定不变的。单形性室性心动过速心律基本规则，R-R 间期相差≤0.03s。多源性室性早搏或多形性室性心动过速反映了室内存在多个折返环路，致使多源早搏的联律间期不等，多形性室性心动过速的 R-R 间期也不规整。若心室内折返环路错综复杂，各部的不应期参差不齐，使室内传导发生严重障碍，则可形成心室颤动。

（5）旁路折返：预激综合征合并室上性心动过速最为常见，折返环路在房室旁道与正常的传导系统间形成。根据折返的方向分为顺传型和逆传型房室折返性心动过速。①心房激动经正常途径下传心室，沿旁道逆传心房，形成房室顺传型折返性心动过速。心电图特征为：诱发心搏无 P-R 间期延长；QRS 波之后有逆行 P′波，R-P′间期 <P′-R 间期（室房传导快于房室传导）；QRS 波正常，无预激波。②心房激动经旁道下传，再由正常途径逆传心房，称为逆传型房室折返性心动过速。心电图特征为：QRS 波增宽呈完全预激图形；逆行 P′波于 QRS 波后较晚出现，R-P′间期 >P-R 间期（室房传导慢于房室传导）。房室旁道为多条时，折返激动环行于两条房室旁道，形成双房室旁道折返性心动过速，心电图表现与逆传型房室折返性心动过速相似。

折返激动是导致许多心律失常的机制。除并行心律、非阵发性心动过速是由于异位起搏点自律性及某些心律失常与触发活动有关外，绝大多数心律失常如各种早搏、

早搏诱发心动过速、反复心律、心房扑动和心房颤动是由折返激动所造成。了解折返现象有助于心电图的识别及电生理检查并指导心律失常治疗方案的制定。

（三）冲动形成与传导异常并存

1. 并行心律

并行心律含有两个独立的起搏点，通常一个是窦房结，另一个是异位起搏点。因异位起搏点周围存在传入阻滞，使窦房结的激动不能传入，但异位起搏点的激动可以传出。这样，心脏便有两个各自独立的起搏点，各自按其频率发出激动，形成并行心律。并行心律异位起搏点可以在心脏的任何部位，但以室性并行心律多见，房性、房室交界性并行心律较少发生。并行心律时，异位起搏的频率为 20～40 次/分，由于其周围存在传入阻滞及间歇性传出阻滞，故心电图表现为隔一次或数次才能传出。

（1）窦性并行心律：窦房结一般不具有防御异位激动入侵的特点，当其存在着保护性传入阻滞时，异位起搏点的激动不影响窦性心律的规律（P 波按时出现），形成了异位节律与窦性心律并存。

（2）房性并行心律：①异位 P′波比窦性 P 波高尖，异位房率多为 35～55 次/分；②联律间期（P－P′间期）不固定；③短的 P′－P′间期与长的 P′－P′间期呈整倍数关系，或有一个最大公约数；④房性融合波偶见。

（3）房室交界性并行心律：①交界性搏动周期出现在窦性心律中，各异搏间期之间呈整倍数关系；②联律间期不等，时间相差 ＞0.08s；③房性融合波偶见，室性融合波罕见；④可引起室内差异性传导。

（4）室性并行心律：①室性搏动周期出现在窦性心律中，短的异搏间期与长的异搏间期呈整倍数关系；②室性搏动频率多为 30～40 次/分；③联律间期不等，时间相差 ＞0.08s；④室性融合波常发生（图 8－28）。

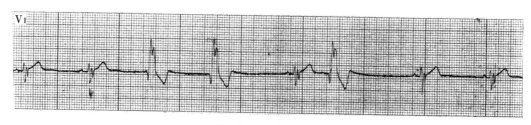

图 8－28 室性并行心律

并行心律可见于健康人，但多数为器质性心脏病所引起，以冠心病、心肌炎、肺心病、洋地黄中毒最多见。并行心律一般不引起症状，偶可出现心悸、胸部不适感。除对症处理外，主要针对原有心脏病进行治疗。

2. 混乱心律

混乱心律系指连续或短阵的出现以频发多源性早搏为主的、极不规则的快速异位心律。其发生机制为多个异位起搏点发放冲动，形成多源性、多形性自律性异常。因异位起搏点的自律性不稳定，因而构成了停搏、逸搏、逸搏心律、异位心动过速与早搏并存的多类型心律。按异位起搏点的部位不同，混乱心律分为房性、交界性和室性，但常为混合性。

（1）房性混乱心律：①同一导联出现两种以上不同形态的 P′波（图 8 – 29）；②P′ – P′间期不等；③P′ – R 间期不一致；④房率在 100～250 次/分，心室率不规则。

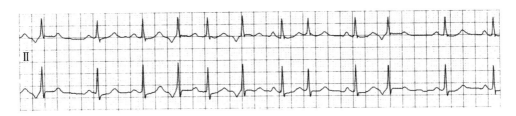

图 8 – 29　房性混乱心律

P′波形态多变，P′ – P′间期不等，P′ – R′间期及 R – R 间期不一致

（2）交界性混乱心律：①交界性早搏、交界性逸搏、交界性心动过速同时可见；②P′ – R 间期互不相等；③P′ – R 间期及 R – P′间期长短不一。

（3）室性混乱心律：①QRS 波畸形多变；②R – R 间期长短不一；③室性早搏、室性心动过速、室性逸搏、室性停搏均可出现（图 8 – 30）。

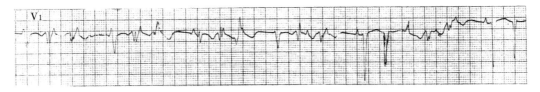

图 8 – 30　室性混乱心律

QRS 波形态不一，R – R 间期不等，P – R 间期不齐

混乱性心律见于急性心肌梗死、心肌病、洋地黄中毒及各种器质性心脏病。心导管检查、心脏手术时亦可发生。也可为临终前的心电图表现，极易发展为颤动，及时纠正对预防心室颤动尤为重要。

3. 异位起搏点伴传出阻滞

异位起搏点伴传出阻滞既有冲动形成异常，又有冲动传导障碍，如异位起搏点的文氏现象。

（1）异 – 房传出阻滞的文氏现象：发生的部位在房内异位起搏点与心房肌交界区，见于房性逸搏心律、房性心动过速、心房扑动等心律失常。其心电图特征：①P′ – P′间期（或 F – F 间期）逐渐缩短，直至出现一个长的 P′ – P′间期；②长的房性 P – P 间期＜两个基本房性 P – P 周期之和；③异 – 房传出阻滞 3∶2、4∶3 等。

（2）异 – 交传出阻滞的文氏现象：发生部位在房室交界区起搏点与其周围的心肌之间，见于交界性逸搏心律、交界性心动过速等心律失常。其心电图特征：①异 – 交传出时间逐渐延长，突然脱落一次交界性 P′ – QRS 波群；②长的交界性心搏周期短于基本交界性心律周期的 2 倍。

（3）异－室传出阻滞的文氏现象：发生部位在室性起搏点与其周围的心室肌之间，见于室性早搏、室性逸搏心律、室性心动过速等心律失常。其心电图特征：①异－室传出时间逐渐延长，直至漏掉一次室性 QRS－T 波群；②长的室性 R－R 间期短于基本室性 R－R 周期的 2 倍。

四、心律失常心电图诊断

心电图对诊断心律失常起着决定性作用，因此当怀疑心律失常存在时应选择 P 波与 QRS 波最清晰（Ⅱ、V_1）的导联做较长时间的描记，进行有步骤的分析，确立基本心律的性质，明确心律失常的类型，找出心律失常的病因。

（一）排除干扰伪差

识别基线的振动造成的假性 P 波、假颤动波以及干扰引起的假性 QRS 波群。

（二）分析 P 波

1. P 波形态

根据 P 波形态来确定是窦性 P 波、房性 P 波、交界性 P 波或室性 P 波，形态不恒定的 P 波则提示起搏点在游走。

2. P 波频率与节律

测量 P－P 间期，计算心房激动的频率，确定系心动过缓、心动过速或窦性静止。观察 P－P 间期是否规整，节律不齐时应考虑窦性心律不齐、游走节律、窦房传导阻滞、窦性早搏、房性早搏等。

3. P 波消失

此时应注意发现 P 波是否埋入 QRS 波或 T 波中，有无 F 波或 f 波。窦性停搏、窦房传导阻滞、窦室传导则无 P 波出现。

（三）分析 QRS 波群

1. QRS 波形态

观察 QRS 波群的形态，推测其激动的起源（室上性、室性激动），判明激动的传导阻碍（室内差异、传导阻滞）。

2. QRS 波频率与节律

测量 R－R 间期，计算心室激动频率。根据 R－R 节律明确早搏、逸搏或融合波。节律极不整齐且无 P 波而以 f 波代替时，则为心房颤动。

（四）分析 P 波与 QRS 波的关系

（1）P－R 间期规律伴 R－R 长间期时，考虑存在窦房传导阻滞、窦性静止。

（2）P－R 间期逐渐延长，直到一次 P 波后脱落一个 QRS 波群，为伴有文氏现象的传导阻滞。

（3）P－R 间期不固定，P 波与 QRS 无关系，可见于完全性房室脱节及完全性传导阻滞。

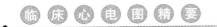

（五）借助梯形图分析心律失常

1. 梯形图的绘制

梯形图（Lewis线）是用来表明激动起源部位及传导顺序的一种简明方法，对分析复杂的心律失常很有用处。梯形图的绘制是在有关心电图的下方根据需要画出 4 ~ 8 条平行线，分成 3 ~ 7 条横格，并在每个格的左边表明部位，通常用 A（心房）、A－V（交界区）、V（心室）来表示，必要时增加 S（窦房传导）、E（室性异位搏动）等项目（图 8 － 31）。利用 P － QRS － T 的关系找出起搏点的位置，推测交界区的传导情况，明辨干扰或阻滞，加以综合分析，作出正确的判断。

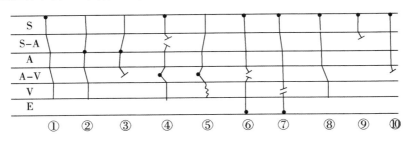

图 8 － 31 激动起源和传导梯形图

①正常传导；②房性搏动；③房性早搏未下传；④交界性搏动；
⑤交界性早搏伴室内差异性传导；⑥室性搏动；⑦室性融合波；⑧房室
传导延缓；⑨窦房传导阻滞；⑩房室传导阻滞

2. 梯形图中常用符号

激动起源为"·"；并行收缩起搏点为"⊙"；激动通过心房或心室为"｜"；激动前向传导为"＼"；激动逆向传导为"／"；激动隐匿性前传为"⅄"；激动隐匿性逆传为"⅄"；激动下传受阻为"⅄"；激动逆传受阻为"⅄"；房性或室性融合波为"÷"；差异性传导为"⅄"。

第九章　窦性心律失常

激动起源于窦房结的心律称为窦性心律。窦性心律失常是反映激动仍发于窦房结，但速率和节律发生变异。常见的窦性心律失常包括窦性心动过速、窦性心动过缓、窦性心律不齐和窦性停搏。

一、正常窦性心律

心脏的正常活动是由窦房结以一定频率匀齐发放的激动所控制的，这种心律称为正常窦性心律。窦房结的活动产生的电位极为微弱，因而在心电图上无法直接观察到窦房结的活动规律。但在一般情况下，窦房结均能激动心房产生 P 波，所以通过心房的电活动可间接得知窦房结的活动规律。

【图貌特征】

（1）P 波为窦性，即Ⅰ、Ⅱ、Ⅲ、aVF 导联直立，aVR 导联倒置（窦房结发放激动传至心房，心房的除极方向从右上指向左下）。

（2）P 波频率成人为 60~100 次/分（图 9－1）。

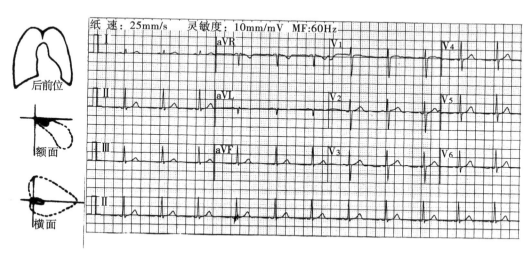

图 9－1　正常窦性心律

$P_{Ⅰ、Ⅱ、Ⅲ、aVF}$直立，P_{aVR}倒置；P－R 间期为 0.13s，心率为 73 次/分；QRS 波时间为 0.08s，$R_{V5} + S_{V1} = 2.26mV$；心电轴 +77°

（3）P－P 间期相差 <0.12s（节律规则）。

（4）P－R 间期为 0.12~0.20s（激动经正常传导途径以正常传导速度至心室）。

（5）QRS 波时间≤0.10s（激动在心室内传导正常）。

【图病链接】

在分析心律失常时，只要窦性 P 波规律出现，不论 QRS - T 形态如何发生变化，或窦性 P 波因干扰、受阻一时未能显现，仍诊断为窦性心律。在完全性房室脱节时，窦房结控制心房，异位节律点控制心室，便形成了窦性心律与异位心律同时并存的节律。在异位心律中偶尔夹杂着窦性 P 波，又无连续性，则不能诊断为窦性心律。

二、窦性心动过速

窦性心动过速指窦房结发出的激动频率超过正常窦性心律的上限。由交感神经兴奋及迷走神经张力降低引起者称为生理性窦性心动过速。由窦房结本身结构或电活动异常造成者称为不良性窦性心动过速。

【图貌特征】

（一）生理性窦性心动过速

生理性窦性心动过速主要与交感神经兴奋性增高及副交感神经张力降低有关，可由剧烈运动、情绪激动、过量吸烟、饮酒、饮浓茶引起，也可因发热、感染、缺氧、贫血、外伤、休克及心肺疾患所导致，还可由应用交感神经兴奋药物及迷走神经抑制剂如肾上腺素、麻黄碱、咖啡因、阿托品等造成。

（1）窦性 P 波。

（2）P 波频率 > 100 次/分（成人一般不超过 160 次/分）；儿童 > 120 次/分；婴儿 > 150 次/分。

（3）P - R 间期为 0.12 ~ 0.20s。

（4）QRS 波群时间≤0.10s。

（5）部分可引起 ST 段下斜型压低或 T 波低平、倒置。

（6）心率过快时，T - P 段缩短，故使 P 波常与前面的 T 波重叠（图 9 - 2）。

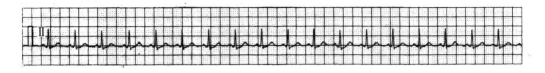

图 9 - 2　窦性心动过速

（二）不良性窦性心动过速

不良性窦性心动过速指无明显生理、病理诱因出现的静息状态下的窦性心率增快。发病机制可能与窦房结自律性增高，窦房结自主神经调节异常，使交感神经张力过度增高，而副交感神经张力降低有关。其临床表现主要以持久的心悸、心率增快为特征，可伴发气短、头昏、眩晕，甚至接近晕厥先驱症状的表现，少数可发生心动过速性心肌病，甚至出现心力衰竭。

（1）P波频率>100次/分，形态与窦性心律一致。

（2）动态心电图监测白天清醒时心率>100次/分，而夜间睡眠中心率相对降低或正常，平均窦性心率明显增高（>90次/分）。

（3）卧位时窦性心率相对较低（60~135次/分），立位时窦性心率明显增快（90~160次/分），由平卧位变为直立位时窦性心率增快超过25次/分。

（4）短时间轻运动可使窦性心率不适当增加，达140次/分以上。

（5）电生理检测心内激动顺序与窦性心律一致，即心房激动顺序在界嵴呈头尾激动型，程序刺激时不能诱发室上性心动过速。心动过速的发作与终止均呈渐进性变化。

【阅图提示】

（一）阵发性房性心动过速

窦性心动过速的心率可高达180次/分，此时应与阵发性房性心动过速相鉴别：窦性心动过速是逐渐发生和逐渐停止，刺激迷走神经频率可暂减慢，P波形态无明显变化；房性心动过速的发生与终止突然，刺激迷走神经可转为窦性心律、房室传导阻滞或无效，其P波形态与窦性P波不同。

（二）阵发性交界性心动过速

窦性心动过速频率过快，当T-P相互重叠而又不能辨认时，则需和交界性心动过速相鉴别。

（三）窦房结折返性心动过速

不良性窦性心动过速不能被电生理程序刺激诱发和终止。窦房结折返性心动过速可被程序刺激诱发和终止。

【图病链接】

生理性窦性心动过速的临床意义取决于其发生的原因，本身并无重要意义。不良性窦性心动过速呈慢性病程，临床表现轻重不一，早期识别和治疗可提高生活质量。

【识图论治】

（一）去除病因

针对病因采取改善贫血、治疗甲亢、纠正休克等措施。一般去除病因后多恢复正常窦性心律。

（二）β受体阻滞剂

β受体阻滞剂可抑制心肌对β肾上腺素的应激，降低心肌细胞的自律性，减慢传导，延长有效不应期。最常用的药物为心得安、美托洛尔（倍他乐克），特别对焦虑或情绪激动所致的症状性心动过速效果较好。不能使用β受体阻滞剂时，可选用维拉帕米或地尔硫䓬。

（三）洋地黄制剂

洋地黄制剂适用于心力衰竭的患者。

（四）镇静剂

安定最为常用。

（五）导管消融

对难治性不良性窦性心动过速，可选用导管消融改良窦房结，以消除心动过速的发生。

三、窦性心动过缓

窦房结激动的频率低于正常窦性心律的下限，称为窦性心动过缓。它多与迷走神经张力增高有关，也可由窦房结本身病变所引起。

【图貌特征】

（1）窦性 P 波。

（2）成人 P 波频率 < 60 次/分（一般在 45 次/分以上）；儿童 P 波频率 < 80 次/分；婴儿 P 波频率 < 100 次/分。

（3）P – R 间期为 0.12 ~ 0.20s。

（4）QRS 波群时间 ≤ 0.10s。

（5）常伴有窦性心律不齐（图 9 – 3）。

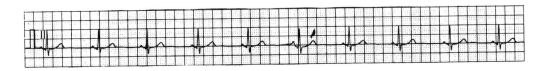

图 9 – 3　窦性心动过缓

【阅图提示】

（一）未下传房性早搏

未下传房性早搏形成二联律时，可出现长的 P – P 间期，如不注意 T 波变形（提前的异位 P 波与 T 波重叠），可误诊为窦性心动过缓。

（二）窦房传导阻滞

2:1、3:1 规律性窦房传导阻滞可表现为窦性 P 波缓慢出现，但其 P – P 间期匀齐，运动或注射阿托品后频率则成倍增加。而窦性心动过缓多伴有窦性心律不齐，运动后频率逐渐增加。

（三）房室传导阻滞

2∶1房室传导阻滞时，受阻P波重叠于T波中，可误诊为窦性心动过缓。

（四）心房自身节律

心房自身节律（起搏点位于窦房结附近）单独存在时，异位P波非逆行性，难与窦性心动过缓相鉴别，动态观察有助于诊断。

【图病链接】

窦性心动过缓可见于运动员及强体力劳动者，也可由心脏疾患、梗阻性黄疸、颅内高压、电解质紊乱及药物所致。显著的窦性心动过缓（<40次/分）可影响血流动力学，引起头昏、胸闷甚至晕厥等症状。某些病理情况下，出现窦性心动过缓可能是严重心律失常的先兆。

【识图论治】

对于运动员、强体力劳动者、长期坚持锻炼者，平静睡眠状态时出现的窦性心动过缓属于生理性，无须处理。因药物（β受体阻滞剂、洋地黄制剂、镇静剂及抗心律失常药等）导致的窦性心动过缓，应酌情减量或停用药物。有病因可寻者，应针对原发病进行治疗。严重的窦性心动过缓伴血流动力学改变者，可选用药物治疗，如阿托品、异丙肾上腺素等。

四、窦性心律不齐

窦房结不规则地发放激动，引起心率快慢不匀齐，称为窦性心律不齐，可分为呼吸性、非呼吸性、室相性三种类型。

【图貌特征】

（一）窦性心律不齐的心电图特征

（1）窦性P波。

（2）P-P间期相差>0.12s（或0.16s）。

（3）P-R间期为0.12~0.20s。

（4）显著的窦性心律不齐可出现交界性逸搏（图9-4）。

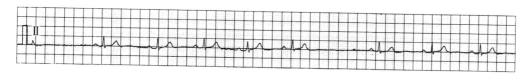

图9-4　窦性心律不齐合并窦性停搏

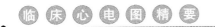

（二）窦性心律不齐的三种类型

1. 呼吸性窦性心律不齐

心率快慢的变化与呼吸运动周期有关，吸气增快，呼气变慢，屏气后心律转为规则（9-5）。

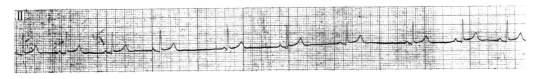

图 9-5　呼吸性窦性心律不齐

2. 非呼吸性窦性心律不齐

心率快慢与呼吸运动周期无关（图 9-6）。

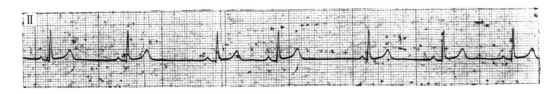

图 9-6　非呼吸性窦性心律不齐

3. 室相性窦性心律不齐

室相性窦性心律不齐见于二度、三度房室传导阻滞，或交界性、室性早搏时，夹有 QRS 波的 P-P 间期短于不夹有 QRS 波的 P-P 间期（图 9-7）。

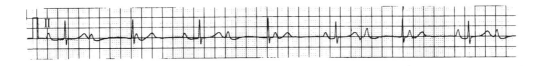

图 9-7　室相性窦性心律不齐（三度房室传导阻滞）

完全性房室传导阻滞，含有 QRS 的 P-P 间期较不含 QRS 的 P-P 间期短，QRS 波群形态正常，说明起搏点是在房室交界束支分支以上

【阅图提示】

（一）窦房传导阻滞和窦性停搏

两种情况均可使 P-P 间期长短不一，但其 P-P 间期改变是突然发生的，且相差特别显著，或呈文氏周期及倍数关系。

（二）房性早搏

迟发的房性早搏与窦性心律不齐的鉴别在于早搏的 P 波形态与窦性 P 波不同，节律不齐为突发。

【图病链接】

窦性心律不齐常见于健康人。呼吸性窦性心律不齐多发生于儿童及青年；非呼吸性窦性心律不齐多见于心脏病、颅内高压，以及应用洋地黄、β受体阻滞剂的患者；室相性窦性心律不齐发生在二、三度房室传导阻滞，或交界性、室性早搏时，其临床意义取决于病因。

【识图论治】

窦性心律不齐一般情况下无须特殊处理。对于病因明确者，可主要针对病因进行治疗。

五、窦房结游走性心律

起搏点在窦房结的不同部位（头、体、尾）发出，称为窦房结内游走心律。起搏点游走于窦房结与房室交界区之间，称为窦房结至交界区游走心律。这种游走心律是迷走神经及药物暂时顺序抑制窦房结各部的结果。

【图貌特征】

（一）窦房结内游走心律

（1）窦性 P 波。

（2）在同一导联中 P 波形态略有差异，但不出现逆行 P 波（图 9 - 8）。

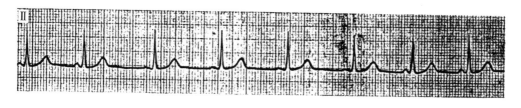

图 9 - 8 窦房结内游走心律
P 波形态略有不同，P - R 间期稍有不齐，P - R 间期 > 0.12s

（3）P - R 间期 ≥ 0.12s，但不完全相等。

（4）P - R 间期明显不等，其变化且有规律性：P - P 间期短，P 波大，P - R 间期长（起搏点在头部）；P - P 间期长，P 波小，P - R 间期短（起搏点在尾部）。

（二）窦房结至交界区游走心律

（1）在同一导联中，P 波周期性由直立转为倒置（起搏点在窦房结——窦性 P 波；起搏点在交界区——逆行 P 波）。

（2）P - R 间期随心率呈现规律性变化，由 ≥ 0.12s（起搏点在窦房结——心率快）

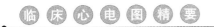

逐渐转变为≤0.12s（起搏点在交界区——心率慢）。

（3）P波、P-R间期与心率的改变是逐渐过渡的（图9-9）。

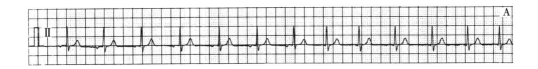

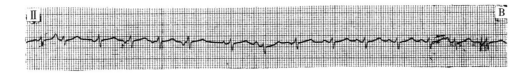

图9-9　窦房结至交界区游走心律

A. 图中Ⅱ导联前7个P波倒置，P′-R间期为0.14s，后6个P波平坦，P-R间期未变，表明节律点在窦房结及心房内游走。B. 图中左起第3、4、5、6、9、15个P-QRS-T波群的P波倒置，P′-R间期<0.12s，余为窦性P波，P-R间期>0.15s，表明节律点在窦房结至交界区游走；第2、14个QRS波为房性早搏

【图病链接】

窦房结游走性心律不齐一般见于健康人，急性风湿热可出现游走心律。若因洋地黄引起，则应立即停用。

【识图论治】

窦房结游走性心律不需要治疗。对于病因明确者，主要针对原发病进行处理。

六、窦性停搏

窦房结的激动暂时停止发放，以致不能激动心房或整个心脏，称为窦性停搏或窦性静止，多是由于迷走神经兴奋性突然增加使窦房结暂时受到抑制，或是因窦房结本身的病变所致。

【图貌特征】

（1）正常的窦性节律中突然无P-QRS-T波群，出现一长的P-P间期（停搏间期），约达2s以上。

（2）停搏间期与正常的P-P间期不呈倍数关系。

（3）常出现交界性或室性逸搏（图9-10）。

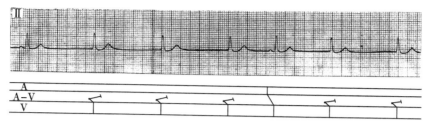

图 9 - 10　窦性停搏合并交界性逸搏

最长的 P - P 间期为 2.84s，与短 P - P 间期无倍数关系；第 2、3、4、6、7 个 QRS 波延迟出现，形态正常，其前无 P 波，为交界性逸搏

【阅图提示】

（一）窦房传导阻滞

窦性停搏的长 P - P 间期与正常的 P - P 间期不呈倍数关系。而窦房传导阻滞为正常 P - P 间期的倍数，但是合并窦性心律不齐时应仔细分析方能鉴别。

（二）未下传房性早搏

房性早搏未下传长 P - P 间期中的 T 波因与提前的房性 P 波重叠，故 T 波高尖、曲折。而窦性停搏长 P - P 间期中的 T 波无异常改变。

（三）窦性心律不齐

显著的窦性心律不齐的长短 P - P 间期的转变是逐渐的，而窦性停搏的长 P - P 间期为突发的。

【图病链接】

窦性停搏见于迷走神经张力亢进，刺激咽部、压迫眼球、按压颈动脉窦常可诱发。此外，心肌炎、心肌梗死、病态窦房结综合征、高血钾、洋地黄及奎尼丁过量均可发生。窦性停搏可出现心悸、胸闷、头昏、黑矇。若停搏时间继续延长，逸搏不能适时出现，则可出现阿 - 斯综合征。

【识图论治】

窦性停搏因生理因素（迷走神经张力亢进、刺激咽部、压迫眼球等）所致者临床无明显症状，停搏时间短，不需特殊处理。若病因明确，应针对病因及基础心脏病进行治疗。对于窦性停搏时间长且有明显症状者，则给予阿托品、异丙肾上腺素药物治疗。对于药物治疗无效，晕厥发生频繁者，可安装人工心脏起搏器。

七、病态窦房结综合征

病态窦房结综合征简称病窦综合征（sick sinus syndrome，SSS），是由各种原因致使窦房结及其周围组织缺血、急性或亚急性炎症坏死、慢性退行性改变，导致起搏和传导功能障碍而产生一系列临床症状（如黑矇、头昏、晕厥、猝死）及心电图改变（如窦性心动过缓、窦性停搏、窦房传导阻滞、心房扑动、心房颤动）的综合征。若病变累及房室交界区，称为"双结"病变。若病变波及房室束及以下传导组织，称为"全传导系统"病变。

【图貌特征】

（一）心电图表现

（1）明显而持久的窦性心动过缓，心率＜50次/分。

（2）窦性停搏或窦房传导阻滞（图9–11）。

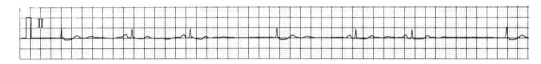

图9–11　窦性心动过缓合并窦性停搏及交界性逸搏

（3）心动过缓–心动过速综合征：指阵发性室上性心动过速、心房扑动、心房颤动与缓慢的窦性心律、逸搏心律交替发生。

（4）双结病变：窦性心动过缓伴室性逸搏心律交替出现；室性自主心律；快速室上性心律失常发作终止后，窦性恢复时间≥2s；阵发性或慢性心房颤动伴缓慢心室率；房室传导阻滞（图9–12）。

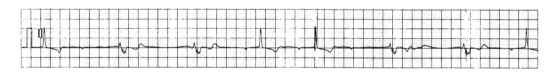

图9–12　房性心律合并二度Ⅰ型房室传导阻滞及室性逸搏连发

（5）传导系统病变：室内传导阻滞及束支分支传导阻滞表明病变累及室内传导系统。

（6）诱发试验：阿托品试验阳性；异丙肾上腺素试验阳性；心房调搏测量窦房结恢复时间（sinus node recovery time，SNRT；正常值为1400ms）及窦房传导时间（sino-atrial conduction time，SACT；Narula连续心房起搏法正常值＜120ms）延长；窦房结电图直接测定窦房传导时间。

（二）诊断标准

（1）引自《心血管病治疗指南和建议》：具体如下。

1）符合下列心电图表现之一即可确诊SSS：①窦性心动过缓时心率≤40次/分，持续时间≥1min；②窦性停搏时间≥3s；③二度Ⅱ型窦房传导阻滞；④窦性心动过缓伴短阵心房颤动、心房扑动、室上性心动过速，发作停止时窦性搏动恢复时间＞2s。

2）符合下列心电图表现之一为可疑：①窦性缓慢心率≤50次/分，但未达上述标准者；②窦性心动过缓≤60次/分，在运动、发热、剧痛时心率明显少于正常反应；③间歇或持续出现二度Ⅰ型窦房传导阻滞、结性逸搏心律；④显著窦性心律失常，R-R间期多次>2s。

（2）Ferrer诊断病态窦房结综合征标准：①原因不明的持续性严重窦性心动过缓；②短暂或较长时间的窦性停搏后转为房性或交界性逸搏心律；③长时间窦性停搏而无新的起搏点出现至全心停搏，继之可有室性心律失常；④非药物引起的窦房传导阻滞；⑤心房颤动发作后不能恢复窦性心律；⑥慢-快综合征。

（三）分型

（1）根据病变程度的不同及心律失常表现形式，将病态窦房结综合征分为五型。

1）单一窦房结病变：严重而持久的窦性心动过缓（心率<40~50次/分）及窦性停搏。

2）窦房结病变合并心房病变：除窦性心动过缓、窦性停搏外，出现窦房传导阻滞或房内传导阻滞。

3）窦房结病变合并心房、房室束病变：在窦性心动过缓的基础上反复发生室上性心动过速、心房扑动或心房颤动，又称为慢-快综合征。

4）双结病变：窦性心动过缓伴室性逸搏心律交替出现；快速室上性心律失常发作终止后，窦性心律恢复时间≥2s；严重的窦性心动过缓，交界性逸搏不能及时发出（逸搏周期>1.5s）或交界性逸搏心率<35次/分；阵发性心房颤动或持久性心房颤动伴缓慢心室率；房室传导阻滞或室性自主心律出现。

5）窦房结病变合并全传导系统病变：病变涉及整个传导系统，可出现窦性停搏、窦房传导阻滞、房内传导阻滞、房室传导阻滞及室内传导阻滞。

（2）从治疗学的角度考虑，将病态窦房结综合征分为四型。

1）基本型：符合病态窦房结综合征的基本诊断标准，即症状性的窦性心动过缓、窦房传导阻滞或原发性窦性停搏，主要症状为头昏、胸闷、乏力或黑矇，较少出现晕厥症状。

2）慢-快型：符合病态窦房结综合征的基本型的诊断标准，即平时主要表现为症状性窦性心动过缓和窦性停搏，同时伴有各种快速房性心律失常，但快速型房性心律失常均发生在缓慢性心律失常的基础上，可以定义为原发性窦房结功能障碍伴继发性（被动性）快速型房性心律失常。

3）快-慢型：缺乏病态窦房结综合征的基本诊断标准，即平时不伴有症状性窦性心动过缓和窦性停搏，但有各种主动性的快速型房性心律失常，主要为频发房性早搏、短阵心房扑动和阵发性心房颤动。在快速型房性心律失常发生前为正常窦性心律，但在心律失常终止后出现一过性较长时间的窦性停搏，并伴有头昏、胸闷、黑矇甚至晕厥症状。定义为原发性（主动性）快速型房性心律失常和继发性窦房结功能障碍。此型呈可逆性，心房颤动根治后一过性窦房结功能障碍会随之消失。

4）混合型：指在不同的阶段和时间表现为以上不同类型，病程较长，表现更为复杂，也可能受到药物的影响。

【图病链接】

病态窦房结综合征随着病程发展，心电图表现为严重而持久的窦性心动过缓、窦性停搏、窦房传导阻滞及各种快速型房性心律失常，并出现重要脏器供血不足的表现，轻者头晕、胸闷、心悸、乏力、反应迟钝等，重者可见黑矇、眩晕甚至晕厥。及时地针对病因、异位心律失常治疗可改善其预后。药物治疗无效者应及时安装人工心脏起搏器。

【识图诊治】

病态窦房结综合征的处理应建立在原发性治疗的基础上，权衡利弊，给予提高心率及控制快速型房性心律失常发生的药物，治疗效果不佳时应给予人工心脏起搏。

（一）病因治疗

主要控制原发病，改善心肌缺血，抑制炎症反应，保护心肌组织，去除各种诱因。

1. 冠心病

慢性供血不足时，应用扩血管药物改善心肌缺血情况。急性心肌梗死累及窦房结时，早期给予溶栓、抗凝、支架植入等治疗。

2. 心肌炎

风湿性心肌炎时，应积极地控制风湿活动。病毒性心肌炎时，应酌情使用皮质激素治疗。

3. 功能性

停用抑制窦房结功能的药物，纠正电解质紊乱，解除迷走神经张力增高。

（二）药物治疗

应用提高基础心率的药物，以减少心律失常发生的机会。

（1）阿托品：每次0.3mg，每日3～4次。

（2）氨茶碱：每次100mg，每日3～次。

（3）山莨菪碱：每次10mg，每日3～4次。

（4）沙丁胺醇：每次2.4mg，每日3～4次。

（5）异丙肾上腺素：0.5～1.0mg加入葡萄糖溶液250～500ml中静脉滴注，视心率调整滴速，但慢－快型慎用。

（三）起搏治疗

病态窦房结综合征伴有明显的缺血症状时，都应给予人工心脏起搏治疗，消除因心动过缓引起的缺血症状，防止快速心律失常的发生，安全地使用各类药物。

1. 临时起搏器的指征

急性心肌梗死、急性心肌炎引起的病态窦房结综合征，药物治疗效果不佳者；药物中毒或电解质紊乱引起窦房结功能障碍，伴有明显的症状，且药物治疗未能奏效者。

2. 永久性起搏器的指征

病态窦房结综合征因严重的窦性心动过缓，引起晕厥或阿－斯综合征者；病态窦房结综合征伴有心绞痛发作或心力衰竭，经药物治疗无效者；病态窦房结综合征合并二度Ⅱ型以上房室传导阻滞者；慢－快综合征药物治疗受限者。

3. 起搏器的选择

（1）基本型：植入以心房为基础的永久性心脏起搏器，如无房室传导阻滞、慢性心房颤动或扑动，将起搏模式程控为 AAI 或 DDI 模式。

（2）慢－快型：植入以心房为基础的永久性心脏起搏器，将起搏模式程控为 AAI 或 DDI 模式，并将模式转换功能打开。对于反复发生的快速型房性心律失常，可选用抗心律失常药物。

（3）快－慢型：首先应针对阵发性心房颤动行导管射频消融治疗，然后根据无心房颤动发作时真实的动态心电图表现及有无相关临床症状来进一步决定是否再植入永久性起搏器。对于消融后仍有症状的缓慢心律失常或心房颤动复发，但不能再次进行消融治疗的患者，应植入永久性心脏起搏器。

（4）混合型：治疗策略同慢－快型病态窦房结综合征。

第十章　过早搏动

过早搏动也称期前收缩，简称"早搏"，是由于心脏传导系统某处较基本心律提前发出激动，过早地引起心脏部分或全部除极。产生早搏的机制与异位起搏点自律性增强、折返激动、触发活动、并行心律等有关。按异位起搏点部位不同，早搏分为窦性、房性、房室交界性和室性早搏。早搏来自一个异位起搏点为单源性早搏，来自多个异位起搏点为多源性早搏。根据早搏发生次数的多少分为偶发早搏（≤5 次/分）和频发早搏（＞5 次/分）。频发早搏与窦性心律可形成二联律、三联律，也可呈连发性。两个正常窦性心搏之间夹一个早搏称为插入性或间位性早搏。早搏的提前程度以早搏与其前主导心搏的时距来表示，称为联律间期或配对间期。早搏之后可有一个较长的间期，称为代偿间歇。发生在心房颤动时早搏之后的较长间期称为类代偿间歇。

一、窦性早搏

窦性早搏指窦房结内正常起搏点附近突然提早发出冲动而激动心脏。

【图貌特征】

（1）提早出现的 P′–QRS–T 波群与窦性心律完全相同，P–R 间期亦相等。
（2）联律间期固定。
（3）代偿间歇不完全（联律间期＋代偿间歇＜基础心率周期的 2 倍），而窦性早搏联律间期加代偿间歇恰等于一个正常的窦性周期。少数异位窦性激动在窦房交界区下传延缓时，则 P′–P 间期＜正常 P–P 间期（图 10–1）。

【阅图提示】

（一）窦性心律不齐

窦性心律不齐的 P–P 间期是逐渐变化的，有时与呼吸有关。窦性早搏时 P 波突然提早出现，且与呼吸无关。

（二）房性早搏

房性早搏 P′波与窦性 P 波形态不同，前者的代偿间歇常明显大于一个窦性周期。

（三）3∶2 窦房传导阻滞

3∶2 窦房传导阻滞与窦性早搏呈二联律时甚难鉴别，因 P–QRS–T 波都是成对出现的，只有在恢复正常窦性心律时才能诊断。3∶2 窦房传导阻滞时，短的 P–P 间期等于窦性心律的 P–P 间期。窦性早搏呈二联律时，则长的 P–P 间期等于窦性心律的 P–P 间期。

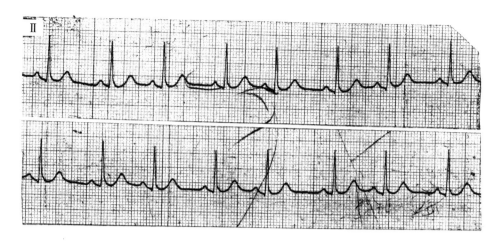

图 10 - 1　窦性早搏呈二联律

【图病链接】

窦性早搏通常无临床意义。有人认为窦性早搏实际上为起源于窦房结附近的房性早搏。随着对窦房结生理、病理的了解和认识，窦性早搏常呈二联律的形式，亦可触发窦房结内折返性心动过速。在病态窦房结综合征的早期，常有此类窦性心律失常，因此应慎用抑制窦房结功能的抗心律失常药物，以免加剧潜在性窦房结功能障碍，使病情加重。

【识图论治】

对于窦性早搏的病例应进行全面分析，寻找原发病并进行针对性治疗。窦性早搏一般不会引发不适症状，无须特殊处理。

二、房性早搏

房性早搏起源于窦房结以外的心房内的任何部位，多数情况下都能下传激动心室。如果发生过早，房室交界区仍处在上一次激动的不应期，便不能传入心室，称为未下传的房性早搏。房性早搏可与窦性心律形成二联律、三联律，也可呈连发性。房性早搏常逆行侵入窦房结，扰乱了窦房结的原有节律，使代偿间歇不完全。如果房性早搏发生较晚，在它的激动传到窦房结附近时，窦房结已经发生激动，两者在窦房结附近发生干扰，此时窦房结的节律便没有被房性早搏所扰乱，早搏前后 P - P 间期恰为窦性者的 2 倍，因而代偿间歇是完全的。

【图貌特征】

（1）房性早搏提早出现 P′波的形态与窦性 P 波不同，差异的大小取决于心房异位节律点的位置及异位节律点使心房除极异样的程度。

1）激动起源于右心房上部：Ⅱ、Ⅲ、aVF、V₅、V₆导联的P′波直立，aVR导联的P′波倒置。

2）激动起源于右心房下部：Ⅱ、Ⅲ、aVF导联的P′波直立，V₁～V₆导联的P′波倒置。

3）激动起源于左心房上部：Ⅱ、Ⅲ、aVF导联的P′波直立，V₁～V₆导联的P′波倒置。

4）激动起源于左心房前下部：Ⅱ、Ⅲ、aVF、V₁～V₆导联的P′波倒置。

5）激动起源于左心房后上部：Ⅱ、Ⅲ、aVF导联的P′波直立，V₁导联的P′波呈圆顶尖峰状特殊形态，Ⅰ、V₆导联的P波倒置。

6）激动起源于左心房后下部：Ⅱ、Ⅲ、aVF、V₆导联的P′波倒置，V₁导联的P′波呈圆顶尖峰型。

（2）因房性早搏必须经过房室结下传心室，P′-R间期≥0.12s。当房室结发生干扰现象时，有时P′-R间期可能延长≥0.20s。

（3）因房性早搏在心室内的传导过程与窦性搏动相似，P′波之后多继一个正常的QRS波群（图10-2）。当房性早搏下传时，如果房室交界区或心室处于前一个心搏所致的绝对不应期时，房性早搏被阻断，则P′波后无QRS波群，称为房性早搏未下传（图10-3）。当房性早搏下传时，恰逢心室处于相对不应期，则可使传导速度延缓或途径改变，从而使QRS波群呈增宽畸形，称为房性早搏伴心室内差异性传导（图10-4）。

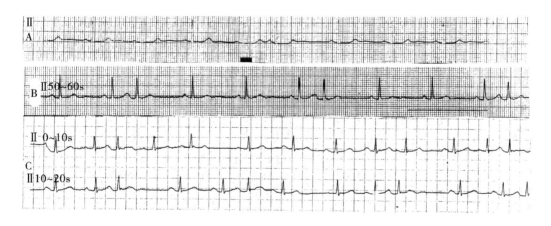

图10-2　窦性心律合并偶发（A）、频发（B）及多源性（C）房性早搏

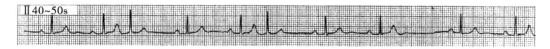

图10-3　窦性心律合并房性早搏及房性早搏未下传

第3、6个QRS波提前发生，其时间、形态与窦性心搏相同。其前面的T波高尖，为提早发生的P′波落入其中所致，表现为房性早搏；第6个窦性心搏的T波亦高尖，但未能下传引起提前QRS波

纸 速：25mm/s 灵敏度：10mm/mV MF:60Hz BL:ON

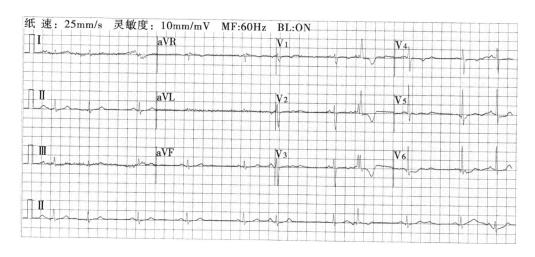

图 10－4 房性早搏合并室内差异性传导

第 2、6、11 个 QRS 波为受室内干扰的房性期前收缩，第 8 个 P－QRS－T 波群房性期前收缩下传至心室，由于右束支处于绝对不应期中，传导从左束支下传心室肌，呈右束支传导阻滞图形，标记为室内差异性传导

（4）代偿间期多不完全，偶因早搏未传入窦房结，代偿间歇也可完全。

（5）频发房性早搏可与窦性心律形成二联律、三联律。二联律为每个窦性心搏后出现一个过早搏动，连续发生 3 次或 3 次以上。三联律为每 2 个窦性心搏后出现 1 个过早搏动或每 1 个窦性心搏后出现 2 个过早搏动，连续发生 3 次或 3 次以上，其中前者称为假性三联律，后者称为真性三联律（图 10－5）。房性早搏也可成对发生（图 10－6）。

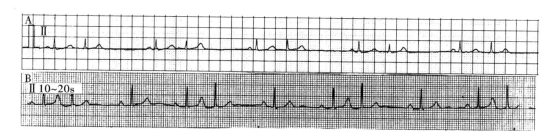

图 10－5 窦性心律合并房性早搏二联律、三联律

A. 房性早搏二联律；B. 房性早搏三联律

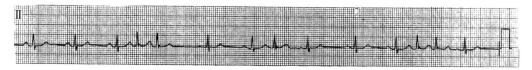

图 10－6 窦性心律合并成对房性早搏

窦性心律，心率为 75 次/分，第 4、5、8、12、13 个 T 波高尖，考虑 P 波埋藏于 T 波中，可解释为房性早搏，第 4、5、12、13 成对发生

【阅图提示】

（1）窦房传导阻滞：当未下传的房性 P′波与其前心搏的 ST－T 重叠时，可误诊为窦房传导阻滞。房性早搏二联律因测不到窦性周期，易与 3：2 窦房传导阻滞相混淆。

（2）室性早搏：房性早搏伴室内差异性传导貌似室性早搏，但房性早搏伴有提前的 P′波。发生较晚的室性早搏可位于窦性 P 波之后，被误诊为伴室内差异性传导的房性早搏，但室性早搏的 P－R 间期 <0.12s。

（3）交界性早搏：起源于房室交界区周围的房性早搏可形成逆行 P 波，与交界性早搏难以鉴别。一般情况下，房室交界区周围的房性早搏的 P′－R 间期 >0.12s。

（4）间歇性的左、右束支传导阻滞和预激综合征易与房性早搏伴室内差异性传导相混淆。

【图病链接】

房性早搏可发生于正常的健康人，多与兴奋、焦虑、失眠、自主神经功能紊乱有关。吸烟、饮酒与咖啡等均可诱发。多源性、频发性、连发性的房性早搏多伴有器质性心脏病或慢性肺部疾患。频发性、多源性房性早搏可导致室上性心动过速、心房颤动，因此它的出现可能为快速型房性心律失常的先兆。

【识图论治】

房性早搏一般情况下不需要治疗，经适当休息、戒除烟酒、改善睡眠便可奏效。有器质性心脏病，症状十分明显，或有引起室上性心动过速、心房颤动的可能时，可选用下列药物治疗。

1. β 受体阻滞剂

β 受体阻滞剂可阻滞 β_1 受体，抑制心肌细胞的自律性。常用：普萘洛尔，每次 10~40mg，每日 2 次；美托洛尔，每次 12.5~50mg，每日 2 次；索他洛尔，每次 40~80mg，每日 2 次；比索洛尔，每次 5~20mg，每日 1 次；卡维地洛，每次 3.125~12.5mg，每日 2 次。心脏传导阻滞、支气管哮喘、休克者禁用。

2. 维拉帕米

维拉帕米适用于房性早搏治疗，常用量为每次口服 40~80mg，每日 3~4 次。心功能不全、房室传导阻滞、病态窦房结综合征者禁用。

3. 普罗帕酮

普罗帕酮可治疗各种心律失常，每次 100~150mg，每 8h 给药 1 次。支气管哮喘、慢性阻塞性肺疾病、严重心功能不全者禁用。

4. 胺碘酮

胺碘酮对多数房性早搏有效，一般口服负荷量为 600~800mg，用 3~7d 后逐渐减少剂量，常用维持量为每日 100~400mg。长期用药应定期复查心电图、胸片、T_3、T_4，以防药物毒副反应的发生。

5. 双异丙吡胺

双异丙吡胺电生理作用与奎尼丁相似，为广谱抗心律失常药物。每次口服 100 ～ 200mg，每日 3 ～ 4 次。肾功能不全者应减量。尿道梗阻、青光眼、病态窦房结综合征、传导阻滞及心功能不全者禁用。

对于伴有缺血或心力衰竭的房性早搏，随着原发因素的控制，一般能够好转。因此，不主张长期使用抗心律失常药物治疗。

三、房室交界性早搏

房室交界区的异位起搏点提早发出冲动，引起心房和（或）心室提早激动，称为房室交界性早搏。它可以逆传至心房，也可前传至心室，偶尔冲动不向任何方向传导而呈隐匿性（交界区的近远端均发生阻滞）。交界性早搏可以是插入性，可与窦性心律形成二联律、三联律，也可呈连发性，若发生过早则可引起室内差异性传导。其代偿间歇是否完全取决于激动是否逆传窦房结。

【图貌特征】

（1）提早出现的 QRS – T 波群与窦性心搏的 QRS – T 形态及时间基本相似。若伴室内差异性传导，则 QRS 波呈宽大畸形。

（2）提早出现的 QRS 波前后可有逆行 P 波。P′波与 QRS 波群的关系取决于激动逆传至心房和下传至心室的传导时间：如逆传快于下传，则 P′波位于 QRS 波之前，P′– R 间期 <0.12s；如下传快于逆传，则 P′波位于 QRS 波之后，R – P′间期 <0.20s；若逆传和下传速度相等，则 P′波隐埋在 QRS 波之中。

（3）代偿间歇多为完全性（联律间期 + 代偿间歇 = 基础心律周期的 2 倍），少数为不完全性（图 10 – 7）。

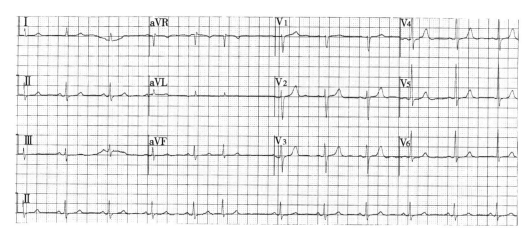

图 10 – 7　窦性心律合并交界性早搏

Ⅱ导联第 6 个 QRS 波提前出现，其前无 P 波，形态呈室上性，其后代偿间歇完全

（4）交界性早搏伴有前传阻滞时，在心电图上只见到一个提前的逆行 P 波，其后无 QRS 波相随。

（5）交界性早搏同时伴有前传性和逆传性阻滞时，虽无引发 P′ – QRS 波，但可使下一个室性激动下传延缓或受阻，又称为隐匿性交界早搏。

（6）房室交界性早搏可与窦性心律形成二联律、三联律。

【阅图提示】

（一）窦房传导阻滞

当交界性早搏伴前向阻滞时，只见提早的逆行 P 波，而无 QRS 波群。如果提早的逆行 P 波与 ST – T 重叠，则易与窦房传导阻滞相混淆。

（二）室性早搏

交界性早搏伴室内差异性传导使 QRS 波变异，加之其前如无逆行 P 波，则可误诊为室性早搏。若逆行 P 波位于其后，也易被误诊为伴有逆行传导的室性早搏。

（三）房性早搏

交界性早搏发生较晚，恰位于窦性 P 波之后时，可误诊为房性早搏。但根据规则的窦性 P – P 间期及与窦性 P 波相同的形态，即可排除房性早搏。

【图病链接】

房室交界性早搏可见于健康者，也可见于器质性心脏病者。常无明显的症状，部分患者表现为胸闷、心悸感。频发和持续的交界性早搏常见于风心病、冠心病、低钾血症、洋地黄中毒等，根据不同病因选用不同类型的抗心律失常药常可奏效。

【识图论治】

偶发性房室交界性早搏不需要治疗。对于频发持续性房室交界性早搏，可根据不同的发病原因选用与房性早搏相同的抗心律失常药物。

四、室性早搏

心室内异位起搏点提早发出激动，引起心室除极，称为室性早搏。由于室性早搏起源于心室，所以在提早 QRS 波群之前不会有异位 P 波。室性早搏的激动发出后，沿心室肌进行传导。因心室肌传导速度较慢，所以使 QRS 波群呈宽大畸形，畸形的程度与异位起搏点的位置（远离传导系统，畸形显著）及心肌的状态（心肌病变严重，畸形显著）有关。由于除极进行缓慢，使复极顺序发生改变，先从除极处开始，导致 T 波与 QRS 波主波方向相反。室性早搏很少逆行传至心房，但在窦性心率显著缓慢时可逆传抵达心房，多数在窦房结附近与窦性激动发生干扰（在提早的 QRS 波之后 0.20s 出现逆行 P 波），未能打乱窦房结的自律性，所以代偿间歇为完全性。极少数可侵入窦房结，出现不完全性代偿间歇。

室性早搏与窦性激动在心房内发生干扰，形成房性融合波。在房室交界区发生干扰，使窦房结控制心房，室性异位起搏点控制心室。两者在心室内发生干扰，则形成室性融合波。室性早搏发生过早，则可发生室内差异性传导，使 QRS 波的形态更加畸形。窦性心率缓慢时，舒张早期的室性早搏可形成插入性早搏。室性早搏可与窦性心律形成二联律、三联律，也可呈连发性。

【图貌特征】

（一）室性早搏的心电图诊断

（1）提早出现的 QRS 波呈宽大畸形，时间≥0.12s。T 波与主波方向相反。

（2）提早出现的 QRS 波之前无与其有关的 P 波。若 P 波存在，则 P – R 间期 <0.12s（为干扰性房室分离），其后偶有逆行 P 波，R – P 间期 >0.20s。

（3）代偿间歇完全（图 10 – 8）。

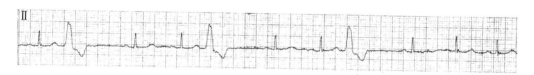

图 10 – 8　窦性心律合并室性早搏

第 2、5、8 个 QRS 波群提早发生，形态呈宽大畸形，T 波与主波方向相反，其前无 P 波，长 R – R 间期等于两个短 R – R 间期之和

（二）室性早搏的分类

1. 按异位起搏点多少分类

（1）单源性室性早搏：同一导联中室性早搏的形态相同，联律间期相等（图 10 – 9）。窦性心率缓慢时，舒张早期的室性早搏可形成插入性早搏（图 10 – 10）。

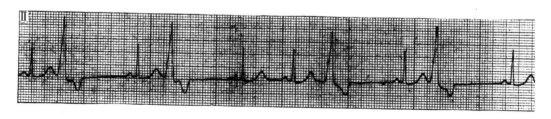

图 10 – 9　单源性室性早搏

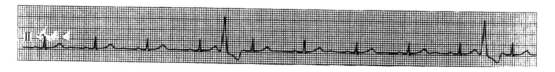

图 10 – 10　插入性早搏

（2）多源性室性早搏：同一导联中，室性早搏的形态各异，联律间期不等，相差＞0.08s（图10－11）。

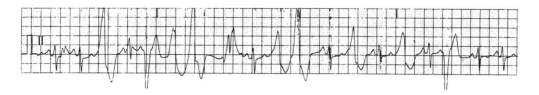

图10－11　多源性、多形性室性早搏

（3）多形性室性早搏：同一导联中室性早搏的形态不一，联律间期相等（图10－12）。

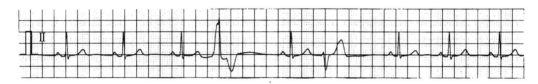

图10－12　多形性室性早搏

2. 按早搏次数分类

（1）偶发室性早搏：1min 内≤5 个。

（2）频发室性早搏：1min 内＞5 个（图10－13）。

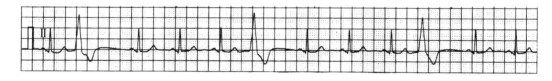

图10－13　频发室性早搏

（3）成对室性早搏：室性早搏可呈连发性（图10－14）。

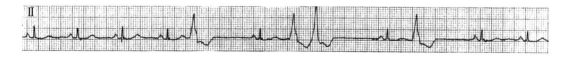

图10－14　成对室性早搏

（4）显性室性早搏二联律：室性早搏与基本心搏交替出现。

（5）隐匿性室性早搏二联律：联律间期固定，两个相邻室性早搏间的窦性心搏的数目呈奇数分布（如1、3、5、7……），符合2n＋1。它实际上是一种持久的、连续的联律间期固定型室性早搏二联律，由于存在着间歇性的、不定比例的传出阻滞使室性早搏不能显现所致（图10－15）。n为任何整数，实际上代表隐匿性二联律中隐匿性室性搏动的数目。如果室性搏动连续隐匿两次，那么两个显性室性早搏间的窦性心动数目将为 $2 \times 2 + 1 = 5$，以此类推。

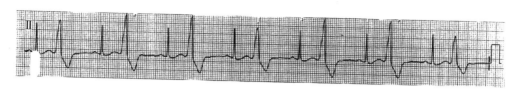

图 10 – 15 室性早搏呈二联律

（6）显性室性早搏三联律：每一个基本心搏后出现两个室性早搏，称为真三联律（图 10 – 16）。每两个基本心搏后出现一个室性早搏，称为假三联律（图 10 – 17）。

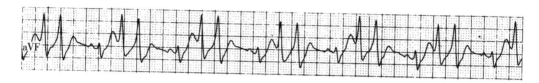

图 10 – 16 室性早搏呈三联律（真性）

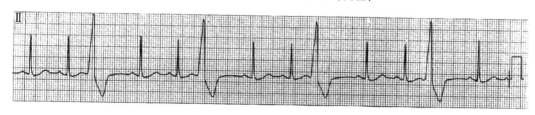

图 10 – 17 室性早搏呈三联律（假性）

（7）隐匿性室性早搏三联律：联律间期固定，两个相邻室性早搏间窦性心搏的数目符合 $3n + 2$（如 2、5、8、11 等）。

3. **按联律间期长短分类**

（1）舒张早期室性早搏：联律间期短，室性早搏发生很早，如出现在前一个心搏的 T 波上，称为 "R – on – T" 现象（图 10 – 18），易诱发室性融合波（图 10 – 19）。

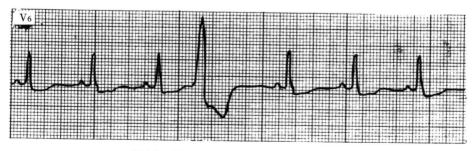

图 10 – 18 室性早搏 "R – on – T" 现象

室性早搏落于前一个 QRS 波后的 T 波上，形成 "R – on – T" 现象

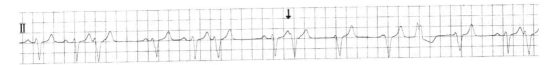

图 10-19　窦性心律合并多源性室性早搏（R-on-T）诱发短阵室性心动过速

第 3、6、8 个 QRS 波为室性早搏，第 3 个早搏落于 T 波之上，并诱发短阵室性心动过速

（2）舒张晚期室性早搏：联律间期长，室性早搏发生较晚，畸形的 QRS 波落在前一个心搏之后，如是落在一个窦性 P 波上，称为 "R-on-P" 现象（图 10-20）。

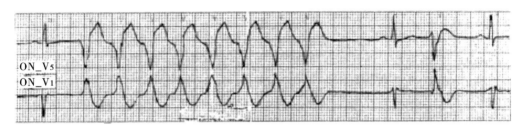

图 10-20　室性早搏 "R-on-P" 现象

室性早搏落于窦性 P 波上（R-on-P）并诱发了阵发性室性心动过速

4. 特殊情况下的室性早搏

（1）继发性室性早搏：室性早搏出现于心率较慢时，继发于长周期后的早搏，亦称慢率性室性早搏。可以周而复始，形成单源性室性二联律。

（2）早搏波形正常化：当窦性心律或交界性心律伴有单侧束支传导阻滞或预激综合征时，如发生室性或室上性早搏，其 QRS-T 形态与窦性相似，称为早搏波形正常化。

（三）室性早搏的定位诊断

1. 右心室早搏

右心室早搏心电图类似左束支传导阻滞图形，早搏的 QRS 波群主波方向在 V_1 导联向下，在 V_5 导联向上。一般来讲，早搏起源于右心室。

（1）右心室流出道早搏：早搏的 QRS 波群呈左束支传导阻滞形态伴电轴右偏。早搏的 QRS 波群的主波在 II、III、aVF 导联向上（R 型），在 aVR 导联向下。

（2）右心室流入道早搏：早搏的 QRS 波形态呈左束支传导阻滞形态。早搏的 QRS 波群的主波在 II、III、aVF 导联向下，在 I、aVL 导联向上。

（3）右心室肌性早搏：早搏 QRS 波形态类似左束支传导阻滞的形态。在 V_1、V_2 导联呈 rS 型者，其 r 波 > 窦性 r 波，在 V_5、V_6 导联可呈 rS 或 R 型，电轴右偏（> +90°）或正常。

2. 左心室早搏

体表心电图早搏类似右束支传导阻滞的形态，在 V_1 ~ V_3 导联 R 波较大或呈单向，在 V_5、V_6 导联早搏的 QRS 主波向下，S 波加深。

（1）左心室流出道早搏：早搏的 QRS 波呈右束支传导阻滞的形态。早搏的 QRS 波群的主波在 Ⅱ、Ⅲ、aVF 导联向上，在 Ⅰ、aVL 导联向下。

（2）左心室流入道早搏：早搏的 QRS 波呈右束支传导阻滞的形态。早搏的 QRS 波群的主波在 Ⅱ、Ⅲ、aVF 导联向下，在 Ⅰ、aVL 导联呈 rS 型或 R 型。

（3）左心室前壁肌性早搏：早搏起源于左心室的前壁，类似广泛前壁梗死的波形。早搏 QRS 波群主波在胸导联 $V_1 \sim V_4$ 向下，呈 QS、Qr、rS 型。

（4）左心室后壁肌性早搏：早搏起源于左心室后壁，远离传导系统，故早搏 QRS 波群呈宽大畸形，类似 A 型预激综合征波形。早搏 QRS 波主波在 $V_1 \sim V_6$ 导联向上，呈 R、Rs 或 qR 型。若早搏的 QRS 波主波在 Ⅱ、Ⅲ、aVF 导联向上，则起自左心室后上部；反之，则起自左心室后下部。

（5）左心室侧壁肌性早搏：早搏起源于左心室侧壁，远离传导系统，故早搏 QRS 波群呈宽大畸形。其酷似 C 型预激综合征波形，但不同之处在于：早搏的 QRS 波群在 V_1 导联呈单向 R 波或双向 qR、Rs 型，在 V_5、V_6 导联呈 Qs、rS 型。若早搏的 QRS 波群主波在 Ⅱ、Ⅲ、aVF 导联向下，则室性早搏起源于左心室侧壁上部；反之，则来自左心室侧壁下部。

3. 室间隔早搏

室间隔早搏为起源于室间隔的早搏，因起搏点靠近传导系统，QRS 波群近似窦性 QRS 波群。

（1）早搏 QRS 波群形态与室上性 QRS 波的形态大同小异，QRS 波的时间 <110ms。

（2）主导心律呈束支传导阻滞图形时，如早搏形态正常化，则提示为室间隔早搏。

4. 右束支性早搏

右束支性早搏为起源于右束支的早搏，QRS 波的形态呈典型的左束支传导阻滞图形。

（1）早搏的 QRS 波在 V_1、V_2 导联呈 QS 型或 rS 型，其 r 波 < 窦性的 r 波。

（2）早搏的 QRS 波在 V_5、V_6、Ⅰ、aVL 导联呈单向宽大 R 波。

（3）额面 QRS 电轴正常或轻度左偏（$-30° \sim -90°$）。

（4）早搏若起源于右束支近端，则 QRS 波时间 <120ms；若起源于右束支远端，则 QRS 波时间 ≥120ms。

5. 左束支性早搏

左束支性早搏为起源于左束支的早搏，QRS 波的形态呈完全性或不完全性右束支传导阻滞图形。

（1）左束支主干早搏：早搏的 QRS 波在 V_1 导联呈 rsR′、rR′或 R 型，在 V_5、V_6、Ⅰ、aVL 导联呈 Rs 型，S 波宽钝。QRS 波时间 ≥100ms。

（2）左前分支早搏：早搏的 QRS 波在 V_1 导联呈 rsR′、rR′或 R 型，在 V_5、V_6 导联呈 RS 或 Rs 型；在肢体导联呈左后分支传导阻滞图形，即在 Ⅰ、aVL 导联呈 rS 型，在 Ⅱ、Ⅲ、aVF 导联呈 qR 型，电轴 ≥ +110°。

（3）左后分支早搏：早搏的 QRS 波在 V_1 导联呈 rsR′型，在 V_5、V_6 导联呈 Rs、RS

或 rS 型，S 波宽钝；在肢体导联呈左前分支传导阻滞图形，即在 Ⅰ、aVL 导联呈 qS 型，在 Ⅱ、Ⅲ、aVF 导联呈 rS 型。电轴在 -45°~-90°。

室性早搏的定位诊断基本按照早搏 QRS 波群主波的方向，在 V_1、V_5 导联定左右，在 Ⅱ、Ⅲ、aVF 导联定上下，在 Ⅰ、aVL 导联定前后。其临床意义在于：起源于右心室流出道和起源于左后分支的早搏、室性心动过速多为特发性，射频消融术成功率较高；起源于束支及其分支的早搏诱发的室性心动过速心率较慢（100~150 次/分），较少引起心源性晕厥；急性心肌梗死时，要判定早搏是否在梗死周围，如果出现在梗死的周围，则为危险室性早搏，易发生室内折返而诱发室性心动过速。

（四）室性早搏分级（LOWN 分级标准）

（1）0 级：无室性早搏。

（2）ⅠA 级：偶发，每小时 <30 次或每分钟 <1 次。

（3）ⅠB 级：偶发，每分钟 >1 次。

（4）Ⅱ级：频发，每小时 >30 次或每分钟 >6 次。

（5）Ⅲ级：多源性室性早搏。

（6）ⅣA 级：成对室性早搏，反复出现。

（7）ⅣB 级：成串的室性早搏（连续三个或以上），反复出现。

（8）Ⅴ级："R-on-T" 型室性早搏。

（五）病理性室性早搏的判定标准

（1）多源性、多形性及连发性的室性早搏。

（2）频发室性早搏，室性并行心律型早搏，室性早搏呈二、三联律者。

（3）早搏的 QRS 波振幅 <1.0mV。

（4）早搏的 QRS 波时间 >0.16s，伴切迹。

（5）ST 段水平型下降，T 波与主波方向一致。

（6）室性、交界性、房性早搏同时存在。

（7）早搏后出现 ST-T 改变者。

（8）联律间期 <0.43s，出现 "R-on-T" 及 "R-on-P" 现象。

（9）提早指数：为联律间期（R-R'间期）与基础 Q-T 间期（Q-T）的比值。当提早指数 ≤1.0 时，易引起室性心动过速。当提早指数为 0.6~0.85 时，促发心室颤动的危险性较大。

（10）易损指数：为基础的 Q-T 间期×前一心动周期（R-R 间期）/联律间期（R-R'间期），即 Q-T×R-R/R-R'。当易损指数为 1.1~1.4 时，易发生短阵的室性心动过速。当易损指数 >1.4 时，易促发心室颤动。易损指数对判断 Q-T 间期延长时室性早搏促发室性心动过速、心室颤动意义较大。

（11）运动后或心率增快后早搏增多。

（12）心肌损伤及心功能不全时的室性早搏。

【阅图提示】

（一）房性早搏伴室内差异性传导

房性早搏伴室内差异性传导时，QRS 波呈宽大畸形，如提早出现 P′波与其前的 T 波相重叠，易误诊为室性早搏。

（二）交界性早搏伴室内差异性传导

房室交界性早搏伴室内差异性传导时，心电图上难以与室性早搏相鉴别。

（三）束支传导阻滞

当存在左、右束支传导阻滞时，要注意区别早搏的 QRS 波与基本心律的 QRS 波的形态，寻找其前有无过早而与之有关的 P 波。

（四）预激综合征

间歇性的预激综合征可类似室性早搏，但前者的 P－R 间期缩短，有 δ 波及心动过速史。

（五）心房颤动伴室内差异性传导

详见本书第十二章内心房颤动内容。

【图病链接】

室性早搏可见于健康者，用标准心电图可发现有 1% 正常人群中存在室性早搏，用动态心电图可发现 40%～75% 健康人群中存在着室性早搏，老年人 90% 以上可记录到室性早搏，多与疲劳、烟酒、浓茶、咖啡及精神过度紧张有关，一般无意义。功能性（良性）早搏多无心脏病史，在夜间休息时增多，活动后心率增快则早搏减少或消失，多无自觉症状。心电图提示早搏为单源性，无"R－on－T"现象，可给以对症处理。病理性早搏多提示病变广泛，病情较重，甚至有发生猝死的可能，应根据不同的病因积极地进行治疗。早期的 LOWN 分级对室性心律危险度的分层过多强调了室性早搏的本身情况，而忽视了患者的基础病变及心脏的情况。总之，对室性早搏的危险评估必须结合病史、临床症状、早搏类型及辅助检查判定有无器质性心脏病。健康人发生室性早搏不论如何频发，均无严重的后果。而发生在心肌炎、心肌病、风心病、先天性心脏病、冠心病等都有临床意义，特别是发生在急性心肌梗死和心力衰竭的室性早搏，会引起严重的心律失常，发生猝死。值得关注的是，一些频发的室性早搏持续时间过长可以导致心肌病变，最终发展为心动过速性心肌病。一些偶发的极早联律间期的"R－on－T"现象室性早搏有时也可导致心室颤动。所以不能单纯地以数量划分室性早搏的临床意义。

【识图论治】

（一）室性早搏的治疗策略

偶发性室性早搏无明显症状，又无器质性心脏病的基础，一般无须特殊处理。如有症状，影响工作与生活，则可给予适当的镇静剂、美西律、普罗帕酮、β 受体阻滞剂治疗。对器质性心脏病伴发的室性早搏，需针对基础心脏病进行处理。当有心功能不全时，频发性早搏可降低心脏的储备能力，常可迅速地转化为严重的心律失常，应首选胺碘酮、美西律治疗，次选普罗帕酮、莫雷西嗪治疗。在严重心肌病变时，如急性心肌梗死早期出现室性早搏，反映了心肌缺血性损伤和坏死时的心电不稳定，其重要性在于易诱发心室颤动而造成猝死，故应及时给予利多卡因、胺碘酮等药加以控制，以防病情恶化。缓慢性室性早搏是指在基础心率缓慢时出现的室性早搏，如窦性心动过缓、高度房室传导阻滞、自主节律时伴发的早搏。遇到这种情况，应禁用心肌抑制性抗心律失常药，必要时可用迷走神经抑制剂（如阿托品、山莨菪碱）或 β 受体激动剂（如沙丁胺醇）治疗。目前导管射频消融治疗室性早搏的地位在国内外有所提高。对于频发的或症状不能耐受或非良性的室性早搏，可行导管射频消融治疗。

（二）室性早搏的药物治疗

1. 利多卡因

利多卡因适用于室性早搏、室性心动过速、心室扑动和心室颤动的治疗。静脉给药先以每次 50～100mg 或 1～2mg/kg 静脉推注。如无效，则 10～20min 后再注射首剂的 1/2 量，但静脉注射累积量 1h 内不应超过 300mg。如能奏效，可改用静脉滴注，以每分钟 1～4mg 维持。房室传导阻滞、休克、肝功能不全者慎用。

2. 胺碘酮

胺碘酮用于充血性心力衰竭及急性心肌梗死出现的频发室性早搏。常用剂量为 150～300mg 稀释后在心电、血压的监测下缓慢推注，或按 5mg/kg 剂量加葡萄糖溶液 250ml 在 2h 内静脉滴注完毕，继以 75～150mg/d 静脉滴注维持。数天后可改为口服维持量 100～400mg/d，分次口服。

3. 美西律

美西律属于利多卡因衍生物，适用于各种心律失常的治疗。成人每次 100～200mg，每日 3～4 次，口服。紧急时可用 50～100mg 稀释于 20ml 液体中静脉推注，无效时 5～10min 可重复 1 次，但不能重复注射 2 次以上。左心衰竭、低血压、休克、传导阻滞、缓慢性早搏者禁用。

4. 乙吗噻嗪

乙吗噻嗪加速动作电位 2 位相和 3 位相的复极，缩短了动作电位时程和有效不应期；降低动作电位 0 位相除极速度，使传导延缓；降低浦氏纤维除极坡度，减慢了自律性。适用于房性早搏、室性早搏、阵发性心动过速、心房颤动和心室颤动的治疗。常用量为每次 75～150mg 口服，每 6h 服药 1 次。心脏传导阻滞者禁用。

5. 苯妥英钠

苯妥英钠主要用于洋地黄中毒者的心律失常。静脉给药 250mg 或以 5mg/kg 加注射用水 20ml 缓慢静脉推注，多在 5～10min 内起作用。若无效，每隔 15min 重复用 100mg，但总量不超过 500mg。

6. 决奈达隆

决奈达隆为新一代的 III 类抗心律失常药物，分子结构与胺碘酮相似，但不含碘，用于心房颤动的治疗和预防。

（三）导管射频消融治疗

对于无器质性心脏病，但引起心脏肥大及可能导致恶性心律失常，且药物治疗无效者，可行导管射频消融治疗。

针对器质性心脏病合并室性早搏者，可做心室晚电位检查。心室晚电位检查阳性或有非持续性室性心动过速者应行心内电生理检查，以筛选出有针对性的抗心律失常药物预防再发，必要时行导管射频消融治疗。

第十一章　阵发性心动过速

心脏内异位起搏点连续出现三次或三次以上的主动性异位节律（早搏）称为阵发性心动过速。其可由异位起搏点的自律性增高、折返激动不断出现、并行心律的异位起搏点无传出阻滞、触发活动的连续发生所引起。按照异位起搏点的不同，可分为窦性、房性、房室交界性、室性阵发性心动过速。有时房性、房室交界性心动过速在心电图上难以区分，故统称室上性心动过速。近几年来电生理的研究发现，室上性心动过速的传导路径不仅涉及心房、房室结和希氏束，还包括了心室及房室副束，因此室上性心动过速是指起源部位和传导途径不限于心室的心动过速，而起源于希氏束分叉以下的传导系统和心室肌内异位心动过速称为室性心动过速。

一、窦房结折返性心动过速

如果一个适时的早搏到达窦房结边缘时，从已脱落不应期的部位进入，而从另一个部位传出，在窦房结内或其周围组织连续折返三次以上，称为窦房结折返性心动过速（sinus nodis reentrant tachycardia，SNRT）。

【图貌特征】

（1）心动过速的发作与终止突然。

（2）心动过速常由窦性早搏、房性早搏、交界性早搏诱发。

（3）心动过速时，P'波与窦性 P 波相同或十分相似，QRS 波正常，P'－R 间期 > 0.12s，频率 120～140 次/分。

（4）如果有窦性早搏，其联律间期与心动过速发作开始时的联律间期相等。部分心动过速发作时，前 3～5 个心动周期中心率逐渐增快，然后趋于稳定（温醒现象）。终止时最后 3～5 个周期中心率减慢后突然终止（冷却现象）。

（5）发作终止后的间歇可等于或略长于一个窦性周期。

（6）刺激迷走神经时，可使心率减慢或心动过速突然终止（图 11－1）。

【阅图提示】

（一）窦性心动过速

窦性心动过速的发作与终止为逐渐性的，程序刺激不能诱发终止，刺激迷走神经对其无明显效果，持续时间可达几小时、几天或更长时间。

（二）房性心动过速

房性心动过速不呈突发性，心房回波与窦性 P 波明显不同，发作时有心率逐渐加

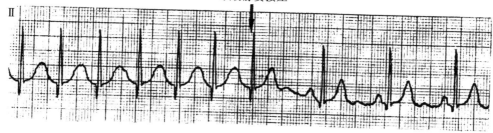

图 11 - 1　窦房结折返性心动过速

　　女性，42 岁，晕厥患者。开始 7 个心搏为心动过速，心率为 107 次/分，部分 P 波重叠在前一心搏的 T 波上，考虑为窦性心动过速。但压迫颈动脉窦后突感心率减慢一半，显示窦性心律，心率为 60 次/分，提示为窦房结折返性心动过速（引自郭继鸿．心电图学［M］．北京：人民卫生出版社，2002.）

快的"温醒现象"。程序刺激虽可激发和终止，但更换心房刺激部位多不奏效。

（三）房室结折返性心动过速

　　快 - 慢型房室结折返性心动过速的 P - R 间期 < R - P′间期，其 P 波为逆行 P′波，而 SNRT 的 P′波与窦性相似。

【图病连接】

　　窦房结折返性心动过速极为少见，可见于正常人，无性别差异，且可发生在任何年龄。但绝大多数见于冠心病、风心病、心肌病等器质性心脏病患者，尤其是伴有窦房结病变的老年人。常因情绪激动、紧张及运动而诱发。发作呈阵发性，突发骤停。每次发作时间不等，从数秒到几小时，发作时可出现心悸、气短、胸闷、头晕。症状的轻重取决于发作时心率的快慢、持续时间长短及伴随基础心脏病的状况。诊断困难时，可进一步行动态心电图（Holter）及心电生理检查。

【识图论治】

　　窦房结折返性心动过速一经确诊后，应进行合理的治疗。

（一）病因治疗

　　窦房结折返性心动过速的频率较慢，无明显的临床症状，一般不必给予抗心律失常药物，只需针对病因或原发心脏病进行处理。

（二）药物治疗

1. 腺苷

　　窦房结折返性心动过速发生时，静脉注射腺苷可终止发作。其机制可能与影响窦房结细胞外向钾离子流，使局部组织静息电位超极化有关。

2. β 受体阻滞剂

　　对于症状明显者，可给予 β 受体阻滞剂治疗，有预防发作和缓解症状的效果。

3. 钙通道阻滞药

非二氢吡啶类钙通道阻滞药（如维拉帕米）对窦房结、心房肌不应期和传导速度有一定影响，可预防发作。

（三）刺激迷走神经

窦房结折返性心动过速发作时，按摩颈动脉窦、压迫眼球、刺激咽部等兴奋迷走神经的方法可终止发作。

（四）导管射频消融术

对症状较重而药物治疗效果不佳者，可选用射频消融治疗，以达到根治的效果。

二、阵发性房性心动过速

阵发性房性心动过速为起源于心房组织内任何部位、与房室结传导无关的一种快速的室上性心律失常。在心动过速发生时，窦房结可因快速的房性冲动提早除极而暂时失去起搏功能。在心动过速终止后过渡到窦性心律时，最常见的为其后有一较长的间歇，直到窦房结起搏功能从抑制状态恢复后出现窦性心律。也可先由心室率变慢，继之转为窦性心律，或无任何预兆而突然转为窦性心律。

房性心动过速来自一个异位起搏点，称为单源性房性心动过速。若心动过速的异位起搏点不稳定或为多个异位起搏点，称为多源性房性心动过速。根据发病机制的不同，可分为自律性房性心动过速（automatic atrial tachycardia，AAT）、心房内折返性心动过速（intra atrial reentrant tachycardia，IART）和触发活动引起的房性心动过速。异位起搏点 4 位相自动除极速率加快是自律性房性心动过速的基础；心房肌传导速度和不应期的不均一为房内折返的产生提供条件；洋地黄中毒引起后除极致房性心动过速为触发活动所引起。

【图貌特征】

（一）自律性房性心动过速

（1）常由房性早搏诱发房性心动过速，发作开始后有温醒现象，终止前有冷却现象（图 11 - 2）。

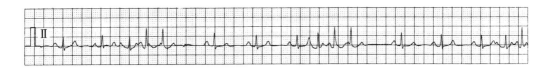

图 11 - 2　窦性心律合并短阵房性心动过速

第 2、8 个 QRS 波群后均可见提前出现连续 3 个 P′ - QRS - T

（2）心房率在 100～250 次/分，常在 150 次/分左右，突发骤停。

（3）P′波与窦性 P 波略异，P′- R 间期 > 0.12s，P′- R 间期 < R - P′间期。

（4）QRS 波群为室上性。

（5）可合并房室不同比例的传导。

（6）刺激迷走神经不能终止发作，但可引发房室传导阻滞，使心率减慢。

（二）心房内折返性心动过速

（1）P′波形态与窦性 P 波不同。P′波形态单一、整齐（折返环可在心房内任何处），频率在 150 次/分左右。

（2）QRS 波群呈室上性（无束支传导阻滞和差异性传导时）。

（3）P′波在 QRS 波之前，P′－R 间期 >0.12s，但多小于 1/2R－R 间期。

（4）心房率过快，可伴发不同比例的传导。

（5）突发骤停，也可由适时房性早搏诱发或终止发作。刺激迷走神经可终止发作或诱发房室传导阻滞（图 11－3）。

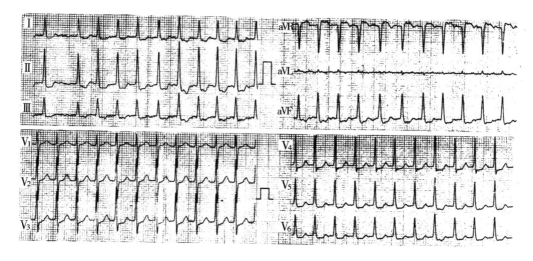

图 11－3 阵发性房性心动过速

（6）根据 P′波的形态可对房性心动过速定位：V_1 导联的正向 P′波对判断左心房房性心动过速的特异性和敏感性较高，aVL 导联正向 P′波或双向 P′波对判断右心房房性心动过速的特异性和敏感性较高；Ⅱ、Ⅲ、aVF 导联正向 P′波提示房性心动过速位于心房的上部（如右房耳、右房高侧壁、左房的上肺静脉或左房耳），反之则提示房性心动过速位于心房的下部（如冠状静脉窦口、下肺静脉等）。

（三）触发活动致房性心动过速

（1）心房刺激可诱发房性心动过速。

（2）诱发房性心动过速的联律间期与最后一个心搏至下次窦性心搏的间期呈相关。

（3）刺激迷走神经可使房性心动过速终止。

（4）触发活动引起的房性心动过速大多数位于右心房或房间隔部位。

（四）多源性房性心动过速

（1）同一导联出现两种以上不同形态的 P′波。

（2）P′－P′间期长短不等。

（3）P′－R间期不一致，但都大于0.12s。

（4）心房率在100～250次/分，心室率不规则。

（5）QRS波群呈室上性，可出现束支传导阻滞及分支传导阻滞图形。

（五）房性并行心律心动过速

（1）异位P′波与窦性P波不同，异位心房率 >70次/分。

（2）联律期间不等，时间相差 >0.08s。

（3）房性融合波偶见。

（4）长的异搏间期是短的异搏间期的整倍数。

（六）房性心动过速伴传出阻滞

（1）文氏型传出阻滞：在一系列快速出现的房性P波中，P′－P′间期有逐渐缩短继而突然延长的规律，且周而复始地出现。

（2）房性心动过速伴房性暂停：在一系列快速P′波中，每隔数个P′－QRS－T波之后，可见一个较长而固定的P′－P′间期，长P′－P′间期不是房性周期的整倍数。

（七）房性心动过速伴房室传导阻滞

（1）房性心动过速伴一度房室传导阻滞：P′波出现在舒张中晚期，下传的P′－R间期 >0.20s。若P′波出现在收缩期，伴有P′－R间期延长，则为干扰性阻滞。

（2）房性心动过速伴二度房室传导阻滞：P′波出现在舒张中晚期，P′－R间期有逐渐延长继而发生漏搏的规律（图11－4）。

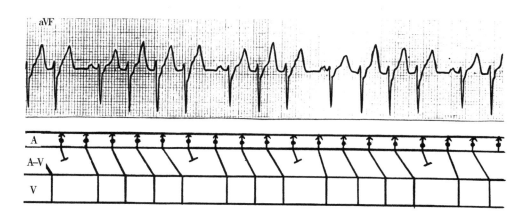

图11－4　阵发性房性心动过速合并二度房室传导阻滞（5:4及4:3传导）

（3）房性心动过速伴三度房室传导阻滞：一系列快速的房性P′波与相对缓慢的QRS波群完全无关。

【阅图提示】

(一) 窦性心动过速

心房率相对缓慢（160 次/分）的房性心动过速应与窦性心动过速相鉴别。窦性心动过速是逐渐发生和逐渐停止，刺激迷走神经后频率可暂减慢，P 波形态无明显变化。房性心动过速的发生与终止突然；刺激迷走神经可转为窦性心律，或发生房室传导阻滞，或无效；其 P 波形态与窦性 P 波不同。

(二) 室性心动过速

当房性心动过速伴室内差异性传导、束支传导阻滞、预激综合征时，应与室性心动过速相鉴别。

(三) 心房扑动

房性心动过速应与心室率较快的心房扑动进行鉴别（表 11 - 1）。

表 11 - 1 房性心动过速与心房扑动的鉴别

项 目	房性心动过速	心房扑动
心房波	房性 P 波	扑动波（F 波）
心房率	160 ~ 220 次/分	250 ~ 350 次/分
心室率	多为 160 ~ 220 次/分	多为 150 次/分左右
活动后室率	无改变	可成倍增加
传导比例	一般 1:1	固定，多偶数传导
节律	规则	与传导比例有关
按压颈动脉窦	终止发作或无效	心室率减慢
洋地黄	可转为窦性心律	常转为心房颤动

(四) 房室结内折返性心动过速与房室折返性心动过速

多数房性心动过速的 R - P′间期 > P′ - R 间期，而 AVNRT 与 AVRT 的 R - P′间期 < P′ - R 间期（非典型慢 - 慢型或快 - 慢型 AVNRT 除外），且心动过速发作时出现温醒现象，终止时可能出现冷却现象。

【图病连接】

阵发性房性心动过速每次发作时间、频率快慢各不相同。一般可无器质性心脏病，每次发作与情绪激动、过度劳累、吸烟及饮酒有关，多数不引起严重后果。电解质紊乱、药物中毒、低钾血症等可诱发。对器质性心脏病患者（如冠心病、肺心病、先天性心脏病、心肌病等），若发作时间较长，频率过快，可诱发心绞痛及心力衰竭，严重者可导致心肌梗死及周围血管的血栓形成。阵发性心动过速的预后主要取决于心脏的基本情况。

【识图论治】

对阵发性房性心动过速的治疗，主要为去除病因。对持续性房性心动过速，可选用抗心律失常药物，由房内折返性引起者选用普罗帕酮（心律平），自律性增高者给予胺碘酮，触发活动引起者选用维拉帕米。对于血流动力学不稳定者，可采用直流电复律。对于反复发作的房性心动过速，应长期给予 β 受体阻滞剂、钙通道阻滞药或洋地黄制剂口服，以预防发作。对心力衰竭患者，应首选胺碘酮，对合并病态窦房结综合征或房室传导功能障碍者，若必须长期用药，需安装人工心脏起搏器。药物治疗效果不佳时，可选用射频消融。

三、阵发性房室交界性心动过速

阵发性房室交界性心动过速（交界性心动过速）可起源于房室交界区的任何部位，一般情况下心房和心室均由交界性激动所控制。但亦可发生房室脱节，即心房由窦性激动控制，心室由交界区激动控制。交界性心动过速可与窦性心动过速、窦性心动过缓、心房扑动、心房颤动并存。少数情况下，心房与心室可分别由交界区内的两个起搏点控制，高位起搏点冲动逆行激动心房，低位起搏点冲动下传激动心室，称为双重性房室交界性心动过速。交界性心动过速与房性心动过速无法辨认时，则统称为阵发性室上性心动过速。根据发病机制，可分为自律性交界性心动过速、房室结折返性心动过速和房室折返性心动过速。

【图貌特征】

（一）房室结折返性心动过速

当房室结存有双径路时，便构成了折返环，适时房性早搏在折返环近端的其中一个径路被阻滞，而缓慢地经另一径路传导，当激动抵达折返环远端时，被阻径路的不应期已过去，激动便可经该径路逆传激动心房，形成心房回波，又经折返环近侧端原径路前传，形成折返激动。以慢径路为前向传导、快径路为逆向传导的房室结内折返性心动过速称为慢－快型。少数情况下，慢径路的不应期长于快径路，折返激动以快径路前传，以慢径路逆传，这种形式的房室结折返性心动过速称为快－慢型。

1. 慢－快型房室结折返性心动过速

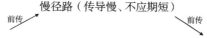

折返环路:早搏→房室交界区折返环近端受阻─∦快径路(传导快、不应期长)房室交界区折返环远端→心室→心动过速

（1）房性早搏、交界性早搏均可诱发。诱发心动过速早搏的 P′－R 间期较窦性心律时的 P－R 间期显著延长。

（2）心室率多为 160～220 次/分。

（3）P′波可与 QRS 波重叠不显示（心房和心室同时除极），部分 P′波位于 QRS 波之后，R－P′间期（短）＜P′－R 间期（长），R－P′间期＜1/2R－R 间期，可误诊为终末 S 波（在 Ⅱ、Ⅲ、aVF 导联）或 r′波（在 V₁导联）。仅少数情况下，P′波出现在 QRS 波的起始，酷似 q 波（图 11－5）。

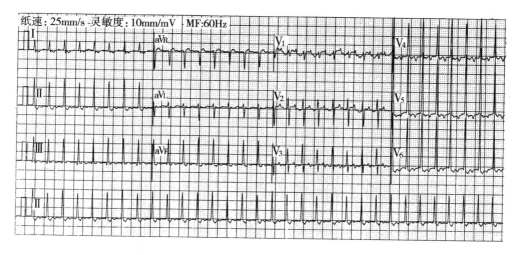

图 11－5　房室结折返性心动过速（慢－快型）

P′波位于 QRS 波之后，在 Ⅱ、Ⅲ、aVF 导联形成假 S 波；QRS 波时间为 0.07s，心室率为 193 次/分

（4）QRS 波呈室上性，R－R 间期匀齐，较少合并室内差异性传导，无房室传导阻滞。

2. 快－慢型房室结折返性心动过速

（1）心动过速发作只要心率增快便可诱发，无 P－R 间期延长，不需早搏刺激。

（2）心室率一般在 100～170 次/分。

（3）逆行 P′波出现较晚，最迟到下一个 QRS 波之前，R－P′间期（长）＞P′－R 间期（短），且 R－P′间期＜70ms。

（4）QRS 波为室上性（图 11－6）。

3. 房室结双径路非折返性心动过速

在极少数情况下，快、慢径路的不应期趋于一致时，室上性激动在双径路中分成快、慢两种速度分别下传。若快、慢径路在远端无共同通道，或慢径路无逆传功能，心室的有效不应期又小于两条径路的传导时间之差时，室上性激动则可以快、慢两种速度分别抵达心室，引起双重性心室反应。如果连续发生，则形成房室结双径路非折返性心动过速。

（1）一次性心房激动（可为窦性激动）形成心室双重反应（R1、R2），即出现连续两次 QRS 波，R1 为快径路下传，R2 为慢径路下传，出现 1:2 房室传导现象。

（2）P－P 间期相等。

（3）R－R 间期呈联律性。

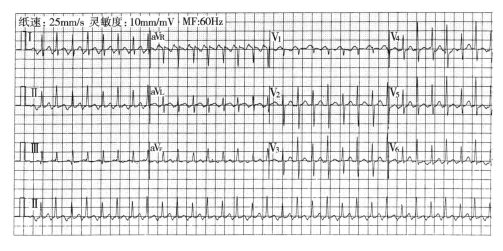

纸速：25mm/s 灵敏度：10mm/mV MF:60Hz

图 11－6 房室结折返性心动过速（快－慢型）

逆行 P′波位于下一 P－QRS 波之前，R－P′间期 > P′－R 间期，QRS 波时间为 0.072s，心室率为 190 次/分

（4）QRS 波均为室上性，但 R2 可伴有室内差异性传导（在 R1－R2 联律间期较短或前一心动周期较长时）。

（二）房室折返性心动过速

房室折返性心动过速是由于心房肌与心室肌之间存在着房室旁道，和正常的房室传导系统形成两条性质不同的传导通路。两者相比，旁道的传导速度较快，不应期较长。适时的房室激动下传时恰巧与旁道的不应期形成单向阻滞，激动只能由正常的房室传导缓慢下传心室，此时旁道脱离不应期，激动便可经旁道逆传心房，周而复始便形成了房室折返性心动过速。激动由正常房室传导系统前传心室，旁道逆传心房，为顺向性房室折返性心动过速。激动由旁道前传心室，房室传导系统逆传心房，为逆向性房室折返性心动过速。

1．顺向性房室折返性心动过速

顺向性房室折返性心动过速（orthodromic atrioventricular reentrant tachycardia，OAVRT）指激动由正常的房室传导系统前传心室、旁道逆传心房所形成的折返性心动过速。折返环路：心房→房室结→希浦系→心室→房室旁道→心房。

（1）诱发心动过速的心搏无 P－R 间期延长。

（2）心室率多为 150～240 次/分。

（3）P′波于 QRS 波之后不远处出现，R－P′间期（短）< P′－R 间期（长）（室房逆传快于房室前传），且 R－P′间期 > 70ms。

（4）QRS 波正常，无预激波（图 11－7）。

（5）心率较快时，可出现功能性束支传导阻滞，QRS 波呈宽大畸形。如旁道同侧功能性束支传导阻滞时，则心率减慢。

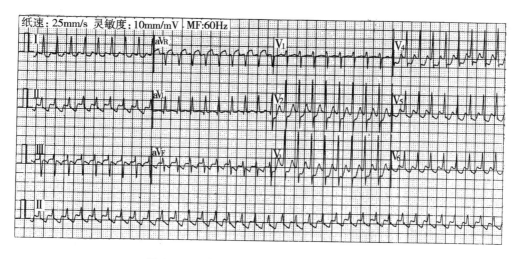

图 11 - 7　房室折返性心动过速（顺向性）

心室率 215 次/分，心律规整，QRS 波时间为 0.08s，其后可见逆行 P 波，尤以 Ⅱ、Ⅲ、aVF 导联明显，R – P′间期 > P′- R 间期；射频消融术后证实为左心室后壁旁道

2. 逆向性房室折返性心动过速

逆向性房室折返性心动过速（antidromic atrioventricular reentrant tachycardia, AAVRT）指激动由房旁道前传心室、房室传导系统逆传心房形成的折返性心动过速。折返环路：心房→房室旁道→心室→希浦系→房室结→心房。

（1）心室率多为 180 ~ 240 次/分。

（2）QRS 波增宽，呈完全预激图形。

（3）逆行 P′波于 QRS 波之后较晚出现，可出现在下一个 QRS 波的前面，R – P′间期（长）> P′- R 间期（短）（室房逆传慢于房室前传）。

（4）QRS 波增宽，呈完全预激图形。

（5）P′波可与 QRS 波为 1:1 房室传导（图 11 - 8）。

（三）自律性交界性心动过速

（1）连续三次或三次以上的交界性早搏（图 11 - 9）。

（2）心室率 160 ~ 220 次/分，节律规整。

（3）P′波呈逆行性，位于 QRS 波之前 P′- R 间期 < 0.12s，位于 QRS 波之后 R – P′间期 < 0.20s，与 QRS 波重叠而不能出现 P 波。

（4）QRS 波呈室上波，时间 < 0.11s。当存在束支传导阻滞或室内差异性传导时，QRS 波可呈增宽畸形。

（5）发作与终止突然，常以早搏而诱发，以完全性代偿性间歇而终止。

（四）交界性并行心律性心动过速

（1）交界性异位搏动的 QRS 波形态近似正常，频率 > 70 次/分。

（2）可有逆行的 P 波，P′波可在 QRS 波之前、之后或其中。

纸速：25mm/s 灵敏度：10mm/mV MF:OFF

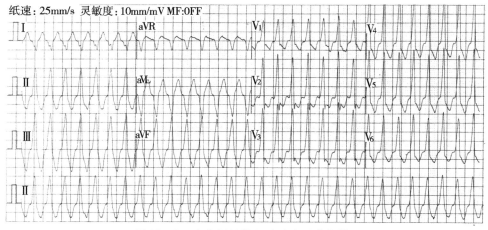

图 11 - 8　房室折返性心动过速（逆向性）

心室率 182 次/分，心律规整，QRS 波增宽，时间为 0.13s，起始部粗钝，呈现完全预激

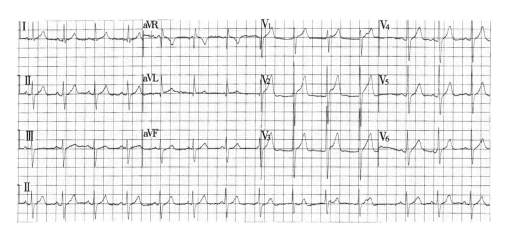

图 11 - 9　窦性心律合并短阵交界性心动过速

Ⅱ导联第 1~7 个、第 12~14 个心搏为窦性心律，第 8、9、10、11 个 QRS 为交界性心动过速

（3）联律间期不等，时间相差 >0.08s。

（4）长的异搏间期是短的异搏间期的整数倍。

（5）房性融合波偶见。

（五）双重性交界性心动过速

（1）逆行 P 波、P′波与 QRS 波无关，各自保持规则频率。

（2）心室率多为 70~140 次/分。

（3）可见室性夺获。

（六）室上性心动过速伴束支传导阻滞

（1）快速的 P′波之后，QRS 波呈现完全性束支传导阻滞图形（图 11 - 10）。

（2）心动过速终止后，窦性心律的 QRS 波与心动过速宽大畸形的 QRS 波形态

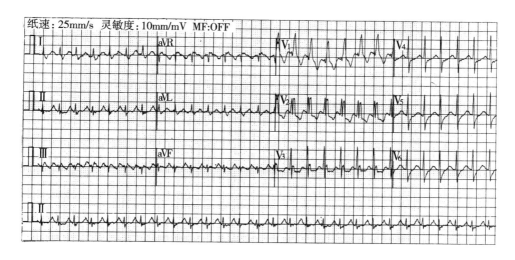

图 11 – 10   室上性心动过速合并右束支传导阻滞

快速出现 QRS – T 波，其前 P 波不易辨认，心室节律规整，心率为 171 次/分，V_1 导联呈 rSR′型，时限为 120ms，Ⅰ、aVL、V_5、V_6 导联 S 波增宽

一致。

（七）室上性心动过速伴室内差异性传导

（1）连续出现宽大畸形的 QRS 波，波形为室上性，其前有 P′波或 P′波埋于前一个心搏的 T 波中。

（2）畸形的 QRS 波起始向量与窦性 QRS 波起始向量一致（图 11 – 11）。

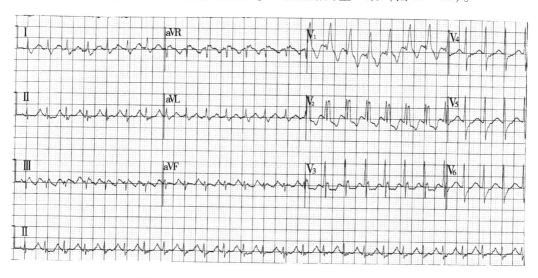

图 11 – 11   室上性心动过速合并室内差异性传导

心率为 171 次/分，R – R 间期匀齐，QRS 波呈右束支传导阻滞图形

【阅图提示】

（一） 心房颤动

快速心房颤动时 f 波不清晰，易误诊为室上性心动过速。这时仔细测量 R－R 间期，就会发现心房颤动有不匀齐的特点。

（二） 室性心动过速

交界性心动过速合并室内差异性传导、室内传导阻滞、预激综合征时，易与室性心动过速相混淆，应仔细鉴别。

（三） 加速性交界性自主节律

加速性交界性自主心律与阵发性交界性心动过速的鉴别见表 11－2。

表 11－2　加速性交界性自主心律与阵发性交界性心动过速的鉴别

项　目	加速性交界性自主心律	阵发性交界性心动过速
发作特点	起止均缓慢	突发骤停
心率	70～130 次/分	60～220 次/分
与窦性关系	有竞争现象	无关
与早搏关系	早搏少见	有早搏出现
压迫颈动脉窦终止发作	心率减慢	有效

【图病链接】

阵发性房室交界性心动过速多见于正常健康者，发病无年龄、性别差异，所引起的心悸、胸闷等不适症状可以耐受，少见有心绞痛、心力衰竭者。心动过速发作时症状轻重主要取决于心室率增快的程度以及持续的时间。对于少数发生于器质性心脏病的患者，当心室率过快时，可引起晕厥、心房颤动，甚至导致心室颤动，应给予高度重视。必要时，可采用同步直流电复律、食道心房调搏或经静脉心内膜人工起搏，用超速抑制或早搏刺激法终止发作。

【识图论治】

阵发性房室交界性心动过速的预后主要取决于心脏的基本情况，且与发作时间的长短有关。一般对于无器质性的心脏病患者，多数不引起严重后果，可针对不同病因进行处理。对于器质性心脏病患者，若发作时间长，频率过快，可引起血流动力学改变，应尽早终止心动过速的发作。

（一） 刺激迷走神经方法

刺激迷走神经可提高迷走神经张力，降低异位兴奋灶动作电位 4 位相坡度，延长房室交界的不应期，阻断异位激动的折返途径，终止发作。

1. Valsalva 动作

令患者深吸气之后屏气，并用力做呼气动作；或深呼气后屏气，再努力做吸气动作。

2. 刺激咽反射

用压舌板或手指刺激咽部，引起恶心、呕吐。

3. 压迫眼球

患者取卧位，双眼下视闭合。医生用手指压迫一侧眼球上部，时间不超过 10s。无效时再压另一侧，但不可两侧同时按压。

4. 按摩颈动脉窦

患者仰卧，医生用左手拇指按压颈动脉窦（按压部位相当于下颌骨下缘、甲状软骨上缘的水平），向颈椎方向压迫，一次按压不超过 30s。先按压右侧，无效时再按压左侧，但禁止两侧同时按压。密切观察心率或心电监测，一旦心率减慢，立即停止按压。

（二）抗心律失常药物应用

1. 三磷酸腺苷

三磷酸腺苷（ATP）具有增强迷走神经张力的作用，可抑制慢反应细胞的钙离子内流，阻断房室结的前向传导，中断折返环路，可用于室上性心动过速。常用量为 10～20mg，用葡萄糖溶液稀释至 5ml 后静脉注射。快速注射是治疗成功的关键。首剂无效时，间隔 5min 后再次静脉注射 30mg。病态窦房结综合征者、冠心病者和老年人慎用。

2. 维拉帕米

对无并发症的 AVNRT、SANRT、OAVRT，钙通道阻滞药维拉帕米（异搏定）可作为首选。因对旁道前传功能无影响，故不宜用于 AAVRT。首次剂量为 5mg 加葡萄糖溶液 20ml 缓慢静脉注射，无效时 10min 后再注射 5mg，但总量不应超过 20mg。病态窦房结综合征、心力衰竭、房室传导阻滞、低血压及长期口服 β 受体阻滞剂者禁用。

3. 普罗帕酮

普罗帕酮（心律平）属Ⅰc 类抗心律失常药物，对阵发性室上性心动过速，可作为一线药物选用。无论对 AVNRT 或 AVRT，转复成功率均较高，对 AAT 效果亦较好。用量为首剂 20mg 加入葡萄糖溶液 20ml 缓慢静脉注射，无效时 10～20min 后重复给药，但总量不超过 210mg。心功能不全、病态窦房结综合征、低电压、房室传导阻滞者禁用。不宜与维拉帕米联合应用，两者先后应用时应间隔 60min 以上。

4. 胺碘酮

胺碘酮属Ⅲ类抗心律失常药物，可以延长心房、房室结、心室及旁道不应期，减慢房室传导，特别适用 AAVRT 及难治的室上性心动过速病例。用量为 150mg 加葡萄糖溶液 20ml 在 5～10min 内静脉注射，重复用药间隔为 30～60min。心肌病、病态窦房结综合征、低血压及传导阻滞者禁用。

5. 去乙酰毛花苷

去乙酰毛花苷（西地兰）可延长心房和房室结的不应期，减慢心率和房室传导，适用于心力衰竭合并 AVNRT 者。因洋地黄对旁道的不应期有缩短作用，故禁用于旁道前传的 AAVRT。剂量为 0.4 ~ 0.8mg 加葡萄糖溶液 20ml 缓慢静脉注射，无效时 1 ~ 2h 后再给予半量，但总量不应超过 1.2mg。

6. 普萘洛尔（心得安）

普萘洛尔（心得安）为 β 受体阻滞剂，对于交感神经兴奋引起的室上性心动过速效果较好，可以终止 AVNRT、AVRT 和 SANRT。用量以 0.1mg/kg 的剂量 10 ~ 15min 缓慢静脉注射，亦可给予 1 ~ 2mg 静脉注射，无效时 5 ~ 10min 后再重复给药 1 次。支气管哮喘、病态窦房结综合征及传导阻滞者禁用。

（三）同步直流电复律

同步直流电复律是一种安全、快速、可靠的治疗室上性心动过速的方法。其适应证如下。

（1）各种药物治疗无效的室上性心动过速。

（2）室上性心动过速造成严重的血流动力学改变，如休克、肺水肿、心力衰竭等。

（3）有可能发展为危及生命的心律失常，如室性心动过速及心室颤动。

（四）人工心脏起搏

对于各种药物治疗无效而又不宜使用电击复律治疗的室上性心动过速，应考虑经食道调搏或经静脉心内膜起搏，用超速抑制或早搏刺激法终止发作。

（五）导管射频消融

经皮导管射频消融是预防阵发性室上性心动过速复发的首选治疗方法。对反复发作的房室结折返性心动过速、房室折返性心动过速，可给予射频消融，以达到根治心律失常的发作。

四、阵发性室性心动过速

由心室异位激动引起的心动过速，起始和终止突然，频率 150 ~ 250 次/分，节律规则，称为阵发性室性心动过速。室性心动过速的发生机制与室上性心动过速相同，主要为异位起搏点自律性增高、折返激动和触发活动所引起。

室性心动过速的分类有多种：①根据室性心动过速持续性发作时间，大于 30s 为持续性室性心动过速，30s 内自行终止为非持续性室性心动过速；②根据室性心动过速的 QRS 波形态，可分为单形性室性心动过速和多形性室性心动过速，前者发作时 QRS 波形态一致，后者发作时 QRS 波形态多变；③按其发生机制、临床特征及心电图特点，可分为单形性（早搏型、特发型、并行心律型、束支折返型）室性心动过速、多形性（尖端扭转型、无长 Q - T 间期型、极短联律间期型、双向型）室性心动过速和加速性（非阵发性）室性心动过速。

【图貌特征】

（一）单形性室性心动过速

1. 早搏型（普通单形性）室性心动过速

（1）连续三次或三次以上的室性早搏（图 11 – 12）。

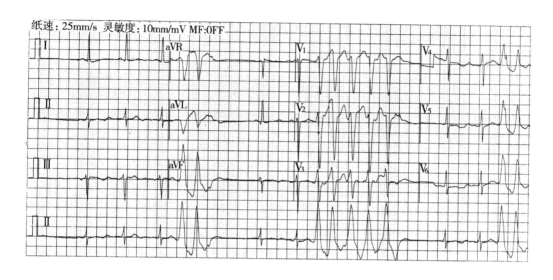

纸速：25mm/s 灵敏度：10mm/mV MF:OFF

图 11 – 12　非持续性早搏型室性心动过速

Ⅱ导联中第 4、5 个及最后两个 QRS 波为提早出现且连续发生的宽大畸形波群，其前无 P 波，T 波与主波方向相反，表明连发室性早搏；第 8～12 个 QRS 波呈宽大畸形，其形态、时间与上相同，发生了室性心动过速

（2）心室率为 140～180 次/分，节律规则或略有不齐。

（3）心动过速的联律间期与单源性室性早搏的联律间期相等。

（4）发作终止后的长间歇相当于室性早搏之后的代偿间歇。

（5）P 波与 QRS 波无固定关系，形成房室分离。P 波频率多较慢，常埋于 QRS – T 波中。偶见室性激动逆传心房，逆行 P 波位于 QRS 之后。

（6）可出现室性融合波及心室夺获。

2. 单形性室性心动过速分型（按持续时间）

（1）非持续性（短阵型）单形性室性心动过速：常表现为重复 3～7 次的室性快速心律，最多数秒钟（每次 <30s）即恢复窦性心律。其发生机制可能是来自良性的束支内大循环折返（图 11 – 13）。

（2）持续性单形性室性心动过速：特点为反复发作，突发骤停。在两次发作之间有较长的休止期，发作持续时间长（每次 >30s），可达数分钟或数天，易造成一定的血流动力学障碍（图 11 – 14）。

持续性单形性室性心动过速如无器质性心脏病，亦称特发性室性心动过速，可分

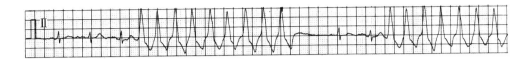

图 11 - 13　非持续性单形性室性心动过速

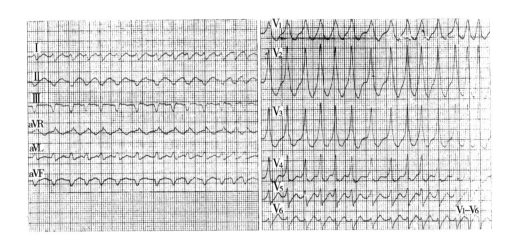

图 11 - 14　持续性单形性室性心动过速
快速出现宽大畸形的 QRS - T 波群，其前无 P 波，心率 189 次/分，节律基本规整

为特发性右心室室性心动过速和特发性左心室室性心动过速。其心电图特点：①多无器质性心脏病；②特发性左心室室性心动过速发作时，QRS 波呈右束支传导阻滞图形伴心电轴左偏，即左室性室速，发作终止后心电图正常，多无早搏，运动可使室性心动过速发生；③特发性右心室室性心动过速发作时，QRS 波呈左束支传导阻滞型伴电轴右偏，即右室性室速，发作间歇心电图可见右心室早搏，当窦性心律增快时室性心动过速便可发生；④频率为 125 ~ 200 次/分，平均 150 次/分；⑤程控刺激心室、心房均可诱发和终止；⑥静脉注射异搏定后，多数频率减慢，继而终止。

3. 束支折返性室性心动过速

束支折返性室性心动过速常由希浦系统大折返引起，折返环由希氏束、双侧束支及心室组成。当一侧束支传导阻滞，另一侧束支逆传延缓时，适时的室性早搏便可以从一侧束支缓慢逆传交界区，再从另一侧束支下传，形成一个折返环。心电图可描记出典型的左束支或右束支传导阻滞的图形（图 11 - 15）。

4. 并行心律性室性心动过速

（1）室性并行心律连续出现三次以上，频率多为 70 ~ 120 次/分。

（2）联律间期不等，相差 > 0.08s。发作间歇的异搏周期是心动过速发作时 R - R 间期的整倍数。

（3）常出现室性融合波（图 11 - 16）。

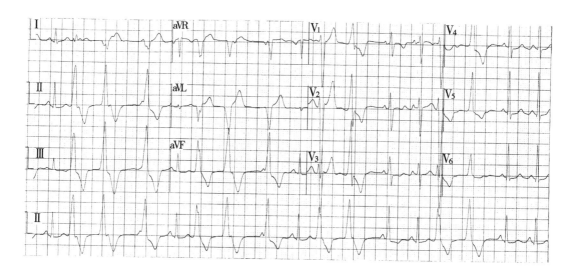

图 11 - 15 束支折返性室性心动过速

心动过速发作时 QRS 波 0.14s，呈完全性左束支传导阻滞，心率 189 次/分，且可见房室分离

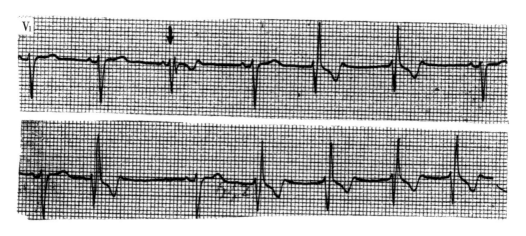

图 11 - 16 并行心律性室性心动过速

Ⅱ导联第 1、5、9、12、13、16、17 个心搏为窦性心律，第 12 个 QRS 波为室性融合波，第 2、3、4、6、8、10、11、12 个为并行性室性心动过速。

（二）多形性室性心动过速

1. 尖端扭转型室性心动过速（torsade de pointes，TDP）

（1）典型的 TDP 心电图特征：具体如下。

1）伴有 Q - T 间期延长。

2）室性心动过速发作时宽大畸形 QRS 波极性与振幅呈时相性变化，每隔 5～20 个心搏，QRS 主波方向围绕基线逐渐转至相反的方向，形成扭转。

3）室性心动过速常以"R - on - T"的形式开始，或由"R - on - U"的舒张期的室性早搏所诱发，室性早搏的联律间期较长（Q－T 间期延长）。

4）室性心动过速常以短－长－短周期现象诱发。第一个短周期是指第一个室性早搏的联律间期较短。长周期是指该次室性早搏的代偿间歇较长。第二个短周期由随后窦性心律的 QRS 波和第二个室性早搏所组成。该室性早搏落在其前窦性心搏 T 波的顶峰附近，形成室性早搏的较短的联律间期。由于基础的 Q－T 间期显著延长，使在复极离散度较大的基础上导致了新的传导阻滞，从而引发折返性心动过速。

5）发作时间为数秒至十余秒，可自行终止，但易反复发作。室性心动过速最开始几个 QRS 波的 R－R 间期常比随后的 R－R 间期长，即起步时心室率有逐渐增快的温醒现象。室性心动过速终止时，终止前的 1～3 个心动周期常有先减慢后终止的规律，酷似冷却现象。

6）心室率可达 160～280 次／分（图 11－17），亦可蜕变为心室颤动。

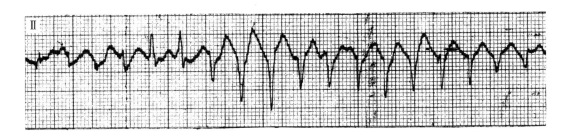

图 11－17　尖端扭转型室性心动过速

（2）预警 TDP 心电图表现：具体如下。

1）Q－Tc 延长：Q－Tc 每增加 10ms，TDP 发生的危险性增加 5%～7%；Q－Tc ＞ 500ms 时，TDP 发生的危险性增加 2～3 倍；Q－Tc 达 540ms 时，发生 TDP 的危险比 Q－Tc 440ms 者增加 63%～97%。

2）T－U 波畸形：TDP 发作前的短－长－短周期现象中，长周期后的预警性心电图改变包括扁平 T 波、双峰 T 波、T－U 波融合、T 波降支延缓并延长。

3）T 波电交替：比较少见，但也是预警性的心电图表现。这是因细胞内 Ca^{2+} 浓度出现周期性改变所致。

2. 无长 Q－T 间期多形性室性心动过速

（1）不伴有 Q－T 间期延长。

（2）室性异位心律的联律间期不等。

（3）QRS 波具有扭转现象。

（4）交感神经激动剂治疗使病情恶化。

（5）人工起搏防治无效。

（6）Ⅰ类抗心律失常药治疗显效。

本型发作时 QRS 波具有扭转现象，但发作前后窦性心律的 Q－T 间期和 T、U 波均正常。本型发生机制不明，有人认为由心脏多发性病灶引起，或与局部传导阻滞及多个折返径路有关，使冲动沿不同径路传导，形成多形性室性心动过速。

3. 短 Q – T 间期多形性室性心动过速

（1） Q – Tc 间期缩短（Q – Tc≤300～330ms）。

（2） 胸前导联 T 波对称性高而尖。

（3） 反复发生心房颤动、室性心动过速或心室颤动。

4. 极短联律间期多形性室性心动过速

（1） 无器质性心脏病。

（2） 常引起晕厥，呈快速（心室率 250 次/分）、阵发性、多形性室性心动过速发作。可蜕变为心室颤动。

（3） 诱发室性心动过速的室性早搏有极短的联律间期（280～300ms）。

（4） 窦性心律的 Q – T 间期及 T、U 波正常。

本型亦称自律性扭转型室性心动过速，比较少见。其发生机制与触发活动或慢通道钙离子流引起的折返有关。

5. 双向性室性心动过速

（1） QRS 波群宽大畸形，其主波方向呈正向、反向交替出现，交替顺序可呈不同形式（QRS 波主峰上下交替、高低交替、宽窄交替）。

（2） 心室率为 140～180 次/分。

（3） 心电轴交替出现左右偏斜（图 11 – 18）。

（4） 心动过速多呈短阵发作，持续数秒至数分钟可自行缓解。

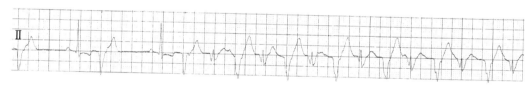

图 11 – 18 双向性室性心动过速

两种增宽而畸形的 QRS 波交替出现，呈 QS 型与 qrS 型，心室率为 110 次/分，形成双向性室性心动过速

双向性室性心动过速的发作机制可能为左、右心室内各存在着一个异位起搏点，交替发放冲动激动心室，形成双源性室性心动过速。还有人认为，一个异位起搏点位于心室，另一个异位起搏点位于房室交界区，二者交替地发放冲动，致使 QRS 波形态、时限不同。或者是室上性心动过速合并持久性右束支传导阻滞，激动交替性沿着左前分支与左后分支下传，产生 QRS 波交替性改变。

6. 室性心动过速/心室颤动风暴

室性心动过速/心室颤动风暴是指 24h 内连续发作大于 2 次（图 11 – 19），并需紧急治疗的临床症候群。其发病机制与交感神经过度激活、希浦系统传导异常、β 受体反应性增高及各种因素（如电解质紊乱、重度酸中毒、药物毒性反应、心理紊乱等）引起心肌电活动异常有关。器质性心脏病是发生电风暴的病理基础。

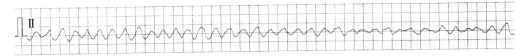

图 11-19　心室扑动-心室颤动

（三）加速性室性心动过速

加速性室性心动过速亦称为加速性室性自主心律。在窦房结及房室交界区起搏点高度抑制时，或是室内潜在起搏点自律性增强时，将出现加速性室性自主心律，又称为非阵发性室性心动过速。

（1）连续出现三个或三个以上的室性 QRS 波群，时间≥0.12s，T 波与主波方向相反。

（2）频率 40～120 次/分，多为 60～100 次/分，节律可轻度不规整。

（3）心动过速发作与终止缓慢，持续时间不长，很少超过 30 个心搏（图 11-20）。

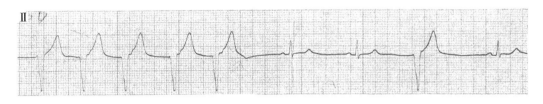

图 11-20　窦性心律合并加速性室性心动过速

第 1、2、3、4、7 个 QRS 波呈宽大畸形，频率 89 次/分，与窦性 P 波无关；第 5、6、8 个 QRS 波时限均>0.07s，其前有窦性 P 波，P-R 间期 0.16s，为心室夺获

【阅图提示】

室性心动过速为宽 QRS 波心动过速。宽 QRS 波心动过速的 QRS 波的宽度≥0.12s，频率>100 次/分。但宽 QRS 波心动过速不单为室性心动过速，也可为室上性心动过速伴室内差异性传导、束支传导阻滞或房室折返性心动过速经旁道前传所造成。由于两者的处理及预后截然不同，因此对宽 QRS 波心动过速的起源部位应及时地作出准确的判断。单从体表心电图加以鉴别，主要依据心室心电活动初始传导速度（时间）不同，起源点（空间）不同及传导方向的不同为基础进行鉴别。

（一）宽 QRS 波心动过速的原因

（1）各种室上性心动过速（窦性、房性、心房扑动、心房颤动、房室结折返性心动过速）伴原有的束支传导阻滞或频率依赖性功能性束支传导阻滞。

（2）各种室上性心动过速经旁道前传。

（3）顺向性房室折返性心动过速伴原有的束支传导阻滞或频率依赖性功能性束支传导阻滞。

（4）逆向性房室折返性心动过速。

（5）室性心动过速。

（6）室性起搏心律：主要为起搏器具有心房跟踪起搏功能，当窦性或房性心动过速时出现增宽的 QRS 波。

（7）抗心律失常药物或电解质紊乱：许多钠通道阻滞剂（Ⅰa、Ⅰc 类）、胺碘酮及高钾血症均可非特异性地使 QRS 波增宽，使窄 QRS 波心动过速变为宽 QRS 波心动过速。

（二）宽 QRS 波心动过速的临床鉴别方法

（1）有无心脏病史：一般认为，既往无心脏病史而反复发作宽 QRS 波心动过速者，特别是年轻人，提示为室上性心动过速。而有器质性心脏病史，特别是宽 QRS 波心动过速发生在心肌梗死后，首先应考虑为室性心动过速，但是也有室性心动过速者无心脏病史而室上性心动过速者存在心脏病史。

（2）血流动力学改变：对于宽 QRS 波心动过速者，血流动力学稳定时，支持室上性心动过速；伴有血流动力学改变时，多考虑为室性心动过速。有时持续时间较长且频率较快的室上性心动过速（前传型房室折返性心动过速）也可伴有明显的血流动力学障碍，某些心室率不太快的室性心动过速也可无严重的血流动力学改变。

（3）刺激迷走神经试验：应用压迫眼球、按压颈动脉窦、刺激咽喉部等方法提高迷走神经张力，延长窦房结的不应期，阻断折返径路，可以终止室上性心动过速。而室性心动过速对此种方法无反应，或者虽然能使心率减慢，但不能终止其发作。

（4）药物疗效：腺苷有较强的拟迷走神经作用，静脉快速注射腺苷可终止室上性心动过速。维拉帕米对室上性心动过速效果较好。利多卡因可有效地终止室性心动过速，并可改变房室节律，显现心房的激动情况。

（三）宽 QRS 波心动过速的心电图鉴别诊断

1. 室性心动过速

（1）节律：室性心动过速初发时，可先出现节律不整的表现，以后节律基本规则，R－R 间期相差 <0.04s。

（2）房室分离：确定 P 波是窦性 P 波还是异位 P 波，如证实 P 波与 QRS 波为无关的窦性 P 波，且 P 波的频率低于 QRS 波的频率，则表示存在着房室分离，支持室性心动过速的诊断。当心室率 >180 次/分时，P 波常与 QRS 波、T 波融合而不易区别，这时应注意在 R 波振幅较低的肢体导联（Ⅱ、Ⅲ、aVF）中寻找 P 波。

（3）心室夺获：在宽 QRS 波心动过速时，窦性激动有时仍可下传心室，产生一个正常的 QRS 波，即为心室夺获。表现为提早出现、时限正常的 QRS 波期前可看到相应的 P 波，且 P－R 间期 >0.12s。多见于心室率 <150 次/分且无室房逆传的心动过速。表明窦房结的激动比心室异位起搏点更早地控制心室。

（4）室性融合波：室性激动下传抵达心室时，心室的异位起搏点已发出冲动，两者在心室内发生干扰而形成融合波，其形态介于窦性与室性之间。室性融合波表明心室除极来自两个不同的起搏点，也意味着房室分离，为诊断室性心动过速的有力证据。

（5）QRS 波时限：宽 QRS 波心动过速呈右束支传导阻滞图形时，QRS 波宽度 >

0.14s；宽 QRS 波心动过速呈左束支传导阻滞图形时，QRS 波宽度 > 0.16s；窦性心律时 QRS 宽度正常，在除外药物或电解质对 QRS 波的影响后，多为室性心动过速。

（6）QRS 波形态：宽 QRS 波心动过速呈右束支传导阻滞图形时，V_1 导联呈单向 R 波，且 R 波宽度 > 0.03s 或呈 qR 型；V_6 导联呈 rS、QS、QR 型时，支持室性心动过速。宽 QRS 波心动过速呈左束支传导阻滞图形时，V_1 导联呈 rS 型，r 波宽度 > 0.03s，或大于窦性心律的 r 波呈 QS 形或 rS 型时，QRS 波起始至 S 波最低点的时间（RS 时间） > 0.06s；V_6 导联呈 QR、Qr、QS 型（V_6 导联 Q 波未消失），则为室性心动过速。宽 QRS 波心动过速时，Ⅰ、aVF 导联主波向下，电轴在 −90°～±180°（无人区电轴），多为室性心动过速（图 11−21）。

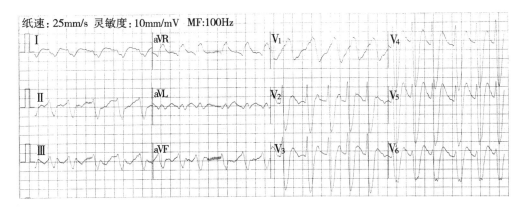

图 11−21　室性心动过速

胸前导联 QRS 波的同向性：指 V_1～V_6 导联所有 QRS 波均向上或向下，称为正向性或负向同向性，为判断室性心动过速的一个标准。但需排除左侧旁道前传型房室折返性心动过速和侧壁心肌梗死时并发的室上性心动过速。

标准导联负向同向性：指三个标准导联的 QRS 波完全负向（QS 型），并非 QRS 波主波向下（rS 型），亦为判断室性心动过速的特征。

（7）QRS 额面电轴：左偏（> −90°）或极度右偏（−90°～±180°）时，诊断室性心动过速的特异性较强。心电图电轴在 −90°～±180° 之间称为无人区电轴（极少数为正常变异，95% 为病理心电图）。当 Ⅰ、aVF 导联 QRS 波主波向下时，便可确定心电轴位于无人区，则支持室性心动过速的诊断。

（8）早搏形态：宽 QRS 波心动过速的形态与窦性心律时室性早搏的形态完全一致，则为室性心动过速。

（9）束支传导阻滞形态：宽 QRS 波心动过速的形态与窦性心律时束支传导阻滞的形态截然不同或完全相反，可能为室性心动过速。

2. 室上性心动过速伴心室内差异性传导

（1）节律：宽 QRS 波心动过速时，R−R 间期绝对规律，时间相差 < 0.01s，多为室上性心动过速伴室内差异性传导。

（2）QRS波时限：宽QRS波心动过速呈右束支传导阻滞图形时，QRS波宽度<0.14s；宽QRS波心动过速呈左束支传导阻滞图形时，QRS波宽度<0.16s；窦性心律时，QRS波恢复正常，为室上性心动过速伴室内差异性传导。

（3）QRS波形态：宽QRS波心动过速呈右束支传导阻滞图形时，V_1导联QRS波起始为r波，且多呈三相波，V_6导联QRS波呈qRs、Rs或RS型；宽QRS波心动过速呈左束支传导阻滞图形时，V_1导联QRS波呈rS型起始r波宽度<0.03s，呈QS型时RS时间<0.06s，V_6导联q波消失呈单向R波，多为室上性心动过速伴室内差异性传导。胸前导联至少有一个导联的QRS波呈RS形态，且RS时间<0.10s，则支持室上性心动过速伴差异性传导的诊断。

（4）QRS波额面电轴：宽QRS波心动过速呈右束支传导阻滞图形时额面电轴右偏不超过±180°，呈左束支传导阻滞图形时额面电轴小于-90°，可为室上性心动过速伴室内差异性传导。

（5）早搏形态：宽QRS波心动过速时的形态与房性早搏伴室内差异性传导形态一致，有助于室上性心动过速的诊断。

（6）长-短间歇：室上性心动过速伴室内差异性传导常见于心动过速初发的数个心搏中，在一个相对长的R-R间期后紧跟着的一个短的R-R间期发生差异性传导。当室上性心动过速频率>200次/分时，也易发生差异性传导。

3. 旁道前传的室上性心动过速

（1）房室分离：宽QRS波心动过速时存在房室分离，可排除旁道前传的室上性心动过速。

（2）QRS波额面电轴：当额面电轴极度右偏，Ⅱ、Ⅲ导联QRS波以负波为主时，不支持旁道前传的室上性心动过速。

（3）QRS波形态：左侧旁道前传时，$V_4 \sim V_6$导联主波向上。右侧旁道前传时，$V_1 \sim V_6$导联主波向上。所以，不论左侧旁道还是右侧旁道，$V_4 \sim V_6$导联主波均应向上。若$V_4 \sim V_6$导联的QRS波主波向下，或$V_2 \sim V_6$导联QRS波出现QR型，可排除旁道前传的室上性心动过速（应排除Mahaim预激）。

（4）预激波：窦性心律时有无预激波可作为考虑标准，排除旁道前传的室上性心动过速。

4. 室上性心动过速伴束支阻滞

（1）室上性心动过速伴右束支传导阻滞，宽QRS波心动过速时QRS波呈右束支传导阻滞型。室上性心动过速伴左束支传导阻滞，宽QRS波心动过速时QRS波呈左束支传导阻滞型（图11-22）。

（2）束支传导阻滞与心动过速的频率无关，心率<160次/分，仍保持束支传导阻滞图形。

（3）心动过速终止后，QRS波仍呈现束支传导阻滞图形。

5. 旁道前传的心房颤动

（1）频率：宽QRS波心动过速频率较快，若大于220次/分，应首先考虑预激伴心房颤动。

纸速：25mm/s 灵敏度：10mm/mV·MF:60Hz

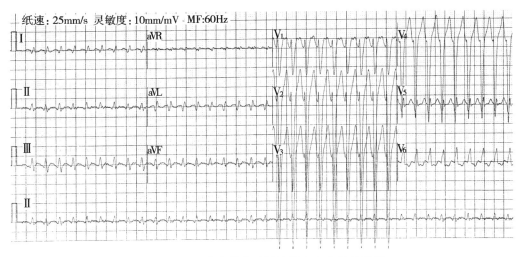

图 11－22　室上性心动过速伴左束支传导阻滞

（2）节律：心房激动时 R－R 间期绝对不齐是其特征，长时间记录心电图并仔细测量可证实。

（3）QRS 波形态：同一导联宽大畸形的 QRS 波形态多变，时而增宽，时而变窄（激动由旁道及正常房室传导至心室）。

（4）预激综合征：在心动过速发作前后，心电图有预激综合征的特点。

（四）Wellens 等提出的鉴别诊断指标

Wellens 等对 85 例室上性心动过速和 100 例室性心动过速经 SBE 证实的病例进行回顾性分析，提出了以下鉴别诊断标准，90% 宽 QRS 波心动过速可确定其起源部位。

1. 室性心动过速

（1）QRS 波时限 > 0.14s。

（2）电轴左偏超过 － 30°。

（3）房室分离与心室夺获。

（4）V_1 导联 QRS 波形态呈 RS 型或 RSr' 型。

（5）V_6 导联 QRS 波形态呈 QR 型或 QS 型。

2. 室上性心动过速伴室内差异性传导

（1）QRS 波时限 < 0.14s。

（2）V_1 导联 QRS 波形态呈 rSR' 型。

（五）Brugada 鉴别诊断法

（1）Brugada 总结 554 例宽 QRS 波心动过速（室性心动过速 384 例，室上性心动过速伴差异性传导 170 例）的电生理研究结果，结合近年来的各种鉴别标准，提出了四部程序鉴别方法（图 11－23）。

（2）Brugada 四步鉴别诊断法不适用于房室附加束前传室上性心动过速与室性心动过速的鉴别，故 Brugada 又设计了分步诊断法对两者进行鉴别（图 11－24）。

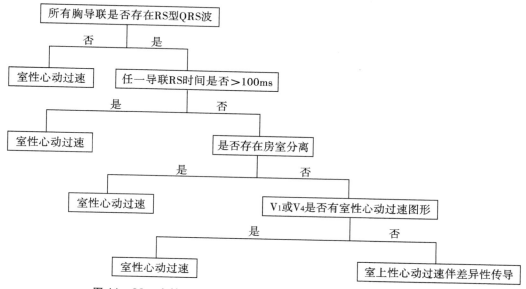

图 11 - 23 室性心动过速与室上性心动过速伴差异性传导的鉴别

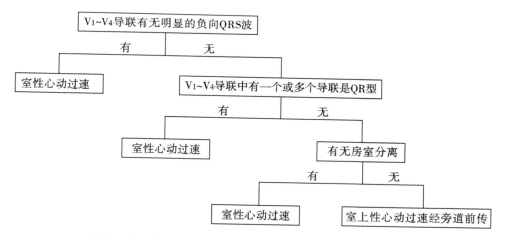

图 11 - 24 从旁道前传室上性心动过速与室性心动过速的鉴别

（六）VerecRei 新四步鉴别诊断法

VerecRei 2008 年提出了 aVR 单导联诊断宽 QRS 波心动过速新流程，使室性心动过速的鉴别诊断更为快捷、简单、准确（图 11 - 25）。

1. 第一步

QRS 波起始为 R 波时（起源于心尖部或左心室下壁的室性心动过速，QRS 波除极的起始或总体向量面对 aVR 导联，故形成 QRS 波的起始 R 波），诊断为室性心动过速，否则进入第二步流程。

2. 第二步

QRS 波起始为 r 波或 q 波时限 > 0.04s 时（起源于其他部位的室性心动过速，使aVR 导联 QRS 波表现为起始为 r 波或 q 波，因起始除极缓慢而使 r 波时限 > 0.04s），诊

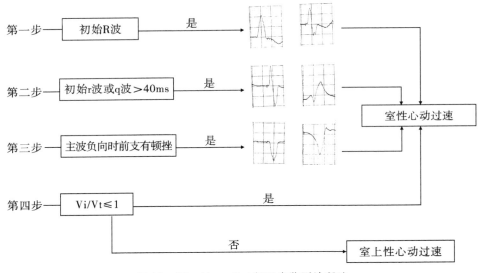

第一步 —— 初始R波 —— 是 —→

第二步 —— 初始r波或q波 >40ms —— 是 —→ 室性心动过速

第三步 —— 主波负向时前支有顿挫 —— 是 —→

第四步 —— Vi/Vt≤1 —————— 是 ————————————

　　　　　　　　　　　否 ————————————→ 室上性心动过速

图 11 - 25　VerecRei 新四步鉴别诊断法

断为室性心动过速，否则进入第三步流程。

3. **第三步**

QRS 波主波为 QS 波时，其起始部分（QRS 波起始到 QS 波最低点之间）存在顿挫时（起始除极缓慢表现为 QRS 波起始图形的顿挫），诊断为室性心动过速，否则进入第四步流程。

4. **第四步**

QRS 波初始 40ms 的激动速率或振幅的代数和（Vi 值）≤QRS 波终末 40ms 的除极速率或振幅的代数和（Vt 值）时为阳性，即 Vi/Vt≤1 时诊断为室性心动过速，而 Vi/Vt>1 时诊断为室上性心动过速。室性心动过速时，心室初始除极顺序是通过较慢的心室肌传导，Vi 值较小，而心室终末除极顺序是通过希浦系进行，Vt 值大，故 Vi/Vt≤1。

【图病链接】

阵发性室性心动过速偶可见于情绪激动、剧烈活动或使用交感神经兴奋药物者，一般预后良好。但绝大多数发生于各种严重器质性心脏病患者，如心肌梗死、急性冠状动脉综合征、心肌病、心力衰竭、洋地黄中毒等，其中以电风暴发生率最高的急性冠状动脉综合征最多见，严重者可发展为心室颤动，进而导致心搏骤停或心脏性猝死。因此，识别室性心动过速高危患者和提高室性心动过速治疗效果是改善患者预后的重点。

非持续性室性心动过速常发生于无器质性心脏病患者，因发作持续时间短，临床可无症状，一般不是恶性心律失常的先兆。若非持续性室性心动过速发生于有基础心脏病时，如缺血性心肌病、肥厚型心肌病、心功能不全（LVEF<40%），以及电生理

检查诱发出心室颤动或持续性室性心动过速等，很可能是恶性心律失常的先兆。

持续性室性心动过速多见于各种器质性心脏病患者，常伴有明显的血流动力学改变，临床表现包括有低血压、晕厥、呼吸困难等。加速性室性心动过速心室率很少超过100次/分，发作短暂，极少发展成心室颤动，常见于急性心肌梗死再灌注治疗时，也可见于洋地黄过量、心肌炎、高钾血症、外科手术等。

尖端扭转型室性心动过速为特殊类型的室性心动过速，其发作机制多与折返有关，伴有Q-T间期延长和T、U波改变，表明心肌不应期的离散性增加，心肌肌纤维弥漫性传导障碍，从而引起心室复极延缓及不均。其可分为先天性Q-T间期延长尖端扭转型室性心动过速及获得性Q-T间期延长尖端扭转型室性心动过速。前者是由于控制心脏钾通道或钠通道的基因突变而引起，后者多系药物（抗心律失常药、利尿药、三环类抗抑郁药等）、电解质紊乱（低血钾、低血镁、低血钙）、心脏疾病、颅内高压、酗酒等所致。

【识图论治】

（一）单形性室性心动过速的治疗

1. 非持续性单形性室性心动过速治疗原则

非持续性单形性室性心动过速一般预后良好，除纠正诱发因素外，不需要特殊处理。对于伴有器质性心脏病，症状明显者，可选择β受体阻滞剂治疗，但应注意是否存在离子通道疾病。上述治疗措施效果不佳或室性心动过速发作频繁时，可按持续性室性心动过速处理。

2. 持续性单形性室性心动过速治疗

持续性单形性室性心动过速如无器质性心脏病亦称特发性室性心动过速，可分为特发性右心室室性心动过速和特发性左心室室性心动过速，治疗具体如下。

（1）特发性左心室室性心动过速多起源于左后分支区域，亦称为分支性折返性室性心动过速，对维拉帕米十分敏感，也可使用普罗帕酮治疗。

（2）特发性右心室室性心动过速起源于右心室流出道，与运动及情绪有关，可选用维拉帕米、腺苷、β受体阻滞剂或利多卡因治疗。但持续发作时间长或伴有血流动力学改变者宜进行同步直流电复律（200~300J）治疗。Ⅰc类抗心律失常药物普罗帕酮与Ⅲ类抗心律失常药胺碘酮均能防止其复发。静脉注射胺碘酮应使用负荷量加维持量，再口服维持的方法。负荷量为150mg（3~5mg/kg）静脉注射，10min内注射完毕，10~15min可重复，后以1~1.5mg/min速度静脉滴注6h，然后根据病情逐渐减量为0.5mg/min，但24h总量不超过1.2g。注意监测血压、心率，根据病情改口服维持量0.1~0.2g/d。减量过程中，若室性心动过速复发，常因累积剂量不足所致，可经静脉或口服再给予负荷量。胺碘酮充分发挥药效需数小时甚至数日。对于反复发作，症状明显，药物治疗不能奏效者，可考虑采用射频消融治疗。

（3）特发性单形性室性心动过速伴有器质性心脏病时，应积极治疗基础心脏病，纠正诱发因素。伴有血流动力学改变、意识障碍、严重低血压者立即同步直流电复律

（200～300J）。血流动力学稳定者可选择抗心律失常药物治疗，胺碘酮、利多卡因仍为首选。静脉注射胺碘酮方法同特发性右心室室性心动过速。利多卡因作为次选药物，用于不适用胺碘酮或胺碘酮无效时，常用利多卡因 50～100mg 静脉注射，后以 1～4mg/min 静脉维持，剂量根据年龄病情而定。心力衰竭、低心排血量应减量，出现消化道、神经系统症状提示剂量过大或速度过快。

3. 并行心律性室性心动过速的治疗

加速性室性并行心律是室性心动过速的另一特殊类型，又称为并行心律性室性心动过速，其发生与心室自律性增加有关。心脏除有窦性起搏点外，心室内并存另一个异位起搏点，具有保护性传入阻滞，不易受外界激动的干扰，可按自身节律不断地发动冲动。当室性异位心律的频率快于窦性心率，同时不合并有传出阻滞时，便产生了并行心律性心动过速，多见于器质性心脏病。并行心律性室性心动过速无症状者可不必治疗，伴有明显症状者可选用胺碘酮、普罗帕酮等药物治疗，其目的是加重传导阻滞，使并行心律性室性心动过速变为并行心律性室性早搏。同时，应针对原发性心脏病给以积极的治疗。

（二）多形性室性心动过速的治疗

1. 尖端扭转型室性心动过速的治疗原则

治疗时，首先评估血流动力学状态。对于血流动力学改变明显者，按照心室颤动处理，可行电复律。

（1）获得性长 Q－T 间期综合征伴发 TDP 的治疗：对于血流动力学稳定，获得性长 Q－T 间期综合征伴发 TDP 者，应首选硫酸镁缓慢静脉注射（硫酸镁 2.5g 加入葡萄糖溶液 20ml 静脉注射）或静脉滴注，可减弱或消除折返径路，直至 TDP 减少和 Q－T 间期缩短至 500ms 以内。积极静脉或口服补钾，将血钾保持在 4.5～5.0mmol/L，以维持离子平衡。与心动过缓相关的 TDP 可选用增加心肌传导性及兴奋性药物，如异丙肾上腺素（异丙肾上腺素 1mg 加入葡萄糖注射液 250～500ml 静脉滴注）及阿托品，使心室率增快，Q－T 间期缩短，改善心肌复极不均匀现象。部分获得性 Q－T 间期延长综合征并发 TDP 的患者可能存在潜在基因异常，上述措施无效时，在安置临时起搏器的基础上可考虑 β 受体阻滞剂及利多卡因治疗。临时起搏用于药物治疗无效、并发心动过缓或长间歇者，常用 70～90 次/分或更快频率起搏，以缩短 Q－T 间期，抑制 TDP 的发作。禁用 Ⅰa、Ⅰc 和 Ⅲ类抗心律失常药物，因为这些药物可加重 Q－T 间期延长，使病情进一步恶化。

（2）先天性长 Q－T 间期综合征伴发 TDP 时，药物治疗首选 β 受体阻滞剂（普萘洛尔或美托洛尔），但所需剂量较大，应用到最大耐受剂量（静息心率 50～60 次/分）。利多卡因、美西律对先天性 Q－T 间期延长综合征的第 3 型（LOT3 为钠通道持续开放所致）可能有效。禁用儿茶酚胺类及可能延长心肌复极的药物。对于药物治疗无效或症状反复发作者，应及早植入 ICD（图 11－26）。

2. 无 Q－T 间期延长多形性室性心动过速的治疗原则

无 Q－T 延长多形性室性心动过速治疗应积极纠正病因和诱因，以利于室性心动过

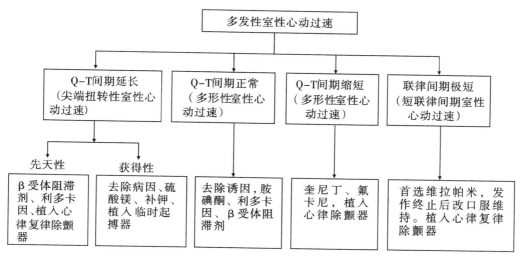

图 11 - 26   多形性室性心动过速处理流程

速的控制。偶尔发生短阵的多形性室性心动过速，无严重血流动力学障碍，可口服 β 受体阻滞剂治疗。若室性心动过速发作频繁，应静脉使用胺碘酮或利多卡因治疗。应用交感神经激动剂（异丙肾上腺素）可使病情恶化，人工心脏起搏难以奏效。

3. 短 Q - T 间期多形性室性心动过速的治疗原则

短 Q - T 间期多形性室性心动过速是一种多基因遗传性心律失常性疾病，是有高度猝死危险的综合征。诊断时必须排除引起一过性 Q - T 间期缩短的继发因素，如高温、高血钾、高血钙、酸中毒、自主神经张力变化等。急性发作时可行电复律，反复发作者应考虑 ICD 治疗。对于不能进行 ICD 治疗的患者，奎尼丁口服有减少及预防发作的作用，氟卡尼可作为次选药物。

4. 极短联律间期多形性室性心动过速的治疗原则

极短联律间期多形性室性心动过速亦称自律性扭转型室性心动过速。该型比较少见，发生机制与触发活动或慢通道钙离子流引起的折返有关。血流动力学不稳定或蜕变为心室颤动者可行电复律治疗。血流动力学稳定者首选钙通道阻滞药治疗，如维拉帕米 5 ~ 10mg 稀释后静脉注射，终止室性心动过速后改为口服维持。Ⅰ 类抗心律失常药、β 受体阻滞剂及胺碘酮治疗无效。阿托品能使室性心动过速发作时间延长，应禁用。植入 ICD 为最佳预防措施。

5. 双向型室性心动过速的治疗原则

双向型室性心动过速的治疗应根据不同的病因进行处理。对于洋地黄中毒者，应立即停用洋地黄，给予苯妥英钠治疗。对于低钾血症引起者，应及时补充钾盐。抗心律失常药可选用利多卡因、普罗帕酮静脉注射。药物治疗无效时，可采用人工起搏器终止心动过速的发作。

6. 室性心动过速/心室颤动电风暴发作时治疗原则

室性心动过速/心室颤动电风暴发作时若血流动力学不稳定，应尽快电复律、电除颤或抗心动过速起搏，以终止其发作。抗心律失常药物首选 β 受体阻滞剂或胺碘酮，两者合用效果更好，无效时可考虑利多卡因。2006 年 ACC/AHA/ESC《室性心律失常诊疗和心源性猝死指南》指出：治疗电风暴唯一有效的方法是尽快静脉应用 β 受体阻滞剂。临床常用 β 受体阻滞剂包括：①美托洛尔。起效时间 2min，高峰时间 10min，持续时间 4～6h。首剂 5mg 加液体 10ml 稀释后以 1mg/min 静脉推注，间隔 5～15min 可重复 1～2 次，总量不超过 0.2mg/kg，15min 后可改为口服维持。②艾司洛尔。起效时间 <5min，高峰时间 5min，20～30min 作用消失。负荷量为 0.5mg/（kg·min），稀释后静脉推注，维持量用 200mg 加入 5% 葡萄糖溶液 500ml，按 50mg/（kg·min）静脉滴注，必要时可增加至 300mg/（kg·min）。此外，可适当给予镇静、抗焦虑药物，必要时行冬眠疗法。若已安装 ICD，应调整 ICD 的参数，以便能更好地识别和终止心律失常发作。也可考虑射频消融治疗，必要时给予循环辅助支持，如主动脉球囊反搏、体外肺氧合循环辅助支持。

室性心动过速治疗应遵循分层处理原则，及早进行有效识别恶性心律失常极为重要。对于频率在 230 次/分以上的单形性室性心动过速，心率逐渐增快且有发展为心室扑动、心室颤动趋势的室性心动过速，室性心动过速伴有血流动力学异常，或多形性室性心动过速引起阿－斯综合征者，均应尽快终止室性心动过速发作，恢复窦性心律并保持血流动力学稳定。当宽 QRS 波心动过速不能经现有的标准或流程明确识别时，应当将其按室性心动过速处理，因为将室上性心动过速误以为室性心动过速给予治疗较为安全，而将室性心动过速误以为室上性心动过速并静脉应用抗心律失常药物时（异搏定、洋地黄）可引起严重的低血压或使室性心动过速的频率加快，甚至有转化为心室颤动的危险。2006 年指南治疗室性心动过速程序如图 11–27。

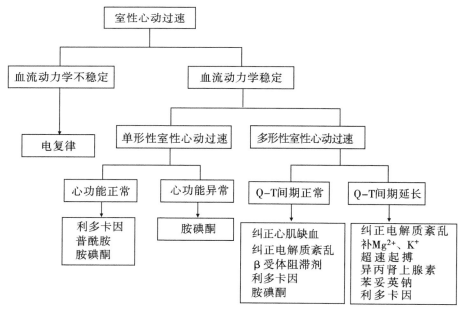

图 11–27　2006 年指南治疗室性心动过速程序

第十二章　扑动与颤动

扑动和颤动是速度更快的主动性异位心律。扑动亦称震颤，其节律匀齐。颤动亦称纤颤，是一种无规律的小而零乱的节律。目前认为，引起扑动与颤动的机制与环形运动、单点快速激动、多发性折返有关。当扑动与颤动时，心房和心室内经常有部分心肌正在进行着除极与复极，在整个心动周期中都存在着局部电位的变化，心电图表现为持续性的波动，因此等电位线消失。根据发生的部位不同，扑动和颤动分别称为心房扑动、心房颤动、心室扑动及心室颤动。心房扑动和心房颤动可使心房的排血功能发生障碍，使心脏正常功能受到影响。心室扑动和心室颤动一旦发生，心室的排血功能几乎完全丧失，使患者濒临死亡，这是最严重的主动性异位心律失常，必须积极地预防，分秒必争地抢救。

一、心房扑动

心房扑动（atrial flutter，AF）是指起源于心房内一种快速而规则的房性异位节律。心房率可达 200～400 次/分，按不同房室比例下传心室。其产生机制尚有争论。以往认为在单点快速激动（房内异位起搏点发出快速的冲动）学说的基础上又发生了多发性折返激动，即心房肌内存在着多发的局部微小折返环（主导环），一个适时而至的房性早搏便可诱发，折返激动根据局部组织的传导及不应期而循着可以激动的最短途径进行，使心房连续激动。目前普遍认为心房扑动的产生机制为心房内大折返激动引起。根据心电图表现的 F 波频率及心房激动的顺序，可将心房扑动分为 I 型（普通型、典型）和 II 型（非普通型、非典型）。 I 型心房扑动是右心房折返性节律，折返环位于下腔静脉口与三尖瓣环之间的峡部，心房扑动时右心房呈逆时针激动，心房除极方向由下向上；II 型心房扑动折返机制不明确，一部分为右心房内的大折返，但心房扑动时右心房呈顺时针激动，心房除极方向向左下。频率快的 II 型心房扑动的折返环小且不固定。 I 型和 II 型 AF 可以相互转化，交替出现。心房扑动多为一过性，常是窦性心律和心房颤动相互转变过程中的一种短暂现象。

【图貌特征】

（一）常见心电图表现

1. 正常窦性 P 波消失，代以扑动波（F 波）

心房扑动时 P 波消失，代之以波形规则、间隔相等、连续呈锯齿样的心房扑动波（F 波），频率为 220～430 次/分。F－F 之间无等电位线（图 12－1）。

2. QRS 波群正常

QRS 波群时间、形态正常，伴有束支传导阻滞、室内差异性传导、预激综合征时

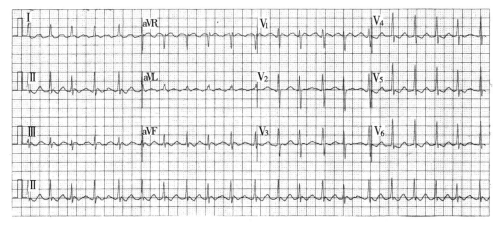

图 12 – 1 心房扑动（2:1 传导）

各导联 P 波消失，代之以锯齿样的 F 波。F 波频率为 260 次/分，心室率为 130 次/分，呈 2:1 传导

呈宽大畸形。

3. F 波与 QRS 的关系

（1）心室率快速而规则（1:1 或 2:1 房室传导）：房室传导比例固定，心房扑动伴 2:1 传导多见，这是因房室结生理性干扰所致；心房扑动伴 1:1 房室传导少见，常发生于心房扑动或慢心房扑动（F 波频率 <200 次/分）经旁路下传。

（2）心室率缓慢而规则：①F – R 间距固定（3:1 或 4:1 房室传导）。心房扑动伴 4:1 以上房室传导时，要考虑伴有二度房室传导阻滞的发生。②F – R 间距不固定，快速的 F 波与相对缓慢的 QRS 波完全脱离关系（心房扑动伴完全性房室传导阻滞）。

（3）心室率不规则：房室传导比例不固定（心房扑动伴 2:1 ~ 6:1 之间交替传导所致）。少数情况下，房室传导比例不固定，酷似心房颤动，但 F 波形态、大小、间距均呈一致，可确定心房扑动的存在。

（二）心房扑动分型（依心电生理）

1. Ⅰ型心房扑动

（1）F 波频率多在 240 ~ 340 次/分。

（2）F 波尖呈锐角，形态规则，间距相等，呈典型的锯齿状。F 波在 Ⅱ、Ⅲ、aVF 导联为负向波，在 V₁ 导联为正向波，类似 P 波（图 12 – 2）。

（3）可用程控调搏法使其转变为窦性心律。

2. Ⅱ型心房扑动

（1）F 波的频率多在 340 ~ 430 次/分。

（2）F 波呈圆凸状，锯齿样 F 波不明显，在 Ⅱ、Ⅲ、aVF 导联多为正向波，在 V₁ 导联可见振幅较小的扑动波，类似 P′波。

（3）规律的 F 波中夹有少数不规则 f 波（图 12 – 3）。

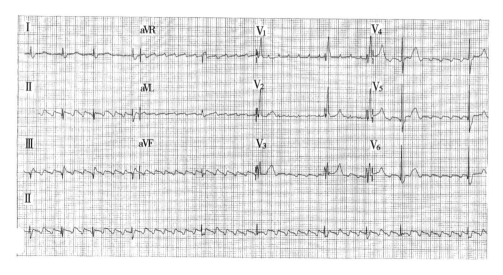

图 12 - 2 心房扑动

心房扑动（呈 2:1、3:1、4:1、6:1 传导）

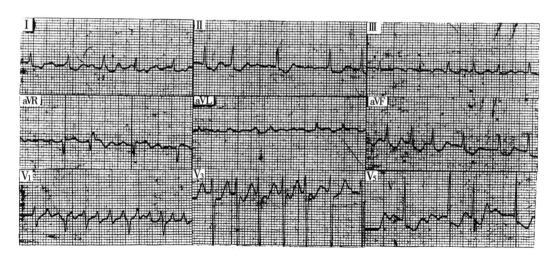

图 12 - 3 不纯性心房扑动

P 波消失，代之以锯齿状 F 波，其中夹有少数不规则 f 波

（三）心房扑动合并房室传导障碍

1. 心房扑动伴干扰性房室传导障碍

（1）心房率多在 300～350 次/分，房室传导比例为 2:1。每两个 F 波中有一个出现在收缩期或舒张早期，当 F 波传至交界区时正处于不应期，形成干扰性房室传导中断，只有另一个出现在舒张期的 F 波下传产生室上性的 QRS 波群。

（2）F - R 间距有以下特点：①F - R 间距固定；②F - R 间距延长，可能合并干扰性房室传导延缓；③F - R 间距缩短，存在跨越现象。

2. 心房扑动伴二度房室传导阻滞

（1）房室传导比例为 4：1 以上者且多次发生，即可考虑有房室传导阻滞存在（图 12 - 4）。

（2）在原来 2：1 房室干扰下，F - R 间距逐渐延长，R - R 间期逐渐缩短，继以心室脱漏，即可诊断为心房扑动伴阻滞的文氏现象。

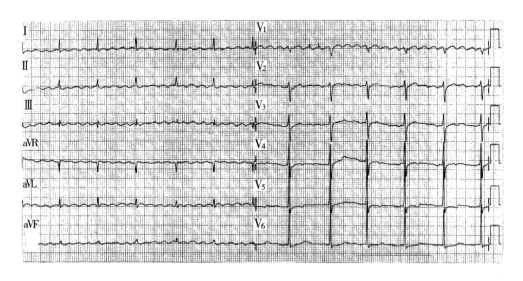

图 12 - 4　心房扑动伴二度房室传导阻滞

P 波消失，代之以锯齿样 F 波。F 波频率为 300 次/分，心室率为 75 次/分，呈 4：1 传导

3. 心房扑动伴三度房室传导阻滞

（1）F 波与 QRS 波无固定关系，呈完全性房室脱节。

（2）心室率在 40 次/分左右，其快慢及 QRS 波的形态与起搏点的位置有关。

（四）心房扑动合并预激综合征

心房率 >250 次/分，仍为 1：1 房室传导，可能伴有预激综合征。

【阅图提示】

（一）阵发性房性心动过速

某些心房扑动有时 F 波甚似 P 波，使之难以与阵发性房性心动过速鉴别（详见第十一章房性心动过速内容）。必要时加做食道导联，以使 F 波更为清晰。

（二）室性心动过速

心房扑动伴有宽大的 QRS 波群时，需与室性心动过速相鉴别。

【图病链接】

心房扑动偶见于正常人，绝大多数发生于器质性心脏病，常见病因为风心病、冠心病、心肌病、心肌炎、心包炎、甲亢性心脏病及洋地黄中毒、肺栓塞、酒精中毒等，也可发生于应用抗心律失常药物治疗反复性心房颤动时。其对血流动力学的影响不仅取决于心室率的快慢、发作时间的长短，更重要的是取决于心脏基本病变的程度及功能状态。长期发作且心室率较快的心房扑动可诱发心绞痛、心力衰竭，甚至血栓形成而发生动脉栓塞。

【识图论治】

心房扑动的治疗取决于发作持续时间、血流动力学改变及心脏病的基础状况。心房扑动发生时心室率超过 150 次/分，且存在基础心脏病时，便可导致血压降低，诱发心力衰竭。此时应给予紧急处理，尽快地消除心房扑动，恢复窦性心律。

（一）电复律治疗

常选用快速心房起搏、直流电复律等，其中以直流电复律治疗最有效，通常应用很低的电能（<50J）即可将心房扑动转复为窦性心律。若电复律无效，可行经食道或静脉穿刺插入电极导管至右心房处，以超过心房扑动频率起搏心房，使心房扑动转复窦性心律。

（二）药物治疗

应用药物很难转变阵发性心房扑动，但在快速心房起搏或直流电复律前常选用 β 受体阻滞剂、钙通道阻滞药减慢心室率。应用普鲁卡因胺、双异丙吡胺可提高心房起搏恢复窦性心律的概率。采用 Ⅰa、Ⅰc 或 Ⅲ 类药物可增加直流电复律的成功率。如果心房扑动发生时心室率不快，且无血流动力学改变，则可选用 Ⅰa（奎尼丁、普鲁卡因胺）、Ⅰc（氟卡尼、普罗帕酮）或 Ⅲ 类（胺碘酮、索他洛尔）抗心律失常药物转复和预防。随着新的抗心律失常药物的问世，心房扑动转复的成功率明显提高，伊布利特疗效可达 60% ~ 90%。

（三）射频消融治疗

射频消融可根治心房扑动，适用于症状明显或血流动力学不稳定的患者。对 Ⅰ 型心房扑动，首选射频消融治疗，效果较好。

二、心房颤动

心房颤动（atrial fibrillation，Af）是一种表现为心房激动快而不规则、心房肌活动不协调并伴有继发性心房机械功能受损或恶化的室上性心律失常。目前认为心房颤动的发生和维持是多种机制共同作用的结果。首先，心房扑动与心房颤动有着密切的联系。心房扑动时主导激动环作为"母环"，在其激动向心房其他部位扩散传导时，因心房肌传导性不匀齐，便又形成了许多大小不等、速度不同的折返性"子环"。当子环多而凌乱时，心房将互不协调，代之以无规则、快速而微弱的蠕动，心电图表现为大小不均、形态不同的颤动波（f 波）。因此，多子波折返激动是心房颤动持续的原因。其次，自主神经系统对心房颤动的发生和维持也起着主要的作用。交感神经源性心房颤动多发生于白天，由运动、情绪激动或静脉滴注异丙肾上腺素等诱发。迷走神经源性心房颤动多发生于夜间睡眠、进食或饮酒后，无器质性心脏病的男性多见。近年来 All-essie 提出了心房电重塑现象，即当心房颤动发生持续 24h 后行电生理检查，随着心搏周期的延长，心房不应期逐渐缩短（此种现象正好与窦性心律时相反）。凡是心房率改变历时较久，心房不应期持久变化，便可考虑心房电重塑现象。如果心房逐渐扩张，便造成解剖重塑。这种初发心房颤动所致的电重塑和解剖重塑是心房颤动持续的重要机制。心房颤动发生后，心房将不能进行规律的舒缩活动，因此丧失了排血功能，心室舒张期的充盈全部依赖于房室的自然压差，因而心脏的排血量明显下降。

【图貌特征】

（一）常见心电图表现

（1）P 波消失，代之以形态不规则、间期不等、振幅不同的心房颤动波（f 波），频率为 350～600 次/分。

（2）QRS 波群形态正常，合并束支传导阻滞、室内差异性传导或预激综合征时可呈宽大畸形。

（3）R–R 间期绝对不齐，心室率多为 70～180 次/分（图 12–5）。

（4）常伴有室内差异性传导。

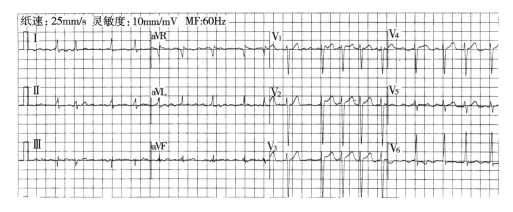

图 12–5　心房颤动

P 波消失，代之以 f 波，频率为 440 次/分，R–R 间期绝对不齐，平均心室率为 98 次/分

（二）心房颤动的类型

1. 依 f 波的粗细分型

（1）粗波形心房颤动：f 波的振幅 >0.1mV，多见于风心病、甲状腺功能亢进、新近发生的心房颤动或心房扑动与心房颤动的转变过程中。此型用奎尼丁和直流电复律疗效较好，复发率较低。

（2）细波形心房颤动：f 波的振幅 ≤0.1mV，有时纤细而无法辨认，多见于冠心病、病程长的风心病。此型用奎尼丁和直流电复律疗效差，复发率高。

2. 依心室率快慢分型

（1）慢速型心房颤动：心室率≤100 次/分，多因心肌病变较重、较久，或合并双结病变，亦可与迷走神经张力增高有关（图12-6）。

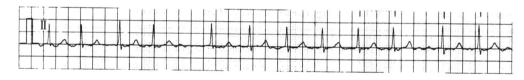

图12-6 心房颤动（心室率为94次/分）

（2）快速型心房颤动：心室率在 100～180 次/分，为最常见的心房颤动（图12-7）。

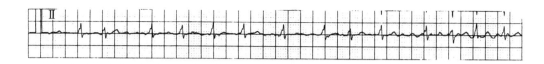

图12-7 心房颤动（心室率为108次/分）

（3）极快速型心房颤动：心室率 >180 次/分，偶达 250 次/分，多见于预激综合征合并心房颤动。因心室率极快，可导致血流动力学改变及室性心律失常，应积极地给予处理。

3. 依病因分型

（1）特发性心房颤动：无引起心房颤动的确切原因且与患者年龄无关，或无相关的心血管病理学改变。

（2）继发性心房颤动：有引起心房颤动的确切原因。

4. 最新分类

2010 年欧洲心血管病学会（ESC）和北美起搏、电生理学会（NASPE）的心律失常联合工作组制定了心房颤动的命名和分类方法：①初发心房颤动，指首次发现的心房颤动，不论有无症状和能否自行恢复；②阵发性心房颤动，指持续时间 <7d 的心房颤动，一般 <48h，多为自限性；③持续性心房颤动，指持续时间 >7d 的心房颤动，心房颤动为首发表现，也可由阵发性心房颤动反复发作转变而成；④永久性心房颤动，指转复失败或转复后 24h 内又复发的心房颤动。

2014 年美国心脏学会（AHA）、美国心脏病学会（ACC）、心律学会（HRS）联合发布的《2014 年心房颤动患者管理指南》根据发作的时间和特点将心房颤动分为：①阵发性心房颤动，指持续时间 <7d，能自行终止或干预后终止，可能复发；②持续性心房颤动，指持续时间 >7d；③长程持续性心房颤动，指持续时间 >12 个月；④永久性心房颤动，指持续性心房颤动已被患者和医师共同决定后接受，并不再寻求恢复和（或）维持窦性心律；⑤非瓣膜病性心房颤动，指无风湿性心脏病、机械瓣式生物瓣置换、避免修补情况下出现的心房颤动。

（三）心房颤动合并房室传导阻滞

1. 心房颤动伴一度房室传导阻滞

因 P 波消失，f 波代替，因此无 P－R 间期，心电图难以确诊。

2. 心房颤动伴二度Ⅱ型房室传导阻滞

符合以下条件中任一条即可诊断。

（1）f 波的数目与下传的 QRS 波的比例低于 10∶1 且出现三次以上。

（2）长而较恒定的 R－R 间期 >1.5s，出现三次以上。

（3）心率缓慢且不规则，平均心室率 <50 次/分（图 12－8）。

（4）出现三次以上的交界性或室性逸搏。

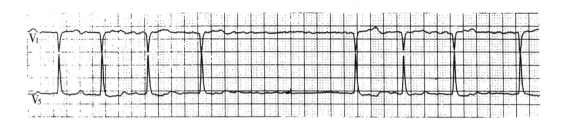

图 12－8　心房颤动合并二度房室传导阻滞

心房颤动伴二度房室传导阻滞一直存在争论。心房颤动时，不规律的 f 波可达 350～600 次/分，而能够下传到心室的 f 波仅仅为 80 次/分左右，因此绝大多数 f 波被阻滞在房室结不能下传，说明心房颤动时已经存在着二度房室传导阻滞，但这种阻滞应该是生理性的，是由于心房颤动波在房室结发生隐匿性传导而引起的一种干扰现象。在心房颤动时，将 5∶1 左右的房室传导比例作为不伴有房室传导阻滞时房室结下传的高限正常值，当房室传导比例达到 10∶1 时，心室率可能仅为 35～60 次/分（多数在 50 次/分以下），作为诊断心房颤动伴二度传导阻滞标准，应该与生理性干扰现象区别开来。心房颤动伴较长的 R－R 间期 >1.5s 时，如果心房颤动终止恢复窦性心律时测定房室结功能正常，提示长 R－R 间期为干扰现象，不存在房室传导阻滞。如果心房颤动时伴长 R－R 间期 >1.5s 时，心室率仅仅为 40 次/分，同时要求出现三次以上，应该避免了生理性干扰现象，表明存在二度房室传导阻滞。

3. 心房颤动伴高度房室传导阻滞

（1）R－R 间期大部分完全相等，有 f 波下传的 QRS 波时，心律不规则。

（2）出现过长的 R－R 间期（>5s）。

（3）交界性逸搏、室性逸搏频繁或连续出现（图 12－9）。

心房颤动伴高度或几乎完全性房室传导阻滞属于严重的二度房室传导阻滞。在心电图记录中，当室性逸搏或交界性逸搏心律超过记录的 QRS 波总数的 50% 以上时，即可确诊。

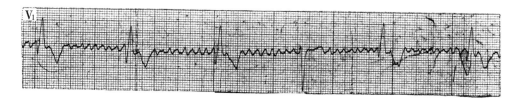

图 12 - 9　心房颤动合并高度房室传导阻滞

（四）心房颤动合并三度房室传导阻滞

（1）心室率缓慢而规则，频率为 40 次/分左右。

（2）QRS 波群正常时，表明逸搏起搏点位于房室交界区。QRS 波群增宽时，提示逸搏起搏点位于心室内或见于交界性逸搏伴室内传阻滞（图 12 - 10）。

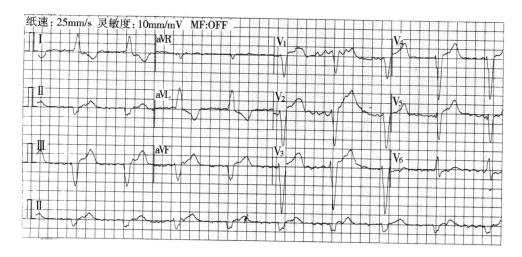

图 12 - 10　心房颤动合并三度房室传导阻滞

（五）心房颤动合并室内差异性传导

（1）长短间期规律，即宽大畸形的 QRS 波群前面的 R - R 间期较长，畸形的 QRS 波与前面的 QRS 波间期较短。

（2）畸形的 QRS 波群多呈右束支传导阻滞的图形，V_1 导联呈三相波，V_6 导联可见小 q 波。

（3）畸形的 QRS 波的初始向量与正常的 QRS 波的初始向量一致。

（4）无固定的联律间期。

（5）无类代偿间歇（图 12 - 11）。

（六）心房颤动合并室性早搏

（1）常发生于心室率缓慢时，提前出现畸形的 QRS 波与其前 R - R 间期无关。

（2）畸形的 QRS 波多呈现双相波。

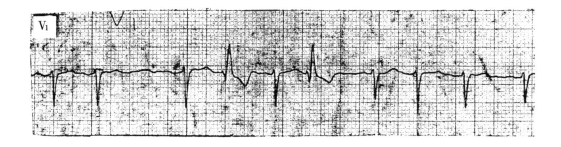

图 12 – 11　心房颤动合并室内差异性传导

（3）常有固定的联律间期。

（4）有类代偿间歇（图 12 – 12）。

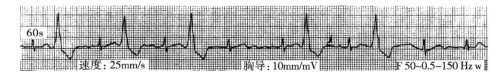

图 12 – 12　心房颤动合并室性早搏

（七）心房颤动合并加速性交界性自主心律

（1）有一系列 f 波出现。

（2）规则的 QRS 波群正常，频率为 70 ~ 130 次／分。

（3）f 波与 QRS 波完全无关，形成完全性干扰性房室脱节。

（八）心房颤动合并预激综合征

（1）心室率 >180 ~ 220 次／分，R – R 间期绝对不等。

（2）QRS 波群正常或呈宽大畸形。

（3）发作间期可见到预激波。

【阅图提示】

（一）心房颤动合并室性早搏与心房颤动合并室内差异性传导

两者在治疗上完全不同，故应特别注意鉴别诊断（表 12 – 1）。

随着近代心电生理学的发展，通过心电生理检测确定部分室性早搏和差异性传导也有与以上不同的规律。

（二）心房颤动合并束支传导阻滞、预激综合征与心房颤动合并室性心动过速

心房颤动合并束支传导阻滞、预激综合征时，其 QRS 波呈宽大畸形，易与心房颤动合并室性心动过速相混淆。因后者预后不良，应注意鉴别（表 12 – 2）。

表 12-1 心房颤动合并室性早搏与心房颤动合并室内差异性传导的鉴别

项 目	心房颤动合并室性早搏	心房颤动合并室内差异性传导
基础心率	一般较慢	一般较快
QRS 波在 V₁ 导联	呈双相（QR、QS）波或单相（R）波	多呈三相（rSR′、RSR′）波，似右束支传导阻滞
QRS 波起始向量	与正常 QRS 波不同	与正常 QRS 波相同
联律间期	短而固定	不固定
类代偿间歇	有	无
洋地黄反应	增多或出现室性心动过速	畸形 QRS 波消失
长短间期	无规律	差异性传导前 R-R 间期较长

表 12-2 心房颤动合并束支传导阻滞、预激综合征与心房颤动合并室性心动过速的鉴别

项 目	心房颤动合并束支阻滞	心房颤动合并预激综合征	心房颤动合并室性心动过速
心室节律	绝对不规则	绝对不规则	基本规则
QRS 波形	束支阻滞型	常有预激波	多呈单相型
发作前的 QRS 波变化	无变化	呈预激图形	室上型
发作时的联律间期	长短不一	长短不一	多固定
类代偿间歇	无	无	无

【图病链接】

　　心房颤动 95% 以上发生于心脏病患者，也是心肌梗死、心胸外科术后常见早期并发症。正常人约 5% 在情绪激动、创伤及中毒时可发生短暂性心房颤动。常见病因为风心病二尖瓣病变、冠心病、肺心病、肺梗死、缩窄性心包炎、预激综合征、病态窦房结综合征、洋地黄中毒等。此外，甲状腺功能亢进常为心房颤动原因。无心脏病变的中青年人发生心房颤动，称为孤立性心房颤动，一般预后良好。随着年龄的增长，即使无心脏病，心房颤动的发生率也在增加。近年来有研究发现，迷走神经或交感神经张力增强时，可以使一部分患者发生心房颤动。心房颤动时，由于心房激动快而不规则及伴有继发性心房机械功能受损或恶化，使心排血量降低（15%～30%），临床可出现心悸、呼吸困难、低血压、心绞痛、晕厥及心力衰竭等表现。心房颤动发生后，心房内血液淤滞，容易形成血栓，部分血栓脱落可引起动脉栓塞。

【识图论治】

　　心房颤动的治疗主要包括转复并维持窦性心律、控制心室率和防止栓塞事件的发

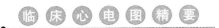

生，以及优化治疗伴随的心血管疾病。

（一）心房颤动复律

心房颤动转复为窦性心律不仅能增加心排血量，改善心功能，而且可避免心动过速性心肌病的发生和减少栓塞的概率。

1. 药物复律

成功率可达50%～70%。可根据患者基础心脏疾病选择合理的抗心律失常药物。药物复律常选用Ⅰa、Ⅰc及Ⅲ类抗心律失常药物，包括普罗帕酮、氟卡尼、普鲁卡因胺、胺碘酮、索他洛尔、伊布利特等。如果心房颤动者合并心肌缺血或心功能不全，首选胺碘酮150mg，稀释在5%葡萄糖溶液中，10～30min静脉注射或滴注，无效时可追加150mg，后以0.5～1.0mg/min静脉滴注维持。如心功能正常或无器质性心脏病，可选用普罗帕酮（70mg，5～10min缓慢静脉注射，无效时10～20min后可追加35～70mg）、氟卡尼、索他洛尔。静脉注射伊布利特2mg可使心房颤动在30min内转复为窦性心律，但可发生尖端扭转型室性心动过速，心脏扩大、心力衰竭、电解质紊乱及女性患者慎用。维纳卡兰是钠/钾通道双重阻滞剂，起效迅速，首次剂量为3mg/kg，静脉注射10min，若15min后心房颤动仍持续，第二次剂量为2mg/kg，90min内约50%的患者显示快速抗心律失常效应，复律中位时间为8～14min，可用于轻、中度器质性心脏病心房颤动的患者；NYHA心功能Ⅰ～Ⅱ级心力衰竭、血流动力较稳定的患者应慎用，因这类患者可发生低血压及室性心律失常；收缩压≤100mmHg、Q-T间期延长、明显心力衰竭、NYHA心功能Ⅲ～Ⅳ级、主动脉狭窄、急性冠脉综合征者禁用；对≥7d的心房颤动或心房扑动无效。

2. 电转复

虽然电复律前药物复律已成为标准治疗，但药物转复远不如电转复有效。如果心房颤动伴有严重的血流动力学障碍，可采用直流同步电复律，释放高压电流通过心脏，使整个心脏自律细胞同时除极或打断折返环，消除异位心律，恢复正常的窦性心律。心脏电复律优先使用短效麻醉剂，并应在放电后迅速恢复意识。除颤器起始能量100J常常较低，建议使用200J或更高能量，转复后应同时使用抗心律失常药物，以防止心房颤动复发。

2012年ESC心房颤动指南推荐初发心房颤动复律原则（图12-13）：心房颤动经药物或电复律恢复窦性心律后，为防止心房颤动的复发，可选用Ⅰ、Ⅲ类抗心律失常药物维持窦性心律。在无禁忌证的情况下，首选索他洛尔，无效时可换用普罗帕酮或其他Ⅰ类药物，再无效则选用胺碘酮。交感神经介导的心房颤动首选β受体阻滞剂。由迷走神经介导的心房颤动选用双异丙吡胺更为合适。任何抗心律失常药物均有致心律失常的作用，所以一定要权衡利弊，合理应用。

（二）控制心室率

阵发性或持续性心房颤动心律转复后维持窦性心律十分必要。近期随机试验观察

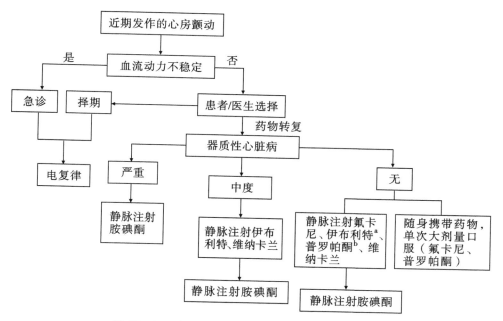

图 12 -13　初发心房颤动（新近发生）复律的原则
a. 存在明显的左室肥大（≥1.4cm）时，不应使用伊布利特；b. 在不同临床情况，评估患者用药安全性

发现，控制心室率与维持窦性心律效果相似，但维持窦性心律组运动耐量更好。对快速心房颤动应用药物治疗，将心室率控制在一定范围内，可减轻症状，改善心功能及血流动力学，以减少诱发室性心律失常的危险，预防心动过速性心肌病。

对于心房颤动时心室率控制治疗的目标，以往采用严格的目标心室率标准，即静息心室率为 60～80 次/分，中等运动时心室率为 90～115 次/分。但近期公布的 RACE Ⅱ 试验的结果表明，严格的心室率控制并没有较宽松的心室率控制（静息心室率不超过 110 次/分）具有明显的优势。宽松的心室率控制更容易达到目标值，且降低了因药物副作用所带来的治疗风险，特别是对无症状的较快心室率者。2014 年 AHA、ACC、HRS 心房颤动管理指南则推荐：对于永久性心房颤动、无快速心室率导致的严重症状，目标心室率可适度放宽（静息心室率≤110 次/分），而心房颤动急性期伴有血流动力学障碍时，控制心室率目标应达到 80～100 次/分，严格心室率控制（静息心室率 <80 次/分）在有症状者中是必要的。

控制心室率的药物主要包括 β 受体阻滞剂、洋地黄类及钙通道阻滞药。这些药物均可抑制房室结的传导，延长其不应期，从而减慢心室率。洋地黄类药物（西地兰、地高辛）可用于伴有心功能不全的心房颤动患者，主要控制静息时的心室率，对运动状态下的心室率控制效果较差，有时需与 β 受体阻滞剂合用。目前主张洋地黄不作为患者控制心房颤动时心室率的一线药物，对伴有预激综合征的心房颤动患者禁用洋地黄制剂。β 受体阻滞剂降低交感神经张力，使心室率减慢，包括普萘洛尔、阿替洛尔、美托洛尔等，主要控制运动时的心室率，与洋地黄药物合用较单独使用效果好，目前已作为控制心房颤动时心室率的一线药物。但对于心力衰竭未控制、支气管哮喘、低血压、严重的心动过缓的患者，β受体阻滞剂要慎用。钙通道阻滞药（如维拉帕米、地尔硫䓬）也是常用的控制心房颤动时心室率的药物，对运动时的心室率控制优于洋地黄类，特别对心房颤动合并高血压者效果较好，但对心房颤动伴有心力衰竭者不主张使用，对心房颤动伴有预激综合征者应禁用。

（三）抗凝治疗

心房颤动是脑血管意外的独立危险因素。心房颤动患者每年约有 3% ~7% 发生脑血管意外，是非心房颤动患者的 2~7 倍。

目前预防心房颤动时血栓形成的药物主要有抗血小板药物（如阿司匹林、氯吡格雷）和抗凝药物（如华法林）。普通肝素和低分子肝素分别为静脉和皮下用药，一般用作华法林的短期替代治疗或华法林开始前的抗凝治疗（图12-14）。荟萃分析发现，相对于安慰剂，调整剂量的华法林可使脑血管意外的风险降低 64%，抗血小板药物阿司匹林相对安慰剂仅降低脑血管意外风险 22%。ACTIVE-W 研究发现，华法林组脑血管意外风险明显低于双重抗血小板（阿司匹林+氯吡格雷）治疗组，而出血风险双重抗血小板治疗组明显高于华法林组。目前认为，调整剂量的华法林是预防心房颤动时脑血管意外的最佳选择。华法林的使用应强调个体化的原则，起始剂量一般为 2~3mg/d，口服后 3d 起效，1 周左右达到高峰。应根据国际标准化比值（INR）调整华法林的剂量，每次增减的幅度一般在 0.5~1.0mg/d，使 INR 维持在 2.0~3.0 较理想，既能达到有效抗凝，又不易导致出血。通常认为 INR<2 无抗凝作用，INR>3.5 有出血倾向。阿司匹林和氯吡格雷可预防血栓的形成，但疗效不如华法林。小剂量阿司匹林（75mg/d）无预防脑血管意外作用，一般在 81~325mg/d 有一定效果。氯吡格雷的剂量为 75mg/d。

2010 年心房颤动风险评估常用的 CHADS2 积分未包括所有已知的卒中危险因素，相对简单。因此，2010 年 ESC 新指南提出了新的评分系统 CHA2DS2-VASc 积分（表12-3），其在 CHADS$_2$ 积分基础上将年龄≥75 岁由 1 分改为了 2 分，同时增加了血管疾病、年龄 65~74 岁、性别（女性）三个危险因素，最高积分达到 9 分。ESC 指南建议直接根据危险因素选择抗栓治疗策略（表12-4），CHA2DS2-VASc 积分≥2 分者需服用口服抗凝药（OAC）；CHA2DS2-VASc 积分为 1 分者口服 OAC 或阿司匹林均可，但推荐 OAC；CHA2DS2-VASc 积分 0 分者可服用阿司匹林或不进行抗栓治疗。ESC 同时建议应用 HAS-BLED 出血风险积分（表12-5）评价心房颤动患者的抗凝出血风险，积分≥3 分时提示"高危"。出血高危患者无论接受华法林还是阿司匹林治疗，均应谨慎。新型抗凝药物在保证抗凝疗效的同时显著降低出血风险，直接凝血酶抑制剂达比加群酯及直接 Xa 因子抑制剂利伐沙班在治疗过程中无须监测凝血功能，可增加患者的依从性。CHA2DS2-VASc 积分基于欧洲人资料，是否应用于我国心房颤动临床诊疗尚不明确，我国推荐使用 CHADS2 评分评估脑血管意外风险。

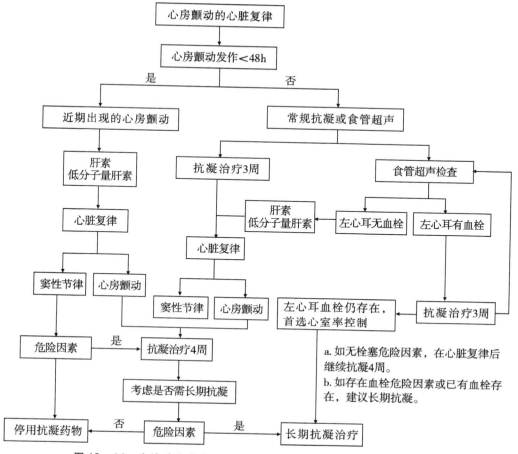

图 12 - 14　血流动力学稳定的心房颤动患者复律急性期抗凝治疗流程

表 12 -3　非瓣膜病性心房颤动血栓栓塞因素评分

危险因素	字母	CHADS2	CHA2DS2 - VASc
充血性心力衰竭或左心室功能障碍	（C）	1	1
高血压	（H）	1	1
年龄 >75 岁	（A）	1	2
糖尿病	（D）	1	1
卒中/TIA/血栓栓塞史	（S）	2	2
血管疾病	（V）	-	1
年龄 65 ~74 岁	（A）	-	1
性别（女性）	（SC）	-	1
最高积分		6	9

注：①CHADS2 最高积分为 6 分，0 分为低危，1 分为中危，≥2 分为高危。CHA2DS2 - VASc 最高积分为 9 分，0 分者年脑血管意外发病率为 0，2 分者为 1.3%，4 分者为 4.0%，6 分者为 9.8%。②若 CHA2DS2 - VASc 评分为 0 分，可口服阿司匹林 75 ~325mg/d 或不进行抗血栓治疗，新指南更倾向于后者。

表12-4 心房颤动抗栓治疗方法

危险分层	CHADS2	推荐治疗
高　危	≥2分	口服华法林
中　危	1分	口服华法林或阿司匹林100mg/d（HAS-BLED评分≥3分，阿司匹林75mg/d）
低　危	0分	口服阿司匹林100mg/d（HAS-BLED评分≥3分，阿司匹林75mg/d）或不用药

表12-5 HAS-BLED评分评估抗凝出血风险

危险因素	字母	计分
高血压	（H）	1
肝、肾功能异常（各1分）	（A）	1或2
脑血管意外	（S）	1
出血	（B）	1
INR波动大	（L）	1
老年（年龄≥65岁）	（E）	1
药物或嗜酒（各1分）	（D）	1或2
最高积分		9

注：①HAS-BLED最高积分为9分，积分≥3分提示出血高危，无论接受华法林或阿司匹林治疗，均应谨慎。②高血压系指收缩压>160mmHg；肾功能异常指长期透析、肾移植或血清肌酐≥200μmol/L；肝功能异常指慢性肝病、肝功明显受损（胆红素高于正常2倍，谷草转氨酶、谷丙转氨酶高于正常3倍）；药物指同时应用抗血小板药物、非甾体类抗炎药物、皮质激素等增强华法林作用的药物。

　　2014年英国国家卫生与临床优化研究所（NICE）心房颤动管理指南指出，对于符合下列条件的患者，使用CHA2DS2-VASc评分系统评估脑血管意外风险：①症状性或无症状性阵发性心房颤动、持续性心房颤动或永久性心房颤动；②心房扑动；③转复为窦性心律后，心房颤动复发风险持续存在。对于将要使用或已经开始使用抗凝治疗的心房颤动患者，使用HAS-BLED评分系统评估出血风险，以纠正及监测这些可改变的危险因素：①未控制的高血压；②INR控制不佳；③合并应用阿司匹林或非甾体类抗炎药。NICE指南同时强调心房颤动患者预防卒中的治疗原则如下：①低于65岁的患者，除性别（男性CHA2DS2-VASc为0分，女性为1分）以外无其他危险因素，不进行卒中预防治疗；②CHA2DS2-VASc评分为1分的男性患者，或不论性别CHA2DS2-VASc评分≥2分的心房颤动患者，考虑进行抗凝治疗，但要注意评估出血风险。指南不推荐阿司匹林单药用于心房颤动患者的卒中预防。

（四）特殊治疗

1. 导管消融治疗

　　许多荟萃分析报道了利用导管消融技术维持窦性心律的方法。它适用于伴有症状的阵发性心房颤动，在服用一种或多种抗心律失常药物不能维持窦性心律，心房大小正常或轻度扩大，心功能正常或轻度降低，无合并严重肺疾病的患者。

对于药物治疗无效的持续性心房颤动合并心室率频速，或因心室率过快诱发的心绞痛或心力衰竭者，过去采用射频消融房室结，造成完全性房室传导阻滞后植入永久性心脏起搏器，以改善心功能，增加心排血量。近来采用选择性的射频消融房室结慢径（因房室结慢径不应期短，心房颤动时主要通过慢径下传心室引起快速心室率），能够减慢心房颤动的心室率，可不需植入起搏器。除射频消融肺静脉外，冷冻、微波、超声波、外科迷宫术均可根据具体情况选用。

2. 起搏治疗

在心房颤动时总体心率缓慢，或出现规整的 R－R 间期，或长达 5s 以上停搏，或伴有头晕、黑矇、晕厥等症状，在除外药物及其他因素影响后，应考虑植入永久性人工心脏起搏器治疗。

三、心室扑动

心室扑动（ventricular flutter）是指心室各部分发生快速、微弱无效的收缩。它是介于室性心动过速与心室颤动之间的一种过渡性心律，持续时间很短，常很快转为室性心动过速或心室颤动。其产生机制同心房扑动，为浦肯野纤维自律性增强形成单个或多个的异位起搏点，或浦肯野纤维与心室肌复极不均，导致反复折返激动而形成心室扑动。

【图貌特征】

（1）QRS－T 波基本形态消失。
（2）出现均匀、连续、高大的正弦曲线样波形。
（3）频率为 180~250 次/分（图 12－15）。

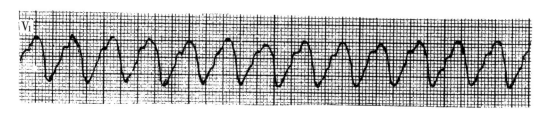

图 12－15 心室扑动
QRS 波群完全消失，代之以波幅较大、均匀的正弦曲线样波形

（4）不纯性心室扑动：是心室扑动与心室颤动的过渡型，波形类似心室扑动，但振幅、时距可有不同，有时则接近心室颤动。

【图病链接】

心室扑动是一种恶性室性心律失常，常见于器质性心脏病，尤其在 AMI 时，UA 及

AMI 溶栓治疗心肌再灌注时，或心肌病、心瓣膜病引发室性心动过速、心力衰竭者，往往是心室颤动的前奏。心室扑动时因心脏泵血功能终止而导致心搏骤停、阿－斯综合征（Adams－Strokes syndrome），临床出现突然意识丧失、抽搐、呼吸停顿，血压无法测到，甚至死亡。扑动波的振幅与心肌功能有关，当心肌功能较好时振幅较大，在严重的心肌损伤时振幅常较小。当心室扑动波的振幅逐渐降低时，心室扑动将很快转变为心室颤动。

【识图论治】

心室扑动是介于室性心动过速与心室颤动之间的一种严重的心律失常，一旦发生，应参照"心室颤动"的治疗对策进行积极救治。

四、心室颤动

心室颤动（ventricular fibrillation）是指心室处于紊乱而不定型的非同步电活动状态，各部心室肌呈互不协调的蠕动，使心室完全失去了排血功能。其产生机制基本同心房颤动，可以由心室局部病灶发生快速电激动（自律性异常）所形成，也可由反复性折返激动和触发活动而引起。任何原因导致的心肌缺氧、电解质紊乱、药物中毒均能诱发心室颤动。心室颤动是心搏骤停中的一种心电图表现。

【图貌特征】

1. 心电图表现
（1）QRS－T 波基本形态消失。
（2）出现波幅不同、振幅各异、极不均匀的小圆钝波。
（3）频率为 100 ~ 500 次/分，多为 200 次/分左右（图 12－16）。

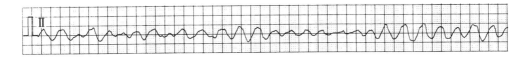

图 12－16　心室颤动
QRS 波群消失，代之以形态不同、大小各异、极不均匀的心室颤动波

2. 分型
（1）依心室颤动波大小分型：①粗波型，心室颤动波振幅＞0.5mV，见于原发性心室颤动；②细波型，心室颤动波振幅≤0.5mV，见于继发性心室颤动。
（2）依心室颤动波频率分型：①快速型，心室颤动波频率＞100 次/分，预后相对较好；②缓慢型，心室颤动波频率＜100 次/分，预后差，多为濒死表现。

【图病链接】

心室颤动一旦发生，心室便丧失了排血功能，患者 3s 出现黑矇，3 ~ 10s 出现晕厥、意识丧失，15s出现抽搐、发绀，30~45s后瞳孔散大，60s大小便失禁，4~5min大脑细胞不可逆损害，同时呼吸停止，心音消失，血压不能测出，常为临终前的一种心律失常。常见的病因有冠心病、心肌病、先天性心脏病、长Q-T间期综合征、短Q-T间期综合征、Brugada综合征、支气管痉挛、误吸窒息、张力性气胸、颅内出血、脑血管意外、癫痫发作、电解质紊乱、药物中毒、电击伤及外伤等。

临床上将心室颤动分为原发性与继发性两种。前者系指心室颤动发作前无低血压、心力衰竭或呼吸衰竭等情况，如能及时除颤，同时在4min内（黄金时间）进行心肺复苏，救治成功率较高。后者是指发生于心力衰竭或心源性休克之后的心室颤动，与前者相反，复苏常失败。

【识图论治】

心室颤动是心搏骤停（sudden cardiac arrest，SCA）的一种表现。心搏骤停后1h内发生的意识丧失、由心脏原因引起的自然死亡称为心脏性猝死（sudden cardiac death，SCD）。心室颤动是一种可存活的心律失常，出现心电机械分离（electromechanical dissociation，EMD）、心室停搏往往是死亡的象征，故心搏骤停是SCD的重要原因。发生恶性室性心律失常每持续1min，抢救的成功率就降低10%。因此，心室颤动一旦发生，必须争分夺秒地去抢救。及早进行心肺复苏（cardiopulmonary resuscitation，CPR）和复律对心搏骤停的救治至关重要。完整的CPR分为基础生命活动支持（basic life support，BLS）和高级生命支持（advanced life support，ALS）。成功实施CPR包括五个环节（五环生存链）：①立即识别SCA并启动急救医疗系统（emergency medical system，EMS）；②强调胸外按压；③快速除颤；④有效的高级生命支持；⑤综合的SCA的管理。

（一）基础生命支持

BLS是指在没有任何治疗机械和药物的帮助下徒手实施CPR，包括识别SCA、EMS、尽早开始CPR、早期除颤。当发现患者突然倒地且意识丧失或呼叫无反应，呼吸呈叹息样或停止呼吸，大动脉（颈、股动脉）搏动消失，要意识到患者可能发生了SCA，应在最短时间内启动EMS（呼叫120或医院急救电话），然后立即进行CPR。传统的心肺复苏A-B-C流程是指心肺复苏时首先畅通气道（airway），其次人工呼吸（breathing），最后人工胸外按压（circulation）。2011年中国专家共识推荐CPR时应先进行胸外按压，再进行开放气道和人工呼吸，将心肺复苏A-B-C流程改为C-A-B（图12-17），但不适用于新生儿。对于淹溺或窒息性心搏骤停的患者，首先给以传统的胸外按压或人工呼吸（A-B-C），再启动EMS。

1. 成人胸外按压

胸外按压是使整个胸腔内压改变而产生抽吸作用和直接压迫心脏，以改善全身血流量，恢复有效循环，利于重要脏器的血液灌注，为建立人工循环的重要方法。胸外按压部位及方法：以左手掌根部置于患者胸骨的中下交界处，右手掌重叠于左手背上，十指相扣，掌心翘起，手指离开胸壁，肩、手臂与胸骨垂直，依靠肩和背部的力量有节律地冲击或向脊柱方向垂直按压。2015年美国心脏协会（AHA）《心肺复苏指南》

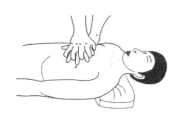 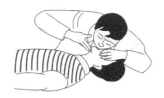 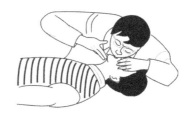

胸外按压的正确手法（C）　　　吹入空气（B）　　　　吹入空气（B）

图12-17　心肺复苏C-A-B流程

建议按压频率为100～120次/分，按压与放松比例为1:1。放松时应完全放松，让胸廓完全回弹，但掌心不能离开胸壁。按压深度至少5cm，但不超过6cm。当有两名以上施救者在场时，应每2min轮换1次，以保证按压的质量。按压有效指征：①颈动脉、股动脉扪到搏动；②血压维持在60mmHg以上；③瞳孔缩小；④面、口皮肤色泽转红润。

2. 开放气道

清除口腔异物（包括义齿）及分泌物，以利于畅通呼吸道。采用"仰头抬颌法"将患者头部后仰，抬高颌部，使下颌角耳垂与平地垂直，打开气道。

3. 人工呼吸

目前常用的方法为口对口或口对鼻呼吸术。术者一手托住下颌，使头后仰。另一手捏闭患者鼻孔（或口唇），以防吹气时漏气。术者深吸一口气，迅速用力向患者口（或鼻）内吹气，直至患者胸腔扩张，然后放开鼻孔（或口唇）。如此操作，每5s重复1次，直至恢复自主呼吸。每次吹气间隔1.5s，每次吹气量为400～600ml，通气频率为10～12次/分。吹气时的压力应均匀，气量不宜过大，若每次送气量大于1200ml，可使肺破裂或胃扩张。2015年CPR指南中规定：无论单人或双人进行CPR时，心脏按压与人工呼吸之比均为30:2，交替进行。患者胸部有起伏，表示人工呼吸有效，操作技术良好。否则，提示吹气量不足或呼吸道不通畅。

4. 早期除颤

心搏骤停3～10s意识丧失，1min呼吸暂停，4～5min脑水肿出现，8min即可出现脑死亡，除颤每延迟1min，抢救存活率下降10%。对于心室颤动患者，如果在意识丧失的3～5min内立即施行CPR及除颤，存活率最高。有条件者应尽早给予电复律。如果在院外，没有直接目睹心搏骤停或急救人员赶到现场的时间超过4～5min，应该先进行5个周期的CPR（30:2为1个周期），然后再除颤。

除颤器分为双相波除颤器和单相波除颤器。双相波除颤器推荐能量为120～200J，第二次以后除颤能量水平至少等于第一次。若有可能，可使用更高的能量水平。对于单相波除颤器，开始的能量选择为360J，随后也应选择该能量。若心室颤动终止后复发，则使用先前终止心室颤动的能量。

（二）高级生命支持

高级心血管生命支持是指在持续应用CPR的同时，运用特别设施和特别的技术建立和维持有效的通气和自主的血液循环，包括人工气道的建立、机械通气、循环辅助仪器的应用、静脉通道的畅通、电除颤、药物的使用、病情及疗效的评估、复苏后心肺功能及重要脏器的维持。

1. 建立静脉输液通道

建立有效的静脉通道可以保证快速输液及应用各种药物。复苏药物应以静脉注射为主。周围静脉通道（肘前、颈外静脉）穿刺简单，易成功，但给药较中心静脉通道（颈内、锁骨下静脉）起效时间长，药物峰值浓度低，而且药物需经 1~2min 才能达到中心循环，故通过外周静脉给药时必须将药物迅速推入静脉，再用 20ml 液体冲击，并抬高肢体 10~20s。在建立静脉通道之前已完成气管插管者，肾上腺素可通过气道内给药，每次 2~2.5mg。心内注射可引起气胸，易损伤心肌和冠状动脉，仅在开胸手术或其他给药方法失败时才考虑应用。

2. 心室颤动药物治疗

（1）肾上腺素：为 α 肾上腺受体激动剂，可增加心肌收缩力，增加心脏和脑血流量，使细心室颤动波变为粗心室颤动波。对于缓慢的细心室颤动波，可给予肾上腺素 1mg，以利于电复律。对于心室停搏、心电机械分离，肾上腺素仍为首选药物，指南推荐剂量为 1mg 加入生理盐水 10ml 静脉注射，每 3~5min 可重复给药 1 次；亦可用肾上腺素 1~2mg 加入生理盐水 250~500ml，以 2~4μg/min 静脉滴注。

（2）胺碘酮：为 Ⅲ 类抗心律失常药物，可延长心肌复极时间。胺碘酮静脉冲击量的即刻作用有抑制房室传导，延长心房肌、心室肌及旁道的有效不应期，还可降低冠状动脉阻力，扩张周围血管。其改善心室颤动的自然循环的恢复机制不明。对于顽固性或反复发作性心室颤动，可先静脉给予胺碘酮 100~300mg/10min，必要时可重复给药 150mg，然后按 1mg/min 静脉滴注 6h，再以 0.5mg/min 持续静脉滴注 18h。其他 Ⅲ 类抗心律失常药有：①索他洛尔，因负性肌力作用而限制使用；②多菲利特，疗效还无评价；③尼非卡兰，治疗有效。

（3）利多卡因：为 Ⅰb 类抗心律失常药物，能阻滞跨膜钠离子流，可保持心电的稳定性，提高心室颤动的阈值。当胺碘酮有禁忌证时，或心室颤动/无脉搏室性心动过速在出现自主循环恢复后，可选用利多卡因。对于频率快的粗心室颤动波，静脉冲击剂量为 1.0~1.5mg/kg，每 3~5min 可重复给 1 次（0.5~0.75mg/kg），但总剂量不能超过 3.0mg/kg。随后可以 1~2mg/min 持续静脉滴注。

（4）普鲁卡因胺：是 Ⅰa 类抗心律失常药物，具有钠通道和钾通道阻滞作用，可抑制心肌自律性，控制异位起搏点，延长心肌的不应期，消除折返。用量为 200mg 加入 5% 葡萄糖溶液 40ml，以 50mg/min 缓慢静脉注射，10~15min 可重复给药，至心律失常终止，总量 <1000mg。血压下降、QRS 波群增宽达 50% 以上应停药。心律失常控制后改用静脉滴注，以 1~4mg/min 维持。

（5）阿托品：对心室停搏、心电机械分离、交界区传导阻滞、除颤后心动过缓有效。常用量为 1mg 静脉注射，每间隔 3~10min 可重复给药，总剂量不超过 3mg（0.04mg/kg）。目前认为心脏停搏和无脉搏电活动时使用阿托品可能无益，因此不推荐常规使用。

（6）硫酸镁：镁离子缺乏可引起心室颤动，导致心脏性猝死。静脉应用硫酸镁可治疗尖端扭转型室性心动过速。硫酸镁 1～2g 加入 5% 葡萄糖溶液 10ml，5～20min 静脉注射，然后 1～2g/h 持续静脉滴注，总量不超过 30～40g/d。对于心室颤动/无脉搏室性心动过速成人患者，不推荐常规使用硫酸镁制剂。

（7）碳酸氢钠：不作为心搏骤停救治的一线药物，因为在 CPR 最初 15min 内主要发生呼吸性酸中毒，而不是代谢性酸中毒。心室颤动造成的组织缺氧和酸中毒主要是低灌注和 CO_2 蓄积，大量碳酸氢钠可使组织 CO_2 增加，加重酸中毒。血液过碱可使氧气释放受抑制，使组织缺氧更为严重。大剂量碳酸氢钠可致高钠血症、高渗透压，更不利于心肺复苏。因此，只要能保证充分的通气和有效组织灌注就可使酸碱平衡，不主张常规使用，最好不用或晚用。只有在高钾血症或原为代谢性酸中毒时，或三环类抗抑郁药过量时，才可选用。首剂按 1mmol/kg 静脉滴注，间隔 10min 可重复给药半量，连续 2～3 次，至血 pH 值保持在 ≥7.25。为避免发生碱中毒的危险，使用过程中应遵循"宁酸勿碱"的原则。

（8）多巴胺：药理作用依其剂量的大小而不同。小剂量（每分钟 1～2μg/kg）时兴奋多巴胺受体，能扩张内脏血管而不增加心率和血压；中等剂量（每分钟 2～10μg/kg）直接兴奋 β_1 受体，使心输出量增加；大剂量（每分钟 >10μg/kg）时以兴奋 α 受体为主，使外周血管收缩，纠正低血压状态。多巴酚丁胺作用类似多巴胺，主要为 β_1 受体激动剂，正性肌力作用比多巴胺强，可与其他药物合用维持体循环的灌注。

（9）β 受体阻滞剂：目前证据不足以支持使用。若因心室颤动/无脉搏室性心动过速导致心搏骤停后，可以考虑尽早开始口服或静脉使用 β 受体阻滞剂，可能比不用 β 受体阻滞剂效果较好。

（10）血管加压素（抗利尿激素）：与肾上腺素作用相同，过去认为可以作为一线药物。2010 年 CPR 指南推荐可以用一个剂量的血管加压素 40U 代替第一或第二剂肾上腺素。它能选择性地收缩非重要脏器组织的阻力血管，而不影响心脏等重要脏器组织的血流。2015 年 CPR 指南更新认为：使用血管加压素与使用标准剂量的肾上腺素相比，血管加压素在治疗心搏骤停方面没有优势，因此建议去除了血管加压素。

3. 呼吸兴奋剂

目前不主张应用呼吸兴奋剂，因为呼吸兴奋剂在身体缺氧的状态下并不能改善呼吸中枢缺氧，但却能增加脑代谢的耗氧量，在呼吸肌疲乏时也不能改善通气功能。只有当自主循环恢复，自主呼吸出现，脑水肿明显改善，酸中毒基本纠正时，应用呼吸兴奋剂方能加强呼吸功能。

建立安全有效的开放气道，气管内插管最为有效可靠。气管内插管可连接于简易呼吸器输氧或连接于呼吸机正压呼吸，每分钟给予通气 8～10 次（潮气量约为 500～600ml）。目前最有效的人工通气方法是人工机械辅助呼吸，不管是否存在自主呼吸，机械通气易于达到良好的通气效果，能使血气保持平衡状态。对于气道分泌物较多而长时间保持开放气道的患者，应及时将气道切开，有利于排痰，保持呼吸道通畅。

4. 除颤治疗

经过心电监测确定为心室颤动，则应立即直流电除颤。除颤所需能量应从 200J 开始，电击后立即给以胸外按压，持续进行 CPR 2min，再检查心律。如需要再次电击，先给予肾上腺素，也可给予胺碘酮或利多卡因静脉注射。若除颤失败，除颤能量改用 200 ~ 300J，甚至达 400J，电击后再重新检查心律。如无变化，继续循环上述抢救措施。心室颤动的急救流程见图 12 – 18。

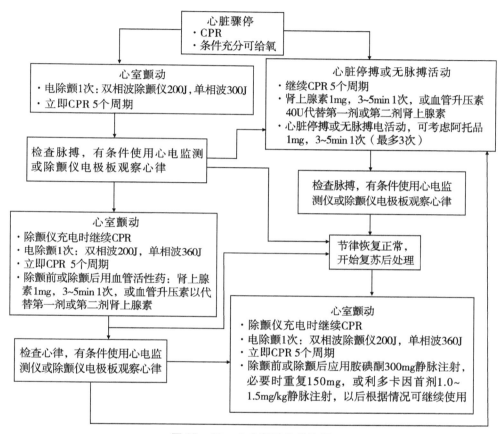

图 12 – 18　心室颤动急救流程

（三）延续生命支持

经高级生命支持后，自主循环建立，自主呼吸恢复，便进入了延续生命支持，主要是对病情进行重新评估，保护身体重要脏器功能，防治复苏后各种并发症。

1. 维持有效循环

心肺复苏后应寻找引起心搏骤停的原因，采取措施维持有效循环，预防再次心搏骤停。对于血流动力学不稳定者，需要全面地评估全身循环血容量状况及心室功能，并应用血管活性药物纠正低血压，合理地使用抗心律失常药物及正性肌力药物防治心律失常及心力衰竭发生。

2. 维持呼吸

自主循环建立，自主呼吸恢复后，一些患者可能仍然需要吸氧治疗或机械通气。

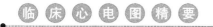

根据动脉血气分析结果调节吸氧浓度、呼气末正压通气（PEEP）。PEEP对于肺功能不全合并左心衰竭的患者可能很有帮助。

3. 防止脑水肿

脑复苏是心肺复苏最后成功的关键。对于昏迷患者，维持正常或略高的平均动脉压，保证良好的脑灌注，有利于脑血流的维持。同时，应用脱水剂降低颅内压，减轻脑组织水肿，促进脑组织功能恢复。

4. 防治急性肾衰竭

心肺复苏早期出现的肾衰竭多为急性肾缺血所致。老年人或伴有基础肾脏疾病者更易发生急性肾衰竭。应维持有效的心脏和循环功能，避免使用有肾损害的药物，以防止急性肾衰竭。

5. 维持水电解质平衡

心肺复苏后，防治继发感染、纠正水电解质紊乱、维持水电及酸碱平衡有助于维持稳定的血流动力学状态，改善预后。

第十三章　逸搏与逸搏心律

正常心脏节律活动受窦房结的控制。当窦房结受到抑制不能按时发放冲动（窦性停搏、窦率缓慢）或是由于窦房传导阻滞、房室传导阻滞、过早搏动造成基本心律延迟发生时，次级起搏点便发出激动，引起心脏的除极。这种异位起搏点的激动只出现一两次时，称为逸搏。如果连续出现三次或三次以上，则称为逸搏心律。根据起搏点部位的不同，逸搏与逸搏心律可分为房性、房室交界性、室性三种，以房室交界性最为常见。逸搏与逸搏心律系被动异位心律，具有生理性保护作用，可防止心脏停搏时间过长，造成严重的血流动力学障碍。

一、房性逸搏与房性逸搏心律

在窦性停搏或窦房传导阻滞时，心房内潜在起搏点摆脱了窦房结的控制，引起心房除极，产生房性逸搏。当房性逸搏连续发生三次或三次以上，即称房性逸搏心律。

【图貌特征】

（一）房性逸搏

（1）在较窦性心动周期为长的间歇之后，出现与窦性 P 波不同的房性 P'波。其形态与起搏点的位置有关：起源于心房上部时，P'波都直立；起源于心房下部时，则为逆行 P'波。

（2）P' – R 间期 >0.12s 或短于窦性 P – R 间期。

（3）QRS 波群形态正常。

（4）房性逸搏的激动与窦性激动同时传入心房，可形成房性融合波。

（5）多个逸搏出现时，则每个逸搏周期相等（图 13 – 1）。

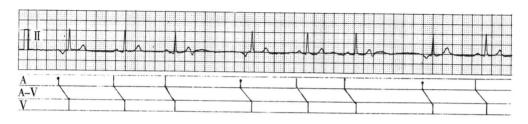

图 13 – 1　窦性心动过缓并房性逸搏

Ⅱ导联中第 4、7 个可见延迟出现的 P' – QRS – T 波群，P'波倒置，P' – R 间期 >0.12s，异位节律点位于心房下部

（二）房性逸搏心律

（1）窦性 P 波消失，出现三次或三次以上的房性 P′-QRS-T 波，其特点与房性逸搏相同（图 13-2）。

（2）心房率与心室率相等，频率为 50～60 次/分。如小于 50 次/分，则称为房性心动过缓。

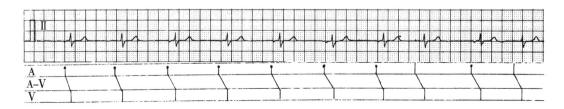

图 13-2　房性逸搏心律合并心室夺获

图中 1～7 个 QRS 波前可见一逆行 P 波，P′-R 间期>0.12s，表明起搏点位于心房下部；第 8 个为一正常的 P-QRS-T 波群，示窦性心律重新获得激动心室

（三）特殊类型

1. 房内游走心律（多源性房性逸搏心律）

（1）P′波形态各异。

（2）P′-P′间期长短不齐。

（3）P′-R 间期长短不一，但均>0.12s。

2. 左房心律（异位起搏点位于左心房）

左房心律的 P′波电轴通常在 -60°～+150°，故 Ⅰ、V_6、Ⅱ、aVF 导联 P 波倒置，aVR 导联 P′波直立。V_1 导联 P′波直立，并呈圆顶尖峰状特殊形态。P′-R 间期无固定规律，常在 0.12～0.20s（图 13-3）。

3. 心房静止（房性静止）

（1）所有导联无心房波（窦性 P 和房性 P′）。

（2）食管导联及房内心电图无 P 波出现。

（3）QRS 为室上性，节律规整。

（4）心脏透视无心房搏动。

【阅图提示】

（一）交界性逸搏心律

交界性逸搏心律应与起源于心房下部的房性逸搏心律相鉴别。当前者伴有前向传导阻滞时，P 波呈逆行性，P′-R 间期 > 0.12s。

（二）冠状窦性心律

左房心律需与冠状窦性心律相鉴别。前者 $P_{V_1、V_6}$ 直立，P_{V_1} 呈圆顶尖峰状（烟囱

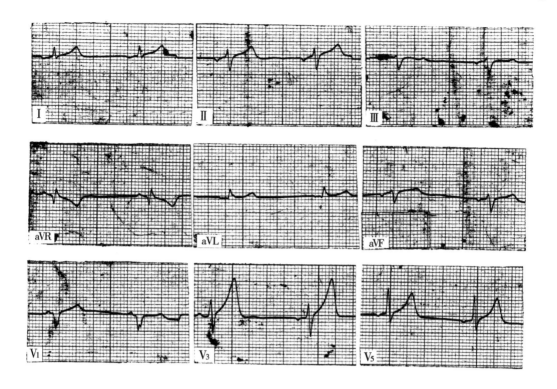

图 13 - 3　左房心律

$P_{II、III、aVF、V5}$倒置，aVR 直立，P - R 间期 >0.12s

状）。后者 P_{V6} 直立或双向，P_{V1} 直立但无烟囱状特殊形态。

【图病链接】

房性逸搏及房性逸搏心律临床较少见，多在重度窦性心动过缓、窦房传导阻滞、窦性停搏、房室传导阻滞、房性期前收缩长间歇之后时发生，也可见于健康人。

【识图论治】

房性逸搏及房性逸搏心律本身无特殊治疗。因为房性逸搏心律本身是一种生理性保护机制，所以治疗时应针对病因或原发疾病进行积极的治疗。如为过缓的房性逸搏心律，可考虑应用异丙肾上腺素、阿托品、心宝丸等以提高心率。

二、房室交界性逸搏与房室交界性逸搏心律

窦房结发出的激动过于缓慢（窦性心动过缓、窦性心律不齐）或窦性激动不能传入心室（窦性停搏、窦房传导阻滞、房室传导阻滞）时，房室交界区的潜在起搏点便发出了 1～2 次激动控制心室，称房室交界性逸搏。房室交界性逸搏连续发生三次或三次以上，称为房室交界性逸搏心律。

【图貌特征】

(一) 房室交界性逸搏

(1) 在较窦性周期为长的心搏间期后出现一个室上性 QRS 波群或略有差异 (伴非时相性差异性传导)。

(2) 延迟出现的 QRS 波群之前可出现逆行 P 波, P′-R 间期 <0.12s; QRS 波群之后逆行 P 波, R-P′间期 <0.20s; QRS 波群前后均无逆行 P 波 (P′波与 QRS 波重叠或未能逆传心房)。

(3) 交界性逸搏之前可出现窦性 P 波, 但 P-R 间期 <0.12s (窦性 P 波与 QRS 波无关)。出现在交界性逸搏之后的窦性 P 波可以下传心室, 形成逸搏 - 夺获性心律。

(4) 交界性逸搏的激动可与其他节律点 (窦性、室性) 的激动发生干扰, 形成房性或室性融合波 (图 13 - 4)。

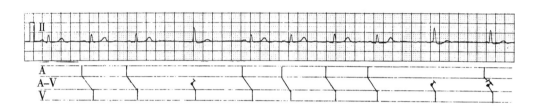

图 13 - 4 窦性心律合并交界性逸搏

Ⅱ导联中第 4、9、10 个是在较长的心搏间歇之后延迟出现的与窦性相似的 QRS 波, 其前无 P 波

(二) 房室交界性逸搏心律

(1) 连续三次以上的交界性逸搏。

(2) 心律缓慢而规则, 频率为 40~60 次/分。频率 <40 次/分时, 称交界性心动过缓。

(3) QRS 波群之前出现逆行 P 波, P′-R 间期 <0.12s; QRS 波群之后出现逆行 P 波, R-P′间期 <0.20s; QRS 波群前后无 P′波, 不出现与其无关的窦性 P 波 (图13 - 5)。

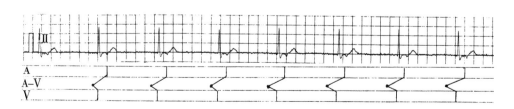

图 13 - 5 交界性逸搏心律

Ⅱ导联中可见倒置的 P 波出现在 QRS 波之后, R-P′间期 <0.20s; QRS 波为室上性, 频率为47 次/分

（三）冠状窦性心律

有人认为冠状窦性心律为异位起搏点位于房室交界区，同时合并一度传导阻滞。也有人认为异位起搏点位于冠状窦附近的心房肌，亦称房性下部心律。

（1）心室率一般为 50~60 次/分，节律匀齐。

（2）P 波呈逆行性，P′- R 间期 >0.12s。

（3）QRS 波时间、形态正常。

【阅图提示】

（一）交界性早搏

舒张晚期交界性早搏可误诊为交界性逸搏，但前者的 R – P′间期短于窦性心律周期，而后者的逸搏周期长于窦性心律周期，这样可以区分是主动性早搏还是被动性逸搏。

（二）室性心律失常

交界性逸搏心律合并束支传导阻滞、室内差异性传导时，应与室性心律失常鉴别。一般来讲，交界性逸搏心律合并束支传导阻滞时，窦性夺获的 QRS 波多呈右束支传导阻滞图形；室性逸搏心律时，则窦性夺获的 QRS 波呈室性融合波；心率较快，QRS 波呈束支传导阻滞图形，则多系交界性逸搏合并束支传导阻滞；若以往无束支传导阻滞图形，发现融合波则为室性逸搏心律。

（三）窦性心律

交界性逸搏可紧随窦性 P 波之后出现，呈干扰性房室脱节，但 P 波与 QRS 波无关，易误诊为窦性搏动。仔细测量 P – R 间期可区分两者。

【图病链接】

房室交界区逸搏及逸搏心律可见于正常人，一般无临床意义。出现在短暂的窦性心动过缓、窦房传导阻滞时亦无须处理。但发生在器质性心脏病（病态窦房结综合征、急性心肌梗死、心肌炎等）、洋地黄中毒、麻醉及手术时，则可诱发心绞痛、心力衰竭、头昏、黑矇，甚至发生阿 – 斯综合征。

【识图论治】

凡能引起窦性心动过缓、窦性停搏、窦房传导阻滞及房室传导阻滞的疾病均能发生房室交界性逸搏及逸搏心律。针对主要病因、原有心律失常的治疗十分重要，必要时给予提高基本节律的药物（阿托品、异丙肾上腺素），可使逸搏消除。对于重症者，可行人工心脏起搏治疗。

三、室性逸搏与室性逸搏心律

在窦房结的冲动不能到达或通过房室交界区，而且房室交界区亦未能发出逸搏时，心室内的异位起搏点被动性地发生 1~2 次激动，称为室性逸搏。室性逸搏连续发生三次或三次以上，称为室性逸搏心律或心室自主心律。

【图貌特征】

（一）室性逸搏

（1）在特长心律间歇后，出现宽大畸形的 QRS 波，时间 ≥0.12s。希氏束分叉以上的起搏点，QRS 波形可近似室上性。

（2）异常的 QRS 波之前多无 P′波，或出现无关的窦性 P 波，P–R 间期 <0.12s。偶见 QRS 波之后出现逆行 P 波，R–P′间期 <0.20s。

（3）继发性 ST–T 改变。

（4）逸搏周期为 1.5~2.4s（图 13–6）。

（5）可与窦性激动、交界性激动形成室性融合波。

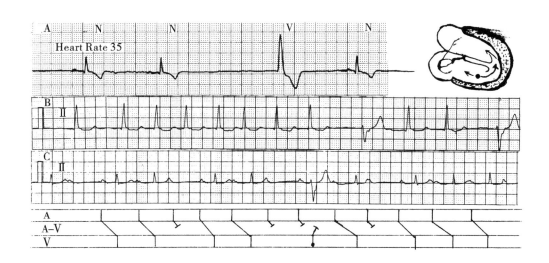

图 13–6　室性逸搏

A. 窦性心动过缓合并室性逸搏；B. 心房颤动合并室性逸搏；C. 二度 I 型房室传导阻滞合并室性逸搏

（二）室性逸搏心律

（1）连续三次或三次以上的室性逸搏。

（2）心室率缓慢，频率为 25~40 次/分。频率 <25 次/分时，称为室性心动过缓（图 13–7）。

（3）节律多规整。起搏点位置较低或心率极为缓慢时，节律可不整，R′–R′间期相差 >0.12s，称为室性心律不齐。

（4）QRS 波呈宽大畸形，时间 >0.12s；T 波与主波方向相反。

（5）QRS 波之前无与其有关的 P 波。

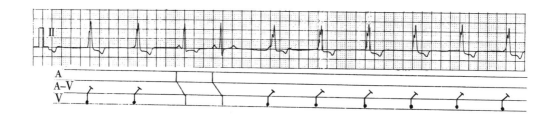

图 13-7 窦性心律合并室性逸搏及短阵室性逸搏心律

Ⅱ导联中第 3、4 个 QRS 为窦性心搏，第 1、2 个 QRS 波呈宽大畸形，时间 > 0.12s，其前后未见 P 波，T 波与主波方向相反，表明为室性心搏；第 5 个 QRS 波延迟出现，其形态、时间与上相同，后连续出现宽大畸形的 QRS 波，频率为 60 次/分

（三）特殊类型

（1）多源型室性逸搏心律：同一导联有两种或多种畸形的 QRS 波，R′-R′间期长短不一，心室率为 40～100 次/分（图 13-8）。

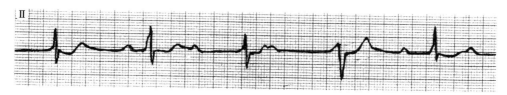

图 13-8 完全性房室传导阻滞合并双向性室性逸搏心律

Ⅱ导联心房率为 65 次/分，心室率为 46 次/分，P 波与 QRS 波无关，并连续出现两种形态不同的宽大畸形 QRS 波群

（2）心室静止：高度或完全性房室传导阻滞时，心律可为窦性、心房扑动和心房颤动、房性心动过速所控制，但在长达 2.7s 以上（室性逸搏心律最长心动周期）的长间歇中无交界性或室性 QRS 波群。

（3）全心停搏：心脏停搏长达 2.7s 以上，等电位线上无窦性、房性、交界性及室性激动反应（图 13-9）。

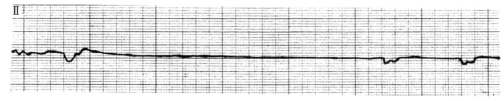

图 13-9 全心停搏

【阅图提示】

房室交界性逸搏易与起搏点位于希氏束分叉以上的室性逸搏相混淆，伴左、右束

支传导阻滞或室内差异性传导的缓慢交界性逸搏心律酷似室性逸搏心律，应加以鉴别。

房室交界性逸搏心律伴室内差异性传导时，心室率为 40～60 次／分，QRS 波呈轻度畸形，多呈右束支传导阻滞图形，时限＜0.11s。而室性逸搏心律时，心室率在 20～40 次／分，QRS 波呈宽大畸形，多呈单相或双相，时限＞0.12s，可有室性融合波。

【图病链接】

室性逸搏与室性逸搏心律的出现提示窦房结和房室交界区的起搏和传导功能均受到抑制和损害，标志着病情严重。最常见的原因是由双侧束支传导阻滞所造成的高度或完全性房室传导阻滞，少见原因为窦性静止或窦房传导阻滞时房室交界区未能及时发动逸搏。不伴有心房激动的缓慢室性逸搏心律，其心排血量几乎等于零，易发生心室停搏或心室颤动，常为临终前的一种心律失常。

【识图论治】

室性逸搏与室性逸搏心律的出现标志着病情严重，缓慢的室性逸搏心律可演变为心室扑动和心室颤动，也常为心脏停搏的先兆。治疗主要针对病因，如急性心肌梗死、急性心肌炎等。当发生完全或高度房室传导阻滞时，可使用阿托品 0.5～1.0mg 静脉推注，或用异丙肾上腺素 1mg 加入 5% 葡萄糖溶液 500ml 中静脉滴注，以提高心率。药物治疗无效或出现阿－斯综合征时，人工心脏起搏为较好的急救措施之一。

第十四章　非阵发性心动过速

正常情况下，窦房结起搏点的自律性最高，其他异位起搏点的自律性较低且被窦房结所控制。在某些情况下，当窦性起搏缓慢和窦性激动传导障碍时，或是由于异位节律点的兴奋性中度增高，发出的激动超过了窦房结的频率（频率比阵发性心动过速为慢，但比异位节律点自身的固有频率为高），称为非阵发性心动过速，亦称为加速的逸搏心律、快速自主节律、加速性异位自主节律等。这种心律失常的发生并非折返激动所引起，所以它的起病方式不具突然性，消失亦较慢，不易被察觉。一旦窦性激动增快而重新控制心脏时，此异位心律亦消失。根据异位起搏的位置的不同，可分为房性、交界性、室性，其中以交界性及室性较为多见，房性者较为少见。

一、非阵发性房性心动过速

当窦房结的自律性降低，或房内异位起搏点的自律性增高，其频率超过了窦房结的频率，便可控制心房、下传心室，形成加速性房性自主心律，又称为非阵发性房性心动过速。

【图貌特征】

（1）连续三次或三次以上的 P′波，频率为 70～140 次/分。

（2）QRS 波多呈室上性。

（3）P′–R 间期 >0.12s。

（4）伴有窦房竞争现象时（房性与窦性频率相近，且两者自律性均不稳定，产生窦房竞争）的表现：窦性心律与房性心律频率相近，后者多快于前者，有时几乎相等或完全相等，称为等频现象，常形成房性融合波；窦性心律与房性心律相互竞争，频率较快者控制心脏节律，两种心律可交替出现，在交替过程中可引起对方节律重整（图14–1）。

【阅图提示】

（一）窦性心动过速

加速的右心房或左心房上部逸搏心律需与窦性心动过速相鉴别。房性逸搏心律时，P′波与窦性 P 波形态不同，P_{V6} 倒置，P_{V1} 呈圆尖峰状。

（二）心房扑动

非阵发性房性心动过速有时易与 2:1 心房扑动（AF）相混淆。后者心房率较快（300 次/分左右），F–F 节律规整，等电位线消失。

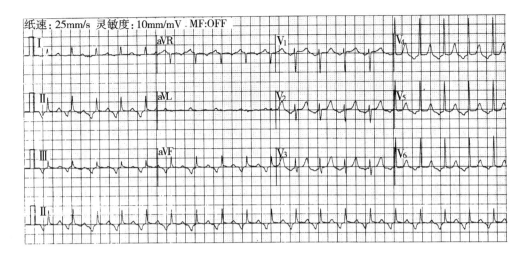

图 14 - 1　非阵发性房性心动过速

图中 P'波形态在Ⅱ、Ⅲ、aVF 导联倒置，aVR 直立，P' - R 间期为 132ms，说明异位节律点位于心房下部；心室节律规整，心率为 115 次/分

【图病链接】

非阵发性房性心动过速部分见于无器质性心脏病的患者，多见于心功能不全时，伴有窦房竞争现象的多由洋地黄中毒、电解质紊乱或全身感染造成。在心动过速发作时，因心室率接近正常，所以对血流动力学影响不大。

【识图论治】

非阵发性房性心动过速不是由于早搏所诱发，也并非折返所引起，所以不至于引起心房颤动。心动过速时心室率仅中度增快，所以对血流动力学影响不大，无须特殊治疗，主要是针对病因进行处理。

二、非阵发性房室交界性心动过速

当迷走神经兴奋性增高，对窦房结的抑制程度大于房室交界区时，或是由于房室交界区起搏点自律性增强，频率超过窦房结频率时，便可导致加速性房室交界性自主心律，又称为非阵发性房室交界性心动过速。电生理检查证实，其起源部位位于希氏束近端的房室交界区。

【图貌特征】

（1）起始与终止多数为逐渐发生。

（2）QRS 波群为室上性，频率为 70 ~ 130 次/分，多为 70 ~ 100 次/分。

（3）QRS 波群前后可有或无逆行 P'波。逆行 P'波在前时，P' - R 间期 < 0.12s。逆

行 P'波在后时，R – P'间期 < 0.20s（图 14 – 2）。

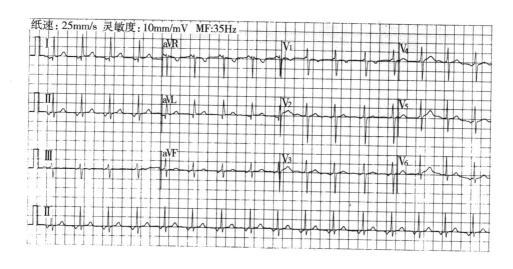

图 14 – 2　非阵发性房室交界性心动过速

$P_{II、III、aVF}$倒置，P_{aVR}直立，P' – R 间期 < 0.12s，QRS 波呈室上性，室律规整，心率为 101 次/分

（4）伴窦 – 交界区竞争时，窦性心律与交界区 QRS 波并存可出现几种表现：①两种心律频率几乎相等，形成等频性房室分离（P – R 间期 < 0.12s，P 波与 QRS 波无关）；②窦性心率小于交界区频率，形成不完全房室脱节，心房由窦房结控制，心室由交界区控制；③窦性心率大于交界区频率，可出现窦性心室夺获或形成窦性心律；④加速性交界性自主心律可产生逆行 P'波，在少数情况下逆行 P'波与窦性 P 波在心房干扰，形成房性融合波。

（5）常与心房颤动、心房扑动并存，形成双重性异律心动过速。

（6）罕见情况下，交界区有两个起搏点，分别控制心房和心室，形成双重性交界性心动过速。

（7）非阵发性交界性心动过速可发生一度前向或逆行性传导阻滞，亦可发生二度 I 型或 II 型前向和逆行性阻滞，出现规律性心房、心室脱漏。

【阅图提示】

（一）阵发性交界性心动过速

阵发性交界性心动过速应与非阵发性交界性心动过速相鉴别（表 14 – 1）。

（二）交界性并行心律性心动过速

交界性并行心律性心动过速在心电图上可出现逆行 P 波，但联律间期不等，且长的异搏间期是短异搏间期的整倍数。

（三）房室传导阻滞

房室传导阻滞伴交界性逸搏心律应与干扰性房室脱节的加速性交界性自主心律相

鉴别。前者心房率大于心室率，且心室率在 60 次/分以下。后者心室率与心房率相近，且在 60 次/分以上。

表 14 - 1　阵发性交界性心动过速与非阵发性交界性心动过速鉴别

项　　目	阵发性交界性心动过速	非阵发性交界性心动过速
发作特点	突发骤停	起止均缓慢
心率	160 ～ 220 次/分	70 ～ 130 次/分
与窦性心律的关系	无关	有竞争现象
与早搏的关系	有早搏出现	早搏少见
压迫颈动脉窦终止发作	有效	心率减慢

【图病链接】

非阵发性房室交界性心动过速多见于器质性心脏病，电解质紊乱、洋地黄中毒亦可发生。由于频率接近窦性心律，很少能引起血流动力学改变，临床多无症状。

【识图论治】

非阵发性房室交界性心动过速的频率接近于窦性心律，故不会发生明显的循环障碍。处理主要针对病因进行治疗，纠正电解质紊乱，洋地黄中毒者应立即停用洋地黄，一般处理后多能自行消失。对于经积极治疗基础疾病后心动过速仍反复发生且症状明显者，可选用 β 受体阻滞剂。对于洋地黄过量所致者，应给予钾盐、利多卡因、苯妥英钠治疗。

三、非阵发性室性心动过速

心室内希浦系统中的潜在起搏点一般情况下受窦房结的激动所控制。在窦房结及交界区的起搏点高度抑制时，或是室内潜在起搏点自律性增强时，将出现加速性室性自主心律，又称为非阵发性室性心动过速。因为此型心动过速的起搏点多数位于心室内传导束的近端或远端，故畸形的 QRS 波群多为束支传导阻滞图形。

【图貌特征】

（1）连续出现三个或三个以上的室性 QRS 波群，时间 ≥ 0.12 s，T 波与主波方向相反。

（2）频率为 60 ～ 120 次/分，多为 60 ～ 100 次/分，节律可轻度不齐（图 14 - 3）。

（3）不伴窦室竞争现象的非阵发性室性心动过速。由于窦性停搏，故无窦性 P 波出现。室性激动可逆传心房，产生的 P′波常与 QRS 波重叠，少数可在 QRS 波后面见到逆行 P 波。

（4）伴窦室竞争现象的非阵发性室性心动过速。窦性心律与非阵发性室性心动过

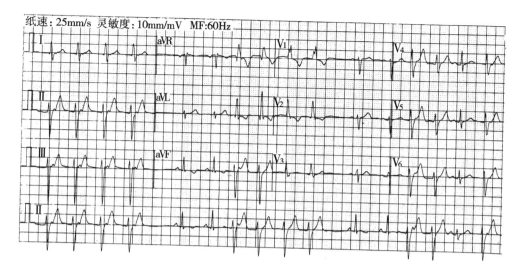

图 14 - 3 窦性心律合并非阵发性室性心动过速

图中长 Ⅱ 导联第 1～4 个及第 7～10 个 QRS 波为连续出现的宽大畸形的 QRS 波群，时限 >120ms，心室率为 100 次/分；第 5、6、11、12、15 个为正常窦性心搏

速并存，出现不完全房室干扰性脱节，有以下几种表现：①两者频率近似，可有等频现象及钩拢现象（窦性 P 波与室性 QRS 波间距甚为接近且较为固定），形成等频性房室脱节。②窦性心律与非阵发性室性心动过速交替出现，此长彼短。③窦室夺获常见，窦性心律可完全夺获，亦可不完全夺获而产生室性融合波。窦室夺获可使室性节律点重整。

（5）心动过速发作与终止缓慢，持续时间不长，常小于 30 个心搏。

【阅图提示】

（一）阵发性室性心动过速

非阵发性室性心动过速应与阵发性室性心动过速相鉴别（表 14 - 2）。

表 14 - 2 非阵发性室性心动过速与阵发性室性心动过速鉴别

项 目	非阵发性室性心动过速	阵发性室性心动过速
起病方式	起止均缓慢	突发骤停
与窦性心律的关系	有竞争现象	少见
心率	70～130 次/分	160～220 次/分
与早搏的关系	无关	多有关

（二）室性并行心律性心动过速

非阵发性室性心动过速在心室夺获时，发生异位周期重整。并行心律性室性心动

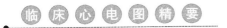

过速每次发作的第一个异位搏动与其前窦性搏动无固定联律间期。

【图病链接】

非阵发性室性心动过速多见于急性心肌梗死、心肌炎、高血钾及洋地黄中毒。由于频率不太快，对血流动力学影响不大。除观察心律及症状外，主要针对病因治疗。值得注意的是，加速性自主心律可伴发三度房室传导阻滞，形成完全性房室分离；也可并发阵发性室性心动过缓，使病情恶化。

【识图论治】

非阵发性室性心动过速的治疗主要针对病因，因为频率不太快，对血流动力学影响不大。心室率在 50～90 次/分，血流动力学处于平稳状态，可暂不处理，密切观察心率变化。心室率缓慢时，不宜用抑制心肌自律性、传导性的抗心律失常药物，可给予阿托品、沙丁胺醇，使非阵发性心动过速消失。心室率 >75 次/分，伴有节律不整、室性早搏或并发阵发性室性心动过速时，可给予利多卡因或其他抗心律失常药物治疗，以防病情恶化。

第十五章　窦房、房内传导阻滞

心脏传导阻滞是指心脏传导系统某个部位的不应期延长，或是由于某一部位组织结构的中断及先天性畸形，使激动的传导速度减慢，或部分甚至全部激动下传受阻。它可发生于传导系统的任何部位，根据阻滞部位的不同可分为窦房、房内、房室、室内传导阻滞及异位起搏点传出阻滞。按其传导阻滞的方向性，可分为顺向性及逆向性传导阻滞。根据阻滞的程度，可分为一度、二度和三度传导阻滞，其中一度、二度传导阻滞称为不完全性传导阻滞，三度传导阻滞称为完全性传导阻滞。按阻滞持续的时间，可分为持久性、暂时性及间歇性传导阻滞。

一、窦房传导阻滞

窦房传导阻滞（简称窦房阻滞）是指窦房结发出的激动下传窦房交界区时传导延缓或受阻，引起心房和心室漏搏。窦房结的激动及其传导过程在体表心电图上记录不到，只能凭窦性激动引起的心房除极波（P波）间接反映窦房结的活动。因此，窦房传导阻滞的诊断只有根据P波出现的规律来分析推断。

【图貌特征】

（一）一度窦房传导阻滞

某种情况下，窦房交界区相对不应期延长至整个心动周期，窦性激动落入病理性延长的相对不应期内，便出现窦房传导时间延长。一度窦房传导阻滞是由于窦房结的激动传导到心房肌的时间延长，但每次激动均能使心房除极产生P波，因心电图上无法测量窦房传导时间，故不能做出诊断。只有当合并二度窦房传导阻滞时，在规整的窦性心律之后出现一个无P波的长间期，且长间期小于两个窦性周期之和，从而推断正常窦性心律为一度窦房传导阻滞。

（二）二度窦房传导阻滞

当窦房交界区绝对不应期和相对不应期同时延长，以相对不应期延长为主时，产生二度Ⅰ型窦房传导阻滞；以绝对不应期突然延长时，产生二度Ⅱ型窦房传导阻滞。二度窦房传导阻滞是指窦房结的激动通过了窦房交界区，部分受阻未能下传心房而使P波脱落，根据阻滞的程度及表现可分为三型。

1. 二度Ⅰ型（文氏型）窦房传导阻滞

（1）P-P间期进行性缩短，直至P波脱落发生一个较长的P-P间期（图15-1）。

（2）长的P-P间期小于最短P-P间期的2倍，等于窦性周期的2倍减去阻滞周期中每次心动周期增量之和。

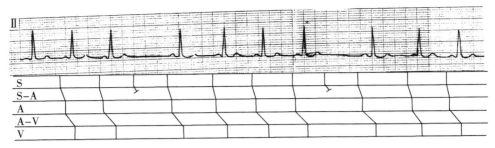

图 15 – 1　二度 I 型窦房传导阻滞

P–P 间期逐渐缩短，直至脱落，长的 P–P 间期小于最短 P–P 间期的 2 倍

（3）长间期之后的第一个 P–P 间期长于其前一个 P–P 间期（脱漏后的第一次窦房传导，经过较长时间的恢复后，以正常或最快的速度传导）。

二度 I 型窦房传导阻滞时（图 15–2），因伴有窦房传导逐渐延长，其 P–P 间期比窦性周期为长。此时要求出窦性激动的周期及心律漏搏的次数，可按如下公式计算。

$$窦性周期=\frac{等同传导周期（S1～SS间距）}{等同传导周期 P–P 数+1}=\frac{0.90+0.80+0.75+1.05}{4+1}=0.70（s）$$

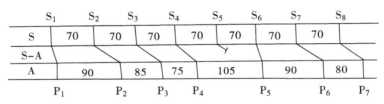

图 15 – 2　二度 I 型窦房传导阻滞示意图

如果 P 波多次连续发生脱漏时，应先计算文氏周期内窦性周期数。如其结果为非整数，则应大致矫正到整数（因最短的 P–P 间期也比窦性周期要长），然后进一步求出窦性周期（图 15–3）。

$$窦性周期数=\frac{等同传导间距}{最短 P–P 间期}=\frac{0.93+0.87+2.15}{0.87}=4.55\approx5$$

$$窦性周期=\frac{0.93+0.97+2.15}{5}=0.97（s）$$

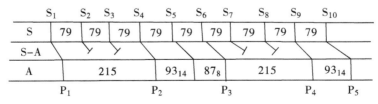

图 15 – 3　5:3 窦房传导阻滞示意图

2. 二度 II 型窦房传导阻滞

（1）在规整的窦性心律中，突然出现 P–QRS–T 波脱漏，长的 P–P 间期等于窦性 P–P 间期的整倍数。

（2）可同时出现4:3、3:2、2:1等不同的传导比例（图15-4）。如出现2:1时，则在心电图上显示窦性心动过缓。

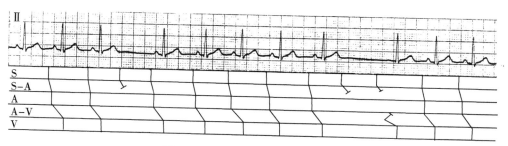

图15-4 二度Ⅱ型窦房传导阻滞

P-P间期不等，长P-P间期等于正常P-P间期的整位数。第9个QRS波为交界性逸搏

3. 二度Ⅲ型窦房传导阻滞

（1）P-P间期长短不一（窦性间期传导时间不定）。

（2）与呼吸周期无关。

（三）三度窦房传导阻滞

窦房交界区绝对不应期延长，占据整个心动周期，产生三度窦房传导阻滞。三度窦房传导阻滞时，窦房结的激动在窦房交界区受阻不能下传，心电图表现为P波消失，很难与窦性停搏相鉴别。如出现房性逸搏或房性逸搏心律，则有助于三度窦房传导阻滞的诊断。

【阅图提示】

（一）窦性心律不齐

二度Ⅰ型窦房传导阻滞貌似窦性心律不齐，但后者的P-P间期为不规则的变化，常与呼吸周期有关，且与窦性周期不成倍数的关系。

（二）窦性早搏

二度Ⅰ型3:2窦房传导阻滞很难与窦性早搏呈二联律相鉴别。从理论讲，前者的长P-P间期大于窦性周期，后者的长P-P间期等于窦性周期，所以只有当记录到基本心律时才做出诊断。

（三）房性早搏未下传

在房性早搏未下传时，长的P-P间期也短于窦性周期的2倍，易与窦房传导阻滞混淆。但仔细辨认，可有提前的P波，或是T波出现切迹、顿挫、变高等不同形态的变化。

（四）二度房室传导阻滞

在二度房室传导阻滞长P-P间期中常能找到按固有周期出现、未能下传的P波，有时因不注意而被误认为窦房传导阻滞。

【图病链接】

窦房传导阻滞多见于心肌炎、心肌梗死、病态窦房结综合征、洋地黄中毒、高钾血症、麻醉手术过程中等多种情况，但也见于正常人（常与迷走神经张力增强有关）或是颈动脉窦高度过敏者。运动、改变体位、注射阿托品常可使之消失。暂时性窦房传导阻滞常无症状，间歇性二度或三度窦房传导阻滞（不伴逸搏发生）可因心室停搏较久而出现头昏、心悸、胸闷、晕厥，甚至发生阿-斯综合征。

【识图论治】

窦房传导阻滞的治疗应针对病因进行处理。对于迷走神经张力过高引起者，可使用阿托品类药物使其缓解。对于药物中毒所致者，停用药物后可消失。暂时性的窦房传导阻滞无须治疗，但对于药物治疗无效且症状明显者应行人工起搏器植入。

二、房内传导阻滞

窦房结的激动在房内的传导是通过结间束进行的。当结间束或房间束（Bachmann束）的传导功能障碍时，便产生房内传导阻滞。根据左、右心房之间传导障碍的程度，可分为不完全性和完全性房内传导阻滞。

【图貌特征】

（一）不完全性房内传导阻滞

不完全性房内传导阻滞是指激动由右心房至左心房的传导延缓，其发生可能由于上房间束存在一定的阻滞，或由于心房扩大致传导路径增长所引起。

（1）P波切迹明显（双峰状），切迹间距≥0.04s。

（2）P波亦可见圆隆型、扁平型、尖峰型，时间≥0.12s（图15-5）。

（3）X线及心脏B超检查证实无左、右心房肥大的表现。

（二）完全性房内传导阻滞（心房分离）

完全性房内传导阻滞是指左、右心房之间或一部分心房肌与另一部分心房肌之间的传导因阻滞而中断，心房同时受房内两个起搏点所激动，而且互不干扰。窦房结激动的部分下传心室，另一部分为心房异位起搏点所控制，但不传入心室，形成了房性分离。

（1）窦性P波规律出现，与QRS波有固定关系。

（2）P'波小而尖，或有纤颤及扑动的特点，与QRS波无任何关系。

（3）窦性P波与P'波频率各异，互不干扰，但可相互重叠（非房性融合波）。

（三）弥漫性、完全性心房肌阻滞（窦室传导或心房麻痹）

因心房肌麻痹，窦房结激动沿结间束直接传入房室交界区而激动心室，称为窦室传导。

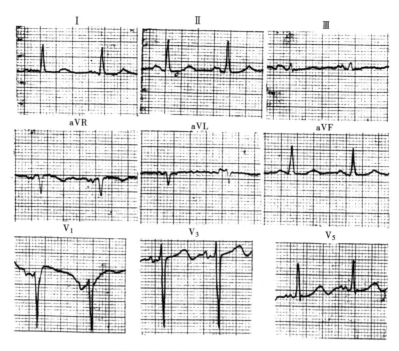

图 15 –5　不完全性房内传导阻滞

（1）P 波消失。

（2）QRS 波呈宽大畸形（心室内传导阻滞）。

（3）畸形 QRS 波与高耸 T 波（高钾血症）连为一体（图 15 –6）。

【阅图提示】

（一）心房肥大

不完全性房内传导阻滞难以与左、右心房增大相鉴别，应借助 X 线及心脏超声证实。

（二）房性并行心律

完全性房内传导阻滞应与房性并行心律相鉴别（表 15 –1）。

表 15 –1　完全性房内传导阻滞与房性并行心律相鉴别

心电图特征	完全性房内传导阻滞	房性并行心律
P′波形态	P′波较小，有细小扑动波	P′波与窦性 P 波相似
P′波下传心室	不一定下传心室	可下传心室
房性融合波	无（窦性 P 波与 P′波可重叠）	可产生融合波

（三）室性心律

弥漫性完全性心房肌阻滞应与室性心律相鉴别（表 15 –2）。

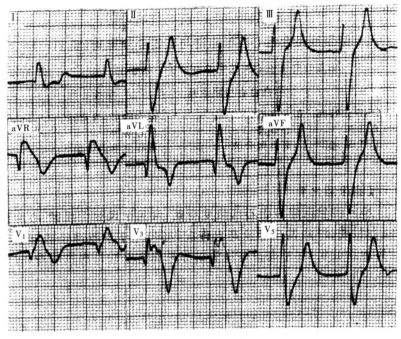

图 15 - 6　窦室传导

心房肌麻痹，不产生 P 波，窦性激动沿结间束下传引起心室激动，QRS
波与 T 波呈正弦波

表 15 - 2　弥漫性完全性心房肌阻滞与室性心律鉴别

心电图特征	弥漫性完全性心房肌阻滞	室性心律
QRS 波特征	宽大畸形，为窦性	宽大畸形，为室性
心房波	无心房波	有心房波
室性融合波	无室性融合波	可有室性融合波

【图病链接】

房内传导阻滞多因心房病变所致，常见于风湿性损害、心房梗死、心肌炎、洋地
黄中毒及高钾血症，亦可见于中枢神经系统病变及胃肠道疾病。房内传导阻滞易诱发
快速型房性心律失常，如阵发性心房颤动。另外，不完全性房内传导阻滞的心电图表
现似左心房肥大，应注意鉴别，后者临床有引起左心房肥大的原因，如二尖瓣狭窄、
左心功能不全等。

【识图论治】

房内传导阻滞的治疗主要针对病因进行处理。对于高钾血症所致的弥漫性完全性
心房肌阻滞，应积极地处理（详见第七章高钾血症相关内容）。

第十六章　房室传导阻滞

房室传导阻滞（atrioventricular block）又称房室阻滞，是指激动自心房传至心室的过程中，由于房室交界区不应期病理性延长，致使激动在房室交界区传导延缓或阻断。根据阻滞的程度，可分为不完全性和完全性两种，按传导阻滞的持续时间，可分为暂时性、间歇性和持久性传导阻滞。近年来发现间歇性房室传导阻滞与心率的快慢有关，称为频率依赖性房室传导阻滞。值得注意的是，心电图表现出的房室传导阻滞，其发生部位不仅在房室结，而且包括房室束（希氏束）和室内传导阻滞，因此明确部位十分重要。

一、一度房室传导阻滞

一度房室传导阻滞是由于房室交界区相对不应期延长而引起的房室传导延迟，但每个室上性激动均能通过房室交界区到达心室。心电生理学研究认为，一度房室传导阻滞部位多位于房室结或希氏束近端，罕见于希氏束远端。

【图貌特征】

（一）常见心电图表现

（1）P－R 间期延长，时间 >0.20s（图 16 – 1）。

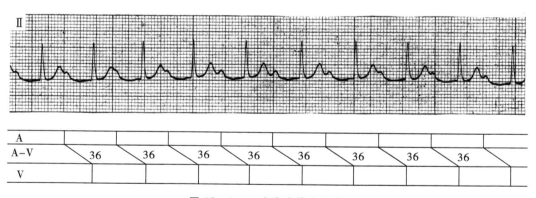

图 16 – 1　一度房室传导阻滞

P 波顺序发生，P－P 间期略有不齐，可见 P－R 间期延长达 0.36s，但均能下传产生 QRS 波群

（2）按年龄及心率，P－R 间期超过最高值。

（3）相同心率的基础上，P－R 间期动态变化超过 0.04s（P－R 间期可在正常范围内）。

（4）心率慢时 P－R 间期正常，心率增快时 P－R 间期反而延长 >0.04s（称为隐匿性一度房室传导阻滞）。

（二）分型

（1）Ⅰ型（P-R递增型）：P-R间期逐渐延长。

（2）Ⅱ型（P-R固定型）：延长的P-R间期固定不变。

（3）Ⅲ型（P-R不定型）：延长的P-R间期长短不等。

【阅图提示】

（一）交界性心律

一度房室传导阻滞在心率增快时，P波可埋入其前的T波中，易误诊为交界性心律。此时可借助颈动脉窦加压试验或运动试验，使心率减慢或增快而显露P波。

（二）窦房传导阻滞

一度房室传导阻滞并发窦房传导阻滞时，在长P-R间期后，由于较长时间恢复，P-R间期可回缩到正常范围，表明窦房传导阻滞可以掩盖一度房室传导阻滞。

（三）房内传导阻滞

有时P-R间期的延长主要是P波显著增宽，而P-R段时限则正常，这是房内传导阻滞的结果。

（四）双束支传导阻滞

在一致性双侧束支一度传导阻滞时也表现为P-R间期延长，在体表心电图无法区别，故常将双束支传导阻滞误诊为一度房室传导阻滞。只有当一侧束支传导速度改变时，方可出现一度房室传导阻滞伴束支传导阻滞的图形。

【图病链接】

一度房室传导阻滞可见于健康人，多与迷走神经的张力增高有关。绝大多数发生在器质性心脏病患者，如冠心病、心肌病、洋地黄中毒等。对于无心脏病的老年人，P-R间期的延长多因房室传导系统退行性变所致。

在实际工作中，明确阻滞部位十分重要：以P波显著增宽为主，表明为房内传导阻滞；P-R间期延长特别显著者，提示为结内传导阻滞；QRS波增宽呈束支传导阻滞的图形，标志着阻滞部位在希氏束分支以下。

房内、结内传导阻滞一般预后良好，经治疗可迅速消失。而希氏束分支下的阻滞可迅速发展成为二度或三度房室传导阻滞。

【识图论治】

一度房室传导阻滞的部位多位于房室结或房室束近端，大部分属于可逆性，无须特殊治疗。其重点在于病因治疗，如冠心病者，可采取措施改善心肌缺血；病毒性心肌炎者，应积极控制感染；风湿性心肌炎者，给予抗风湿疗法；药物中毒者，立即停用相应药物；电解质紊乱者，应及时纠正电解质紊乱。必要时应用糖皮质激素改善传导，消除阻滞。

　　近期有资料证实，P－R 间期＞0.30s 的患者可通过心脏起搏缩短房室传导时间来改善心功能和减轻症状。

二、二度房室传导阻滞

　　二度房室传导阻滞是指房室交界区不应期病理性延长，使部分室上性激动不能下传心室。根据阻滞的程度和特点，可分为二度Ⅰ型、二度Ⅱ型及高度房室传导阻滞。传导阻滞的程度以心房搏动数与下传心室搏动数的比例（P:QRS）来表示，如每三个心房激动中有两个能下传心室，称为3:2房室传导阻滞。房室传导比例不固定时，应注明最高与最低的传导比例，如5:4～2:1的房室传导比例。

【图貌特征】

（一）二度Ⅰ型房室传导阻滞（莫氏Ⅰ型）

　　二度Ⅰ型房室传导阻滞又称为文氏型房室传导阻滞，是指房室交界区的相对不应期（多见）与绝对不应期均有病理性延长，使激动的传导进行性延迟，以致最后不能通过交界区而发生心室漏搏。心电生理学研究认为，其阻滞部位多位于房室结内。

　　1. **典型文氏型（图16－2）**

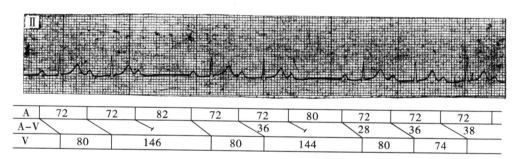

A	72	72	82	72	72	80	72	72	72
A－V					36		28	36	38
V	80	146		80		144	80	74	

图16－2　二度Ⅰ型房室传导阻滞

P 波顺序发生，P－R 间期逐渐延长，直至室搏脱漏，周而复始

　　（1）P－R 间期进行性延长（房室传导时间逐渐延迟）。

　　（2）P－R 间期增量逐渐递减（A－V 传导时间分别为 0.20s、0.10s、0.05s，图16－3）。

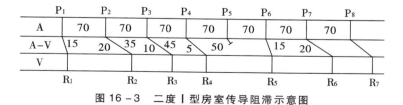

图16－3　二度Ⅰ型房室传导阻滞示意图

（3）R－R间期进行性缩短，直至室搏脱漏（窦性周期为0.70s，因A－V传导时间增量逐渐减少，第一个P－R间期为0.15s，第二个P－R间期为0.35s，增加0.20s。故 $R_1-R_2=0.70+0.20=0.90s$。以此类推，$R_2-R_3=0.70+0.10=0.80s$，$R_3-R_4=0.70+0.05=0.75s$）。

（4）漏搏后的第一个R－R间期比漏搏前一个R－R间期为长（R_1-R_2包括最长的P－R间期增量为0.20s，而 R_3-R_4 包括最短的P－R间期增量为0.05s）。

（5）长的R－R间期小于短R－R间期的2倍，等于两个窦性周期之和减去P－R间期增量之和〔$R_4-R_5=0.7×2-（0.20+0.10+0.05）=1.05s$〕。

2. 变异文氏型

（1）P－R间期增量不呈进行性减少，心室漏搏前的P－R间期长短不定。

（2）心室漏搏前的R－R间期并不是最短的R－R间期。

（3）文氏周期中第一个P－R间期不缩短。文氏周期以连续两个P波受阻而结束。

（4）房室逆向传导文氏现象。

（二）二度Ⅱ型房室传导阻滞（莫氏Ⅱ型）

二度Ⅱ型房室传导阻滞是指房室交界区的绝对不应期中度延长，使部分来自心房的激动突然受阻而不能下传心室，发生心室漏搏。经希氏束图研究发现，其阻滞部位多在房室束或束支。

1. 典型心电图表现

（1）P－R间期固定，时间多为正常。

（2）QRS波规律或不规律脱漏，房室传导比例固定或变化，常为3:2、4:3，而5:4、6:5少见。

（3）长R－R间期为短R－R间期的2倍（图16－4）。

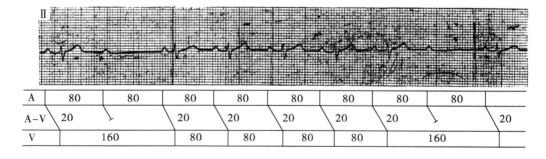

A		80		80		80		80		80		80		80		80	
A－V	20			20		20		20		20		20					20
V		160			80		80		80		80			160			

图16－4　二度Ⅱ型房室传导阻滞

P－R间期固定且为0.24s；第2、8个P波后无QRS波，出现长的R－R间期；长R－R间期为短的R－R间期的2倍

2. 不典型心电图表现

（1）窦性心律不齐时，可出现P－P间期不规则。室相性心律不齐时，夹有QRS波的P－P间期比不夹有QRS波的P－P间期为短。

（2）二度Ⅱ型房室传导阻滞伴隐匿性传导时，可使心室漏搏后的第一个 P－R 间期延长，或使连续心室漏搏后交界性逸搏延迟发生。

（3）二度Ⅱ型房室传导阻滞在心房率明显减慢时，P 波落在交界区的反应期并得以下传，表现为 P－P 间期明显延长。当心房率加快时，P 波落在绝对不应期之内，出现心室漏搏，此种形式的阻滞称为潜伏性阻滞。

（4）二度Ⅱ型逆向阻滞：在交界性或室性异位心律时偶可发生心房漏搏，表现为逆行 P 波脱漏，出现一个长 P′－P′间期，其长度恰等于短 P′－P′间期的 2 倍。

（三）高度房室传导阻滞

二度Ⅱ型房室传导阻滞的房室比例 > 2:1，或是 QRS 波连续脱漏两次以上，称为高度房室传导阻滞（图 16－5）。如绝大多数 P 波不能下传心室，仅少数 P 波偶尔下传，便称为几乎完全性房室传导阻滞。

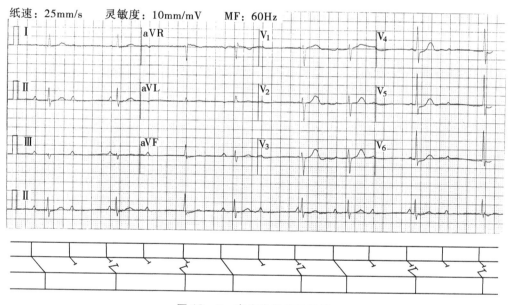

图 16－5　高度房室传导阻滞

窦性心律，心室率为 75 次/分，第 1、6、9 个 QRS 波是由心房下传的窦性搏动，其余 P 波与 QRS 波无固定关系（房室传导比率 5:1、3:1）

（1）房室传导比例 > 2:1，多为偶数（4:1 、6:1 等），奇数少见。

（2）P－P 间期一般规则，伴有窦性心律不齐、交界性早搏、窦房传导阻滞时可使P－P 间期不规则。

（3）P－R 间期正常或延长，时间多固定。伴有文氏现象、隐匿性传导或超常传导时，则 P－R 间期不固定。

（4）R－R 间期基本规则。当房室传导比例不固定或合并早搏、隐匿性传导时，R－R 间期不规则。

（5）QRS 波形态取决于逸搏节律点的位置及激动下传心室是否伴有室内差异性

传导。

（6）几乎完全性传导阻滞时，偶尔下传的 P 波有固定的 P－R 间期，QRS 波提早出现，心室节律大多数由交界区或心室自身所控制。

【阅图提示】

（一）二度Ⅰ型房室传导阻滞的鉴别

1. 心房颤动

二度Ⅰ型房室传导阻滞时心律不规整，如 P 波不明显，易误诊为心房颤动。这时应注意二度Ⅰ型房室传导阻滞文氏周期的特点。

2. 房性早搏

二度Ⅰ型 3：2 房室传导阻滞应与窦性心律合并房性早搏相鉴别。后者的 P 波提前发生，且与窦性 P 波略有差异。

3. 房室交界区干扰

室上性快速心律失常：当心房率＞180 次/分，房性激动在交界区发生干扰，可表现为二度Ⅰ型房室传导阻滞。当恢复窦性心律时，文氏周期即可消失。

（二）二度Ⅱ型房室传导阻滞的鉴别

1. 窦性心动过缓

在二度Ⅱ型 2：1 房室传导阻滞中，有时阻滞的 P 波与 T 波重叠，常误诊为窦性心动过缓。

2. 窦房传导阻滞

在二度Ⅱ型房室传导阻滞及二度Ⅱ型窦房传导阻滞时，长的 R－R 间期均等于短 R－R间期的整数倍。但前者 P 波规律出现，而后者在长 R－R 间期中找不到 P 波。

3. 房性早搏

二度Ⅱ型 2：1 房室传导阻滞需与未下传的房性早搏二联律相鉴别。前者的 P 波规律出现，P－P 间期相差不大。后者异位 P 波提前发生，多与 T 波相重叠。

（三）高度房室传导阻滞的鉴别

1. 三度房室传导阻滞

高度房室传导阻滞与三度房室传导阻滞不易辨别。只有做较长时间的记录并能发现夺获的室搏，才能证明为高度房室传导阻滞。如不能见到心室夺获，只有根据交界性逸搏节律的快慢和 R－R 间期中的心房率多少来推测。节律较快，R－R 间期中的心房率较少者，为高度房室传导阻滞。

2. 干扰性房室脱节

高度房室传导阻滞易合并干扰性房室脱节，但与单纯性房室脱节不同。鉴别要点在于前者心房率＞心室率，而后者心房率≤心室率。

3. 顺便传导

罕见逸搏激动逆行传入心房产生逆行 P 波，即心房夺获，以代替夺获心室。有时逆向传导可使其后的一个窦性激动顺时得以下传，称为顺便传导。

【图病链接】

二度Ⅰ型房室传导阻滞偶见于运动员、迷走神经张力增高者，但多数由急性心肌炎、心肌梗死、洋地黄或奎尼丁的毒性反应所致。常为一过性，预后较好，极少发展为三度房室传导阻滞。

二度Ⅱ型房室传导阻滞多见于弥漫性心肌病变、传导系统损伤及退行性改变。病变部位多在房室束的远端，常影响双侧束支，易发展成为高度或三度房室传导阻滞。其预后取决于阻滞的部位、阻滞的时间、心功能状态及病因等情况，常需要安置心脏起搏器。

高度房室传导阻滞的临床意义同三度房室传导阻滞。

【识图论治】

二度Ⅰ型房室传导阻滞的部位多位于房室结内，二度Ⅱ型房室传导阻滞的部位多在房室束或束支。因此，二度Ⅰ型房室传导阻滞的治疗与一度房室传导阻滞的治疗相同，主要是针对病因治疗。二度Ⅱ型房室传导阻滞除病因治疗外，还应给予改善传导、提高心率治疗：①阿托品 0.3～0.6mg，每日 3～4 次，口服；或用 5% 葡萄糖溶液 500ml 加入阿托品 1～2mg 静脉滴注，根据心率调整滴速，解除迷走神经对心脏的抑制，加快传导。②异丙肾上腺素 0.5～1.0mg 加入 5% 的葡萄糖溶液静脉滴注（每分钟 1～4μg），视心率调整液体滴速；也可用 5～10mg 舌下含化，每 2～6h 给药 1 次。③β受体兴奋剂可选择性激发窦房结的自律性，加速房室传导，提高心率。④舒喘灵 2.4～4.8mg，每日 3～4 次，口服。只要电生理检查发现阻滞部位位于希氏束内或希氏束以下，无论是二度Ⅰ型还是二度Ⅱ型房室传导阻滞，均需要考虑安装临时心脏起搏器或植入永久性心脏起搏器。

三、三度房室传导阻滞

房室交界区的绝对不应期占据了整个心动周期，使所有的心房激动均不能下传心室，称为三度（完全性）房室传导阻滞。通常情况下，心房由窦房结控制，心室节律由阻滞平面以下的节律点控制。阻滞发生在房室结或房室束以上时，产生交界性逸搏心律。阻滞发生在双侧束支时，则产生室性逸搏心律。心电生理学研究认为，三度房室传导阻滞多是由于希氏束远端和双束支传导阻滞所引起，偶见于房室交界区。

【图貌特征】

（一）典型心电图表现

（1）心房（P）与心室（QRS）各自按其固有频率出现，彼此无固定关系，呈完全性房室分离。心房节律可为窦性、房性、交界性心律。

（2）心房率＞心室率，即 P－P 间期＜R－R 间期。

（3）心率缓慢而规整，多为 30～50 次/分。

（4）QRS 波形态与起搏点的位置有关：QRS 波正常，时间 < 0.12s，频率在 40～50 次/分，表明节律点在房室束分叉以上；QRS 波呈宽大畸形，频率在 30～40 次/分，表明节律点在房室束分叉以下（图 16-6）。

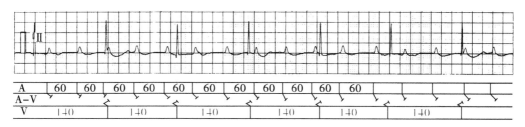

图 16-6　三度房室传导阻滞

P 波顺序发生，心房率为 79 次/分，心室率为 43 次/分，P 波与 QRS 波无固定的间期，反映完全性房室分离

（二）不典型心电图表现

（1）窦性心律不齐或室相性心律不齐可使 P-P 间期不规则。

（2）节律点自律性不稳定，节律点存在传出阻滞，并发室性早搏时，可使 R-R 间期不规则。

（3）超常传导：在完全性房室传导阻滞情况下，在心肌复极早期（T 波后 0.28s）的一个短暂时限内，P 波下传引起 QRS 波。

（4）韦金斯基现象：完全性房室传导阻滞时，在一个交界性逸搏或室性逸搏之后出现短暂 P 波下传心室。

【阅图提示】

（一）干扰性房室脱节

完全性房室传导阻滞应与干扰性房室脱节相鉴别。前者心房率 > 心室率，后者心房率 ≤ 心室率。

（二）几乎完全性房室传导阻滞

几乎完全性房室传导阻滞可因记录时间不够长而未能发现心室夺获，被误诊为完全性房室传导阻滞。此时，应根据逸搏心率的快慢和 R-R 间期中房波来推测。频率较快，R-R 间期中房波较少者，为几乎完全性传导阻滞。

（三）单纯性一致性三度双束支传导阻滞

单纯性一致性三度双束支传导阻滞应与完全性房室传导阻滞相鉴别（见双束支传导阻滞）。

【图病链接】

三度房室传导阻滞可由先天性和获得性病变所引起，常发生于心肌炎、心肌梗死、洋地黄中毒、传导系统退行性变、三尖瓣下移及心内膜垫缺损。由于房室结呈可逆性反应，常可出现暂时性完全性房室传导阻滞。永久性完全性房室传导阻滞多为先天性及传导系统退行性病变所致。完全性房室传导阻滞发生后，一般休息时多无明显症状，但在体力活动时可出现心悸、头昏、晕厥，严重者出现阿－斯综合征。

正确判断完全性房室传导阻滞的部位对预后和治疗有重要意义。逸搏心律 QRS 波形态正常，心室率为 40 ~ 50 次／分，静脉注射阿托品后心室率明显增加（≥72 次／分）提示阻滞部位在房室结；逸搏心律在 40 次／分以下，静脉注射阿托品后心室率仅轻度增加（增加 1 ~ 5 次／分）说明阻滞部位在房室束内；逸搏心律 QRS 波增宽，心室率为 20 ~ 40 次／分，表明绝大多数为双侧束支传导阻滞的结果。房室束以下传导阻滞病变范围广泛，心室节律点的自律性低且不稳定，易发生心室停搏、短阵室性心动过速及心室颤动，需安置心脏起搏器治疗。

【识图论治】

三度房室传导阻滞多是由于希氏束远端和双束支传导阻滞引起，因心室节律点自律性低，易引起血流动力学改变及恶性心律失常发生，可考虑采用人工心脏起搏器治疗。对于病因在短期内可消除或缓解者，可给予安置临时起搏器。对于病因无法去除者，则应植入永久性心脏起搏器。其适应证如下。

（一） Ⅰ 类

（1）慢性症状性三度或者二度（莫氏Ⅰ型或Ⅱ型）房室传导阻滞（证据水平：C 级）。

（2）伴有三度或二度房室传导阻滞的神经肌肉疾病（强直性肌肉营养不良、克因－塞尔综合征等）（证据水平：B 级）。

（3）一度或者二度（莫氏Ⅰ型或Ⅱ型）房室传导阻滞，并在房室交界区导管消融术后发生或瓣膜手术后发生，且预计无法恢复（证据水平：C 级）。

（二） Ⅱ 类

1. Ⅱa 类

（1）无症状的三度或二度（莫氏Ⅰ型或Ⅱ型）房室传导阻滞（证据水平：C 级）。

（2）有症状且 P－R 间期较长的一度房室传导阻滞（证据水平：C 级）。

2. Ⅱb 类

伴有一度房室传导阻滞的神经肌肉疾病（即强直性肌肉营养不良、Kearns－Sayre 综合征等）（证据水平：B 级）

（三） Ⅲ 类

（1）无症状的一度房室传导阻滞。

（2）阻滞部位在希氏束以上的无症状的二度Ⅰ型房室传导阻滞。

（3）预计可以恢复的房室传导阻滞。

房室传导阻滞对起搏器要求比较高，持续的三度房室传导阻滞患者基本上是心室起搏依赖的。由于目前起搏器心室电极主要放置部位还是在右心室心尖部，从而改变了正常心脏的激动顺序，出现人工的左束支传导阻滞，产生左、右心室收缩不同步，致使心脏组织及电学重塑，心脏功能下降，最终可能发生心力衰竭。因此，改变传统电极植入心室的位置，采用右心室其他不同特殊部位（右心室流出道、室间隔、希氏束等）的起搏或双心室起搏已成为一个重要的研究课题。2008 年美国 ACC/AAA/HRS 心律失常器械治疗指南中指出，在合适的时间可以考虑将普通起搏器升级为心脏再同步（CRT），而不是等到患者心脏扩大、心功能明显下降后才考虑从普通起搏器更换为 CRT。

四、频率依赖性房室传导阻滞

频率依赖性房室传导阻滞是指与心率快慢有关的房室传导阻滞。在心率增快时出现的房室传导阻滞与动作电位 3 位相有关，称为三相房室传导阻滞，又称快速心率依赖性房室传导阻滞。心率减慢时出现的房室传导阻滞与动作电位的 4 位相除极有关，称为四相房室传导阻滞，又称为缓慢心率依赖性房室传导阻滞。

三相房室传导阻滞主要是由于浦氏细胞复极不全，不应期明显延长。心率加快后，下传的激动抵达病变组织时，该组织仍处于相对不应期或有效不应期，引起传导减慢或中断。四相房室传导阻滞主要为阻滞区传导组织细胞极化不足，使静息电位负值变小，4 位相除极速度加快，0 位相上升速度减慢，导致传导延缓或阻滞。

【图貌特征】

（一）三相房室传导阻滞

（1）房室传导阻滞（一、二度）在心率增快时出现，心率减慢后消失。

（2）心率增快时突然出现，且反复发作（图 16-7）。

（3）合并束支传导阻滞。

（二）四相房室传导阻滞

（1）房室传导阻滞在心率减慢时发生，心率增快后终止。

（2）常合并束支传导阻滞，可反复发作。

（3）房室传导阻滞的恢复常需逸搏触发，且与 Q-P 间期密切相关，即逸搏的 QRS 波至其后的 P 波时间在一定合适的范围内才能使房室传导组织恢复正常的房室传导。

【图病链接】

三相房室传导阻滞可发生在传导系统的任何部位，可以由生理性或病理性因素所

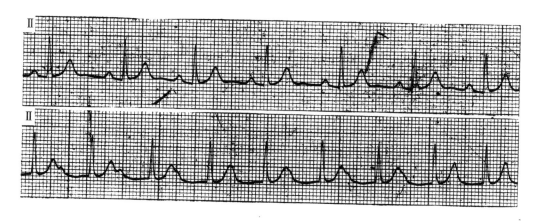

图 16 - 7 频率依赖性房室传导阻滞

标准 II 导联中示窦性心律, 心率为 75 次/分 (R - R 间期为 0.8s), P - R 间期为 0.19s。下图示窦性心律, 心率为 97 次/分 (R - R 间期为 0.62s), P - R 间期为 0.36s, 出现一度房室传导阻滞

引起。四相房室传导阻滞多发生在房室结以下的传导组织, 绝大多数为病理性。总之, 频率依赖性房室传导阻滞的出现大多是在一侧束支完全阻滞的基础上另一侧束支发生传导阻滞的结果, 常见于严重的器质性心脏病。

【识图论治】

频率依赖性房室传导阻滞常发生于器质性心脏病, 应针对病因积极治疗。

第十七章　室内传导阻滞

室内传导阻滞（intraventricular block）亦称室内阻滞，是指在房室束（希氏束）分叉以下发生传导障碍，又称束支传导阻滞。束支传导阻滞造成心室激动程序发生改变，致使 QRS 波群呈宽大畸形或时限增宽。过去曾认为束支传导阻滞是由于该束支组织缺血、炎症、退化断裂造成的，近来通过病理解剖、电生理学的研究证明：当一侧束支传导时间较对侧延迟 0.025 ~ 0.04s 时，就会出现该侧不完全性传导阻滞的图形；当一侧束支传导时间较对侧延迟 0.04 ~ 0.05s 以上时，则会出现该侧完全性传导阻滞的图形；P - R 间期代表束支传导较快的房室传导时间，QRS 波形态代表着传导较慢侧的束支传导阻滞图形。因此，束支传导阻滞不单是表示束支传导功能完全丧失，而两侧束支传导速度差别较大时也能出现束支传导阻滞的图形。

根据阻滞部位，束支传导阻滞可分为右束支、左束支、左前分支、左后分支、左间隔支、双侧束支及三束支传导阻滞。束支传导阻滞的发生有时与心率的快慢有关，称为频率依赖性束支传导阻滞。若仅有 QRS 波时限增宽，而从形态上不能判明阻滞的部位，称为弥漫性室内传导阻滞。《美国标准》建议对于 QRS 波群时间：成人 > 110ms、8 ~ 16 岁儿童 > 90ms、8 岁以下儿童 > 80ms 者，如达不到右束支或左束支传导阻滞的诊断标准，则称为非特异性室内传导阻滞。建议不使用不典型左束支传导阻滞、右束支传导阻滞、双束支传导阻滞、双分支传导阻滞、三分支传导阻滞等诊断术语。左间隔支传导阻滞也缺乏可被广泛接受的诊断标准。建议对每种传导阻滞的异常要单独描述，而不笼统地用双分支传导阻滞、三分支传导阻滞及多分支传导阻滞表示。

一、右束支传导阻滞

右束支发生完全性传导阻滞时，心室激动经左束支下传，室间隔的除极仍保持自左后向右前扩张的正常顺序，V_1 导联仍有 r 波，但右心室的除极则依靠室间隔向右心室缓慢传导，产生了一个向右前的附加环，因而使心脏的终末向量明显偏向右前方，故 V_1 导联有一终末的 R′ 波，V_5 导联有一增宽的 S 波。因心室除极是借心肌本身传导的，故 QRS 波增宽。心室的复极过程也相应发生继发性改变，出现 ST - T 异常。

【图貌特征】

（一）完全性右束支传导阻滞

（1）QRS 波时间 ≥ 0.12s，VAT_{V1} ≥ 0.06s。

（2）QRS 波形态，V_1 导联呈 rsR′ 型或呈宽大伴切迹的 R 波，aVR 导联呈 QR 型，I 、V_5、V_6 导联呈 Rs 或 qRs 型，S 波时间增宽 ≥ 0.04s。

（3）继发性 ST - T 改变，即 V_1、V_2 导联 ST 降低，T 波倒置；V_5、V_6 导联 ST 抬

高，T 波直立。

（4）电轴轻度或中度右移（图 17 - 1）。

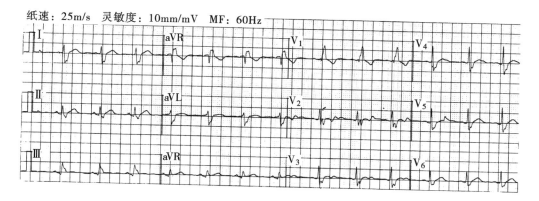

纸速：25m/s　灵敏度：10mm/mV　MF：60Hz

图 17 - 1　完全性右束支传导阻滞

QRS 时限达 132ms，V_1 导联呈 rsR′型；Ⅰ、Ⅱ、aVL、$V_3 \sim V_6$ 导联 S 波增宽、粗钝；aVR 导联 R 波粗钝

（二）不完全性右束支传导阻滞

（1）QRS 波时间 < 0.12s。

（2）QRS 波形态和 ST - T 改变与完全性右束支传导阻滞相同。

（三）右束支传导阻滞合并左心室肥大

（1）$R_{V5} > 2.5mV$，$R_{V5} + S_{V1} > 4.0mV$。

（2）$VAT_{V5} > 0.05s$。

（3）V_1 导联 QRS 呈 rsR′型。

（4）电轴左偏 0°（图 17 - 2）。

（四）右束支传导阻滞合并右心室肥大

（1）心电图改变符合右束支传导阻滞图形。

（2）V_1 导联 R′ > 1.5mV（完全阻滞时）或 V_1 导联 R′ > 1.0mV（不完全阻滞时）。

（3）V_5 导联 R/S < 1 或 V_5 导联 S > 0.5mV。

（4）电轴右偏 ≥ +110°。

【阅图提示】

（一）右心室肥大

右心室肥大时，V_1 导联 R 波高大或呈 rsR′型，易与右束支传导阻滞相混淆。但前者的 QRS 波时间 < 0.12s，顶端多无切迹，电轴显著右偏。

（二）室性异位节律

起源于左束支主干附近的室性异位搏动可呈现右束支传导阻滞的图形。特别是舒张晚期的室性早搏，其前可见窦性 P 波，更易误诊为间歇性右束支传导阻滞。

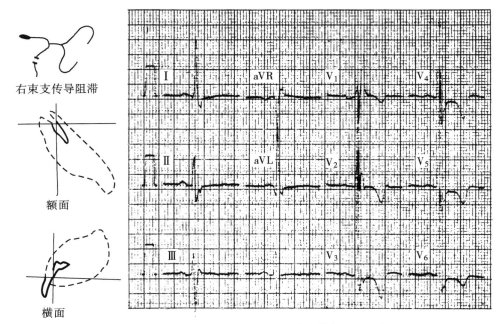

图 17 - 2　完全性右束支传导阻滞合并左心室肥大

V₁导联呈 rSr′型，QRS 时限达 130ms；Ⅰ、Ⅱ、aVL、V₃~V₆导联 S 波增宽、粗钝；aVR 导联 R 波粗钝；$R_{V5} = 3.5mV$，$S_{V1} = 1.2mV$，$R_{V5} + S_{V1} = 4.2mV$

（三）左前分支传导阻滞

左前分支传导阻滞时，QRS 波终末向量可能向前，V₁、V₂导联可出现 rsR′波，酷似右束支传导阻滞。但前者心电轴左偏 > -45°，Ⅰ导联不会出现 S 波。

（四）A 型预激综合征

A 型预激综合征在 V₁导联呈高 R 波，但其具备预激的特征，仔细辨认不难区别。

（五）心肌梗死

心肌梗死的异常 Q 波出现在 QRS 波的起始向量，而右束支传导阻滞的向量改变在终末，故一般不掩盖心肌梗死。但当后壁梗死时，因右束支传导阻滞使 V₁导联呈高 R 波，易造成漏诊。

（六）正常变异的"室上嵴形"

在心室除极的终末阶段，室上嵴处的肺动脉圆锥部发生除极，而除极向量在 V₁导联表现为 r′波（rsr′型），应与不完全右束支传导阻滞相鉴别。在"室上嵴形"时，r′<r，V₁导联不出现 r′波，V₁导联 r′波与Ⅰ导联 S 波均≤0.04s。

【图病链接】

右束支传导阻滞可见于健康者，但多由心肌炎、冠心病、肺心病及先天性心脏病引起。右束支细长，且仅接受前降支分支的血液供应，故易受损。因此，对突然出现的右束支传导阻滞应进一步检查，以明确病史。

【识图论治】

对于室内传导阻滞的治疗，首先应判定束支功能的完整性，即预测三束支（右束支、左前分支、右后分支）是否会发生完全性房室传导阻滞。在三束支中，只要有一支能正常传导，发生完全性房室传导阻滞的危险性就较小。右束支传导阻滞有时可见于正常人，多为右心室圆锥部延缓除极的结果，故无须特殊处理。如果是因冠心病、肺心病、风心病、心肌炎或先天性心脏病所造成，应针对病因进行治疗。

二、左束支传导阻滞

左束支完全传导阻滞时，心室的激动只能通过右束支下传，首先使室间隔右侧及邻近的右心室壁除极，而正常的自左向右前的心室间隔除极向量消失或减弱，因而使 V_1 导联的 r 波消失或减低，V_5 导联无 q 波。然后，激动缓慢地通过室间隔向左心室迂回传导，这样完全改变了心室的除极顺序，使 QRS 最大向量指向左后方，所以左心前以 R 波为主的导联中不出现 S 波。因左心室壁的除极通过心室肌传导，故传导时间延长，QRS 波增宽，ST 向量及 T 向量与 QRS 最大向量相反，出现继发性 ST – T 改变。

【图貌特征】

（一）完全性左束支传导阻滞

（1）QRS 波时间≥0.12s，$VAT_{V5、V6}$≥0.06s。

（2）QRS 波形态改变：V_5、V_6导联的 R 波宽阔，R 波顶端有切迹或粗钝，其前无 q 波。V_1、V_2导联呈宽深的 QS 或 rS 波。I 、aVL 导联与 V_5 V_6 导联相似，III、aVF 导联一般呈 rS 或 QS 型。

（3）T 波与 QRS 波群主波方向相反。

（4）心电轴无明显左偏，多与心脏的位置、心室肥大的程度等有关（图 17 – 3）。

（二）不全性型左束支传导阻滞

（1）QRS 波时间为 0.10 ~ 0.12s。

（2）QRS 波形态与完全性左束支传导阻滞相似。

（三）左束支传导阻滞合并左心室肥大

（1）心电图改变符合左束支传导阻滞图形。

（2）右心导联 S 波加深 >3.0mV，左心导联 R 波显著增高。

（3）电轴明显左偏（17 – 4）。

（4）间歇性左束支传导阻滞时，恢复正常后的 QRS 波有左心室肥大的改变。

（四）左束支传导阻滞合并右心室肥大

（1）V_5、V_6导联出现 S 波加深，且电轴无左偏，提示合并右心室肥大。

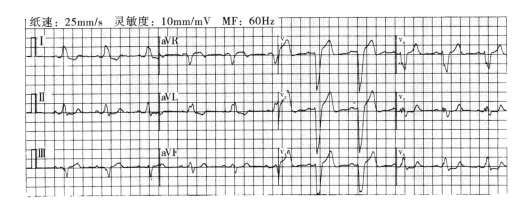

图 17－3　完全性左束支传导阻滞

QRS 时限达 158ms，Ⅰ、Ⅱ、aVL 及 V_5、V_6 导联呈宽大、粗钝且有切迹的 R 波，$V_1 \sim V_4$ 导联呈宽大而深的 rS 波

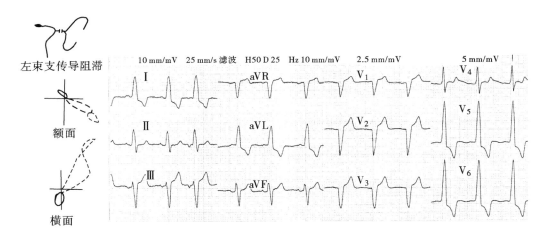

图 17－4　完全性左束支传导阻滞合并左心室肥大

QRS 时限达 140ms，Ⅰ、aVL、V_5、V_6 导联呈 R 型，R 波粗钝且伴有切迹；$V_1 \sim V_3$ 导联呈 QS 型；$R_{V5} = 5.0$mV，$S_{V1} = 3.6$mV，$R_{V5} + S_{V1} = 8.6$mV，第 3 个 P 波为房性早搏

（2）Ⅰ导联 S 波加深且电轴右偏，可考虑为右心室肥大，但应除外合并高侧壁梗死及右后分支传导阻滞。

（五）左束支传导阻滞合并心肌梗死

（1）V_5、V_6 导联出现 q 波。

（2）V_5、V_6 导联出现终末 S 波。

（3）V_5、V_6 导联电压明显降低。

（4）V_5、V_6 导联全部出现 QS 波形。

（5）右心前导联原无 r 波，突然出现 r 波或 r 波较前增高。

（6）心前导联 QRS 波电压低于肢体导联的 QRS 波电压。

【阅图提示】

（一）左心室肥大

左心室肥大时，QRS 波时限增宽，$VAT_{V5、V6}$延长，且伴有 ST - T 改变，易误诊为左束支传导阻滞。但左心室肥大 QRS 波时限一般不超过 0.12s，R 波多无切迹，且以电压增高为主，V_5、V_6导联多出现 q 波。

（二）B 型预激综合征

B 型预激综合征在 V_1、V_2导联出现 QS 型或 rS 型，V_5、V_6导联出现高 R 波，有时需与左束支传导阻滞相鉴别，但后者无预激的特征。

（三）心肌梗死

左束支传导阻滞合并心肌梗死时，诊断较为困难。这是因为左束支传导阻滞时改变了室间隔的除极方向。在左心室导联出现宽 R 波，右心前导联出现 QS 波，易与前间壁、前侧壁心肌梗死相混淆。有时Ⅲ、aVF 导联常出现 QS 波，应注意与下壁心肌梗死相鉴别。

【图病链接】

左束支传导阻滞罕见于无器质性心脏病者，多发生在冠心病、心肌病及主动脉瓣疾患，常提示心肌有弥漫性损害。其预后与原发病及严重程度有关，一般较差。

【识图论治】

对于左束支传导阻滞，应积极地治疗原发性疾病。一般情况下，它不会发展为完全性房室传导阻滞。

三、左束支分支传导阻滞

左束支自室间隔膜部上缘从房室束分出后，在室间隔左面的心内膜下移行，先分出间隔支（数小支）于室间隔的后上方，终末分为左前分支与左后分支，分别支配左心室前侧壁和下壁的心肌。左前分支细长，仅接受前室间支血供，故容易受损。左后分支较短，且受前、后室间支的血供，故不易受损。

【图貌特征】

（一）左前分支传导阻滞

左前分支传导阻滞时，激动只能沿左后分支下传，使左心室后下壁先除极，然后通过浦肯野纤维传至左心室侧壁，使之除极，于是左心室激动明显改变，QRS 波初始向量先向下偏右，形成Ⅰ、aVL 导联的 R 波，Ⅱ、Ⅲ、aVF 导联的 S 波。QRS 波向量环逆时针运转，使左心室除极综合向量由右下转向左上，导致平均电轴左偏（ - 30° ~ - 90°）。虽然左心室前侧壁延迟除极，但激动仍沿着浦肯野纤维进行，所以 QRS 波时间正常。

1. 心电图表现

（1）额面 QRS 电轴左偏（$-45°\sim-90°$）。

（2）Ⅰ、aVL 导联呈 qR 型，$R_{aVL} > R_I$。

（3）Ⅱ、Ⅲ、aVF 导联呈 rS 型，$S_Ⅲ > S_Ⅱ$。

（4）QRS 波时间正常，$VAT_{V5、V6} < 0.06s$（图 17-5）。

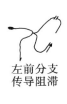
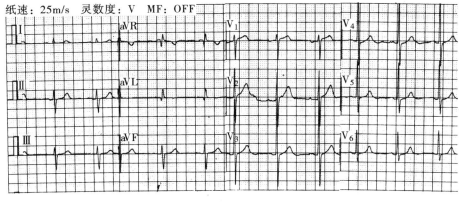

左前分支
传导阻滞

额　面

图 17-5　左前分支传导阻滞

Ⅰ 导联呈 r 型，aVL 导联呈 qr 型，$r_{aVL} > r_I$，Ⅱ、Ⅲ、aVF 导联呈 rS 型，$S_Ⅲ > S_Ⅱ$，电轴左偏 $> 45°$，QRS 波时限为 80ms

2. Rosenbaum 分型

（1）Ⅰ型（标准型）：①电轴左偏 $-45°\sim-60°$；②Ⅰ导联呈 qR 型，Ⅱ、Ⅲ导联呈 rS 型，即 Q_I、$S_Ⅲ$ 波形；③Ⅰ、aVL 导联呈 qR 型，$R_{aVL} > R_I$；④R_I、$S_Ⅱ$、$S_Ⅲ$ 的电压呈中度高；⑤QRS 时间 $< 0.10s$。

（2）Ⅱ型（顺时针转位合并左前分支传导阻滞）：①S_I 及深 $Q_Ⅲ$的特点；②Q_I可消失，出现小 s 波；③$R_Ⅲ$特别小，Q 波较深。

（3）Ⅲ型（肺气肿并左前分支传导阻滞）：①心电轴左偏在 $-60°$左右；②Ⅱ、Ⅲ导联 S 波较深，$S_Ⅲ > S_Ⅱ$。

（4）Ⅳ型（左心室肥大并左前分支传导阻滞）：①心电轴左偏在 $-60°$左右（左心室肥大电轴很少 $> -30°$）；②$R_{V5、V6}$电压增高，伴 ST-T 改变；③$S_{V1、V2}$电压加深，$S_{Ⅱ、Ⅲ}$电压更深，$S_Ⅲ > 1.5mV$。

（二）左后分支传导阻滞

左后分支传导阻滞时，左心室的激动只能沿着左前分支、间隔支下传，首先引起室间隔的左前部和左心室的前侧壁除极，然后激动经过浦肯野纤维扩展到后下壁，使之除极。此时激动在左心室的传导情况恰与左前分支传导阻滞相反，使额面 QRS 环的起始向量指向左前上，并呈逆时针运行，故Ⅰ、aVL 导联出现小 r 波，而Ⅱ、Ⅲ、aVF

导联出现小 q 波，QRS 环体及终末向量指向右下方，形成Ⅰ、aVL 导联的 S 波及Ⅱ、Ⅲ、aVF 导联的 R 波。患者左心室后下壁延迟除极，但激动仍沿着浦肯野纤维进行，故 QRS 波不增宽。

（1）额面 QRS 电轴显著右偏 > +120°。

（2）Ⅰ、aVL 导联呈 rS 型，Ⅱ、Ⅲ、aVF 导联呈 qR 型。

（3）QRS 波时间正常 <0.10s。

（4）ST-T 正常（图 17-6）。

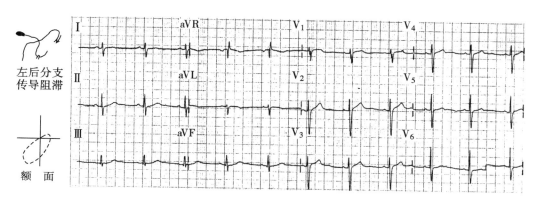

图 17-6 左后分支传导阻滞

Ⅰ、aVL 导联呈 rS 型，Ⅱ、Ⅲ、aVF 导联呈 qrs 型，电轴右偏 >120°，QRS 波时限为 70ms

（三）间隔支传导阻滞

间隔支传导阻滞时，室间隔除极指向右下的向量消失，最后激动通过浦肯野纤维到达间隔支分布的区域，引起室间隔中部及左心室前壁除极，使 QRS 环体明显向前移位（右心前导联 R 波增高），平均向量指向左前下。《美国标准》中指出，左间隔支传导阻滞缺乏可被广泛接受的诊断标准。

（1）R_{V1} ~ R_{V3} 增高，R_{V2} > R_{V6} 或 V_2 导联 R/S >1。

（2）V_5、V_6 导联 q 波消失或 q < 0.10mV。

（3）QRS 时间正常 <0.10s。

（4）ST-T 正常（图 17-7）。

（5）除外右心室肥大、右束支传导阻滞和 A 型预激综合征。

【阅图提示】

（1）左前分支传导阻滞与下壁心肌梗死的鉴别：下壁心肌梗死时，Ⅱ、Ⅲ、aVF 导联出现 QR 波，电轴左偏，与左前分支传导阻滞的图形相似，故两者可以相互掩盖，也可同时并存。如Ⅱ、Ⅲ、aVF 导联呈 Qr 型，则为单纯下壁心肌梗死。如Ⅱ、Ⅲ导联呈 QS 型，且 S 波很深，提示合并左前分支传导阻滞。

（2）左前分支传导阻滞与肺气肿的鉴别：肺气肿可引起电轴左偏，因为心脏位于

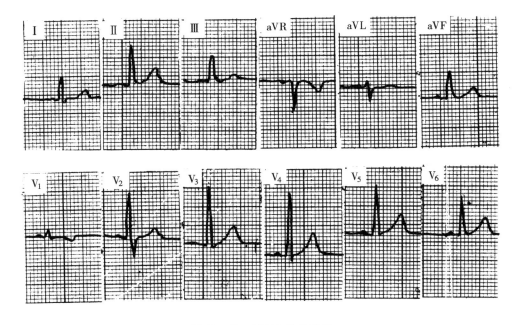

图 17 - 7 　间隔支传导阻滞

胸腔左前，右侧肺气肿的肺组织相对较左侧为多。由于肺组织对心电传导功能降低，所以心电向右侧传导较左侧为弱，致使心电向量发生假性左偏，其特点为 QRS 波电压普遍降低，Ⅱ、Ⅲ、aVF 导联出现高耸 P 波，$R_{aVR} \geqslant R_{aVL}$，$S_{II} > S_{III}$。

（3）左后分支传导阻滞、间隔支传导阻滞应与右心室肥大、心肌梗死、A 型预激综合征等相鉴别。

【图病链接】

左前分支容易受损，因此左前分支传导阻滞临床多见，常发生于冠心病、心肌病及风心病。右后分支较短，且血供来自左、右冠状动脉，因此左后分支传导阻滞罕见，多同时与右束支或左前分支传导阻滞并存，提示病变程度严重。总之，左分支传导阻滞和左束支传导阻滞有同等重要的临床意义。

【识图论治】

左束支分支传导阻滞的治疗同左束支传导阻滞，主要是针对病因进行处理。

四、双束支传导阻滞

双束支传导阻滞是指左、右束支和（或）右束支和左束支的一个分支同时发生传导障碍。其阻滞的程度（一、二、三度）可相同或不相同，传导速度可一致或有相对快慢之分，传导比例可一样或可多可少，室搏脱漏可同步或不同步。如果双束支传导阻滞程度、传导速度、传导比例、室搏脱漏均完全相同，称为一致性双束支传导阻滞。

如果有一方面或多方面不相同，称为非一致性双束支传导阻滞。

【图貌特征】

（一）一致性双束支传导阻滞

（1）P－R间期延长，但常小于0.30s。

（2）QRS波群正常。

（3）与一度房室传导阻滞难以鉴别。

（二）二度一致性双束支传导阻滞

（1）P－R间期正常或延长，但时间固定。

（2）QRS波群正常。

（3）相应比例的室搏脱漏，难以与二度房室传导阻滞相鉴别。

（三）三度一致性双束支传导阻滞

1. 完全性右束支传导阻滞合并左前分支传导阻滞

当右束支传导阻滞合并左前分支传导阻滞时，心室的激动只能沿左后分支下传，使室间隔的后下部及左心室下壁除极。初始向量向下偏右，在Ⅱ、Ⅲ、aVF导联产生r波，Ⅰ、aVL导联产生q波。紧跟心尖部、心室后基底部除极，随后左心室前壁激动。此时，综合向量指向左上，在Ⅱ、Ⅲ、aVF导联出现S波，Ⅰ、aVL导联出现R波。左心室除极完毕，激动穿室间隔由左向右传导引起右心室激动，产生向右向前的终末向量，在V_1、V_2导联产生R波，V_5、V_6导联产生宽钝S波。

（1）V_1导联呈rsR′型或宽大R型，V_5、V_6导联呈qRS型且S波宽大。

（2）Ⅱ、Ⅲ、aVF导联呈rS型，Ⅰ、aVL导联呈qR型。

（3）QRS波时间≥0.12s。

（4）电轴左偏＞－45°（图17－8）。

2. 完全性右束支传导阻滞合并左后分支传导阻滞

当右束支传导阻滞合并左后壁传导阻滞时，心室的激动只能沿左前分支下传，使室间隔的前上方最先除极，初始向量指向左上，在Ⅱ、Ⅲ、aVF导联出现q波，Ⅰ、aVF导联出现r波。随后，左心室前壁激动并向左下传导，使左心室下壁除极。此时的综合向量指向左下，在Ⅱ、Ⅲ、aVF导联出现R波，Ⅰ、aVL导联出现R波和S波。左心室除极完毕，激动穿室间隔向右传导，使右心室壁延迟除极，形成向右前的终末向量，在V_1、V_2导联产生R波，在V_5、V_6导联产生S波。

（1）心前导联出现右束支传导阻滞的图形。

（2）Ⅱ、Ⅲ、aVF导联呈现qR型，Ⅰ、aVL导联呈rS型。

（3）QRS波时间≥0.12s。

（4）电轴右偏＋120°左右（图17－9）。

3. 左、右束支传导阻滞

（1）QRS波呈宽大畸形。

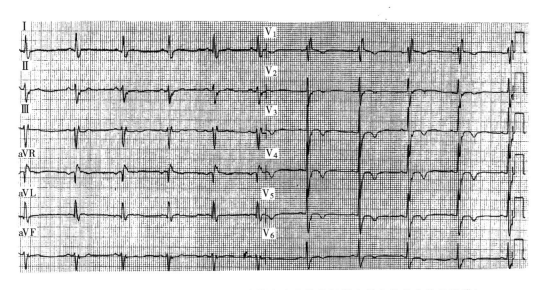

图 17-8 双束支传导阻滞（完全性右束支传导阻滞合并左前分支传导阻滞）

QRS 时限达 130ms，V_1 导联呈 rsR 型，Ⅰ、Ⅱ、aVL、$V_3 \sim V_6$ 导联 S 波增宽、粗钝，aVR 导联 R 波粗钝，Ⅰ、aVL 导联呈 qRS 型，$R_{aVL} > R_1$，Ⅱ、Ⅲ、aVF 导联呈 rS、rSr 型，$S_Ⅲ > S_Ⅱ$，电轴左偏 >45°

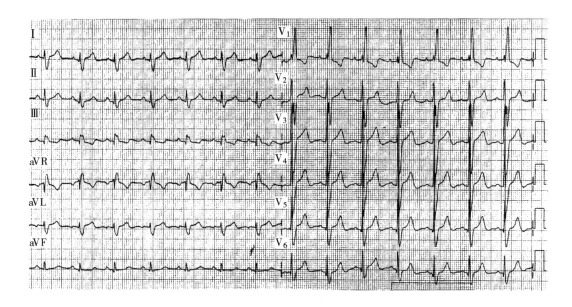

图 17-9 双束支传导阻滞（完全性右束支传导阻滞合并左后分支传导阻滞）

QRS 时限达 140ms，V_1 导联呈 rsR′ 型，Ⅰ、Ⅱ、aVL、$V_3 \sim V_6$ 导联 S 波增宽、粗钝，aVR 导联 R 波粗钝，Ⅰ、aVL 导联呈 rS 型，Ⅱ、Ⅲ、aVF 导联呈 qrS、qr 型，电轴右偏 >120°

（2）心室率缓慢，<40 次/分（逸搏节律点在束支远端）。心室节律点不稳定，常

有轻度变化。

（3）与三度房室传导阻滞难以区别。

（四）非一致性双束支传导阻滞

1. 一度非一致性双束支传导阻滞

（1）P－R 间期延长。

（2）QRS 波呈阻滞较重侧的束支传导阻滞图形（图 17－10）。

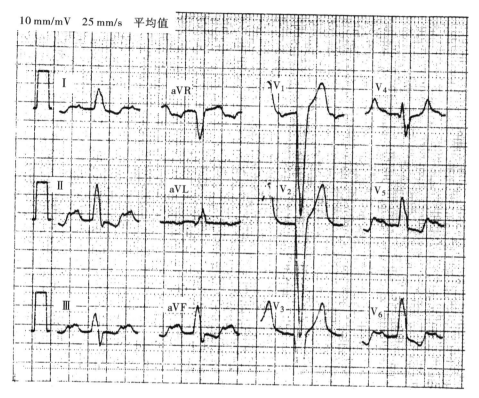

图 17－10 双束支传导阻滞（完全性左束支传导阻滞合并 P－R 间期延长）

左、右束支传导时间均延长，但左束支超过右束支，心室由右侧心室激动，表现为
P－R间期延长达 240ms 及左束支传导阻滞

2. 一侧束支为一度传导阻滞，另一侧为二度传导阻滞

（1）一度传导阻滞侧传导速度比二度传导阻滞侧快时，为 P－R 间期延长伴以对侧的束支传导阻滞图形。

（2）一度传导阻滞侧传导速度慢于二度传导阻滞侧（以 2:1 阻滞为例，下同）时，表现为 P－R 间期长短交替，左、右束支传导阻滞交替。

（五）一侧束支为一度传导阻滞，另一侧为三度传导阻滞

（1）P－R 间期延长。

（2）QRS 波呈三度传导阻滞侧的束支传导阻滞图形（图 17－11）。

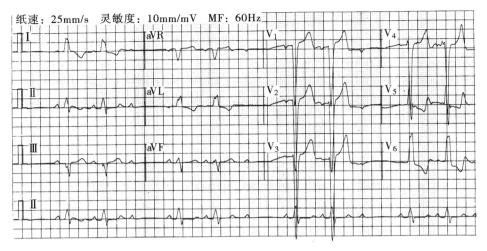

纸速：25mm/s 灵敏度：10mm/mV MF：60Hz

图 17 - 11 双束支传导阻滞（完全性左束支传导阻滞合并室搏脱漏）

右束支呈一度传导阻滞，左束支呈三度传导阻滞；心室由右侧心室激动，心电图表现为完全性左束支传导阻滞合并室搏脱漏的 3 : 2 房室传导阻滞

（六）一侧束支为二度传导阻滞，另一侧为三度传导阻滞

（1）二度房室传导阻滞伴束支传导阻滞，P - R 间期多延长且固定。

（2）2 : 1 右束支传导阻滞伴左束支三度传导阻滞，呈 2 : 1 房室传导阻滞伴左束支传导阻滞图形。

（七）双侧均为二度传导阻滞，房室传导比例相等的非一致性传导阻滞

（1）不同步但传导速度相等：表现为 P - R 间期固定，左、右束支传导阻滞交替发生。

（2）同步但传导速度不相等：表现为 2 : 1 房室传导阻滞伴传导较慢侧束支传导阻滞图形。

（3）不同步且传导速度不相等：表现为 2 : 1 房室传导阻滞交替出现，伴有 P - R 间期长短交替改变，左、右束支传导阻滞交替发生。

（八）双侧均为二度传导阻滞，房室比例不等且不同步

（1）P - R 间期视左、右束支的传导速度是否相等，可固定或长短交替。

（2）右束支传导阻滞图形因双侧传导的情况而不定。

上述双侧束支传导阻滞尽管变化复杂，心电图表现多种多样，但可归纳为六种（表 17 - 1）。

【阅图提示】

双侧束支传导阻滞图形可以与某些房室传导阻滞的图形完全相同，给诊断带来一定的难度。例如，表 17 - 1 中第一、二种心电图表现与一度、二度房室交界区传导阻滞难以区别；第三、四种心电图表现虽然多考虑为双束支传导阻滞，但不完全除外一侧束支传导阻滞合并一度、二度房室交界区传导阻滞；只有第五、六种心电图表现基

本上可以确诊双束支传导阻滞。总之，两者鉴别较为困难，常需通过希氏束图检查方能确诊。下述几点有助于双束支传导阻滞的诊断。

表 17 - 1　双束支阻滞心电图表现

心电图特征		双束支传导阻滞
P - R 间期延长，QRS 波正常		双束支一致性一度传导阻滞
二度房室传导阻滞（2:1），QRS 波正常		双束支一致性一度传导阻滞（同步、同速、同比例）
P - R 间期延长伴一侧束支传导阻滞图形		双束支非一致性一度传导阻滞
		一侧为一度传导阻滞，另一侧为二度传导阻滞（且传导速度较对侧慢）
		一侧为一度传导阻滞，另一侧为三度传导阻滞
二度房室传导阻滞（2:1）一侧束支传导阻滞图形		一侧为二度传导阻滞，另一侧为三度传导阻滞
		双束支二度传导阻滞（同步、同比例、不等速）
交替性左、右束支传导阻滞	P - R 间期固定	双束支 2:1 传导阻滞（等速、不同步）
	P - R 间期长短交替	双束支 2:1 传导阻滞（不等速、不同步）
		一侧为一度传导阻滞，另一侧为 2:1 传导阻滞（且传导速度相对较慢）
完全性房室传导阻滞		双束支三度传导阻滞
		右束支三度传导阻滞伴左束支两分支三度传导阻滞

（1）P - R 间期延长在 0.3s 以内，多提示为双束支传导阻滞，因束支的传导速度快于交界区。

（2）P - R 间期延长伴一侧束支传导阻滞的图形暂时变为 QRS 波正常，考虑为双束支传导阻滞。因束支非一致性二度传导阻滞传导速度不等，暂时转变为一致性二度传导阻滞。

（3）QRS 波显著畸形，心室节律点不稳定，且心室率缓慢，在出现完全性房室传导阻滞图形前曾有束支传导阻滞图形，多为双束支三度传导阻滞。

【图病链接】

双束支传导阻滞偶见于正常人，但多数见于器质性心脏病，且提示病变广泛。它可发展为完全性房室传导阻滞，有发生猝死的可能，常需安装心脏起搏器。

【识图论治】

在双束支传导阻滞时，心内电生理检查如果希浦系传导时间（H - V 间期）正常（参考值 35 ~ 55ms），很少发展为完全性房室传导阻滞；如果 H - V 间期延长，则有可能发展为完全性房室传导阻滞。所以对双束支传导阻滞且伴有晕厥或晕厥先兆的患者，应行希氏束电图检查 H - V 间期。如果 H - V 间期延长，应接受永久性起搏器治疗。对于有室内传导阻滞而无症状者，应进一步观察，酌情行电生理检查。双束支传导阻滞植入永久性起搏器适应证见下述"三束支传导阻滞"。

五、三束支传导阻滞

三束支传导阻滞是指右束支、左前分支、左后分支均发生传导障碍。如果其中 1～2 支发生三度传导阻滞，另一支为一、二度传导阻滞，或三束支均为一、二度传导阻滞，称为不完全性三束支传导阻滞。如果三束支均为三度传导阻滞，则称为完全性三束支传导阻滞。

【图貌特征】

（一）不完全性三束支传导阻滞

1. 完全性右束支、左前分支合并不完全性左后分支传导阻滞

心电图表现为右束支传导阻滞 + 左前分支传导阻滞及各种程度不同的房室传导阻滞（P - R 间期延长或部分室搏脱漏）的图形（图 17 - 12，图 17 - 13）。

2. 完全性右束支、左后分支传导阻滞合并不完全性左前分支传导阻滞

心电图表现为右束支传导阻滞 + 左后分支传导阻滞及各种不同程度的房室传导阻滞（P - R 间期延长或部分室搏脱漏）的图形（图 17 - 14）。

3. 完全性右束支传导阻滞合并不完全性左前分支、左后分支传导阻滞

心电图表现为右束支传导阻滞 + 左前或左后分支传导阻滞及不完全性房室传导阻滞的图形。

4. 完全性左前分支、左后分支传导阻滞合并不完全性右束支传导阻滞

心电图表现为左束支传导阻滞 + 不完全性房室传导阻滞的图形。

5. 完全性左前分支传导阻滞合并不完全性左后分支、右束支传导阻滞

（1）心电图表现为左前分支传导阻滞 + 右束支传导阻滞合并不完全性房室传导阻滞的图形。

（2）心电图表现为左束支传导阻滞 + 不完全房室传导阻滞的图形。

（3）心电图表现为左前分支传导阻滞 + 不完全性右束支传导阻滞的图形。

（4）心电图表现为左前分支传导阻滞 + 不完全性左束支传导阻滞的图形。

（5）单纯左前分支传导阻滞的图形少见。

6. 完全性左后分支传导阻滞合并不完全性左前分支、右束支传导阻滞

（1）心电图表现为左后分支传导阻滞 + 不完全性右束支传导阻滞合并不完全性房室传导阻滞的图形。

（2）心电图表现为左后分支传导阻滞 + 不完全性左束支传导阻滞合并不完全性房室传导阻滞的图形。

（3）心电图表现为左后分支传导阻滞 + 不完全性右束支传导阻滞的图形。

（4）心电图表现为左后分支传导阻滞 + 不完全性左束支传导阻滞的图形。

（5）单纯左后分支传导阻滞少见。

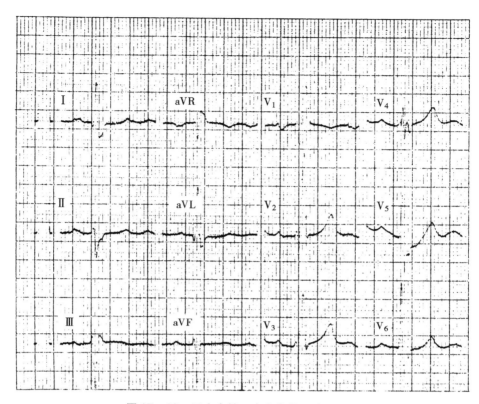

图 17 - 12　不完全性三束支传导阻滞 (一)

完全性右束支、左前分支传导阻滞合并左后分支一度传导阻滞，即 P - R 间期延长。QRS 时限达 142ms，V_1 导联呈 rsR′型，I、II、aVL、$V_3 \sim V_6$ 导联 S 波增宽粗钝，I、aVL 导联呈 qRs 型，$R_{aVL} > R_I$，II、III、aVF 导联呈 rS 型，$S_{III} > S_{II}$，电轴左偏 >45°，表现为完全性右束支传导阻滞合并左前分支传导阻滞，P - R 间期延长达 220ms，系心室激动自左后分支（左后分支一度传导阻滞）引起

(二) 完全性三束支传导阻滞

心电图表现为完全性房室传导阻滞的图形，但因阻滞部位较低，故心室起搏点速率缓慢，为 30 次／分左右，且 QRS 波呈宽大畸形。与完全性双束支传导阻滞的图形相似。实际上，双束支传导阻滞也可以属于三束支传导阻滞的范畴。

(三) 弥漫性室内传导阻滞

心电图表现为 QRS 波形粗钝、有切迹，呈增宽畸形，时间 >0.12s，其形态不呈任何束支传导阻滞的图形。《美国标准》认为：QRS 波增宽时间，成人 >110ms、8 ~ 16 岁 >90ms、8 岁以下 >80ms，且 QRS 波形态不呈任何束支传导阻滞图形。

【图病链接】

三束支传导阻滞见于严重的器质性心脏病，如大面积的心肌梗死、心肌病、心肌炎等。容易发展为完全性房室传导阻滞，预后较差，是安装人工心脏起搏器的指征。

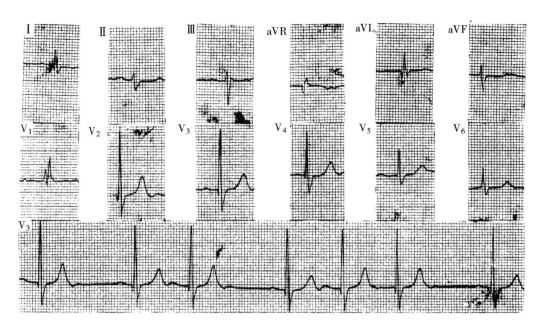

图 17 – 13 不完全性三束支传导阻滞（二）

完全性右束支、左前分支传导阻滞合并左后分支二度传导阻滞，即室搏脱漏。P – R 间期达188ms，属于正常范围；QRS 波周期性脱漏，呈 3：2 传导；QRS 时限延长（148ms），V_1 导联呈rsR 型，Ⅰ、aVL、V_4、V_5、V_6 导联 S 波增宽，aVR 导联 R 波粗钝，为右束支传导阻滞图形

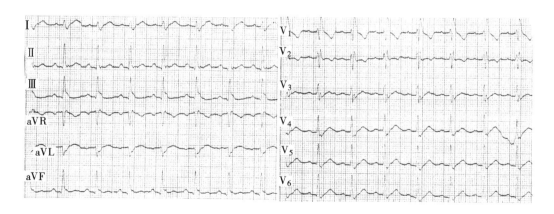

图 17 – 14 不完全性三束支传导阻滞（三）

完全性右束支、左后分支传导阻滞合并左前分支一度传导阻滞，即 P – R 间期延长。QRS 时限达 142ms，V_1 导联呈 rsR′型，Ⅰ、Ⅱ、aVL、V_3 ~ V_6 导联 S 波增宽，Ⅰ、aVL 导联呈 rS 型，Ⅱ、Ⅲ、aVF 导联呈 qR 型，电轴右偏 > 267°，表现为完全性右束支传导阻滞合并左后分支传导阻滞，P – R 间期延长系激动自左前分支（左前分支一度阻滞）引起

【识图论治】

在三束支传导阻滞中，心电图示双束支传导阻滞伴 P-R 间期延长，如希氏束电图 H-V 间期正常，表明第三支并未受损，P-R 延长可能为一度房室结内传导阻滞所致；右束支传导阻滞合并交替性左前、右后分支传导阻滞标志着存在三束支病变；某些弥漫性室内传导阻滞虽无束支传导阻滞图形的改变，也无 P-R 间期延长的表现，但希氏束电图检查 H-V 间期明显延长，说明阻滞部位位于希氏束分叉以下。三束支传导阻滞易发展为完全性房室传导阻滞，常需植入永久性起搏器。

双分支和三分支传导阻滞植入永久性起搏器适应证如下。

1. I 类

（1）间歇性三度房室传导阻滞（证据水平：C 级）。

（2）二度 II 型房室传导阻滞（证据水平：C 级）。

（3）交替性束支传导阻滞（证据水平：C 级）。

（4）有症状，心脏电生理检查发现 H-V 间期显著延长（≥100ms）或快速心房刺激诱发希氏束远端阻滞（证据水平：C 级）。

2. II 类

（1）不能证明晕厥系房室传导阻滞引起，而其他可能原因，特别是持续性室性心动过速已被排除（证据水平：B 级）。

（2）神经肌肉疾患伴有任何程度的分支传导阻滞（如肌紧张性肌萎缩、Kearns-sayre 综合征等）（证据水平：C 级）。

（3）无症状，但心脏电生理检查发现 H-V 间期明显延长（≥100ms）或快速心房刺激诱发希氏束远端阻滞（证据水平：C 级）。

3. III 类

（1）分支传导阻滞不伴房室传导阻滞，也无症状（证据水平：B 级）。

（2）分支传导阻滞伴一度房室传导阻滞，无症状（证据水平：B 级）。

六、频率依赖性束支传导阻滞

频率依赖性束支传导阻滞是指在心率增快或减慢时出现的束支传导阻滞，可分为三相和四相传导阻滞，但两者亦可并存。三相束支传导阻滞亦称"快心率依赖性束支传导阻滞"，即当心率增快至超过临界频率（发生阻滞最低频率）时出现束支传导阻滞，而当心率减慢时传导阻滞便可消失。其主要原因是由于病变的束支复极不全，当增快的激动抵达束支时，该束支尚未完全复极，处于 3 位相时膜电位较低，使激动延缓或中断。四相束支传导阻滞也称"慢心率依赖性束支传导阻滞"，即当心率减慢至临界频率（发生阻滞最高频率）时出现束支传导阻滞，而当心率增快时束支传导阻滞亦消失。发生原因主要为病变的束支在心率缓慢时，由于传导组织的细胞极化不足及 4 位相自动除极化，使静息膜电位降低，0 位相上升速度减慢，发生传导阻滞。

【图貌特征】

（一）三相束支传导阻滞

（1）心率增快时出现束支传导阻滞的图形，心率减慢时束支传导阻滞图形消失。

（2）心率多在正常范围，但稍有加速或减慢，束支传导阻滞图形即可出现或消失。但有时正常心率与束支传导阻滞时心率有轻度重叠现象，即心率增快或减慢时束支传导阻滞图形未立即出现或消失（图 17－15）。

（二）四相束支传导阻滞

（1）心率缓慢时出现束支传导阻滞的图形，心率加速时恢复正常 QRS 波形态（图 17－16）。

（2）P 波正常，P－R 间期≥0.12s。

（3）上述现象必须反复出现一次以上，P－R 间期固定不变。

（4）正常传导的心搏图形不是在超常期（相当于 T 波末到 U 波的时间）内。

（5）除外预激综合征、室性逸搏及双束支传导阻滞。

【图病链接】

三相束支传导阻滞可属生理性或病理性。四相束支传导阻滞多为病理性，常见于心肌病、冠心病等器质性心脏病。虽然可随着原发疾病痊愈而消失，但也可发展为持久性束支传导阻滞。其预后与原发疾病的严重程度有关。

【识图论治】

治疗频率依赖性束支传导阻滞时，主要针对原发病进行积极的处理。

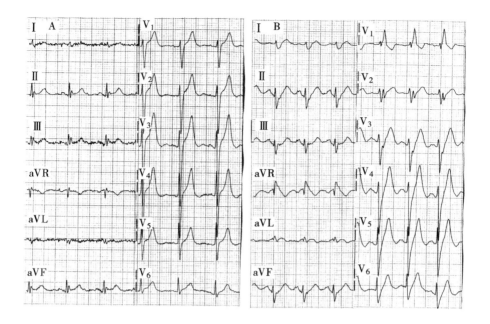

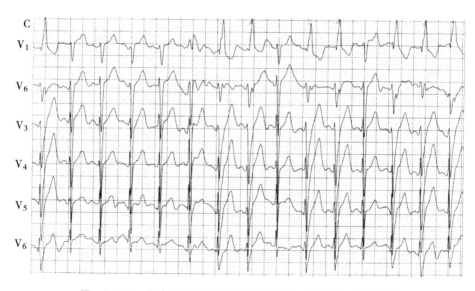

图 17-15　频率依赖性束支传导阻滞（3 位相束支传导阻滞）

　　A. 窦性心律，P-R 间期为 0.14s，R-R 间期为 0.64s，心率为 94 次/分，QRS 波时限正常，V_1 导联呈 rS 型，V_5 导联呈 R 型，各导联 T 波正常，Q-T 间期为 0.32s，为正常心电图。B. 窦性心律，P-R 间期为 0.12s，R-R 间期为 0.48s，心率为 125 次/分，QRS 波时限增宽，约 0.16s，V_1 导联呈 rsR′型，I、V_5 导联呈 RS 型，S 波时限增宽，呈完全性左束支传导阻滞。C. 为动态心电图胸导联，当 R-R 间期分别为 0.50s、0.49s 时，心率分别为 120 次/分和 122 次/分，QRS 波时限正常。当 R-R 间期为 0.48s、0.47s 时，则心率分别为 125 次/分、128 次/分，QRS 呈完全性左束支传导阻滞图形。图中显示当心率为 122 次/分时 QRS 波正常，而心率为 125 次/分时出现完全性左束支传导阻滞，其临界心率为 122～125 次/分，为快频率依赖性完全性右束支传导阻滞

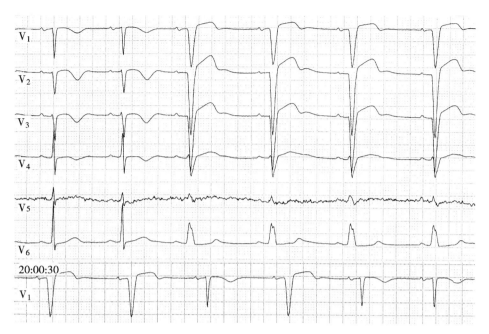

图 17 - 16　频率依赖性束支传导阻滞（4 位相束支传导阻滞）

　　全部长周期（1.2s）都出现左束支传导阻滞，而较短的周期（1.08s）室内传导正常，P - R 间期 > 0.12s

第十八章　预激综合征

预激综合征（preexcitation syndrom）又称为 Wolff – Parkinson – White syndrome（WPW 综合征），是指在正常的房室结传导途径之外，心房激动沿房室环周围附加的房室传导束（旁道）提前激动心室的一部分或全部，在心电图上呈预激表现，临床上有心动过速发作的综合征。发生预激的解剖学基础是在房室特殊传导组织以外还存在一些连接心房与心室的肌束，即房室旁道（accessory atrioventricular pathways）。心房激动以两条途径同时下传，经旁道先于经正常传导途径除极部分或全部心室肌，从而引发心律失常及各自不尽相同的心电图改变。

一、预激综合征心电图表现

心房激动通过 Kent 束传导或者通过 James 束后再经过 Mahaim 纤维下传心室出现的心电图变化为典型预激综合征。心房激动经 James 束或 Mahaim 纤维下传心室引起的心电图表现称为变异型预激综合征。心房激动经复合型旁道下传激动心室导致心电图的改变称为复合型预激综合征。预激综合征的分型与附加旁道的解剖位置及传导功能有关。典型预激综合征根据心前导联 QRS 波形态不同分为 A、B、C 三型。按附加旁道的传导功能不同，可分为间歇性、潜在性及隐匿性等预激综合征。

【图貌特征】

（一）典型预激综合征

窦房结激动除沿正常的窦房结 – 希浦系传导之外，同时还沿附加旁道下传心室。由正常途径传导的激动尚在房室交界区传导时，通过旁道传导的激动就已达心室，在部分心室肌内缓慢传导，使心电图的 QRS 波提早发生，且起始部粗钝、有切迹，形成预激波（δ 波）。当正常传导途径下传的激动到达心室后，沿室内传导组织迅速使其余未除极的心室肌除极。因此，预激的 QRS 波实为两个分离的除极波融合而成。虽然 QRS 波时间延长到 0.11s 以上，但从心房除极的开始到心室除极的结束时间并未增加（P – J 间期 < 0.20s），QRS 波的增宽只是占了房室传导（P – R）时间，使 P – R 间期缩短。由于心室除极顺序异常，导致继发性复极改变，出现 ST – T 的异常变化。

1. 心电图表现

（1）P – R 间期缩短，时间 < 0.12s。

（2）QRS 波增宽，时间 > 0.10s，P – J 间期正常。

（3）QRS 波起始部粗钝或有切迹，形成预激波（δ 波）。

（4）ST – T 继发性改变，ST 段向预激波相反方向移位。

2. 根据心前导联 QRS 波形态分型

根据心前导联 QRS 波形态不同，预激综合征可分为 A、B、C 三型。

（1）A 型预激综合征：心前导联 QRS 波主波方向均向上，房室旁道终止于左心室或右心室基底部（图 18 - 1）。

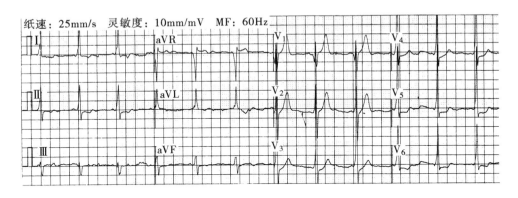

图 18 - 1 A 型预激综合征

窦性心律，P - R 间期缩短至 0.10s，QRS 时限增宽至 0.14s，其起始部有明显的 δ 波，并有继发性 ST - T 改变，$V_1 \sim V_6$ 导联 QRS 波主波向上

（2）B 型预激综合征：V_1、V_2 导联 QRS 波主波向下，V_5、V_6 导联 QRS 波主波向上，房室旁道终止于右心室前壁或侧壁（图 18 - 2）。

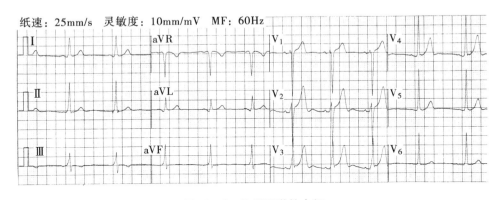

图 18 - 2 B 型预激综合征

窦性心律，P - R 间期为 0.08s，QRS 波群时限增宽至 0.12s，其起始部可见小的 δ 波，右胸导联 QRS 主波向下，左胸导联 QRS 波主波向上

（3）C 型预激综合征：V_1、V_2 导联 QRS 波主波向上，V_5、V_6 导联 QRS 波主波向下，房室旁道终止于左心室的前壁或侧壁。本型预激综合征在临床上罕见（图 18 - 3）。

3. 按旁道传导功能分型

激动经正常希浦系和旁道传导分别引起心室除极，其预激图形的有无及是否持续存在（与旁道的位置、旁道不应期改变、旁道功能缺失、起搏点与旁道距离的远近、

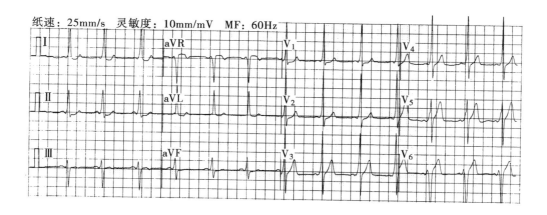

纸速：25mm/s 灵敏度：10mm/mV MF：60Hz

图 18 - 3 C 型预激综合征

窦性心律，P - R 间期为 0.10s，QRS 波群其起始部可见 δ 波，V₁导联 QRS 主波向上，V₆导联 QRS 波主波向下

正常传导系统和旁道的传导速度之差等有关）以及心房肌与心室肌电传导速度的快慢均能改变预激的程度，使心电图表现多样化。

（1）间歇性预激综合征：指心电图上预激综合征特征改变时隐时现。其心电图特征：①各导联上预激波消失或时隐时现；②随着 δ 波消失，P - R 间期增加；③δ 波消失后，继发性 ST - T 改变恢复正常（图 18 - 4）。

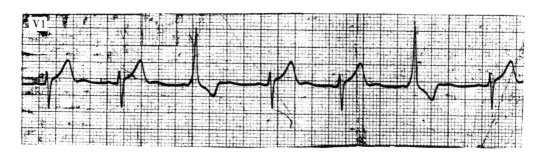

图 18 - 4 间歇性预激综合征

窦性心律，第 3、6 个 QRS 波增宽达 0.12s，起始部有预激波，后继发 ST - T 改变，其 P - R 间期为 0.80s

（2）隐性预激综合征：指旁道的前传功能在一般情况下缺失，预激图形不显现。当用药物、心房调搏等方法时，可使旁道前传功能恢复，心电图出现预激综合征特征性改变。

（3）隐匿性预激综合征：指旁道的前传功能缺失，但有逆传功能。心电图无显性预激波，但却能作为折返环路的逆传支参与房室折返性心动过速的形成。其心电图特征：①窦性心律时，心电图无预激综合征表现；②有频发心动过速（室上性）史；③窦性心率加快时，即使无房性早搏，也可自动出现反复心律或室上性心动过速；④心动过速时，QRS波之后可见逆行P′波，R-P′间期 < P′-R间期（室房传导快于房室传导，P′波经旁道逆传）；⑤心动过速时伴有旁道同侧束支传导阻滞时，心动过速的频率减慢。

（4）完全性预激综合征：当房室结发生传导阻滞时，心房激动全部经旁道下传心室，使心室的除极程度完全改变。其心电图特征：①P-R间期缩短；②QRS波增宽，时间 > 0.12 ~ 0.14s；③QRS波起始及终末部均发生模糊、顿挫，有时预激波不明显。

（5）预激程度不等的预激综合征（手风琴效应）：指心房激动经房室结下传与旁道下传的比例不相同。其心电图特征：①P-R间期不等。②QRS波时间正常或增宽。③预激波的出现与QRS波时间呈相反的变化。P-R间期 < 0.12s，QRS波时间长，δ波显示。P-R间期 > 0.12s，QRS波时间正常，δ波消失。④上述表现呈周期性改变。

（6）多旁道预激综合征：指同一类型的两条或多条旁道并存。其心电图特征：①心电图所见不同类型的预激表现；②不同类型预激综合征间歇或交替发生；③心率明显变化时，预激类型发生改变。

4. 旁道定位

（1）根据QRS起始处δ波方向定位：1945年Rosembaum根据心电图心前导联QRS波形态将预激综合征简单地分为A、B、C三型：A型旁道位于左心室后基底部，B型旁道位于右心室的前侧壁，C型旁道位于左心室前侧壁，这种分法对其旁道定位不够准确。1978年，Gallkagher总结手术和（或）心外膜标测证实的旁道位置与12导联心电图的关系，认为心电图QRS起始40ms处δ波的方向有助于判断典型预激综合征旁道的解剖位置（表18-1）。

表18-1 QRS波起始40ms电位特点与旁道位置关系

旁道位置	δ波的极性											
	I	II	III	aVR	aVL	aVF	V_1	V_2	V_3	V_4	V_5	V_6
①	+	+	+	-	+	+	±	±	±	+	+	+
②	+	+	+	+	+	+	+	+	+	+	+	+
③	+	±	-	-	+	+	±	±	±	±	+	+
④	+	-	-	+	+	+	+	+	+	+	+	+
⑤	+	-	-	+	+	+	±	+	+	+	+	+
⑥	+	-	-	+	+	+	+	+	+	+	+	+
⑦	+	-	+	+	+	+	+	+	+	+	+	+
⑧	±	±	±	+	±	+	+	+	+	+	+	±
⑨	±	+	+	+	±	+	+	+	+	+	+	+
⑩	+	+	+	-	±	+	+	+	+	+	+	+

注： +表示δ波正向； -表示δ波负向；±表示δ波等电位线；①右前隔旁区；②右前区；③右外侧区；④右后缘区；⑤右后隔旁区；⑥左后隔旁区；⑦左后缘区；⑧左外侧区；⑨左前区；⑩左前隔旁区

（2）1975 年，Jokin 根据 δ 波方向确定位置。

1）根据 V_1 导联预激波方向分出左右：V_1 导联预激波正向，提示左心室预激（旁道部位为⑥～⑩）；预激波负向或为等电位线，提示右心室预激（旁道部位为①～⑤）。

2）根据 Ⅱ 导联的方向分前后：Ⅱ 导联预激波方向正向，提示前方预激（旁道部位为①、②、⑨、⑩）；若 Ⅱ 导联预激波向下，提示预激部位在后下（旁道位置在④、⑤、⑥、⑦）；如标 Ⅱ 导联预激波为等电位线，提示预激波部位位于两外侧方（旁道位置为③、⑧）。

3）根据 Ⅰ、aVL 导联预激波方向定间隔或游离壁：Ⅰ、aVL 导联预激波正向，提示间隔预激（旁道位于①、⑩、⑤、⑥）；Ⅰ、aVL 导联预激波负向或等电位线，提示预激位于游离壁（旁道位于②、④、⑦、⑤）。

（3）1987 年，Lindsag 对显性预激综合征提出新的定位方向（表 18-2）。

表 18-2 Lindsag 对显性预激综合征旁道定位法

房室旁道部位	负向预激波	QRS 波额面电轴	R > S
左侧游离壁	Ⅰ 和（或）aVF	正常	$V_1 \sim V_3$
左后游离壁	Ⅲ 和 aVF	$-75° \sim 175°$	V_1
后隔和隔旁	Ⅲ 和 aVF	$0° \sim 90°$	$V_2 \sim V_4$
后侧游离壁	aVR	正常	$V_3 \sim V_5$
前隔和隔旁	V_1 和 V_2	正常	$V_3 \sim V_5$

（4）1992 年，Brugada 对显性预激综合征旁道定位（图 18-5）。

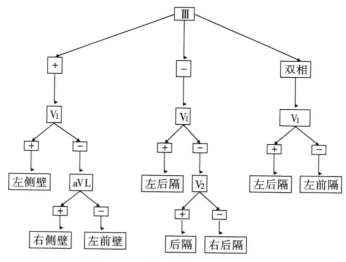

图 18-5 显性预激综合征旁道定位

（二）变异型预激综合征

心房激动经 James 束或 Mahaim 纤维下传心室引起的心电图变化称为变异型预激综

合征。

1. James 型（Lown – Ganong – Levine syndrome，又称 LGL 综合征）

James 束为房结旁道或房束旁道连接心房和房室结下部或心房和希氏束的传导副束。

（1）P – R 间期缩短，时间 < 0.12s。

（2）QRS 波时间正常。

（3）QRS 波起始部无 δ 波。

（4）无继发性 ST – T 改变（图 18 – 6）。

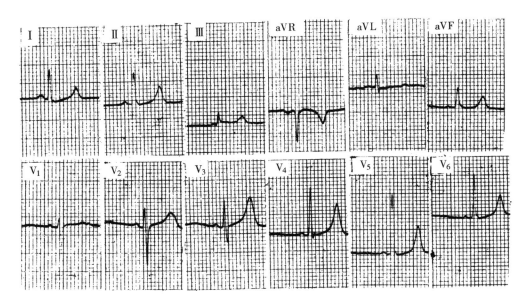

图 18 – 6 James 型预激综合征（LGL 综合征）

窦性心律，P – R 间期为 0.08s，QRS 波正常，ST – T 无异常改变

2. Mahaim 型

Mahaim 纤维为结室旁道或束室旁道直接连接房室结与心室肌或希氏束连接心室肌的传导副束。

（1）P – R 间期正常。

（2）QRS 波时间延长，时间 > 0.12s。

（3）QRS 波起始部有 δ 波。

（4）继发性 ST – T 改变。

（三）复合型预激综合征

Kent 束、James 束、Mahaim 纤维可以各种不同组合形式同时存在，常规心电图不易明确诊断，可通过心房调搏、心外膜或心内膜标测来诊断或验证复合性旁道。

【阅图提示】

（一）心肌梗死

A 型预激综合征在 $V_1 \sim V_3$ 导联呈 R 或 Rs 型，貌似后壁心肌梗死。B 型预激综合征在 $V_1 \sim V_3$ 导联呈 QS 型，酷似前间壁心肌梗死。C 型预激综合征在 $V_5 \sim V_6$ 导联出现 Q 波，似侧壁心肌梗死。当预激波的额面电轴在 $+150°$ 左右时，Ⅱ、Ⅲ、aVF 导联出现异常 Q 波，易与下壁心肌梗死相混淆（图 18 – 7）。预激波额面电轴在 $+110°$ 左右时，Ⅰ、aVL 导联可呈现 Q 波，应与高侧壁心肌梗死相鉴别。当预激波向量与梗死起始 0.04s 向量相对时，可使心肌梗死异常 Q 波消失或缩小，此时要依靠 ST – T 改变、血清酶谱检查并结合临床做出诊断。

纸速：25mm/s　灵敏度：10mm/mV　MF：60Hz

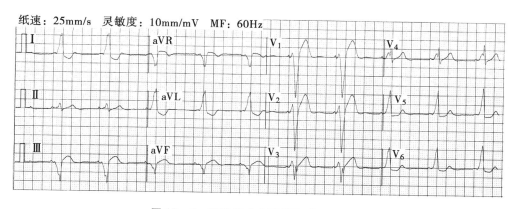

图 18 – 7　预激综合征酷似下壁心肌梗死

窦性心律，心率为 59 次/分，P – R 间期 $< 0.12s$，QRS 时限延长达 0.18s，QRS 波群起始部出现 δ 波，V_1、V_2 主波向下，V_5、V_6 主波向上，Ⅲ、aVF 导联呈 QS 型，似下壁心肌梗死图形

（二）束支传导阻滞

A 型预激综合征可误诊为右束支传导阻滞，B 型预激综合征易误诊为左束支传导阻滞，其鉴别要点见表 18 – 3。位于阻滞束支同侧的旁道可使阻滞的图形不典型或消失，此时可静脉注射阿托品改善房室传导，使预激波消失，显露束支传导阻滞的图形。

表 18 – 3　预激综合征与束支传导阻滞的鉴别

心电图	预激综合征	束支传导阻滞
P – R 间期	$< 0.12s$	$> 0.12s$
QRS 时间	$> 0.10s$，异常宽大少见	$> 0.12s$，异常宽大多见
P – J 间期	$< 0.27s$（正常范围）	$> 0.27s$ 多见
QRS 波形	起始波有 δ 波粗钝切迹	无 δ 波
可变性	可变性大	恒定或随病程而转变
异常心律	常伴有室上性心动过速、心房颤动	多无此并发症

（三）心室肥大

A型预激综合征需与右心室肥大鉴别。除观察 P－R 间期、QRS 波时间及预激波外，还应注意心电轴是否右偏、顺时针转位及心房肥大。

（四）ST－T 改变

预激综合征的 ST－T 改变是继发于心室除极顺序的异常，无病理意义，但可以误诊为心肌损伤与心肌供血不足。因此，诊断时要密切结合临床，必要时采取消除预激波的方法，以观察心电图的原貌。

【图病链接】

预激综合征多发生在无心脏病的健康者，少数可见于先天性心脏病、风心病、冠心病等患者，极少数病例有家族倾向。预激综合征本身不引起血流动力学的改变，故无明显的临床症状，预后良好。但可诱发严重的心律失常，也有因室性心动过速或心室颤动而导致死亡，所以对反复发生心动过速的患者，应选择有效的药物、射频消融或手术治疗，以阻断旁道，预防心律失常的发生。

【识图论治】

预激综合征在临床无明显症状时，无须处理。非心动过速发作期也不需要特殊治疗。

二、预激综合征合并心律失常

预激综合征可合并室上性心动过速、室性心动过速、心房颤动与扑动、过早搏动、传导阻滞等心律失常，其中以室上性心动过速最为常见（多为房室旁道和房室传导系形成折返运动所致），其次为心房颤动与扑动，过早搏动及传导阻滞也并非少见，如合并室性心动过速则应视为一种极为严重的心律失常，应立即给予紧急处理。

【图貌特征】

（一）预激综合征合并折返性室上性心动过速

1. 顺向型房室折返性心动过速

在多数情况下，旁道向前传导的有效不应期比房室结长，而旁道逆向传导的有效不应期比房室结短，故心房激动经正常途径下传至心室，沿旁道逆传心房。折返路径为：心房→房室结→希浦系→心室→房室旁道→心房。周而复始则形成顺向型房室折返性心动过速。

（1）心率 150～240 次/分。

（2）诱发心搏无 P－R 间期延长。

（3）QRS 波之后有逆行 P′波，P′－R 间期 > R－P′间期（室房传导快于房室传导）。

（4）QRS 波正常，无预激波。

（5）伴有旁道同侧功能性束支传导阻滞时，心率减慢。

（6）心动过速可转变为心房颤动或扑动。

2. 逆向型房室折返性心动过速

旁道前向传导的有效不应期比房室结的有效不应期短，而逆向传导的有效不应期比房室结长，整个折返时间超过折返环路中任何部位的最长不应期，心房激动经旁道下传，以正常途径逆传心房。折返径路为：心房→房室旁道→心室→希浦系→房室结→心房。激动在折返环路中持续传导，便形成了逆向型房室折返性心动过速。

（1）QRS 波时间增宽，呈完全预激的图形。

（2）逆行 P′波于 QRS 波后较晚出现，P′–R 间期 < R–P′间期。

（3）心率 180～240 次/分。

3. 隐匿性旁道并室上性心动过速

窦性心率增快时，隐匿性旁道逆向传导的有效不应期随心动周期增速而缩短，使激动容易逆行性传导激动心房，并再次进入正常传导系统，形成顺向型折返性心动过速。隐匿性旁道因无前向传导功能，故不能诱发逆向型房室折返性心动过速。

（1）窦性频率或房性频率增加时便可自行诱发。

（2）QRS 波之后可见逆行 P′波，R–P′间期 < P′–R 间期。

（3）心动过速时伴有旁道同侧束支传导阻滞时，心率可减慢。

4. 结室旁道折返性心动过速

激动沿结室旁道下传心室，折返径路为：结室旁道→心室→希浦系→房室结→结室旁道。因多数结室旁道位于右心室，故心动过速时呈左束支传导阻滞的图形。

（1）心率为 130～240 次/分。

（2）QRS 波增宽，时间 < 0.15s。

（3）V_1 导联呈 rS 型，V_4 导联之后主波由负变正。

（4）电轴在 0°～–75°之间。

5. 房结传导或房束传导

室上性激动通过 James 束部分或完全绕过房室结下传心室，致使房室传导时间缩短。由于 James 束终止于房室结的下端或希氏束的近端，希浦系统传导正常，QRS 波形态无异常。但当室上性心动过速发作时可表现快速的心室反应，有诱发心室颤动的危险性。

6. 双房室旁道折返性心动过速

此型甚少为见。折返运动于两条房室间旁道，其心电图形态与逆向型房室折返心动过速相似。要证明这种机制，需要找到有两条旁道分别存在的证据。

（二）预激综合征合并心房颤动

预激综合征诱发心房颤动，可能为一次室上性激动或逆传的激动落在心房的易损期内而引起，也可因经常反复发生心动过速造成心房肌缺氧、心电不稳定而演变为心房颤动。心房颤动一旦形成，折返即告终止。其激动通过哪一条途径下传心室则取决于两条径路应激性的高低。

（1）心室率 > 180 次／分，R－R 间期绝对不等。

（2）QRS 波形态与激动下传的途径有关：激动沿正常途径下传心室，无预激波，QRS 波时间正常；激动沿旁道下传，QRS 波增宽，呈完全预激图形；激动由两条途径交替下传，表现为正常的 QRS 波与完全预激图形交替出现。

（3）心房颤动时的平均心室率 > 200 次／分，最短的 R－R 间期 < 0.25s，诱发心室颤动的危险性较高。

（4）心房颤动恢复窦性心律后，可见预激图形。

（三）预激综合征合并过早搏动

预激综合征合并早搏的发生率明显高于健康者，且室上性早搏多于室性早搏。对于其产生机制，目前尚无满意的解释。它是诱发心动过速的原因之一。

（1）室上性早搏由正常途径下传，QRS 波正常。

（2）室上性早搏由旁道下传，可呈预激图形。

（3）室上性早搏由双径路下传，也可呈现预激图形。

（4）偶尔可出现窦性心律，并无预激表现，而房性早搏却为 P－R 间期缩短、QRS 波增宽的预激图形。

（四）预激综合征合并室性心动过速

（1）心率为 130～200 次／分，多为 140～180 次／分。

（2）QRS 波呈宽大畸形，R－R 间期基本相等。

（3）房室分离。

（五）预激综合征合并房室传导阻滞

1. 预激综合征合并一度房室传导阻滞

（1）房室交界区发生一度传导阻滞：P－R 间期变为正常或延长，QRS 波呈完全预激图形。

（2）旁道发生一度传导阻滞：典型预激图形消失，转为正常心电图。

（3）两条径路均发生一度传导阻滞：P－R 间期正常或延长，呈典型预激图形。如两者阻滞程度不同，QRS 波可为完全性预激图形或大致正常心电图。

2. 预激综合征合并二度房室传导阻滞

（1）典型预激图形逐渐变为完全性预激图形，且周而复始发生，表明房室交界区存在二度 I 型传导阻滞。

（2）典型预激图形与完全性预激图形规律地交替出现，表明房室交界区存在二度 II 型传导阻滞。

（3）典型预激图形与正常图形交替出现，表明旁道存在二度 II 型传导阻滞。

（4）典型预激图形合并心搏脱漏，表明两条径路发生二度 II 型传导阻滞。

3. 预激综合征合并三度房室传导阻滞

（1）房室交界区存在三度传导阻滞，表现为完全性预激的图形。

（2）旁道存在三度传导阻滞，心电图正常。

（3）两条径路均存在三度传导阻滞，表现为一般三度房室传导阻滞的图形。

（六）预激综合征合并束支传导阻滞

预激综合征合并束支传导阻滞以右束支多见。束支传导阻滞的起始部被预激波所掩盖，其后的图形仍以传导阻滞的图形出现。但是当 B 型预激综合征合并右束支传导阻滞时，可使图形转为正常，称为"右束支阻滞图形正常化"。这是因为 B 型的旁道在右侧，旁道进入心室恰好在右束支传导阻滞的远端，激动沿其远端的右束支下传，故其 QRS 波与正常相同。

【阅图提示】

（一）预激综合征合并室上性心动过速与室性心动过速的鉴别

两者的鉴别要点见表 18 - 4。

表 18 - 4 预激综合征合并室上性心动过速与室性心动过速的鉴别

项　目	预激综合征合并室上性心动过速	室性心动过速
心脏病变	无器质性心脏病	常伴有严重的心脏病
反复发作史	常有心动过速发作	一般无，偶可发生
心室率	可超过 200 次/分	多小于 200 次/分
P 波与 QRS 波的关系	QRS 波之前 P' 波与其相关	P 波与 QRS 波无关
发作前后	具有预激综合征的特征	无预激综合征的特征
刺激迷走神经	偶见终止发作	无反应

（二）预激综合征合并心房颤动与室性心动过速的鉴别

两者的鉴别要点见表 18 - 5。

表 18 - 5 预激综合征合并心房颤动与室性心动过速的鉴别

心电图特征	预激综合征合并心房颤动	室性心动过速
心室率	在 180 ~ 230 次/分	一般在 140 ~ 180 次/分
f 波	存在，Ⅱ导联明显	无
预激波	有	无
QRS 波	形态多变	形态固定（同源室性早搏）
R - R 间期	绝对不规则	较规则
房室分离	无	有

【图病链接】

预激综合征以合并快速心律失常最为常见，是否需要治疗取决于心律失常发作频度、症状轻重及心肌功能状态。对偶尔发作且症状较轻者，可不必治疗。对反复发作者，应给予治疗。对心律失常发作时伴明显血流动力学改变者，则应积极地治疗。

预激综合征合并心房颤动为严重的心律失常。若旁道为短不应期，可诱发室性心动过速、心室颤动而致猝死（旁道不应期＞0.30s时为低危险性，在0.27～0.30s时为中度危险性，＜0.25s时为高度危险性）。目前认为在心房颤动最短的 R－R 间期（＜0.25s）时，容易发生室性心动过速或心室颤动，应高度重视并积极妥善地治疗。治疗方案的选择（电击复律、药物治疗、导管消融、外科手术）应根据患者的具体情况而定。

【识图论治】

预激综合征合并快速心律的治疗原则为终止心动过速的发作，预防心律失常的发生，消除心源性猝死的危险。心动过速发作时症状轻，血流动力学稳定，可试采取增加迷走神经张力的方法及抗心律失常药物终止心动过速。心动过速发作时症状严重，血流动力学明显改变，可给予电复律。心动过速频发，抗心律失常药物治疗不佳，可使用导管射频消融治疗。合并有先天性心脏病时，则给予外科手术治疗。

（一）药物治疗

（1）顺传型房室折返性心动过速：预激综合征合并顺传性房室折返性心动过速的治疗基本上与室上性心动过速相同，常采用胺碘酮、普罗帕酮、维拉帕米等抗心律失常药物治疗。

（2）逆传型房室折返性心动过速：预激综合征合并逆传型房室折返性心动过速时，首选减慢房室旁道传导的药物（如普罗帕酮、胺碘酮、普鲁卡因胺），慎用抑制房室结－希浦系的药物（如维拉帕米、普萘洛尔），禁用加速旁道传导的药物（如洋地黄类），否则都可能使心率明显增加，甚至有诱发心室颤动的危险。

（二）非药物治疗

（1）刺激迷走神经：利用物理方法（刺激咽后壁、压迫眼球、按压颈动脉窦）提高迷走神经张力，降低异位起搏点的兴奋性，延长房室结的不应期，阻断异位激动的折返环路，终止心动过速的发作。适用于各种药物治疗无效的患者。

（2）同步直流电复律：预激综合征合并快速心律失常，且伴有明显的血流动力学改变，经药物治疗无效，有可能诱发室性心动过速和心室颤动的危险性，应立即行同步直流电复律。

（3）导管射频消融：预激综合征伴房室折返性心动过速反复发生，症状明显，经药物治疗无效；预激综合征合并发心房颤动，药物治疗失败；有发生猝死高危性的患者，均应行射频消融治疗。

第十九章　人工心脏起搏与起搏心电图

心脏起搏是由人工心脏起搏装置发放脉冲电流，模拟心脏激动的发生和传导等电生理功能，刺激心脏起搏，引起心脏搏动，以达到诊断和治疗某些心律失常所致的心脏功能障碍的目的。心脏起搏技术是心律失常介入治疗的方法之一。心脏起搏器包括脉冲发生器、电极导线两部分。临时起搏器要求电极导线安置和撤除方便，而脉冲发生器佩戴于体外。永久性起搏器的整个起搏系统都长期埋藏在体内，故对其质量要求很高，使用期限一般可达 10 年以上。

随着科技的迅猛发展，近几年来心脏起搏器已从单纯治疗缓慢心律失常扩展到治疗快速心律失常、心力衰竭的领域，有些起搏器还具有了储存功能、分析诊断功能和远程监测功能，为改善患者的生活质量及心脏电生理的研究起到了积极作用。

一、心脏起搏器的参数

（一）心脏起搏器的基本参数

（1）起搏阈值：引起心脏有效收缩的最低电脉冲强度称为起搏阈值。通常在测定起搏阈值时，其脉冲宽度固定为 0.5ms，以便于统一和规范化。

（2）起搏频率：是起搏器发放冲动的频率。起搏频率（基础频率、上限频率、跟踪频率）以每分钟的脉冲数表示。

（3）脉冲宽度：简称脉宽，是指单个起搏脉冲电流持续的时间，以毫秒（ms）为单位。通常埋藏式起搏器的脉宽选择为 0.5ms，必要时可程控调节。体外临时起搏器的脉宽通常为 1.5ms 左右。

（4）脉冲幅度：指脉冲的电压强度，以伏特（V）为单位，通过程控调整脉冲宽度和脉冲的幅度，控制脉冲发生期的输出能量。

（5）感知灵敏度：为各种同步型起搏器的特征性指标，指起搏器感受 P 波和 R 波的能力，通常以 P 波或 R 波的高度（mV）表示。心室的 R 波较高，一般用较低的灵敏度（2.5mV）；P 波较低，则用较高的灵敏度（≤1.25mV）。此外，P 波和 R 波上升的斜率亦是一个重要参数，P 波的斜率应≥0.4V/s，R 波的斜率应≥0.5V/s。

（6）反拗期：同步起搏器中有一个对外界信号不敏感的时间，相当于心肌的不应期，称为反拗期。R 波同步型的反拗期通常为 325ms 左右。P 波同步型的反拗期通常为 140ms。其主要作用是防止 F 波或早搏的误感知。

（二）单腔起搏器的计时周期

（1）低限频率：指起搏器脉冲发生器发放刺激冲动的最低频率，一般为 60 次/分，可被程控。

（2）不应期：指在一个感知或起搏的心房或心室激动波之后，起搏器对心房激动或心室激动不能感知的间期。

（3）空白期：指不应期的起始部分。此期起搏器对任何刺激信号均不感知，不可程控。

（4）上限频率：指感知器所能驱动的最高起搏间期，在单腔频率应答起搏器中存在。

（5）逸搏间期：指一个自身心搏至一个紧随其后的起搏心搏之间的时间，通常等于低限频率间期。

（6）滞后间期：一般长于低限频率，主要为保证自身心搏的发放。当自身心率小于滞后频率时，起搏器将按低限频率发放。

（7）噪声反转：指不应期内空白期之后的部分时间，也称为噪声采样期。在此期如有持续感知事件发生，起搏器将不再以第一个传感事件为起点安排起搏间期，而是按低限频率发放起搏脉冲信号。

（三）双腔起搏器的计时周期

（1）低限频率：指最小的心房起搏频率，是两个心房或心室事件之间允许的最长间期。

（2）上限频率：指最高的起搏频率，反映了与一个感知的或起搏的心室波之间的最短起搏间期。

（3）高限跟踪频率：指能对感知到的心房激动做出反应，并能起搏心室的最高频率。

（4）房室延迟（A－V delay，A－VD）：指一个感知或起搏的心房事件与继之出现的心室起搏或感知事件之间的间期（可被程控），相当于正常传导的 P－R 间期。一个感知的 P 波至一个起搏的 QRS 波时间为感知 A－V 延迟（SAV）。起搏的心房刺激信号至起搏的心室刺激信号时间为起搏 A－V 延迟（PAV）。因自身的心房激动顺序与起搏心房激动顺序不同，所以 PAV＞SAV，以避免导致心房激动不同步或二尖瓣反流。

（5）心房逸搏间期（V－A 间期）：指起搏心室 QRS 波起点至下一个起搏心房 P 波的起点。心房逸搏间期为低限频率间期减去房室延迟间期（A－V 间期）。

（6）总心房不应期（total atrial refractory period，TARP）：指发生一个感知或起搏心房后的一段时间。此期间再不会启动新的 A－V 间期。总心房不应期为房室延迟间期（A－V 间期）加上心室后心房不应期（post ventricular atrial refractory period，PVARP）。心室后心房不应期可防止误感知逆传 P 波、远场感知或房性早搏，以免发生起搏器介导性心动过速。

（7）心室不应期：指在感知的或起搏的心室后的一段时间。此期再不会启动新的 A－V 间期，以防止误感知自身 T 波而导致起搏抑制。

（8）空白期：指不应期的起始部分。此期对任何电信号均无感知功能。这是为了防止双腔起搏器一个通道内的心电信号事件被对侧通道所感知，避免交叉感知。尤为重要的是，心室空白期可以防止心房事件被心室通道所感知而使心室刺激脉冲受到抑制，引起心室停搏。

（9）心室触发期（非生理性 A – V 延迟）：从心房起搏信号至提前发放的心室起搏信号的间距称为心室触发期。设置心室触发期的目的在于防止交叉感知所造成的心室停搏。心室空白期可以防止交叉感知 P 波，避免导致心室停搏。但心室空白期过长又可引起心室电极对自身的 QRS 波感知不足，导致起搏与自身心室活动竞争。因此，在 A – V 间期内心室空白期之后设置了心室触发期。在这段时间内，心室电极若感知一个电信号（心室早搏、交叉感知、电干扰等），便可立即触发起搏器较早发放心室起搏信号，通常为 110ms（心电图上显示特征性 P – R 间期缩短）。如果感知的电信号为心室自身室波，起搏器释放较早的脉冲信号将落在 QRS 波之内，成为无效刺激，不会引起心室竞争。如果感知信号为交叉感知，这一脉冲将起搏心室，避免心室停搏，因此又称为"110ms 现象"或"心室安全起搏"。

（10）上限频率的设置：总心房不应期等于 A – V 间期 + PVARP。在 DDD 起搏器中，如 A – V 间期为 200ms，PVARP 为 300ms，总心房不应期等于 500ms，上限频率则为 120 次/分。当感知事件落在不应期之外时，心室跟踪心房起搏。如果感知的心房事件落在不应期之内，则可发生 2:1 传导阻滞。

上限频率行为（文氏现象与 2:1 阻滞）：当心房率小于或等于高限跟踪频率时，心室跟踪心房起搏；当高限跟踪频率间期大于心房总不应期时，起搏器以文氏现象形式进行起搏心室；当高限跟踪频率间期小于心房总不应期时，起搏器将以 2:1 阻滞的方式起搏心室。

二、心脏起搏器的模式、代码、适应证及禁忌证

（一）起搏器的起搏模式

1. 心房非同步起搏器（atrial asynchronous pacing，AOO）

此型心脏起搏器按固定的频率发出脉冲起搏心房。由于无感知功能，不能与 P 波同步。它所产生的脉冲与心脏自身的 P 波节律无关，即不论心房本身有无自身搏动以及自身搏动的快慢，均按固定的频率（起搏周期）发放脉冲刺激心房。当自身心房频率慢于起搏器的频率时，心电图表现为连续的心房起搏心律。当自身心房频率快于起搏器发放的频率时，起搏器照常发放刺激脉冲，出现心房竞争心律（图 19 – 1）。刺激脉冲是否起搏心房取决于心房应激性，如在心房肌不应期内不能起搏心房，反之可起搏心房。如在心房肌易损期，则可引起房性心动过速或心房颤动。

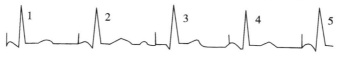

图 19 – 1 AOO 起搏模式示意图

　　窦性心律与非同步起搏器竞相夺获心房。图中 1、3、4 为起搏脉冲落于心房不应期，不能激动心房，其 P 波为窦房结激动心房产生。第 2、5 个 P 波为心房起搏脉冲刺激心房产生

2. 心房同步起搏器

（1）心房触发型起搏器（atrial triggered pacing，AAT）：除有起搏功能外，还具有感知功能，可感知自身 P 波或其他心房波，感知后立即触发脉冲发生器发生脉冲。当自身心房率慢于起搏器的频率或无自身心房率时，起搏器便以预定频率发放脉冲起搏心房。在自身心房率快于起搏器的频率时，每个 P 波或其他心房波均被感知并立即触发脉冲。该脉冲落在 P 波之上，虽然脉冲频率与 P 波频率一致，但并非起搏心律（图19－2A）。在连续、规则的心房起搏图形中，如有一个（或几个）自身激动波早于起搏器并落在不应期外，起搏器在感知提早的自身房波后立即发放脉冲，该 P 波落在提早的 P 波之中，由于正值心房绝对不应期，成为无效刺激脉冲，形成伪性心房融合波。

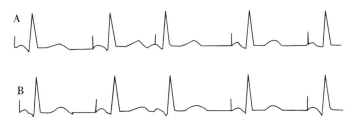

图 19－2　AAT（A）、AAI（B）起搏模式示意图

A. 起搏器感知提前出现的心房 P 波后，触发脉冲发生器发生脉冲，使其落在 P 波之上；

B. 起搏器感知提前出现的心房 P 波后，抑制脉冲发生器发生脉冲，其心房 P 波中无刺激脉冲

（2）心房抑制型起搏器（atrial inhibited pacing，AAI）：既有起搏功能，又有感知功能。当感知自身心房波后抑制脉冲发生器发放脉冲，并自感知点开始周期重建，形成逸搏间期。当自身心房频率慢于起搏器的频率或无自身心房波时，起搏器以其预定的脉冲频率起搏心房，心电图呈连续、规则的心房起搏图形。当自身的频率快于起搏器频率时，每个 P 波均被感知，从而抑制了脉冲的发放，心电图呈自身节律（见图19－2B）。在心房起搏的基础上，当一次（或数次）自身 P 波早于起搏器时，提早的自身 P 波被感知并抑制预期的脉冲发放，出现心房节律重建。

（3）心房同步心室起搏器（atrial synchronous ventricular pacing，VAT）：心房和心室都放置电极，起搏器通过心房电极感知 P 波，待延迟 0.12～0.20s（即房室延迟时间，相当于 P－R 间期）后触发释放脉冲，刺激心室起搏，使心房和心室能协调收缩（图19－3）。此种起搏适用于窦性节律正常的房室传导阻滞患者。此型起搏器因不能感知心室的自身搏动，故不能避免与心室的自身节律竞争。如有心房激动过速时，心室的跟随起搏器频率不超过规定的高限。

（4）心房同步心室抑制型起搏器（atrial synchronous ventricular inhibited pacing，VDD）：此型起搏器保持了 VAT 的起搏方式，增加了对 QRS 波的感知功能。若 QRS 波是异位的或是 P 波下传的，均可抑制起搏器不释放刺激心室的脉冲。

3. 心室非同步型起搏器（ventricular asynchronous pacing，VOO）

此型起搏器属第一代心脏起搏器。在心室放置电极，起搏器按规定的周长或频率

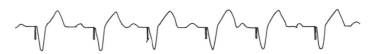

图 19-3 VAT 起搏模式示意图

起搏器感知自身的 P 波后，通过预先设定的 A-V 延迟后
触发一个脉冲刺激心室

发放脉冲刺激心室起搏（图 19-4）。此型起搏器无感知功能，因此与心室的自身搏动之间要发生竞争节律，一般不作常规使用。

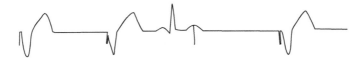

图 19-4 VOO 起搏模式示意图

自身心律与非同步起搏器竞相夺获心室，图中第 3 个
QRS 波为自身心搏。因起搏器无感知功能而发放刺激脉冲，
使刺激脉冲落于自身 QRS 波之后的 T 波中

4. 心室同步型起搏器

（1）心室触发型起搏器（ventricular triggered pacing，VVT）：按规定的周长或频率发放脉冲，刺激心室起搏。如果心室有自身搏动发生，起搏器则能感知，此一自身搏动的 QRS 波触发起搏器，使起搏器立即发放一次脉冲，但此脉冲恰与自身的 QRS 波同时发生，是无效的刺激，以此避免起搏器与自身心搏的心律竞争（图 19-5A）。

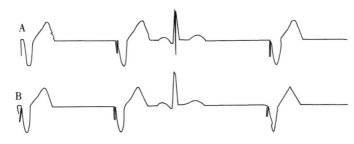

图 19-5 VVT（A）、VVI（B）起搏模式示意图

A. 起搏器感知自身的 QRS 波之后，触发脉冲发生器发生脉冲，使
其落于 QRS 波之中；B. 起搏器感知自身的 QRS 波之后，抑制脉冲发生
器发生脉冲，其 QRS 波之中无刺激脉冲

（2）心室抑制型起搏器（ventricular inhibited pacing，VVI）：按规定的周长或频率发放脉冲，刺激心室早搏。如心室有自身搏动发生，起搏器能感知，同时自身心搏的 QRS 波可抑制起搏器暂停发放脉冲，而以此 QRS 波为起点重新安排脉冲发放周期，避免起搏器与自身心律竞争（见图 19-5B）。

5. 非同步型房室顺序起搏器（asynchronous atrioventricular sequential pacing，DOO）

心房和心室分别放置电极，起搏器按顺序发放固定频率刺激心房和心室。因无感知功能，与自身节律的心搏无关（图 19 – 6A）。

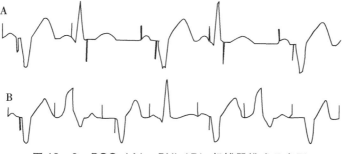

图 19 – 6　DOO（A）、DVI（B）起搏器模式示意图

6. 房室顺序型起搏器（atrioventricular sequential pacing，DVI）

心房和心室分别放置电极，起搏器按顺序发放刺激心房的 A 和刺激心室的 V 脉冲，A 和 V 脉冲之间有房室延迟时间，一般为 0.12～0.20s。通过心室电极感知心室自身 QRS 波，在感知 QRS 波或释放 V 脉冲后的一定时间内，若没有心室的自身激动出现，起搏器就释放 A 脉冲，这段时间称为起搏器的心房逸搏间期。若起搏的心房激动能下传心室（即 P – R 间期 < A – V 延迟时间），则起搏器不释放 V 脉冲。如起搏器的 A – V 延迟时间内没有自身的 QRS 波出现，起搏器则按时释放 V 脉冲（见图 19 – 6B）。DVI 型起搏方式适用于心房率过缓伴有房室传导阻滞的患者。但此型起搏器不能感知心房的自身激动（P 波），故 A 脉冲与 P 波不能同步。

7. 全自动双腔起搏器（fully automatic dual chamber pacing，DDD）

此型起搏器对心房和心室均能刺激，对心房和心室的自身激动都能感知。当感知心房的自身激动 P 波后，触发刺激心室的 V 脉冲，按 VAT 或 VDD 的方式进行工作。当感知心室的自身激动 QRS 波后，则抑制释放 A 和 V 脉冲。若心房的自身频率快于起搏器的频率时，呈 AAI 或 VDD 的工作方式。若心房和心室的自身频率慢于起搏频率时，则呈 DVI 的工作方式。DDD 是双腔起搏器中功能最为完备的，是治疗病态窦房结综合征或房室传导阻滞较理想的起搏器（图 19 – 7）。

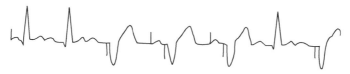

图 19 – 7　DDD 起搏器模式示意图

以上所述各种心房同步和房室顺序型起搏方式均能保持房室的收缩顺序，符合心脏正常血流动力学的生理机制，故属于生理性起搏，但不适用于有心房颤动者。

8. 特殊功能起搏器

（1）频率应答式起搏器：特点是起搏频率能根据机体对心排血量的要求而自动跟

随适应。

（2）抗心动过速型起搏器：主要用于阵发性室上性心动过速。当判断有心动过速时，起搏器及时释放一个或数个连续脉冲作非同步或扫描刺激，打断折返的途径以终止心动过速。

（3）程控功能起搏器：埋藏在体内的起搏器的工作方式和参数可在体外用程控器进行调整，可以调整频率、脉宽、输出强度、感知灵敏度、不应期等许多参数。有的还具有遥测功能，利用程控器进行人机对话，起搏器可储存和报告有关资料，在示波屏上显示或打印报告。

（二）起搏器的代码

目前采用的是 1987 年北美起搏和电生理协会与英国起搏和电生理学组提出的 NBG 编码（表 19 - 1）。编码的第 Ⅰ、Ⅱ、Ⅲ 位字母分别代表起搏的心腔、感知的心腔和感知后起搏器的反应方式，第 Ⅳ 位表示起搏器的程控性能及有无频率适应机制，第 Ⅴ 位字母表示起搏器抗心律失常的功能和方式。

表 19 - 1　NBG 起搏器编码

字码序列	Ⅰ	Ⅱ	Ⅲ	Ⅳ	Ⅴ
字母意义	起搏心腔	感知心腔	反应方式	程控、遥测、应答	抗快速型心律失常功能
	O（无）	O（无）	O（无）	O（无）	O（无）
	A（心房）	A（心房）	T（触发）	P（简单程控）	P（抗心动过速起搏）
	V（心室）	V（心室）	I（抑制）	M（多功能程控）	S（电转复）
	D（房＋室）	D（房＋室）	D（触发＋抑制）	C（遥测通讯）	D（抗心动过速及电转复）
只为厂家用的字母			S（特定心房或心室）	R（频率应答）	S（选择的心房或心室）

（三）起搏器的适应证

植入人工心脏起搏器的适应证总体分为临时起搏和永久起搏两类。

1. 临时起搏适应证

临时起搏适应证包括治疗性起搏、诊断或研究性起搏、预防和保护性起搏三种。

（1）治疗性起搏：①急性心肌梗死和急性心肌炎引起的三度房室传导阻滞、二度Ⅱ型房室传导阻滞、室内三支传导阻滞或严重窦性心动过缓伴晕厥者；②药物中毒、电解质紊乱引起的窦性心动过缓和严重的三度房室传导阻滞伴晕厥者；③心脏手术后引起的三度房室传导阻滞伴逸搏心率过缓者；④顽固性阵发性室上性心动过速不宜用电复律和药物治疗者；⑤严重的窦性心动过缓行心脏插管检查时或永久性起搏器植入前的准备。

（2）诊断或研究性起搏：①测定窦房结恢复时间和传导时间；②预激综合征的电

生理检测；③隐匿性房室传导阻滞的检测；④快速心律失常的折返机制和药物电生理研究。

（3）预防和保护性起搏：①严重的心动过缓或疑有窦房结功能障碍的心房颤动患者在行电复律时；②冠状动脉造影术时，如遇慢性心律失常或严重的心肌缺血者；③在重大手术期间，有严重的窦性心动过缓，可能发生心律失常的患者。

2. 永久性起搏的适应证

（1）病态窦房结综合征：严重的窦性心动过缓，心率<40次/分，并伴有晕厥者。

（2）窦性停搏不伴逸搏或伴交界性逸搏，心率<40次/分的双结病变者。

（3）完全性房室传导阻滞伴心室率缓慢或伴发阿-斯综合征的患者。

（4）颈动脉窦晕厥合并心动过缓者。

（5）心室内束支传导阻滞或三支传导阻滞者。

3. 心脏再同步化治疗（CRT）的适应证

凡符合以下条件的慢性心力衰竭患者，除非有禁忌证，均应接受 CRT：LVEF≤35%，窦性心律，左心室舒张末期内径≥55mm，心脏不同步（目前标准为 QRS>120ms）；尽管使用了优化药物治疗，仍为 NYHA Ⅲ～Ⅳ级。

4. 适应证分类

根据新的 ACC/AHA/NASPE 和中华心律失常学会的植入起搏器指南，将永久起搏器适应证分为三类：①Ⅰ类适应证。无争议的、公认必须行永久性心脏起搏器植入者。②Ⅱ类适应证。永久心脏起搏虽对患者有益，但对其必要性尚有不同意见。③Ⅲ类适应证。公认不需要行永久性心脏起搏者。本类情况实际上属于非适应证。

（1）Ⅰ类适应证：具体如下。

1）获得性完全性房室传导阻滞伴有一过性晕厥发作，或近似晕厥发作、黑朦、头晕、活动耐力下降以及心功能不全。

2）先天性完全性房室传导阻滞有严重心动过缓而引起明显症状及活动能力受限者。

3）症状性二度Ⅱ型房室传导阻滞。

4）症状性二度Ⅰ型房室传导阻滞伴有血流动力学不稳定者。

5）病态窦房结综合征有晕厥、近似晕厥、头晕、重度乏力或充血性心力衰竭等症状。这些症状被明确证实与心动过缓有关。

6）由于长期用抗心律失常药，引起症状性心动过缓，而又不能停用药物或采用其他方法治疗者。

7）虽无症状，但逸搏心率<40次/分或心搏间歇>3.0s者。

8）心房颤动、心房扑动或阵发性室上性心动过速合并完全性或高度房室传导阻滞或心动过速终止时有大于3.0s的长间歇的室性停搏者。

9）双束支传导阻滞伴有间歇性完全性传导阻滞或晕厥发作者。

10）双束支传导阻滞及三分支传导阻滞伴二度Ⅱ型房室传导阻滞，无论是否有症状者。

11）急性心肌梗死后出现持续的不可恢复的完全性或高度房室传导阻滞。

12）心内手术及心脏介入治疗后并发的高度或完全性房室传导阻滞，经临时性起搏持续 3~4 周仍无恢复迹象者。

13）心脏移植术后，供心出现窦房结功能低下及完全性房室传导阻滞者。

14）颈动脉窦过敏综合征的心脏抑制性反应具有临床症状，或心搏节律达到上述第 7 项情况者起搏有效，但对血管抑制型引起的症状起搏治疗无效。

（2）Ⅱ类适应证：具体如下。

1）永久性或间歇性完全性房室传导阻滞，不论其阻滞部位，有无症状，逸搏心率 <50 次/分者。

2）无症状的永久性或间歇性的二度Ⅱ型房室传导阻滞。

3）有症状的二度Ⅰ型房室传导阻滞，其阻滞部位在希氏束内或希氏束以下。

4）双束支或三分支传导阻滞伴有晕厥发作病史，但未能证实晕厥发作系房室传导阻滞引起者。

5）双束支传导阻滞伴有明显 H-V 时间延长者（>0.10s）。

6）急性心肌梗死（acute myocardial infarction，AMI）时出现一过性完全性或二度Ⅱ型房室传导阻滞，为了预防目的而植入心脏起搏器。

7）复合性梗阻型心肌病，不论是否合并房室传导阻滞，左心室流出道压差静态 >30mmHg 或动态 >50mmHg，且有症状者。

（3）Ⅲ类适应证：具体如下。

1）一度房室传导阻滞（由于无 P-R 间期明显延长而导致血流动力学障碍者）。

2）无症状的二度Ⅰ型房室传导阻滞。

3）窦性心动过缓，心率 >50 次/分者。

4）束支传导阻滞不伴有房室传导阻滞且无症状者。

（四）起搏器的禁忌证

对于下列情况，不适用起搏器植入术：①全身感染性疾病、局部化脓、细菌性内膜炎及败血症者；②严重心功能障碍者；③出血性疾病及有出血倾向者；④严重电解质紊乱、酸碱平衡失调者；⑤严重肝、肾功能障碍者；⑥处于急症疾病的极重期者；⑦处于慢性消耗性疾病临终期者；⑧未经患者和（或）其家属同意时。

三、起搏心电图

（一）起搏心电图特征

1. 起搏脉冲信号

起搏脉冲信号也称钉样脉冲、尖峰信号或脉冲信号，体表心电图记录时显示迅速偏斜呈垂直线，其脉冲信号的方向与心电图导联的探查电极的方位有关。有效起搏所呈现的心电图标志是一个脉冲信号之后紧跟心房和（或）心室除极波（图 19-8），即脉冲信号 P-QRS-T（心房起搏）和（或）脉冲信号 QRS-T（心室起搏）。如有起搏器故障时，可能只出现脉冲信号而不呈现 P – QRS – T 和（或）QRS – T 波群。

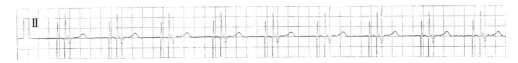

图 19 – 8　起搏脉冲信号

2. 起搏间期

连续两个起搏脉冲信号的间距称为起搏间期。此间期的时限随拟定的起搏频率而不同，但起搏时脉冲按规定周期规律出现。按需时，在 P 波或 QRS 波出现后规定的时间内不出现脉冲信号。

3. 逸搏间期

从起搏器感知自身心搏到随后出现起搏脉冲之间的时距称为起搏器的逸搏间期。

4. 融合波

心室起搏的融合波很容易判断。它是由一个自身激动和另一个起搏激动几乎同时分别激动心室的不同部位而形成的心电图波形，其形态介于自身 QRS 波群和起搏的 QRS 波之间（图 19 – 9）。在 VVI 型起搏心电图中可见到这种现象。

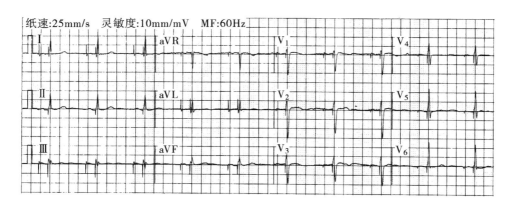

图 19 – 9　融合波

心房、心室起搏节律，心室起搏信号与自身搏动共同形成 QRS 波

5. 伪融合波

伪融合波是无效刺激信号落入自身 QRS 波的体表心电图上的表现，刺激信号与自身 QRS 波无任何关系，与融合波有根本的区别。发生机制是电极周围心肌已被自身节律点激动，起搏电刺激信号已发生，但此时心肌处于不应期，不能被电刺激信号激动，体表心电图表现只是刺激信号与自身 QRS 波表面重叠（图 19 – 10），故称为伪融合波。这并不表示起搏或感知功能不良，而是 AAT、VVT 型起搏可发生的现象。

6. 不同起搏部位的心电图

（1）心房起搏心电图：常用于临床诊断和电生理学研究，如右心房腔内窦房结附近起搏、冠状静脉窦处起搏和食道电极的左心房起搏。电刺激起搏心房时，其心电图

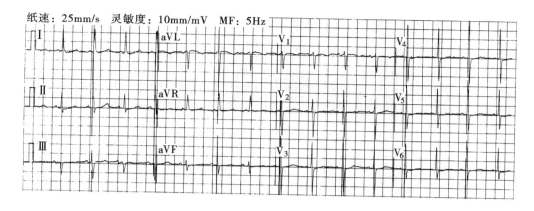

纸速：25mm/s 灵敏度：10mm/mV MF：5Hz

图 19 – 10 伪融合波

窦性心律，Ⅰ~Ⅲ导联第2个QRS波，aVR、aVL、aVF导联第2个QRS波，V_1~V_3导联第1、3个及V_4~V_6导联第1、3个QRS波心室刺激信号顺序发生，与自身的QRS波重叠，形成伪融合波

特征为：在起搏脉冲后产生异位、形态与窦性心律不同的 P'波，后经发生交界区的延迟传到心室，产生正常的 QRS – T 波。

（2）右心室起搏心电图：电刺激使右心室某一部分先开始激动，并沿心室肌向周围传导，使 QRS 波群呈宽大畸形，时限 > 0.12s。V_1 导联 QRS 波以负向波为主，类似左束支传导阻滞图形。右心室心尖部起搏时，Ⅱ、Ⅲ、aVF 导联 QRS 波为负向波，S 波较深，Ⅰ、aVL 导联 QRS 波为正向波。右心室间隔部起搏时，Ⅰ 导联 QRS 波为负向波。右心室游离壁起搏时，Ⅰ 导联的 QRS 波为正向波。额面电轴左偏。

（3）左心室起搏心电图：左心室植入起搏电极时，无论电极置于任何部位，V_1 导联 QRS 波为正向波，呈类右束支传导阻滞图形。左心室侧壁起搏时，Ⅰ、Ⅱ、aVF 导联 QRS 波呈负向波，额面电轴显著左偏。但左心室起搏心电图影响因素较多，如左心室起搏电极位置高低、心室腔大小、术前室内传导阻滞类型等，使心电图改变多样化。

（4）双心室起搏心电图：比较复杂，代表了左、右心室同时或先后除极的总和，其 QRS 波的宽度比单心室起搏时为窄。尽管双心室起搏时 V_1 导联的 QRS 波很少呈典型的右束支传导阻滞图形，但 QRS 波存在 R/S > 1，提示左心室起搏正常。Ⅰ、Ⅱ、aVF 导联 QRS 波负向也可为左心室起搏的特征。当双心室为左心室侧壁和右心室心尖部联合起搏时，V_1 导联 QRS 波主波正向，额面电轴右偏。若双心室为左心室侧壁和右心室间隔/流出道联合起搏时，V_1 导联的 QRS 波主波为负向波，额面电轴右偏。

（二）起搏心电图表现

因起搏器的种类各异，起搏性能、电极置放部位、感知功能及自身心搏之间的关系不同，故有不同的心电图表现。在分析起搏心电图时，必须熟悉患者植入的起搏器类型、性能，才能做出准确的判断。

1. 固定频率的起搏器

固定频率的起搏器有 AOO、VOO、DOO，所不同的是 AOO 和 VOO 起搏电极分别置于心房和心室，而 DOO 在心房和心室都植入起搏电极。此种起搏器无感知功能，刺激脉冲频率固定，定时发放刺激，与自身节律的心搏无关。当自身心律停止或自身节律的频率低于起搏频率时，起搏器按其固定频率顺序发放冲动，激动心脏。此时，体表心电图为一持续而规律的心房或心室起搏心电图（图 19 – 11）。当自身心律恢复出现时，则会与起搏刺激信号形成竞争。起搏是否有效取决于起搏刺激信号是落在自身心搏的不应期内还是应激期内。竞争心律时，很容易出现"R – on – T"。

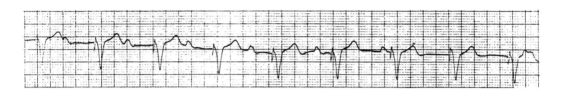

图 19 – 11 VOO 起搏心电图

2. 心房抑制型起搏器

AAI 既有起搏心房的功能，又有感知自身 P 波的功能，当自身心房波被感知后抑制脉冲发生器发放脉冲。当自身心房波频率慢于起搏器或无自身心房波时，起搏器以预定脉冲频率起搏心房，心电图呈连续、规则的心房起搏图形（图 19 – 12）。当自身 P 波频率快于起搏器频率时，P 波均被感知，从而抑制脉冲发放，心电图呈自身节律。

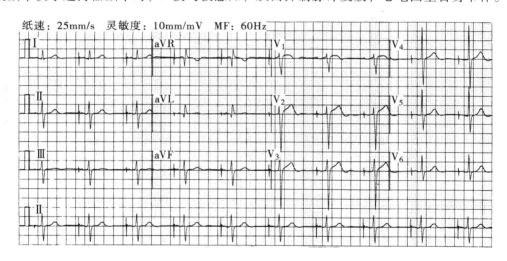

纸速：25mm/s 灵敏度：10mm/mV MF：60Hz

图 19 – 12 AAI 起搏心电图

每一个心房起搏脉冲信号后面带一个 P′ – QRS – T 波群。P′波在 Ⅱ、Ⅲ、aVF 导联直立，在 aVR 导联倒置，起搏频率为 60 次/分。P′ – R 时限为 0.16s，QRS 时限为 0.096s，Q – T 间期为 0.40s，ST – T 正常

3. 心房触发型起搏器

AAT 具有起搏心房和感知自身 P 波的功能。在自身心房波被感知后，触发脉冲发生器发放脉冲，自感知点开始形成逸搏间期。当自身心房波频率慢于起搏器频率或无

自身心房波时，起搏器便以预定频率发放脉冲起搏心房，心电图为连续、规则的心房起搏图形。当自身心房率快于起搏器频率时，每个心房波均被感知后立即触发脉冲发生器发放脉冲，该脉冲落在 P 波之上，虽然脉冲频率与 P 波频率一致，但并非起搏心律。

4. 心室抑制型起搏器

VVI 是按需型起搏，是国内外使用最普遍的起搏器类型，存在着固定频率。安置起搏器时，调整至患者所需频率。当自身心率恢复到快于起搏频率时，则起搏器所有脉冲信号都受到抑制，体表心电图上表现出自身节律。当自身心率慢于起搏频率时，则自身节律消失，出现固定频率的起搏心电图（图 19 - 13）。

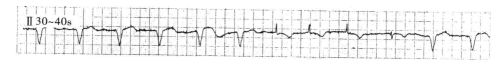

图 19 - 13　VVI 起搏心电图

5. 心室触发型起搏器

VVT 是在心室内用同一电极，既有感知功能，又有起搏功能。电极置于右心室，当有自身搏动时，能被起搏器感知并立即触发脉冲发生器发放刺激脉冲，该脉冲信号恰好落在心室肌处于不应期的自身 QRS 波群上，称为无效刺激。如无自身心搏时，脉冲发生器可发放脉冲刺激心室起搏。这种起搏方式避免了起搏脉冲与自身心律的竞争。

6. 心房同步心室起搏器

VAT 设置有两个电极，一个电极在心房，感知心房电活动（P 波）；另一电极置于心室，为刺激电极。心房电活动被感知后，延迟 0.12 ~ 0.20s（一般延迟 0.16s）后触发脉冲发生器，向心室发放刺激信号，产生心室起搏的 QRS - T 波群，使心室率与心房率相等，保留了心房功能，使之成为生理性起搏。每次刺激脉冲信号之前有先导的 P 波，约延迟 0.16s 后出现刺激脉冲信号，此间距是恒定的。当自身心房率过缓（低于起搏设置频率）或无电活动时，起搏器转为固定频率起搏。起搏器内设置有 0.50s 的不应期，当心房自身频率增快时，起搏器内部发生阻滞现象，房室传导呈 2:1 或 3:1 传导，以防止心房率增快时心室率也随之增快。VAT 起搏体表心电图表现为 P 波后约 0.16s 有一起搏脉冲和心室起搏的 QRS - T 波群（图 19 - 14）。

7. 心房同步心室抑制型起搏器

VDD 因心房感知而得到心房同步，类似 VAT 起搏器。如不发生心室除极，起搏器即通过心室导联发放一次冲动。与 VAT 起搏方式相比较，其特点为同时具有心室感知功能，避免与室性早搏或加速性室性自主节律相竞争。此型起搏器不发生心房起搏，心房自发频率慢于预定的自动频率或丧失心房感知时即转为 VVI 型起搏方式，非竞争性起搏心室。VAT 起搏和 VVI 起搏方式可表现在同一次心电图上，即 VAT + VVI = VDD。

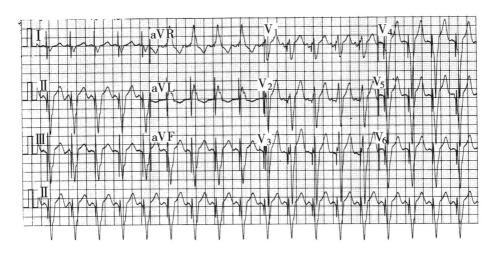

图 19 - 14　VAT 起搏心电图

窦性 P 波后 0.16s 出现起搏脉冲信号，为心房电活动被感知后触发脉冲发生器向心室
发放刺激信号，产生宽大畸形的 QRS 波，窦性频率（114 次/分）

8. 全自动双腔起搏器

此型起搏器心房和心室电极均有感知和刺激功能，其脉冲发生器根据程控间期内
有无自身心搏而进行工作。若患者的心房率低于预定的自动心率，心房即起搏。若在
一定的 A - V 延迟后没有自发的心室活动，即发出刺激脉冲起搏心室。DDD 型起搏性
能包含了 AAT、VDD 和 DVI 的各种原理和功能，相当于人工制定的完整的房室传导系
统，现已普遍应用。体表心电图可见 AAI、VDD 和 DVI 起搏心电图在同一次心电图上
共存（图 19 - 15）。

9. 心脏再同步治疗心电图

心脏再同步治疗是在双腔起搏器的基础上增加了左心室起搏。左心室起搏电极经
右心房的冠状静脉窦开口进入冠状静脉窦的三个主要静脉分支，即心大静脉、心中静
脉、左心室后静脉，它们分布于左心室前壁、后壁及侧壁的心外膜。研究表明，左心
室后静脉最适合于安放左心室电极。具体部位选择主要根据术中冠状静脉窦造影、起
搏阈值测定及导线固定等综合考虑。上述部位起搏时，心电图胸前导联 QRS 波多呈完
全性右束支传导阻滞图形，额面电轴右偏，少数出现完全性左束支传导阻滞图形。

（1）CRT 心电图表现：具体如下。

1）心大静脉（前室间静脉）：与左冠状动脉前降支伴行。在此起搏时，除极向量
从前壁指向下壁，故 II、III、aVF 导联呈 R 波，V_1 导联呈右束支传导阻滞图形。若起
搏电极近心尖部，$V_4 \sim V_6$ 导联呈 S 波，aVR 导联呈 R 波。若起搏电极靠近基底部，则
$V_4 \sim V_6$ 导联可能呈 R 波，而 aVR 导联呈 S 波。若右心室心尖部和前室间隔双室起搏
时，V_1 导联 QRS 波呈不典型的右束支传导阻滞图形，II、III、aVF 导联为正负双相和
等电位段。

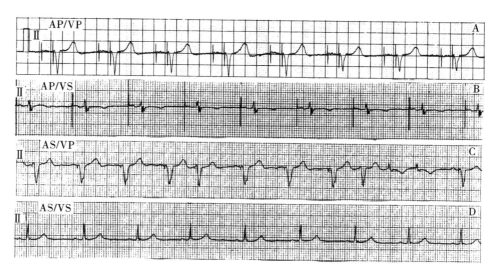

图 19-15 DDD 起搏心电图四种表现

A. 心房起搏/心室起搏（AP/VP）：当窦性心率慢于下限频率，则呈心房起搏。心房起搏后完全不能下传或下传时间大于 A-V 间期，则为心室起搏。B. 心房起搏/心室感知（AP/VS）：当窦性心率慢于下限频率，则呈心房起搏。由于自身 P-R 间期小于 A-V 间期，故下传心室，出现自身的 QRS 波。C. 心房感知/心室起搏（AS/VP）：当窦性心率快于下限频率时，出现窦性心律。但在 A-V 间期内激动未下传心室，故心室的起搏随自身的 P 波呈 1:1 反应。第 5、9、10、11 个 QRS 波提早发生，可能系房性早搏，第 5、9 个 QRS 波为心室起搏，第 10、11 个 QRS 波正常，为提前房性早搏在 A-V 间期内下传心室所致。D. 心房感知/心室感知（AS/VS）：当自身窦性频率快于下限频率且自身的 P-R 间期短于 A-V 间期时，心房起搏、心室起搏均被抑制，呈 AS/VS 正常窦性心律

2）心中静脉：与右冠状动脉的后降支伴行。在心中静脉起搏时，其心电向量背离下后壁，Ⅱ、Ⅲ、aVF 导联呈 S 波，V_1 导联 QRS 波呈典型或不典型的右束支传导阻滞图形。在右心室心尖部和心中静脉起搏时，V_1 导联 QRS 波呈右束支传导阻滞图形，Ⅱ、Ⅲ、aVF 导联呈 S 波，aVR 和 aVL 导联均呈 R 波。

3）左心室后静脉（后侧静脉）：可与冠状静脉窦平行或终止于心大静脉的末端。在此起搏时，其心电向量背离下后壁和侧壁，故Ⅱ、Ⅲ、aVF 导联和Ⅰ导联均为 S 波。在右心室心尖部和左心室后静脉起搏时，V_1 导联 QRS 波为右束支传导阻滞图形，Ⅰ导联常为 S 波，Ⅱ、Ⅲ、aVF 导联为 S 波。当右心室起搏部位不在心尖部时，双室起搏心电图图形有较多的变化。

（2）CRT 心电图起搏点判定：具体如下。

1）aVR、aVL 导联位于心脏上方，当在心脏基底部起搏时，两个导联均为负向 S 波。aVR 导联偏右，aVL 导联偏左，当 aVR 导联的 S 波 > aVL 导联的 S 波时，可提示起搏点位置更靠右上方，否则相反。若在心尖部起搏，则两导联均为正向 R 波。

2）Ⅱ、Ⅲ、aVF 导联位于心脏下方，当三个导联均为正向 R 波时，提示心室除极自上而下，相反时为负向 S 波。Ⅱ导联偏左，Ⅲ导联偏右，当Ⅲ导联的 S 波 > Ⅱ导联 S

波时，提示起搏点位于心脏下部偏右，相反时偏左。

3）V_1、aVR、Ⅲ导联位于心脏右侧，当 QRS 波均为负向波时，提示心室除极从右向左，反之则从左向右。V_1 导联位于前壁偏右，故右心室起搏时 V_1 导联为负向波，左心室起搏时为正向波。aVR 导联位于右上方，基底部起搏时应为负向波。

4）Ⅰ、aVL、V_5、V_6 导联位于心脏左侧，当 QRS 为正向波时，提示心室除极从右向左，反之则方向相反。Ⅰ、aVL 导联靠上，V_5、V_6 导联靠下，当右心室心尖部起搏时，Ⅰ、aVL 导联为正向波，V_5、V_6 导联呈明显的负向波。

5）当 V_4、V_5、V_6 导联的 QRS 波为负向波时，提示起搏部位在左心室心尖部。反之，起搏点靠近基底部。

总之，双心室起搏心电图代表左、右心室各自除极向量的总和，其 QRS 波的宽度比单心室起搏时为窄，但并非一成不变。另外，双室起搏时综合向量指向右后上方，所以额面电轴应在 -100° 左右（图 19-16）。在分析心电图时，还应掌握 V_1、Ⅰ、aVF 导联 QRS 波特征。若 V_1 导联 QRS 波存在 R/S≥1 时，提示左心室起搏正常，当 V_1 导联出现负向波时，若Ⅰ导联 R/S≤1，也可确定为左心室起搏，否则为单纯右心室起搏；若Ⅰ导联为 R 波，提示起搏部位在右侧或间隔部；若Ⅰ导联为 S 波，说明起搏部位在左心室游离壁；若 aVF 导联为 R 波，说明起搏部位在心室前壁；若 aVF 导联为 S 波，提示起搏部位在心室下方或后方。

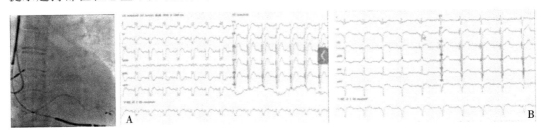

图 19-16　扩张型心肌病 CRT 术前后心电图变化

A. CRT 术前，窦性心律，心率为 110 次/分，QRS 时限为 0.19s，呈完全性左束支传导阻滞图形，NYHA Ⅵ级；B. CRT 术后，窦性心律，心率为 70 次/分，QRS 波明显变窄，NYHA Ⅱ级

（三）分析起搏心电图步骤

1. 判断起搏类型

了解患者起搏器的基本信息，或通过起搏心电图上起搏夺获心腔形成的波可以判断起搏器的类型，也可通过起搏器对自身心律的感知判断起搏器类型。

2. 判断起搏器的基本功能

观察起搏信号是否有被起搏，起搏心腔的波形是判断起搏功能的主要方法。例如，心房起搏后应有 P 波，心室起搏后应有 QRS 波。

观察起搏器对心电信号作出的反应是判断感知的主要方法。例如，在自主心律出现后起搏器间期的重排，自主心律停止后起搏器出现起搏信号等。

3. 判断起搏器的特殊功能

现代起搏器有非常复杂的特殊功能，如模式转换功能、心室安全起搏功能、频率滞后功能、频率骤降反应功能等。尽可能了解这些特殊功能对判断起搏器是否功能障碍非常重要。

四、起搏器治疗并发症及处理

（一）与手术有关的并发症

1. 皮囊出血

（1）原因：①术前服用阿司匹林，术中渗血较多；②电极插入头静脉结扎不妥善，导致出血；③埋藏处囊腔内小动脉出血；④锁骨下动脉穿刺引起出血。

（2）处理：①术中严格止血，先做皮囊，将纱布塞入皮囊压迫止血，渗血多时局部应用凝血酶，必要时放引流条；②术后延长压迫时间，在严格消毒下用注射器抽吸出积血；③使用抗凝剂治疗者，术前 2～3d 停用。

2. 皮囊感染

（1）临床表现：局部组织红肿，有脓性分泌物，分泌物培养常见菌种为金黄色葡萄球菌。严重时可引起皮肤破溃、起搏系统外露和败血症。

（2）处理：①尽早清创，摘除被感染的整个起搏系统，然后在远离原感染病灶的部位或对侧重新植入新的起搏系统；②严格执行无菌操作。

3. 皮囊破裂

（1）原因：主要为组织排异反应、皮囊过小、皮下组织薄和（或）存在消耗性疾病。

（2）处理：无菌条件下重新缝合，辅以胶带固定。

4. 术中严重心律失常

（1）临床表现：在右心室电极通过三尖瓣时，常可因为电极导线机械刺激而产生房性早搏、室性早搏、一过性短阵室性心动过速。

（2）处理：及时调整或撤出电极导线即可终止心律失常。

（3）预防措施：术中严密监测，操作轻柔，备好除颤设备。

（二）与电极有关的并发症

1. 电极移位

（1）原因：电极移位的发生与心脏结构、操作者熟练程度、电极头端形态以及术后早期下床活动有关（图 19 - 17）。

（2）预防措施：①术后 3d 绝对卧床；②心室电极应放在心尖处，心房电极应置于心房上部 11 点至 1 点钟位置（心耳）；③术中测定心腔内心电图的参数达标。

2. 电极穿孔

（1）原因：多由于电极导管过硬或操作粗暴所致。

（2）临床表现：电极穿过心室后可到达心包、室间隔、冠状静脉窦和横隔，患者

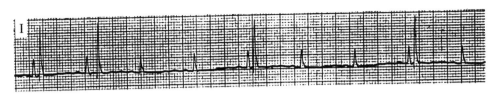

图 19 - 17　起搏导线电极在内膜脱位和脉冲传出阻滞

可出现胸痛、心包摩擦音、肌肉抽搐、起搏失灵或体表心电图由左束支传导阻滞图形转变为右束支传导阻滞图形。

（3）处理：在 X 线和心电监测下将导管电极撤回右心室，重新定位或更换电极。如有心包填塞，则应行心包穿刺、心包引流或手术修补治疗。

3. 电极断裂

（1）原因：①电极导管质量差；②植入术中操作不当；③电极导管在体内过度弯曲；④电极导管长期被锁骨和第 1 肋骨磨损；⑤电极导管经三尖瓣口进入右心室时由于瓣膜钙化或电极导管弯曲而断裂。

（2）临床表现：电极断裂后，表现为心脏起搏完全失灵或间歇起搏。导管绝缘层破裂后，可出现漏电现象，导致接触处的肌肉与起搏频率同步跳动。

（3）处理：根据 X 线投照可发现电极导管断裂的部位，但更多为分析起搏心电图来判断。电极导管一旦断裂，只能重新植入新的电极。

（三）与起搏器有关的并发症

1. 起搏器感知功能障碍

起搏器识别、判断心脏自身心电活动的能力称为起搏器感知功能。起搏器感知功能障碍指起搏器感知灵敏度过度（误感知了 T 波、肌电信号）或感知灵敏度过低（不能感知 P 波或 R 波）。按照起搏时间间期，如果在该出现脉冲的地方未出现起搏脉冲，表明存在感知灵敏度过度；反之，出现了不应该出现的起搏脉冲，则为感知灵敏度过低。

（1）心室感知过度：指除能感知 R 波外，还能感知 P 波、T 波、肌电信号、高频电磁波，造成起搏不规则或起搏频率降低。此时降低感知灵敏度、延长心室不应期可消除过度感知。

（2）心房感知过度：指除能感知 P 波外，还能间断或连续地感知到 QRS 波（交叉感知）、T 波、肌电信号、电磁波，造成起搏频率不规则。降低心房感知灵敏度、延长心房不应期可使之改变。

（3）心室感知不足：指起搏器对 R 波不能完全感知，因而不能抑制起搏器，从而发生心律竞争现象。这时应提高感知灵敏度，使感知增强（图 19 - 18）。

（4）心房感知不足：指对 P 波不能完全感知。此时，提高心房感知灵敏度并调整电极位置可获得良好的效果，否则需手术探查（图 19 - 19）。

2. 起搏器起搏功能故障

起搏器发放脉冲激活心肌并保持稳定节律的功能称为起搏器起搏功能。起搏器起

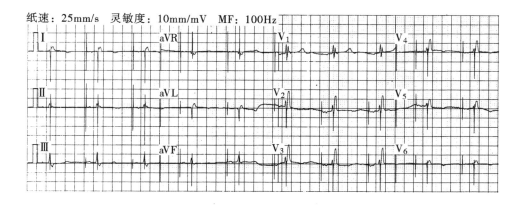

图 19 - 18 心室感知不足

心房起搏节律，频率为 60 次/分。可见心室起搏信号落于 QRS 波中，为起搏器对 R 波不能完全感知，不能抑制起搏器发生心室起搏

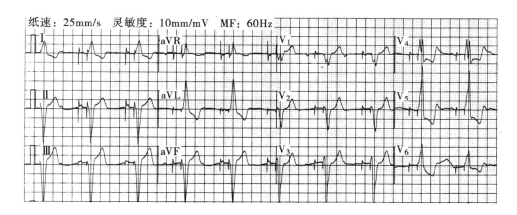

图 19 - 19 心房感知不足

窦性心律伴三度房室传导阻滞，心房、心室起搏节律。部分心房起搏信号落于窦性 P 波之后 0.09s（aVR、aVL、aVF 导联第 1 个，$V_1 \sim V_3$ 导联第 2 个，$V_4 \sim V_6$ 导联第 2 个心房起搏信号落于 P 波之后），可能对 P 波不能完全感知，考虑心房感知不足，因处于心房不应期中，故未能起搏心房

搏功能障碍是指起搏信号不能夺获心房或心室，或是间歇性起搏心房或心室，心电图上表现为无起搏脉冲或起搏脉冲后无除极波出现。

（1）心房不被夺获：①有心房起搏信号时，在手术期可能为阈值升高。可程控调高输出电压或增加脉宽，以提高起搏能量。如不能奏效，应考虑电极与组织接触不良，需重新调整电极位置。②无心房起搏信号时，应先提高下限频率，以证实有无夺获。如仍无起搏信号，应考虑导管电极断裂和（或）起搏器插件有无松脱，需手术探查明确。

（2）心室不被夺获：①有心室起搏信号时（图 19 - 20），需考虑阈值升高，可增

加起搏能量验证。如不能解决问题，则应手术重新调整电极位置。②无心室起搏信号
时，可行磁铁试验。如起搏信号出现，可提高下限频率以证实有无夺获。如无夺获，
应考虑阈值升高和（或）导管电极移位。加磁铁后仍无起搏信号时，可能为电极断裂
和（或）起搏器插件连接不良，需行手术探查解决。

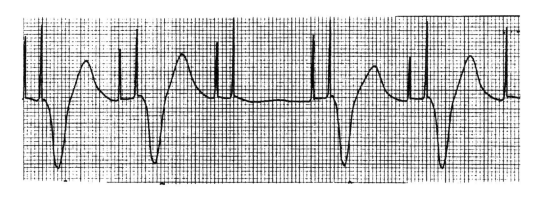

图 19 - 20　起搏功能障碍

第 3 个心室起搏信号未能触发 QRS 波形成

3. 电池提前耗竭及起搏频率奔放

（1）电池提前耗竭：表现为脉宽延长、磁铁频率降低，而后出现不同程度的起搏
功能和（或）感知功能异常，以及起搏频率减慢、增快或快慢不一。当脉宽延长
10% ~20%，起搏频率减慢，比预设的心率下降 10%；或起搏频率增快，比预设的心
率增加 10%；或起搏频率快慢不一，甚至出现起搏频率奔放等征象时，应更换起搏器。

（2）起搏频率奔放：由于电池耗竭、线路不稳、元件失灵致起搏频率突然增加，
比预设频率增快 >15 次/分（脉冲频率在 120 ~140 次/分），即认为发生起搏频率奔放。
当脉冲频率很快时，心电图表现为连续出现快速而无效的脉冲，并可出现自身心律。
当频率较快，发生心室夺获，可出现类似室性心动过速，常可危及生命安全。不过，
现代起搏器设计了特殊的保护电路，其最高起搏频率限制在 130 ~150 次/分，很少发
生起搏器频率奔放。

4. 起搏器综合征

起搏器综合征常见于心室起搏时，由于没有心房的辅助驱血功能，使心排血量下
降，血压亦相应降低。加之房室舒缩顺序改变、心室收缩不同步、房室瓣关闭不全，
逆向室房传导导致房室瓣关闭时心房收缩，使心房收缩压逆向传至周围静脉。患者出
现头昏、心悸、胸闷、血管搏动、心力衰竭加重等症状。更换生理性起搏器（AAI 或
DDD）便可避免起搏器综合征发生。

5. 起搏器介导性心动过速

在 DDD、VDD 起搏器植入后，由于存在室房逆传，逆传引起的心房波被起搏器所
感知并再触发心室起搏，反复发生便可引起折返性心动过速，称为起搏器介导性心动
过速。它可由室性早搏、房性早搏诱发，亦可因心房感知过度所引起。

（1）心电图特点：起搏的 QRS 波后有一个逆行的 P 波，P′ – R 间期等于房室延迟间期，心动过速频率等于或接近上限频率。

（2）处理：①在起搏器表面放置磁铁便可使其终止（DDD 变为 DOO）；②程控延长心室后心房不应期（V – A 间期 + 50ms），阻滞逆向的心房波；③缩短 A – V 间期，防止室房传导；④将 DDD 程控为 DVI 或 VVI 起搏模式，以消除心房感知功能。

第二十章 常用心电图试验

一、二阶段双倍运动试验

安静状态下，人体生理功能早期发生障碍可由机体储备力来代偿而无任何临床表现。但在运动负荷下，机体生理功能的储备力不能满足一定量的负荷要求，从而产生相应的临床症状。二阶段双倍运动试验是在特制的木梯上上下运动，根据梯高和登梯的频率改变运动量和强度，使心脏负荷增加，诱发心肌供血不足，判断常规心电图不能检出的冠心病。这一方法设备简单，动作易掌握，但假阳性及假阴性较高，分别达20%左右。

（一）适应证

（1）临床症状不典型，平静时无慢性冠状动脉供血不足的心电图改变。

（2）有潜在的发病因素（如高脂血症、糖尿病及高血压），疑有冠脉循环功能不全。

（二）禁忌证

（1）平静心电图呈缺血改变。

（2）频繁的心绞痛发作。

（3）急性心肌梗死。

（4）心力衰竭或严重的心律失常。

（5）心肌病、心瓣膜病、高血压病（血压 >160~180/100~110mmHg）、电解质紊乱及年老体弱行动不便者。

（三）检查方法

（1）按年龄、性别、体重查表（附录四）并规定运动量，用秒表或节拍器控制运动时间和速度，在3min内完成运动次数。如运动后即刻心率未达100次/分，结果为阴性者，应在次日将运动量加大15%（3min内增加登走次数15%）。

（2）运动前描记卧位12个导联心电图。

（3）运动后立即平卧位，描记 V_6、V_5、V_4、Ⅰ、Ⅱ、aVL、aVF 导联心电图（即刻、2min、4min、6min）。

（4）ST段移位的测量：一般采用 T-P 段作为等电位线，但运动后心率加快，P、T波重叠而无法测量。此时以两个 QRS 波起点的连线作为基线，如 P-R 段倾斜显著，则顺其斜度向下延长与 J 点的垂直线相交于 O，然后通过 O 点做水平线，作为矫正后的基线（见图4-8）。斜行向上的 ST 段以 J 点作为移位的根据，斜行向下的 ST 段以 J 点后0.04s作为判定移位的根据，ST 段与两个 QRS 波起点连线相交交点为 X 点。

（四）评定标准

（1）运动中出现典型心绞痛或运动后心电图改变符合下列之一者为阳性：①在 R 波为主的导联上，运动后出现缺血性 ST 段下降（ST 段与 R 波顶点垂线的夹角 ≥90°）超过 0.05mV，持续 2min。如原有 ST 段下降，运动后原有基础上再下降 0.05mV，持续 2min。②在 R 波为主的导联上，运动后出现 ST 段上升（弓背向上型）超过 0.3mV 或运动后直立的 T 波变为倒置，且持续 2min。③U 波倒置。④心律失常，如多源性室性早搏、心房颤动、心房扑动或各类型传导阻滞。

（2）运动后心电图改变符合下列条件之一者为可疑阳性：①在 R 波为主的导联上，运动后出现缺血性 ST 段下降 <0.05mV 或接近 0.05mV 及 QX/QT 比值 ≥50%，持续 2min；②在 R 波为主的导联上，运动后出现近似缺血性 ST 段下降（ST 段与 R 波顶点垂直线的夹角介于 81°~89°）超过 0.075mV 及 QX/QT 比值 ≥50%，持续 2min；③在 R 波为主的导联上，运动后 T 波由直立变为平坦或双向，持续 2min；④运动后出现频发早搏。

（五）注意事项

（1）运动试验应在餐前或餐后 2h 进行。

（2）试验前 24h 停用 β 受体阻滞剂及血管扩张剂。洋地黄停用 3 周以上方可进行。

（3）登梯转向左右交替，避免单向旋转，引起眩晕。

（4）运动过程中如出现心绞痛发作、明显呼吸困难、面色苍白、血压下降或升高、严重心律失常、缺血性 ST 段下降 0.1mV 或显著上升，应立即终止运动，记录心电图并给予对症处理。

二、活动平板运动试验

活动平板运动试验是让受检者站在活动平板上做跑步运动，按要求增加转速和坡度，当心率达到预估数值便可终止运动，借此来增快心率，间接地了解心肌供血情况。该检查运动量大，冠心病检出率较高，但有一定危险性，要求严格掌握适应证。

（一）适应证与禁忌证

本检查适应证与禁忌证同双倍二阶梯运动试验。

（二）检查方法

（1）试验前测量血压并描记 12 导联心电图作为对照。选择预估心率，国内多用次极量运动试验使心率达到最大预计数的 90%（表 20-1）。

表 20-1 分级活动平板试验预估心率

	年　龄									
	25	30	35	40	45	50	55	60	65	70
极量级（最大心率）	195	193	191	189	187	184	182	180	178	176
次极量级（极量级90%）	175	173	172	170	168	166	164	162	160	158

（2）受检查者站在平板上做跑步运动，在运动中通过示波屏采用 CM_5 或 CC_5 （双极心前导联）导联对心律及 ST-T 改变进行连续监测，每 3min 记录 V_1、V_5、aVF 导联心电图和测血压 1 次。

（3）活动平板运动试验分 1~7 级（表 20-2），自转速 1.7 英里/小时、坡度 10% 开始，每 3min 增加转速 0.8 英里/小时、坡度 2%，直到心率达预估心率，立即停止运动并测量血压，同时记录即刻、2min、4min、6min 12 导联心电图。

表 20-2 活动平板运动试验分级标准

级别	时间（分）	速度（英里/小时）	坡度（%）
1	3	1.7	10
2	3	2.5	12
3	3	3.4	14
4	3	4.2	16
5	3	5.0	18
6	3	5.5	20
7	3	6.0	22

（三）评定标准

（1）运动中或运动后心电图改变符合下列条件之一者为阳性：①运动中或运动后出现典型心绞痛。②在 R 波占优势的导联，运动后出现缺血性 ST 段下降 ≥0.1mV 或 ST 段指数异常，即 ST 段下降 0.1mV，ST 段下降值（mm）与 ST 段倾斜值（mm·s^{-1}）之和 ≥0。如原有 ST 段下降，运动后应在原有基础上再下降 0.1mV，或 ST 段抬高 ≥0.3mV，或 T 波由直立变为倒置，持续 2min 未完全恢复正常。③U 波倒置。④出现严重心律失常，如频发性多源性早搏、阵发性心动过速、窦房传导阻滞或房室传导阻滞等。

（2）运动中或运动后心电图改变符合下列条件之一者为可疑阳性：①在以 R 波占优势的导联出现缺血性 ST 段下降 ≥0.05mV，但 <0.1mV，类似缺血性 ST 段下降 ≥0.1mV，但 <0.2mV，持续 2min 未完全恢复正常。或 ST 段下降 ≥0.1mV，但 ST 段下降值与 ST 段倾斜值之和 >0。②在以 R 波占优势的心前导联上，T 波由直立变为平坦、双向，持续 2min 未完全恢复正常。

（四）注意事项

（1）试验前向受检者讲明方法。

（2）试验前做好急救准备工作。

（3）运动中出现下列情况之一时应终止试验：①受检者心绞痛发作、呼吸困难、面色苍白、步态不稳等，不能坚持运动；②运动中收缩压比以前一阶段下降 >1.33kPa，或急剧上升超过 250~280mmHg，舒张压超过 130mmHg；③运动负荷增加，心率不但不快，反而减慢；④ST 段下降 >0.2mV 或显著抬高；⑤严重的心律失常。

（4）试验后休息观察 20~30min，无不适应后方可离去。

三、食道心房调搏负荷试验

此试验经食道电极给予电刺激起搏心房，使心率加快，以增加心肌耗氧量，诱发心绞痛及缺血性的 ST-T 改变。此方法简单、灵敏，能客观地反映心脏储备力，适用于年迈、体弱、病残等不能接受运动试验的患者。

（一）检查方法

（1）常规放置食道电极。

（2）采用心房调搏（S_1-S_2分级递增法）连续刺激心房，用 15V 电压起搏，逐渐递增脉冲电压，进行心房起搏。

（3）起搏频率以 70 次/分、90 次/分、120 次/分、150 次/分逐渐递增，每级调搏 1min，连续刺激达最大心率时维持 3min。

（4）终止起搏，按二阶梯运动试验方法描记即刻、2min、4min、6min 心电图。

（二）评定标准

（1）阳性：①调搏试验中出现心绞痛；缺血性 ST 段压低 > 0.05mV，持续 2min 以上。

（2）可疑阳性：缺血性 ST 段压低 > 0.05mV，持续时间 < 2min，或 ST 段类缺血性压低 > 0.075mV。

（3）阴性：调搏频率增加到 160 次/分仍不能诱发心绞痛或 ST 段压低。

（三）注意事项

（1）试验中应以示波器监测心电图，观察心律失常的发生及缺血性改变。ST 段压低 > 0.2mV 时应立即停止起搏。

（2）试验结束终止起搏后，心脏不能复跳，必要时应迅速起搏。对窦房结功能不全者亦可采用 S_1-S_2 分级递增性刺激法。

（3）起搏频率 < 130 次/分，出现房室传导阻滞，可静脉注射阿托品 1~2mg。

四、饱餐试验

饱餐试验是通过进食饱餐后引起腹腔内脏器充血及反射性冠状动脉收缩，使冠状动脉血流量相应较少，导致心肌缺血，引起心电图异常改变。对老年行动不便者或饭后发生类似心绞痛患者，可进行饱餐试验。此试验安全、简便，但阳性率低，亦可出现假阳性。

（一）检查方法

（1）试验应在早晨空腹或饭后 3~4h 进行。

（2）进餐前描记 12 导联心电图。

（3）进食热量在 5.02kJ（1200cal）左右的食物，或在平时食量的基础上增加鸡蛋 2 个和猪油 60g。

（4）餐后分别于 0.5h、1h、2h、4h 描记心电图，观察其演变情况。

（二）评定标准

在 R 波为主的导联上出现下列任何一种改变即可判断为阳性。

（1）T 波由直立变为平坦、双向、倒置，或 T 波振幅降低 50% 以上并伴有切迹。

（2）ST 段呈缺血性压低 $\geqslant 0.05\mathrm{mV}$，或 ST 段类缺血性压低 $\geqslant 0.075\mathrm{mV}$。

（3）餐后出现频发性室性早搏。

（4）餐后出现 Q-T 间期明显延长。

五、异丙肾上腺素试验

异丙肾上腺素可兴奋心脏 β 受体，使心率加快，心肌收缩力增强，导致心肌耗氧量增加，从而引起缺血性心脏病的心电图改变。此试验对早期冠心病有较高的敏感性，阳性率可达 78% ~ 83%。

（一）检查方法

（1）试验前描记 12 导联的常规心电图。

（2）异丙肾上腺素 0.02mg 加入 5% 葡萄糖溶液 100 ~ 250ml，以 1 ~ 2ml/min（1 ~ 2μg/min）的速度静脉滴注，使心率达 130 次/分或心绞痛发作为止。

（3）停止静脉滴注，描记即刻、5min、10min 的心电图。

（二）评定标准

（1）在 R 波为主的导联上，心电图符合下列条件之一者为阳性：①ST 段缺血性下降 $> 0.05\mathrm{mV}$ 且 $\geqslant 0.08\mathrm{s}$；②ST 段类似缺血性下降 $> 0.075\mathrm{mV}$；③T 波由直立转为倒置或负正双向，持续 15min 未恢复。

（2）在 R 波为主的导联上，心电图改变符合下列条件之一者为可疑阳性：①ST 段缺血性下降 0.05mV，持续 15min 未完全恢复；②T 波由直立发生切迹、双向或幅度降低 $> 0.2\mathrm{mV}$。

（三）注意事项

（1）试验前停用 β 受体阻滞剂及硝酸酯类药物。

（2）对严重的心律失常、高血压患者禁用。

（3）试验过程中发生心绞痛，应立即含化硝酸甘油予以缓解。出现严重心律失常时应及时对症处理。

（4）必要时可在临床医师协助下进行试验。

六、潘生丁试验

潘生丁大剂量静脉注射可导致正常冠状动脉高度扩张，使冠脉血流量比正常增加 3 ~ 4 倍，而狭窄部位的冠脉血流量不但不能相应增加，反而将进一步缺血（冠脉窃血现象），导致心绞痛及缺血性心电图改变。此试验对冠心病诊断具有较高的敏感性。

（一）检查方法

（1）试验前描记12导联常规心电图。

（2）潘生丁0.5mg/kg加入生理盐水10ml静脉注射。前3min注入总量的1/2，余量在后7min内注入，总量不超过0.75mg/kg。

（3）给药完毕，描记即刻、2min、4min、6min、8min、15min心电图。

（4）潘生丁给药过程中如出现心绞痛，应立即静脉注射氨茶碱0.25g，以缓解急性缺血反应。

（5）整个试验应在心电监测下进行。

（二）评定标准

（1）具下列条件之一者为阳性：①出现典型心绞痛症状，且在静脉注射氨茶碱3min内缓解；②ST段呈缺血性下移≥0.1mV，并在静脉注射氨茶碱30min内恢复原状；③ST段呈缺血型下移<0.1mV，同时伴有下述可疑阳性标准之一。

（2）具备下列条件之一者为可疑阳性：①潘生丁诱发的心绞痛未经用氨茶碱而自行缓解；②给药过程中出现不典型心绞痛，且在静脉注射氨茶碱5min内缓解；③T波由直立变为低平、双向或倒置；④缺血性ST段下移<0.1mV。

（三）注意事项

（1）试验前2d停用含氨茶碱的药物。试验前12h停用血管活性药物，且禁饮咖啡、浓茶。

（2）潘生丁注射后可出现心悸、头痛、恶心、腹痛、血压降低等副作用，但一般均能耐受。如反应严重，亦可静脉注射氨茶碱消除症状。

（3）心功能不全、不稳定心绞痛、严重高血压禁用潘生丁试验。

（4）试验过程中出现严重心律失常时应对症处理。为防止意外，必须做好各项急救的准备工作。

七、心得安试验

心得安为β受体阻滞剂，可使神经功能紊乱患者的心率变慢，减轻心肌相对性耗氧量，使功能性ST－T改变恢复正常。此试验可用于鉴别缺血性及功能性ST－T改变，但不能作为统一依据。

（一）检查方法

（1）试验前描记常规心电图作为对照。

（2）口服心得安20～40mg。服药后分别描记60min、90min、120min心电图并与前对照。

（3）心得安2.5～5mg加入10%葡萄糖溶液20ml静脉注射，5min注射完毕。分别于5min、15min、30min、60min描记心电图并与前对照。

（二）评定标准

（1）用药前ST－T异常，用药后心电图恢复正常，为心得安试验阳性。

（2）用药后至少有一个 R 波为主的导联，其 ST – T 改变恢复正常，或低平的 T 波升高≥50%，为心得安试验改善。

（3）用药后异常 ST – T 改变不明显，为心得安试验阴性。

注：心电图运动试验阳性时，口服心得安 20～30mg，2h 后复查运动试验心电图恢复正常，也属于心得安试验阳性，提示原运动试验为阳性。

（三）注意事项

（1）试验前 10d 停用激素、利尿剂、钾盐及其他影响 ST – T 改变的药物。

（2）窦性心动过缓、传导阻滞、心力衰竭、支气管哮喘、肝肾功能不全及低血压者禁用此试验。

八、阿托品试验

阿托品为一种副交感神经阻滞剂，大剂量注射能阻断迷走神经对心脏的抑制作用。阿托品试验可用来鉴别 2∶1 窦房传导阻滞与窦性心动过缓，判断 P – R 间期延长的临床意义，为诊断病态窦房结综合征的方法之一。

（一）检查方法

（1）试验前描记 Ⅱ 导联心电图作为对照。

（2）阿托品 1～2mg 加生理盐水 2～5ml 快速静脉注射。

（3）注射后分别于 1min、3min、5min、10min、30min 描记心电图，观察心率、心律变化。

（二）评定标准

（1）具备下列条件之一者为阳性：①全部观察时间内窦性心率＜90 次/分；②心率增频不足 25%；③出现心房颤动、交界性心律及窦性停搏。

（2）具备下列条件之一者为阴性：①窦性心率加快达 90 次/分以上；②心率增频达 25% 以上。

（三）注意事项

（1）静脉注射阿托品后，心电图表现为阳性、阴性不一（迷走神经反应不同），可重复进行试验。

（2）青光眼、前列腺增生、尿潴留者禁用此试验。

第二十一章　特殊心电检查

一、动态心电图

动态心电图（dynamic electrocardiogram，DCG）是通过动态心电图仪连续记录、分析24h或更长时间的心电图。此项检查最早由美国Holter实验室首创，并于20世纪60年代初应用于临床，故称为Holter监测心电图。Holter系统最初采用磁带式记录盒，因低频响应差，容易导致波形失真。后来改进为固态式记录盒，虽然干扰有所减少，仍难以满足临床诊断与鉴别需要。随着生物工程和计算机软硬件技术的飞速发展，Holter系统的记录盒经历了以笔记本电脑的PCMCIA国际标准Flash Card作为存储媒介（俗称闪光卡）的变革，现在实现了以Flash Memory作为存储媒介（俗称闪存）并兼有通用串行总线（Universal Serial Bus，USB）接口以便心电数据传输功能的记录盒，不但具有携带方便、数据存储量大、低耗电等优点，还拥有模/数转换精度高、可回放等功能，使得动态心电图临床应用领域不断得到新发展。

（一）仪器及使用

Holter监测仪由记录系统和回放分析系统两部分组成。

1. 记录系统

记录系统包括记录导联线和记录盒。导联线用于连接受检者与记录盒。记录盒早期为磁带式，容量虽大，但数据干扰明显，心电图形失真，逐渐被淘汰。现在多采用以Flash Memory作为存储媒介（俗称闪存）的数字化记录盒，不但体积小，便于佩戴，而且能记录24~48h，甚至72h全信息心电信号。

2. 回放分析系统

回放分析系统主要由计算机系统和心电分析软件组成。回放系统能自动对磁带式或固态记录盒（闪存或闪光卡）记录到的长时间心电数据进行读取、分析，并通过高性能微型计算机和工作站打印出异常心电图图例及有关数据、图表，最终作出动态心电图报告。

现代动态心电图软硬件系统新技术层出不穷，目前已有Holter产品支持互联网使用，可供多名医生同时进行Holter分析，并可实现远程网络会诊，为临床疑难心律失常诊断与鉴别提供了新的平台。

（二）导联系统

目前采用双极胸导联，同步记录两导联或三导联24h全信息心电图信号。目前已有12导联的Holter应用于临床。导联的选择应根据不同的监测目的而定，常用导联及电极的放置部位如下。

1. CM₅导联

正极置于左腋前线平第 5 肋间处（V₅位置），负极置于右锁骨下窝中 1/3 处。该导联对缺血性 ST 段改变最敏感，主要用于心肌缺血性心电图改变的监测。

2. CM₁导联

正极置于胸骨右缘第 4 肋间（V₁位置），负极置于左锁骨下窝中 1/3 处。该导联可清楚地显示 P 波，主要用于心律失常的分析。

3. CM₂或 CM₃导联

正极置于 V₂或 V₃的位置，负极置于右锁骨下窝中 1/3 处，常用于心绞痛或冠状动脉痉挛的诊断。

4. M_aVF导联

正极置于左腋前线肋缘，负极置于左锁骨下窝内 1/3 处，主要用于监测左心室下壁心肌缺血改变。

对于无关电极，一般放置于右腋前线第 5 肋间或胸骨下段中部。

12 导联动态心电图系统 10 个电极放置部位：RA 位于右锁骨外 1/3 下方；LA 位于左锁骨外 1/3 下方；LL 位于左腋前线与肋弓交叉处；RL 位于右腋前线与肋弓交叉处；胸导联连接与 ECG 相同。

（三）临床应用

DCG 与 ECG 存在明显不同。DCG 最大的特点是可以获得患者不同活动状态下连续 24h 或更长时间的心电图信息，特别对一过性异常心电图改变容易发现并记录下来，进一步提高了心律失常的检出率，对心律失常的定性、定量诊断有独到之处。

1. 适应证

（1）心律失常的诊断：主要是对心律失常性质、程度的估计和定量，包括心律失常的有无、种类、次数、起止及持续时间、演变规律与日常生活及症状的关系；心律失常在心血管疾病和非心血管疾病的发生率；对心律失常流行病学及心律失常与猝死关系的研究等。

（2）冠心病及心肌缺血的诊断：诊断各型心绞痛和心肌梗死，并指导心肌梗死的治疗和康复安排；ST－T 变化，形态、程度、起止、持续时间、频率分布及与日常生活的关系。

（3）用于黑矇、晕厥、一过性意识丧失、心前区憋闷不适等症状的鉴别诊断。

（4）观察和研究心血管药物的作用、疗效和毒性反应（如抗心律失常药、洋地黄类药物等）。

（5）选择安置心脏起搏器的适应证，测定起搏器功能，检测起搏器引起的心律失常。

（6）其他：对先天性 Q－T 间期延长综合征等患者 Q－T 间期动态观察，U 波的一过性观察，正常人心律及心率的生理变动范围的研究等。

（7）对心率变异性（HRV）分析：是一项正在发展中的无创检查手段。近年来发现心率变异性分析对预测猝死有一定价值。HRV 分析是利用测定正常心搏间期变化的大小及快慢来反应窦房结自律性受自主神经系统调节的作用，是心血管自主神经活动及其平衡的非侵入性指标，具有相当广泛而重要的临床应用价值。HRV的分析有时域分析法和频域分析法。HRV可以作为评价心脏自主神经系统功能的一种无创性手段；HRV是判断多种心血管疾病预后的一个相对独立性较强，且与猝死相关性较好的指标，主要用于各种心血管疾病如冠心病、慢性充血性心力衰竭，预测冠心病患者猝死及心律失常。

2. 正常动态心电图

一般来讲，常规心电图认为异常的改变在动态心电图中也视为异常。正常成人动态心电图表现如下。

（1）心律应是窦性的，可表现为窦性心动过速、窦性心动过缓或窦性心律不齐。房性早搏24h内不超过20次，不呈房性心动过速、心房扑动、心房颤动。室性早搏24h内少于50次，不呈多源、成对，也不呈室性心动过速、心室扑动、心室颤动、非阵发性室性心动过速、室性逸搏节律等。睡眠时可出现一度或二度I型房室传导阻滞。

（2）正常成人动态心电图心率范围：醒时最高心率范围100～182次/分（平均135次/分），最低心率范围45次/分；睡时最高心率范围65～120次/分（平均84次/分），最低心率范围38～66次/分（平均50次/分）。24h平均心率范围60～89次/分，平均心率76次/分。

（3）ST段不呈缺血型、类似缺血型压低以及损伤型抬高。测量ST段压低的范围、频率和持续时间，其标准是：ST段水平型或下垂型压低，在J点后压低≥0.1mV，压低持续时间≥1min，两次ST段之间相隔≥1min。但常规的ST段移位的范围、频率和持续时间不足以识别假阳性，附加详细形态分析标准可以提高Holter监测心肌缺血的特异性。

（4）T_{V5}不倒置。

（5）U_{V5}不倒置。

3. 病态窦房结综合征的诊断

病态窦房结综合征主要是窦房结病变导致心律失常的一组综合征，临床上并不少见。病态窦房结综合征有复杂而多变的心电图表现，要用常规心电图全部描记下来实为困难。动态心电图是检测病态窦房结综合征方便、有效的方法，目前临床上颇受重视。病态窦房结综合征的动态心电图表现如下。

（1）心动过缓：可有显著而持久的窦性心动过缓，严重的<40次/分，常伴有严重的窦性心律不齐，反映了窦房结电活动的不稳定性。

（2）窦性静止：窦房结无激动发生，处于静止或停搏状态。动态心电图的某一时间内无窦性P波，窦性静止时间轻度<2s，严重的>2s，可发生数次，可以是自发的，亦可在快速的窦性或房性心动过速后发生，窦性静止可伴或不伴异位节律点的取代。

（3）窦房传导阻滞：一度和三度窦房传导阻滞在心电图上无法分析，二度房室传导阻滞又分二度I型和二度II型。

（4）房室交界性逸搏心律。

（5）非药物所致的慢性心房颤动，伴持续的缓慢的心室反应，轻度的在 50 ～ 70 次/分,较重的 <50 次/分,并有较长的 R－R 间期,有时可 >2s。

（6）心动过缓、心动过速的快慢心律交替,动态心电图可见：①房性早搏或室上性心动过速后的长停顿间歇；②心动过缓－过速综合征。

（7）双结或全传导系统病变：①伴有房室结病变的心电图表现,如长时间窦性停搏后不出现结性逸搏,或出现特别慢的结性逸搏及逸搏节律；②伴有心室率特别慢的慢性心房颤动；③全传导系统障碍,病态窦房结综合征伴有房室传导阻滞或束支传导阻滞。

（8）以上各种表现的联合或组合。

（四）动态心电图检查注意事项

1. 安装记录器的注意事项

（1）根据检查目的做一些安装前的准备工作,如提前停用抗心律失常药物等（至少 3d）。

（2）安装前 1d 让患者洗澡或肥皂洗净胸前,使电极与皮肤得到良好的接触,减少皮肤与电极的阻力,使波形记录完好,减少分析时的误差。安装记录器当天患者不能穿带有静电的衣裤,如化纤、腈纶、尼龙等织物。

（3）记录期间嘱患者减少举手扩胸等动作,以减少静电、肌电干扰和基线漂移。避免接近高压电源、磁场、高频及放射线场所,避免 50J 交流电干扰。

（4）根据每个患者不同的检查目的让患者在记录期间做些力所能及的运动或使疾病得以显现的某些动作,如上楼、体位变换等。患者在记录期间应详细填写生活日志,以供分析时参考,找出心律失常、心肌缺血的发生与活动、休息、体位改变及情绪激动的关系。

2. 分析注意事项

使用计算机分析动态心电图大大地提高了工作效率,节省了人力和时间,但目前回放分析装置的自动分析只能识别 QRS 波群,尚不能精确监测 P 波,使得自动分析软件对二度以上房室传导阻滞、窦房传导阻滞、交界性逸搏心律等复杂心律失常尚不能自动判断。分析系统的自动分析常与患者的实际情况尤其是心律失常的质和量出入较大,因为它尚不能对多种干扰自动识别。所以,分析必须同时由受过专门训练的医师进行观察校正。在回放过程中应有计算机的学习基础,疑难心电图识别进行人机对话分析,进一步提高分析的准确性。切勿用单一的全自动分析方法进行分析,不加人工干预,其结果误差甚大。

二、心室晚电位

心室晚电位（ventricular late potentials, VLP）是心室除极末（即在 QRS 终了处）出现并延伸到 ST 段内,迟晚出现的低振幅、高频的碎裂电活动（delayed fractionated electrical）。近年来许多动物试验和临床研究表明,在小块心室肌内的折返激动是这些恶性室性心律失常的主要发生机制。发生折返激动有三个必要的条件,即单向传导阻滞、缓慢传导及折返波前的心肌已恢复应激性。在实验性心肌梗死区发现，在舒张期内有迟晚出现的碎裂电活动，大多数人认为这种电活动与室性心动过速的发生密切相关。目前认为晚电位是预测严重室性心律失常和心脏猝死的信号，室性心动过速和心室颤动通常发生在器质性心脏病，尤其在缺血性心脏病是主要的致死原因。

（一）心室晚电位的产生

当心肌因缺血损伤等多种因素受到伤害，特别是急性心肌梗死时，由于梗死区的心肌丧失了电活动，但缺血损伤区仍有存活的小块心肌，两者组成了复杂的交织排列，因而使梗死的心肌和缺血损伤而存活的心肌之间形成微小而不同步的碎裂电活动。因组织学或细胞电生理的改变，使正常的兴奋在此处的传导速度呈现不均匀状态，使一些部位产生传导延迟，另一些部位则为传导阻滞，造成了小范围的局部心肌的兴奋时相错落在正常之后。这些现象用电极或特殊的仪器从体表记录下来，即可得到心室晚电位。

（二）晚电位的记录方法

1. 心室标测直接记录

（1）心外膜标测：主要是观察测定心肌异常兴奋点和心肌兴奋的顺序，以及对传导旁路进行定位。其方法是：将心脏表面划分为 53～86 个区域，用一个探查电极在开胸后直接在心外膜上逐点进行测定，并在窦性心律时记录心室电位，观察有无呈现不正常的碎裂电活动（晚电位）及时限。

（2）心内膜标测：经静脉或动脉将导管电极分别进入右心室或左心室进行内膜标测。冠心病和心肌梗死时常累及左心室，一些恶性心律失常也常起源于左心室，因此常用经动脉插管在左心室面选择 10～16 个探查点进行测定，观察有无延迟出现的碎裂电位。一些学者的研究结果表明，在心肌梗死和室性心动过速的患者中用内膜心室标测发现碎裂电位的机会远高于心外膜心室标测。

心室标测是一项有创性检查技术，虽能较直接地检测心室晚电和准确地定位，但因创伤较大，因而应用范围受到限制，仅限于研究目的或少数特殊临床情况应用。

2. 体表叠加记录

心室晚电位的电压是 5～25μV 的低振幅、高频信号。常规心电图记录时，因噪声过大，淹没了心室晚电位。为了更好地记录到晚电位，常采用叠加法和数字滤波技术。

（1）叠加法：应用时间叠加技术将每次心动周期的信号进行叠加，由于无规则噪声的降低程度与叠加次数的平方根成正比，经叠加 200～500 次后可使噪声水平 <1μV。

信号叠加时，以 QRS 波起点或 R 波最大斜率变化点作为基准点。基准点确定后，再根据所检测的心脏电信号的特点，用相应的模式识别技术来确定进入叠加的心动周期，剔除各种噪声严重干扰的周期。建立的模板识别系统将进入叠加的周期限定在既定的偏差之内，以保证检测的准确性。

（2）数字滤波技术：晚电位信号经叠加后，噪声已基本消除。为把低振幅、高频率的晚电位从高振幅、低频率的常规心电信号中分离出来，须进行数字滤波。为消除振铃效应，常采用双向数字滤波技术。滤波的截止频率常选用 60 ~ 100Hz 或 25 ~ 250Hz，然后经过放大即可记录出心室晚电位。

3. 晚电位的导联

采用正交三导联，即 X、Y、Z 双极导联。目前认为正交三导联的信息基本包括了常规 12 导联的心电信息，同时也具有较高的准确性。①X 正交导联：正极在左腋中线第 4 肋间，负极置于右腋中线第 4 肋间处。②Y 正交导联：正极在 V$_3$ 处，负极置于左锁骨中线第 1 或 2 肋间。③Z 正交导联：双极在 V$_2$ 和后背部对应处。正交三导联可描记 X、Y、Z 三个平面图形，以及放大滤波图和一个综合导联叠加空间图 C（C = $\sqrt{X^2 + Y^2 + Z^2}$）。

（三）晚电位的辨认和测量

心室晚电位出现在 QRS 波群终末部并延伸到 ST 段，呈低振幅、高频率的碎裂波，其中还有单个或多个较明显的尖状波。晚电位的频率为 20 ~ 80Hz，振幅在 25μV 以下，持续时间不少于 10ms。辨认晚电位时，首先要选定晚电位的起点、终点和时限。

1. 测定晚电位起点

在经过滤波的叠加心电图上，如果 QRS 波与低振幅、高频率的碎裂波之间有一段等电位线，则测定起点很容易。但绝大多数晚电位与 QRS 波末部融合而延伸到 ST 段内，此种情况下一般把 QRS 波末部振幅为 40μV 处定为晚电位起点，但亦有人主张将 20μV 或 25μV 处作为起点。

2. 测定晚电位的终点

通常把基础噪声（ST 段后半部）在 1μV 以下作为参考标志，在低振幅、高频率的碎裂波超过基础噪声 3 倍以上处便是晚电位的终点。

3. 测定总 QRS 时限

总 QRS 时限是指在经过滤波的 X、Y、Z 导联上自 QRS 波起点到晚电位终点的时间。通常认为其值在 120ms 以上为有晚电位的存在，但有人建议 > 112ms 即为异常。

4. 测定晚电位的时限

自晚电位的起点至终点的时间距离便是晚电位的时限，其值不小于 0.01s。

5. 定标准 QRS 时限

测定 QRS 时限是指在未加滤波的 X、Y、Z 导联上所测得的最长 QRS 时限。正常值 < 0.12s。如超过此值，表示有心内传导障碍。

6. 观察晚电位电压 RMS40（QRS 终末部 40ms 的振幅）

观察经过滤波的综合导联叠加的心电图上的 QRS 波最后 0.04s 内的振幅大小。振幅低于 25μV 或 20μV，表明有晚电位存在，有人认为低于 19μV 则有意义。

以上测定晚电位的方法为目测。由于微机技术的迅速发展，还可采用计算机程序自动测定以上参数，可避免目测的误差。

（四）频谱分析

频谱分析是对晚电位的高频成分进行定量研究。由于 QRS 本身含有高频成分，若部分或全部将 QRS 包括于频谱分析窗口内，必然影响晚电位本身的高频成分的识别，因此选择分析窗口成为分析结果可靠与否的关键。Haberl 等对正常人进行分析，发现 QRS 终末 0.02s 处基本能避开 QRS 本身的高频成分，并证明为 QRS 终点前 0.02s 和终点后 0.10s 是晚电位频谱分析的理想窗口位置。Worley 等分析比较了六个信号段，认为取 QRS 起点后 0.006s 处作为起点，向后延续 0.14s 的窗口是最佳信号分析段。Pierce 等在时域中取 QRS 综合向量持续低于 $40\mu V$ 的 0.12s 信号段作为分析窗口，认为能包括晚电位的所有低振幅信号，且与时域中的晚电位时限相一致，具有较好的可比性。

Cain 等首先根据 QRS 终末 0.04s 窗口数据进行傅里叶变换、分析，将 60dB 面积值 $>240dB-Hz$ 和 40Hz 截距值 $<47dB$ 定为异常，提示陈旧性心肌梗死 QRS 波终末高频谐波的振幅增加，伴持续性室性心动过速者占 88%，无持续性室性心动过速者仅 15%（$P<0.0001$）。Cain 等指出，频谱分析结果不受 QRS 时限、左心室射血分数及自发性室性异位搏动的影响。

Haberl 等为排除直流分量（即 0Hz）的影响，在频谱分析前去除窗口内的平均电压，采用 120ms 的窗口进行，结果显示 $60\sim120Hz$ 的高频面积在正常受试者均 <1900，心肌梗死伴室性心动过速者 30 例中 19 例 >1900，敏感性为 63%，特异性为 87%，认为对于检测延伸入 ST 段的晚电位不失为一敏感和特异的方法。

到目前为止，频谱分析诊断尚无统一标准，但有以下优点：①需要复杂的高通滤波器，可避免信号失真和振铃现象；②对存在束支传导阻滞或心室内传导阻滞者亦有效；③采用空间叠加和单搏分析技术可检出有文氏现象的晚电位。

（五）心室晚电位的诊断标准

（1）总 QRS 时限 $<0.12s$。

（2）QRS 终末 0.04s 内的电压 $<20\sim25\mu V$。

（3）QRS 终末部 $40\mu V$ 以内的电位时限（即晚电位延伸的时间）$>0.04s$。

有研究者认为，晚电位的时限阈值 $>0.04s$ 者有诊断意义，时限越大，预测室性心动过速的准确性越高，且晚电位 $>0.04s$ 者的死亡率和猝死率也比无晚电位或晚电位 $<0.04s$ 者高。总 QRS 时限 $>0.12s$ 和 $RMS40<25\mu V$ 是诊断晚电位敏感而可靠的指标，识别室性心动过速患者时，其敏感性为 90%，特异性为 94%。

（六）适应证

电子技术的不断发展及微机的应用使心室晚电位技术得以进一步完善，并在临床上得到较广泛的应用。

（1）对冠心病、高血压及心肌病患者，尤其是心肌梗死患者的监测比较敏感。

（2）对心源性猝死的预测，可提供有一定价值的指标。

（3）评估心肌梗死的预后。

（4）不明原因的晕厥和药物治疗的随访观察。

（5）监测室壁瘤及心肌缺血的患者，对室性心律失常（室性心动过速、心室颤动）进行监测。

（七）心室晚电位临床价值的评价

1. 晚电位与冠心病

心室晚电位在冠心病患者中的检出率较高。据 Breinarat 报道，177 例冠脉造影狭窄的患者中晚电位的检出率为 55%，并发现与左心室功能有密切相关；另外，在 132 例心肌梗死患者中，晚电位的检出率为 44.77%。追踪观察发现，其中晚电位阳性患者与阴性患者心源性猝死的比例高达 44∶1，心肌梗死后伴室性心律失常者晚电位的阳性率较高，约为 55% ~ 80%，也有高达 93.3% 的报道，而无心肌梗死的心律失常者晚电位阳性率仅为 16%。由此可见，晚电位可作为心肌梗死后发生恶性心律失常（室性心动过速、心室颤动）的预测方法之一。

2. 晚电位与室性心律失常

晚电位在心肌梗死伴室性心律失常时阳性率较高，有作者报道检出率高达 93.3%，而无心肌梗死的心律失常和肥厚型心肌病、扩张型心肌病伴心律失常者远较心肌梗死伴心律失常者的阳性率低。当心肌梗死时，由于缺血损伤和坏死的心肌电活动不同步，除极、复极不均，导致正常的激动传导不同步，形成折返而产生室性心动过速。晚电位是激动波在心室折返径路的心肌上传导的表现。因此，晚电位的阳性是预测折返室性心动过速发生的一个较为可靠的指标，具有较重要的临床意义。

心肌梗死后心律失常患者晚电位的检出率很高，但有些室性心动过速确系触发型，并非由折返机制引起。而有些还因碎裂电位发生太早或出现太短暂，往往被隐没在 QRS 波之中，或因晚电位振幅太小而不能与噪声分开，或被滤波器产生的伪差所掩盖，故有的室性心动过速或心室颤动患者的晚电位也可为阴性。由上述可见，晚电位阳性者与折返机制而引发的室性心动过速或心室颤动等恶性心律失常有密切关系，但不是必然的因果关系。

3. 抗心律失常药物对晚电位的影响

抗心律失常药物如奎尼丁、普鲁卡因胺、胺碘酮等可使信号平均心电图的 QRS 波时间平均延长 8 ~ 13ms，但并不影响晚电位的发生率，也不能使之消失。其原因可能为：①抗心律失常药物对产生晚电位的缓慢传导区域不产生影响；②抗心律失常药物产生疗效的主要机制是使正常心肌的不应期延长，因而局部组织的缓慢传导虽仍存在，但不易形成折返。

4. 晚电位辅助进行鉴别诊断

对原因不明的晕厥者，晚电位 QRS 时限 > 0.12s，表明其原因可能是室性快速心律失常，可提示做进一步动态心电图观察，以确定或排除室性心动过速。

5. 其他

晚电位的改变与动态心电图中所监测的心律失常的复杂程度、急性心肌梗死的溶栓治疗及各种再灌注性心律失常的相关性不佳。

心室晚电位在临床应用中有一定的价值，尤其对室性心律失常的预测能提供可靠的指标，但并非因果关系。由于影响晚电位记录的因素是多方面的，所以应该认识到，有室性心动过速的患者并非都有晚电位阳性，而晚电位阳性者也不一定有室性心动过速。对于这些现象和存在的问题，我们需要进一步探讨，也需要做大量的工作进一步证实，因此在实际应用时应结合临床进行综合分析。

三、心率变异性

心率变异性（heart rate variability，HRV）是指每次心搏之间微细的差异。心率变异性分析能够得出心脏功能的许多参数，是反映心脏自主神经状况的无创指标。其在交感神经活动增强时减小，副交感活动增强时增大。文献报道，急性心肌梗死、心力衰竭患者交感神经张力增加，迷走神经张力降低，交感神经张力的增加与迷走神经张力的降低使心室颤动阈值降低，心电不稳定性增高，易引发室性心动过速、心室颤动和猝死，故而心率变异性可作为预测猝死可能性的一个独立因素。近年来，计算机技术的发展使心率变异性分析技术得到了较快的发展。

（一）心率变异性的特性

1. 窦性瞬时心率的变化

窦性心搏的 R–R 间期是不断变化的。它围绕着平均心率不断地起伏变化。

2. 瞬时心率变化率的变化

对于某一个体，在不同的时间段内瞬时心率的变化规律是有很大差异的。例如，活动时瞬时心率的变化速度要比静息时的变化速度快得多。即使是在同一段时间内，瞬时心率变化的快慢成分也是存在的，可以是低频率的变化，也可以是高频率的变化。

3. 不同时间段平均心率的变化

例如，患者在睡眠时的平均心率较低，而日间平均心率较高，这些因素对心率变异性的测量和计算都有重要的影响。

上述心率变异的变化特性反映了心率变异的几种不同性质，其中部分指标具有重要的临床意义。

（二）心率变异性的分析方法

1. 时域性分析

时域性分析主要反映迷走神经张力的变化。

（1）短程分析法：参数收集简便，临床应用较广泛，但应注意体位、呼吸等对心率的影响。采样时间为 5min，应固定在上午 9～11 时，采样前仰卧休息 15min，固态记录 5min 心电图。回放时，应逐段在屏幕上显示。如遇早搏或其他心律失常，应剔除。包括以下分析参数。

1）SDNN：为正常 R–R 间期的标准差，反映 24h 内 HRV 的总和，包含心率变异中各种成分，反映迷走神经的张力。

2）RMSSD：是指相邻正常 R–R 间期差的均方根，是计算相邻两个 R–R 之间的周长变化，反映 HRV 中的快速变化，与频谱中的高频成分相关。

3）PNN50：为相邻 R–R 间期差值 >50ms 的百分数，即在一定时间内相邻两正常心动周期差值 >50ms 的个数所占的百分比，反映心动周期逐次心搏变异，是 HRV 中的高频成分。

（2）长程分析法：采用24h动态心电图记录至少20h以上。软件可自动分析并剔除早搏及干扰。由于仪器无法辨认P波的起源，对较晚期房性早搏，分析者应注意剔除。包括以下指数。

1）SNN50：其正常值与病变者差异极大。

2）SDNN：>100ms为正常，<50ms为异常。此值是最为常用的指标。

3）SDNN指数：即24h内正常R-R间期的标准差的平均值，计算时是以全程记录中每5min时段内正常R-R间期的标准差，反映心率变异中变化较缓慢的成分，与频谱分析中的低频相关。正常值为（81±24）ms，异常分界点为20ms。

4）RMSSD：报告的异常分界点为15ms。也有用相邻正常心动周期差值的平均值（MSD）或相邻正常心动周期的均方差（MSDD）作为指标者。

5）PNN50：报告的异常分界点为0.75%。

6）SDANN指数：为24h内每5min平均正常R-R间期的标准差，反映心率变异中缓慢变化的成分，与频谱分析中的超低频成分相关。计算方法是先将5min内心动周期平均，去除快速变化成分，然后再求5min阶段之间的心率变化。其异常分界点为40ms。

7）HRV指数：即心率变异指数，为R-R间期频数直方图中心动周期总数与频数最大的组段中心动周期个数（直方图上最高的一组段）之比。HRV指数与HRV成正比。此值受伪差干扰小，正常值>25。

8）其他：除上述指标外，还有一些其他的描述心率变异的指标，如CV变异数、心率骤增次数等。①CV变异数（coefficient of variance）：上述SDNN等指数大小除受HRV大小的影响外，还受基础心动周期长短的影响。基础周期长，周期变化值易偏大。如以心率计算，则变化值会相对小些。有人建议将这些指标除以该时期的平均心动周期，求得相应的SDCV、MSDCV、MSDDCV等，以利于不同基础心率时刻及个体之间比较。②心率骤增次数：指心率突然增加≥10次/分，持续5~15min的次数。如次数减少，提示HRV降低。

2. 频谱分析

频谱分析可以用于了解交感与迷走神经之间的平衡状态。此种平衡显示在每个R-R间期大小的周期性变化中，通过频谱法可以定量记录和分析。已知低频成分与交感神经及迷走神经的活性有关，其中极低频（0.1Hz）可能与毛细血管及温度调控有关，中低频可能与压力反射、血压与心率变化有关，而高频成分反映迷走神经活性。高频与低频的比值是迷走神经和交感神经平衡性的反映。

频谱分析通过快速傅里叶变换（fast Fourier transform，FFT）或自动回收模型即可得到心率功率谱。根据频率高低，频段包括：①超低频段，低于0.0033Hz；②极低频段，0.003~0.04Hz；③低频段，0.04~0.15Hz；④高频段，0.15~0.40Hz。描绘计算出各个频谱中量值的变化并求得高频与低频的比值（HF/LF），可灵敏地反映心脏交感-副交感神经的平衡关系。另外还有总功率（TP），积分所得功率单位为s^2或ms^2，可做定量分析,求得各频率功率占总功率的百分比称标准化功率。

多次实验及临床研究证明,TP 和高频分量 HF 是迷走神经活动的指标,低频分量 LF 代表交感神经活性。0 ~ 0.05Hz 受血管舒缩张力及 RAAS 的影响较大。0.05 ~ 0.15Hz 与压力感受器反射系统活动有关。频谱分析主要优点是准确性高,但易受噪音干扰。

(三) 心率变异性的生理

正常情况下,人体为适应生理需要,交感和迷走神经相互协调活动,保持动态平衡,其兴奋和抑制反映在心脏活动上,首先是心率的快慢差异。HRV 的实质就是分析心率快慢的差异。其生理学基础是自主神经系统活动及对心血管系统的影响。经研究表明,高频峰反映心脏迷走神经的活动;低频峰反映心脏交感神经的活动,或迷走、交感神经活动的共同影响;低频峰与高频峰比值则反映交感、迷走神经活动的平衡消长。多数研究表明,心率波动高频成分起源于呼吸对迷走神经活动的调制作用:①呼吸节律对心脏迷走神经中枢的直接作用;②呼吸机械效应对动脉及心肺压力感受器反射活动的影响。心率低频成分可能与压力反射闭环增益及频率响应有关,亦可能起源于中枢神经系统的节律性活动。超低频及极低频分量的意义目前尚不明确,有人认为可能与体温调节、RAAS 有关。

正常 HRV 随年龄增长而减小,故在分析 HRV 时应考虑到年龄因素。应用 24h 心率来分析 HRV 较为全面。白天与夜间平均正常心动周期差 <40ms 视为异常。

(四) 心率变异性的临床应用

1. 预测急性心肌梗死的心性猝死

急性心肌梗死时 HRV 降低,提示迷走神经活动减弱,或交感神经活动增强,或兼而有之。心肌的电稳定性依赖迷走神经与交感神经的调节平衡,迷走神经活动减弱或交感神经活动增强时可致心室颤动阈值降低,易引起心室颤动。反之,心室颤动阈值增高,则减少心室颤动的发生。以上结论已在动物实验中得到了证实。

2. 充血性心力衰竭的 HRV 分析

Saul 等对 25 例慢性心力衰竭患者进行了 24h 动态 HRV 测定,发现 SDNN 和功率谱各频带功率均减小,高频带减少尤为显著。HRV 亦发现异常,其程度与心力衰竭程度相一致,提示心力衰竭患者的交感和迷走神经均受损,而以迷走神经受损更为显著。

3. 原发性高血压病的 HRV 分析

Guzzetti 等对 56 例高血压病患者进行 HRV 分析的结果显示,低频成分减少,而高频成分增加;直立倾斜时低频成分增加和高频成分的减少也明显低于正常;应用 β 受体阻滞剂后,在血压降低的同时,HRV 亦恢复正常。

4. 心肌病 HRV 的分析

在夜间,心肌病患者交感神经功能亢进,迷走神经功能受抑制,而白天此变化消失。这解释了心肌病患者猝死常发生在夜间,而使用 β 受体阻滞剂治疗心肌病心力衰竭可获疗效的原因。

5. 心脏移植

被移植的心脏在短期内可看做是无自主神经调节的离体心脏。心脏移植后的 HRV 分析结果显示 HRV 明显减小甚至消失。如果被移植的心脏恢复了自主神经支配，亦可能使 HRV 增加，故可用于心脏移植患者的随访。经心内膜活检发现，对移植的心脏发生排斥反应时 HRV 增加，因此 HRV 可作为判断心脏移植术后有无排斥反应的重要指标。

6. 评估抗心律失常药物的致心律失常作用

HRV 分析证明，药物有明显降低 HRV 的作用。临床观察发现，某些抗心律失常药在控制室性心律失常后引发了新的心律失常，患者的存活率反而降低。文献报道，服用氮酰心安后可将正常人的 R - R 间期 PNN50 及高频成分分别提高 24% 和 84%；而服用硫氮唑酮后 HRV 无任何变化，提示 β 受体阻滞剂通过提高迷走神经张力和降低交感神经活性改善了心肌梗死患者的预后。因此，HRV 在筛选、优化用药方面有一定潜力。

HRV 分析是一种新的无创性、有价值的预测心性猝死的检测手段，但影响因素很多，如年龄、性格、情绪、体位、药物和昼夜等，故在分析评价时要考虑这些因素。目前急需对大量人群进行调查并统一方法，以确定 HRV 正常的参数和某些疾病的诊断参考值。

四、Epsilon（E）波

Epsilon 波（E）由 Fontaine 于 1977 年首先提出。该波是位于 ST 段初始部的一个小棘波或震荡波，因右心室部分心肌细胞延迟除极而产生，又称为后激动电位或右心室晚电位。

（一）E 波的形成

E 波常出现在致心律失常型右室心肌病（ARVC）。在 ARVC 或某些病变时，右心室的部分心肌细胞萎缩减少，呈部分或完全消失，而由脂肪细胞和纤维组织所取代，造成弥漫性或节段性右心室心肌丧失。于是，部分存活心肌细胞被脂肪、纤维组织所包绕，其除极晚于左、右心室的大部分心肌细胞，故延迟的除极波位于 QRS 波后 ST 段初始的位置，便形成了 E 波。

（二）E 波检测

常规体表心电图可记录到 E 波。将心电图机信号增益提高到 2 倍，可使记录的 E 波更清楚。采用 Fontaine 双极胸导联记录 E 波的敏感性可提高 2～3 倍。

Fontaine 提出的 Epsilon 双极胸导联：采用常规导联系统的肢体导联线。红色肢体导联线的电极置于胸骨柄处，黄色电极置于剑突下，绿色电极置于原胸导联 V_4 处。这样便组成了三个双极胸导联，分别称为 F_I、F_{II} 和 F_{III} 导联。将心电图机记录设定于 I、II、III 导联的位置，便可记录到 F_I、F_{II} 及 F_{III} 导联的心电图。

（三）心电图特征

（1）E 波出现在 QRS 波后 ST 段起始部位，为一种低幅的震荡波或小棘波，由右心室心肌细胞较晚除极形成（图 21 – 1）。

（2）E 波在 V_1、V_2导联最为清晰，V_3、V_4导联亦可出现。

（3）多同时出现完全性或不完全性右束支传导阻滞图形，但不是右束支本身的病变，而是右心室部分心肌传导阻滞所造成的。

（4）在 V_1 ~ V_3 导联的 QRS 波时间延长，T 波可倒置。

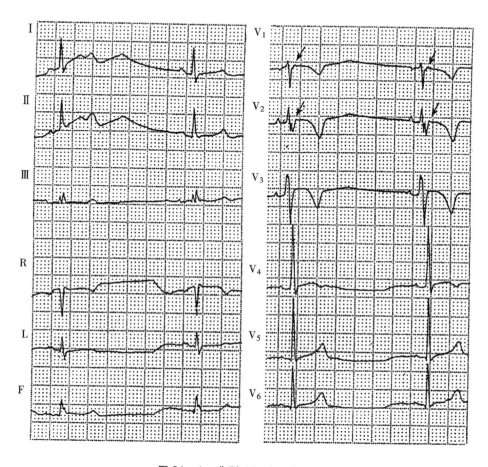

图 21 – 1　典型 ARVC 患者心电图

V_1 ~ V_3导联的 T 波倒置，在 V_1、V_2导联的 QRS 波后可见一小的向上波，即 E 波（箭头所示）（引自郭继鸿. 新概念心电图 ［M］. 北京：北京大学医学出版社，2007.）

（四）临床意义

　　E 波对 ARVC 的诊断特征性较强，敏感性较高，约 30% 的患者常规心电图便可记录到 E 波。在急性后壁心肌梗死、右心室梗死时也可记录到该波。

　　目前认为 ARVC 是一种细胞 – 细胞连接性疾病，基因突变造成的桥粒蛋白功能不全可能是 ARVC 发病的最后通路。在机械负荷下，基因突变的细胞黏着蛋白作用减弱，导致肌细胞分离和死亡。ARVC 的病理改变造成的心室壁变薄、心脏形态变化可引起折返，加之心电不稳定，易导致左束支传导阻滞型室性心律失常（室性早搏、室性心动过速）发生和猝死。

对于 ARVC，应采用抗心律失常药物、射频消融、植入 ICD 等治疗措施，防止猝死（详见第五章中心肌病相关内容）。

五、Ogborn（J）波

心脏在病理情况下，心室除、复极时间变慢，重叠时间增宽，造成 J 点明显偏移，形成圆顶状或驼峰形特殊形态时，称为 J（Ogborn）波。现已证明，早复极综合征、Brugada 综合征、急性 ST 段抬高型心肌梗死时相关的心律失常均与 J 波有关。

（一）J 波的形成

J 点是指心电图上 QRS 波急转为 ST 段的连接点，标志着心室除极的结束和复极的开始。正常 J 点位于等电位线上，上下偏移不超过 1mm。在正常情况下，先除极的心内膜下心室肌后复极，后除极的心外膜下心室肌先复极。因此，心室的某个区域的除、复极可同时发生，重叠时间约为 10ms。重叠区的宽度决定于 J 点的明显程度。若重叠时间过宽，J 点明显偏移时，则形成特殊形态（圆顶状、驼峰形），即为 J 波（图 21-2）。

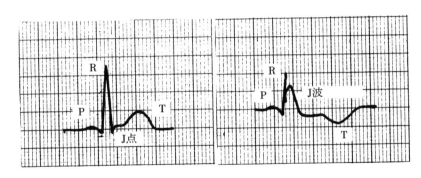

图 21-2　J 点与 J 波示意图

A. J 点示意图；B. J 波示意图

J 波的形成学说较多，目前公认的理论为心室提前复极形成。在正常情况下，心室除、复极时间持续约 10ms 形成 J 点。在病理情况下，心室的除、复极时间变慢，除极减慢的程度较复极更为明显，造成心室肌除极尚未完毕，更多的心室肌便已复极，导致提前除、复极的重叠区增宽，形成 J 波（图 21-3）。

心肌细胞内 Ca^{2+} 在动作电位 2 位相增多积聚为 J 波形成的电生理基础。2 位相膜电位主要是 Ca^{2+} 流，在 0 位相除极达 -55mV 以上时，慢 Ca^{2+} 通道被激活形成缓慢而持久的慢内向电流，使膜电位维持在 0 位相水平，持续时间为 100~150ms，形成平台。在某种因素下，细胞内 Ca^{2+} 增多，使膜内电位水平升高，2 位相平台期缩短或消失，3 位相快速复极提早出现，使心室肌的除、复极重叠时间加宽。动作电位 2 位相相当于心电图上的 ST 段，所以在 ST 段上形成一个向上的 J 波（图 21-4）。总之，J 波是由各种原因引起细胞内、外向复极电流失衡所造成的跨室壁复极电流梯度所致。

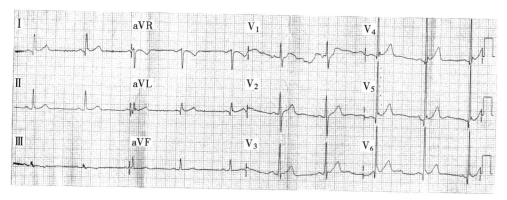

图 21-3　J 波 (V₄、V₅导联明显)

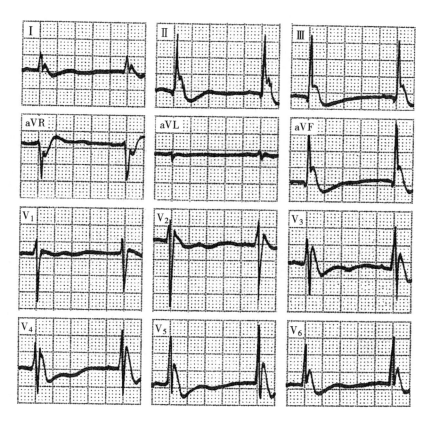

图 21-4　患者长时间暴露低温后的心电图

心电图记录时体温 36.5℃，除窦性心动过缓外，可见明显的 J 波（引自郭继鸿．新概念心电图［M］．北京：北京大学医学出版社，2007．）

（二）J 波的特征

J 波的大小以其振幅（mV）和持续时间（s）的乘积来表示（mV·s），但目前尚无统一标准。

其心电图特征：①J波起始于R波的降支，其前的R波与其圆钝的顶部形成尖－圆顶状；②因受多种因素影响，J波的形态大小可不同；③J波多出现于胸导联，特别在左胸导联及下壁导联明显；④J波在顺时针转位时不清楚，心率增快时变小或消失，心率缓慢时较明显。

（三）临床意义

J波可发生在高钙血症、意外低温情况下。前者为Ca^{2+}跨膜进入细胞内增多，常伴有ST段、Q－T间期缩短。后者为细胞内肌浆网从细胞质中重新摄取Ca^{2+}的速度减慢，使细胞内Ca^{2+}超负荷产生瞬间外向震荡电流，引起早期或延迟后除极，易造成室性心律失常。研究显示，急性心肌梗死后心室颤动的发生与下壁导联J点抬高的幅度、J点抬高后的水平及下斜ST－T改变相关。

特发性J波是指原因不明者，常可有反复发作的室性心动过速、心室颤动甚至猝死，可能是由于自主神经平衡失调引起心室肌细胞电生理改变，产生折返而诱发心律失常。其可能与早复极综合征为同一病变。

出现以下情况时，应诊断为早复极表现或称为早复极：在原因不明的心室颤动/多形性室性心动过速复苏后患者，标准12导联心电图见下壁和（或）侧壁导联连续记录到≥2个波形J点抬高≥1mm；在尸检无阳性发现的心源性猝死者，生前标准12导联心电图发现≥2个连续下壁和（或）侧壁导联J点抬高≥1mm；标准12导联心电图上连续记录到≥2个下壁和（或）侧壁导联J点抬高≥2mm；12导联心电图记录到≥2个连续下壁和（或）侧壁导联J点抬高≥1mm。

早复极一直被认为是一种良性心电图表现，ST段抬高多见于左心前导联，一般不超过0.4mV。ST段抬高多呈凹面向上，同时伴有T波高耸。ST段抬高可持续数年不等，运动负荷试验、过度呼吸、吸入亚硝酸异戊酯可使ST段伪正常化（图21－5）。目前大量证据表明，呈早复极表现的患者发生心室颤动的风险高于一般人群，该风险取决于累及的导联、J波的振幅以及ST段抬高的程度。

严干新教授将早复极分为三个亚型：①Ⅰ型。早复极主要表现在侧壁导联。该型大多见于健康的男性运动员，很少见于心室颤动的幸存者。②Ⅱ型。早复极主要表现在下壁导联。该型属于高危人群，大多数特发性心室颤动患者心电图表现与该型一致。③Ⅲ型。早复极表现累及多个导联，包括下壁、侧壁、右胸导联。该型属极高危人群，常和心室颤动风暴相关。

总之，在识别J波的同时，应注意ST段抬高的幅度、缩短的程度以及Q－T间期的变化，判别J波与心律失常的相关性。早复极者近期（1个月内）出现R波切迹型或顿挫型J点抬高≥0.2mV可能与猝死风险相关，J点抬高后ST段水平型或下斜型压低预后较差。伴有Q－T间期明显缩短（Q－Tc≤360ms）、频繁成对或短联律间期（300ms±50ms）的室性早搏及"R－on－T"室性早搏均为高危指标。对于心搏骤停幸存的早复极综合征患者，应行ICD植入治疗。早复极综合征患者出现电风暴时，可给予静脉滴注异丙肾上腺素，使心率维持在较高水平，然后择期植入ICD并给予奎尼丁辅助预防室性心动过速的发生。对于早复极表现的无症状者，则不需植入ICD。

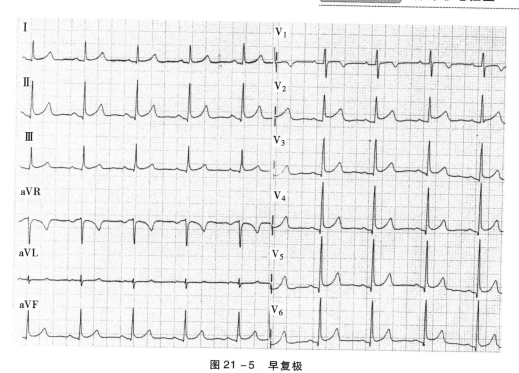

图 21-5　早复极

$ST_{II、III、aVF}$轻度抬高，$ST_{V2～v6}$明显抬高，且伴有 T 波高耸

六、Brugada 波

Brugada 波由 Brugada 兄弟于 1992 年首次报道，其心电图特征为类右束支传导阻滞伴右胸导联持续性 ST 段抬高，目前已确定了三种心电图类型。Brugada 波者伴发室性心动过速、心室颤动或猝死，称为 Brugada 综合征。

（一）Brugada 波形成

Brugada 综合征是一种常染色体显性遗传性疾病，多与心脏钠离子通道基因（SC-NSA）突变有关。Brugada 波产生机制是因动作电位 2 位相折返引起的触发活动。正常情况下，心外膜由短暂的外向钾电流（I_{to}）引起动作电位的切迹，而心内膜无此种短暂的外向电流。当 I_{to} 通道激活，瞬间形成的强大 I_{to} 使除极时动作电位迅速下降，产生一个跨膜电压梯度引起心电图上的 J 波。由于遗传突变引起钠通道电流密度下降，心外膜动作电位向下的切迹加重，反映在心电图上则为 ST 段抬高。如果心外膜复极先于 M 细胞（心肌中层细胞）和心内膜，ST 段呈马鞍型抬高，T 波为正向。如果钠电流进一步减小，心外膜复极晚于 M 细胞和心内膜，则引起下斜型 ST 段抬高和 T 波倒置。

（二）心电图特征

（1）I 型（穹隆型）：J 点或下斜型 ST 段抬高≥2mm，形成穹隆型 ST 段，继以倒置 T 波。

（2）II 型（马鞍型）：J 点抬高≥2mm，后为逐渐下降的抬高的 ST 段≥1mm，T 波正向或双向。

（3）Ⅲ型（混合型或低马鞍型）：ST段抬高＜1mm（图21-6）。

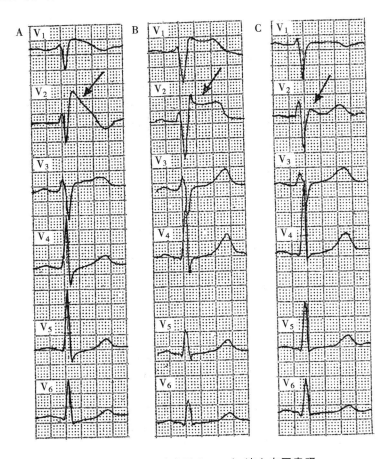

图 21-6　三种类型 Brugada 波心电图表现

A. 下斜型（穹隆型）ST 段抬高；B. 马鞍型 ST 段抬高；C. 混合型（低马鞍型）ST 段抬高（引自郭继鸿. 新概念心电图［M］. 北京：北京大学医学出版社，2007.）

2002 年欧洲心脏学会（ESC）发布的专家共识建议对于其异常心电图的定义和分型作了表述（表21-1）。

表 21-1　ESC 专家共识性建议 Brugada 综合征的定义和分型表

分　型	J 波抬高	T 波	ST 段	ST 段终末部
Ⅰ型	≥2mm	负向	下斜型	逐渐下降
Ⅱ型	≥2mm	正向或负向	马鞍型	抬高≥1mm
Ⅲ型	≥2mm	正向	马鞍型	抬高≤1mm

Brugada 波伴发室性心动过速、心室颤动或猝死构成 Brugada 综合征。基础情况下 >1 个右胸导联（V₁~V₃）出现Ⅱ型或Ⅲ型 Brugada 波 ST 段抬高，应用钠通道阻滞

剂后转变为Ⅰ型，并存在临床表现时，可诊断为 Brugada 综合征。仅有Ⅰ型心电图特征，称为"特发性 Brugada 波样心电图改变"。2014 年美国心律学会（HRS）、欧洲心律学会（EHRS）、亚太心律学会（ARHRS）共识将 V$_1$ 和 V$_2$ 导联记录位置高至第 2、3、4 肋间，有助于提高诊断准确性。

（三）临床意义

Brugada 综合征患者的心电图是变化的，可在三种类型之间转换，有时会短暂正常。有症状的患者应植入 ICD，无症状者可行电生理检查进行危险分级。对于自发或应用钠通道阻滞剂后Ⅰ型心电图表现，且猝死家族史阳性，电生理检查可诱发出心室颤动者，则应植入 ICD。对于无症状且无猝死家族史，并只在应用钠通道阻滞剂后才表现出Ⅰ型心电图特征者，应严密随访，尚无资料支持行电生理检查或植入 ICD。总之，目前缺乏有效的药物来防止猝死，植入 ICD 是唯一有效的治疗方法。2014 年 HRS、EHRS、ARHRS 共识指出，异丙肾上腺素可抑制 Brugada 综合征患者"电风暴"发作；奎尼丁可应用于确诊为 Brugada 综合征并有"电风暴"史、ICD 植入禁忌证者，以及无症状 Brugada 综合征Ⅰ型。

七、Lambda（λ）波

心电图 Lambda（λ）波是最近被认识的一个心电图波，也是识别心源性猝死高危患者的一个重要指标。

（一）Lambda（λ）波的形成

SCN5A 基因发生突变可引起Ⅱ、Ⅲ、aVF 导联 ST 段提高和明显的 J 波，因此 Lambda（λ）波的形成可能与 SCN5A 基因突变有关。心电图 QRS 波群的上升支和下降支的切迹可能分别和钠通道激活与失活的缺陷有关。SCN5A 基因突变时，可使钠通道失活加速或提前，导致激动减慢，使 I$_{to}$ 电流在 1 位相末占优势。2 位相平台期复极的不均衡构成了 2 位相折返的基础，导致恶性心律失常的发生。

（二）心电图特征

Lambda（λ）波是心室除极与复极均有异常的心电图波。

（1）Lambda（λ）波表现为下壁（Ⅱ、Ⅲ、aVF）导联出现 ST 段下斜型抬高；近似于非缺血性"单细胞动作电位样"改变，或不典型的"墓碑样"QRS－ST 复合波，这种特殊形态的复合波由 ST 段的缓慢下降以及其后伴随的 T 波倒置组成。

（2）形态特别的 QRS－ST 复合波的另一个显著特点是 R 波上升支的终末部及降支均有切迹，并与下斜型的 ST 段抬高及倒置的 T 波组合在一起，十分类似希腊字母"λ"（Lambda）形态，并因此而得名（图 21－7）。

（3）左胸前导联存在镜像样改变，表现为 ST 段水平型压低。

（4）可合并恶性室性心律失常、短阵心室颤动及心搏骤停（图 21－8）。

（三）临床意义

心电图存在 Lambda（λ）波的患者常见于年轻的男性，有晕厥史或有晕厥、猝死

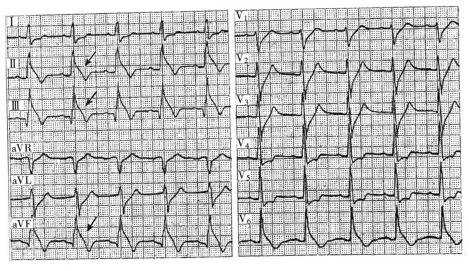

图 21-7 下壁导联特征性的 Lambda（λ）波（箭头所示）

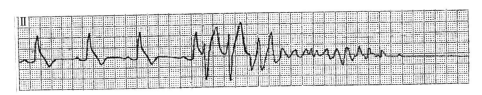

图 21-8 伴有 Lambda（λ）波的患者突发心脏停搏

的家族史，有恶性室性心律失常的发生及心电图记录，各种相关检查证实无器质性心脏病。猝死常突然发生在夜间。猝死的形式不是原发性心室颤动，而是原发性心脏停搏，这种心脏自主活动突发性完全停止的原因可能与遗传性离子通道的异常有关。

八、P 波离散度

P 波为心房内的除极波。窦房结的冲动通过结间束和房间束至左、右心房，引起心房激动，形成 P 波。正常情况下，P 波的宽度不超过 0.11s。如果不同心房部位的自律性、兴奋性和传导性发生不同改变，将使不同部位的心房电活动空间向量和弥散度出现差异。这些差异反映到心电图上，就表现为 P 波持续时间上的延长。P 波最长时限与最短时间的差值便为 P 波离散度，单位为毫秒（ms）。它是心房内存在部位依赖性非均质电活动的反映，也是预测心房颤动和房性心律失常简易的心电图指标。

（一）测定方法

（1）心电图采样时，应除外各种干扰，使图纸更为清晰。

（2）采用 12 导联心电图仪同步描记心电图时，为提高 P 波各点测定的精确性，描记纸的速度可为 25~50mm/s，心电图增益可设定为 10~20mm/mV。

（3）在 12 导联中，P 波最早出现的导联为 P 波起点，最晚结束的导联为 P 波终点，找出最大 P 波时限（P_{max}）与最小 P 波时限（P_{min}），两者差值即为 P 波离散度。

（4）正常 P 波离散度 <40ms。当其 >50ms 时，提示心房内不同部位存在非均质性电活动。

（5）测量方法：①手工测量法。用分规直接测定 P 波时限，准确度稍差。将图形放大后再进行测量，多次测量后取均值可减少误差（图 21 – 9）。②计算机自动测量法。应用计算机对各导联 P 波时限进行测量计算，比较标准、精确。

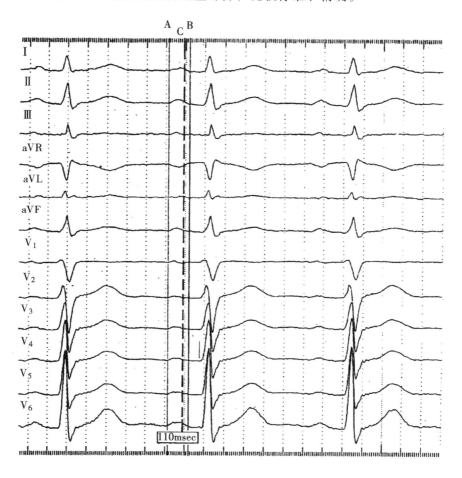

图 21 – 9 P 波离散度测定示意图

A 线为 P 波起始线，B 线为最大 P 波时限值的示意线（P_{max}），C 线（虚线）为最小 P 波时限值的示意线（P_{min}）。图中 A、B 线间的距离为最大 P 波时限值，本例该值为 110ms；C、B 两线距离为最小 P 波时限差值，即为 P 波离散度，本例该值为 30ms（引自郭继鸿. 新概念心电图［M］. 北京：北京大学医学出版社，2007. ）

（二）临床意义

当心房不同部位心肌细胞的自律性、兴奋性和传导性存在差异性时，便影响心房激动 P 波的形成。测量 P 波离散度可反映心房内非均质性电活动。阵发性心房颤动者窦性激动时 P 波时限可明显延长，冠心病伴 ST 变化者 P 波时限也有延长，心绞痛发作与缓解时的 P 波离散度有显著性差别。因此，P 波离散度对预测心房颤动和房性心律失常是一项新的指标，但有的学者认为从体表心电图上测定 P 波离散度是错误的。

九、Q – T 离散度

Q – T 离散度（QT disperson，QTd）定义为 12 导联心电图最长 Q – T 间期（QT_{max}）与最短 Q – T 间期（QT_{min}）的差值，单位为毫秒（ms）。它代表心室肌复极过程的不稳定性和不同步性，因此近期成为预测发生室性心动过速、心室颤动和心脏猝死的重要指标之一。

（一）Q – T 间期

Q – T 间期是指心电图上 QRS 波的起点至 T 波终点的时程（图 21 – 10），包括了心室肌除极和复极全过程的时间。就单个心室肌细胞而言，除极时间仅占 1 ~ 2ms，而整个 QRS 波时间为 0.06s，因此 Q – T 间期通常代表心肌复极过程。

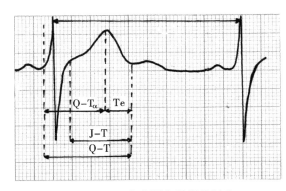

图 21 – 10 心电图各间期的划分

Q – T 间期受心率快慢的影响，因此常同时用心率矫正的 Q – T 间期（Q – Tc）来表示。正常 Q – Tc 为 0.30 ~ 0.40s，Q – Tc > 0.44s 则为 Q – T 间期延长。Q – T 间期的延长标志着心室肌复极的不同步和不稳定，常易导致严重室性心律失常或猝死的发生。

（二）记录方法

目前用于记录心电活动的方法分为有创法和无创法，特别是无创体表心电图记录方法最为简便、实用且重复性好。单导联、三导联及 12 导联同步心电图仪都可采用，但是单导联、三导联心电图记录不是在同一次心动周期完成，因为不同的心动周期由于频率不同，Q – T 间期亦不相同，致使 QTd 也受到心动周期的影响。采用 12 导联同步心电图记录同一次心动周期 12 导联的 Q – T 间期最能反映最长与最短 Q – T 间期的差异，比较准确地反映心室肌复极过程中的电活动。

为使 QTd 准确，要求记录清晰、纸速均匀、导联数完全。

（三）测量方法

要测定 Q – T 离散度，必须首先测量 Q – T 间期。Q – T 间期的准确测定关键在于 T

波终点的认定。目前判别 T 波终点的方法有三种（图 21 - 11）。

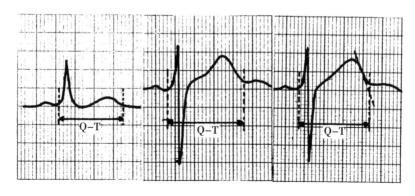

图 21 - 11 测量 Q - T 间期的三种方法

1. T 波与等电位线的交点

此方法适用于等电位线（基线）稳定、T 波清晰、T 波下降支与基线交点清楚的心电图。选择 Q 波起点清晰的导联，由基线的上缘测量。如无 Q 波，则以 R 波的起点为准，从 R 波上升支的下缘测量。基线的判定以 P - R 段或 ST 段至 T - R 段基线为标准。

2. T 波与 U 波之间的切迹

当心电图出现 U 波时，应以 T 波与 U 波之间的切迹的最低点作为 T 波终点。QRS 波起始点的测量不变。

3. T 波下降支切线与等电位线的交点

如遇 T 波的下降支不够清晰，或者基线不够稳定，则取 T 波下降支的切线与平均基线的交点为 T 波的终点进行测量。

（四）Q - T 离散参数的测算

1. Q - T 离散度

QTd 的计算是取 12 导联心电图中 Q - T 间期最长值（QT_{max}）减去 12 导联心电图中 Q - T 间期最短值（QT_{min}），单位用毫秒（ms）表示。这一指标是评定 Q - T 离散度必须采用的基本参数。

$$QTd（ms）= QT_{max} - QT_{min}$$

2. 心率校正的 Q - T 离散度（QTc dispersion，QTcd）

QTcd 是经心率校正后的最大 Q - T 间期与最短 Q - T 间期之差。计算公式如下：

$$QTcd = QTc_{max} - QTc_{min} = QTc_{max}\sqrt{RR_{max}} - QTc_{min}\sqrt{RR_{min}}$$

当采用 12 导联同步记录时，所测得 Q - T 间期为同一心动周期，或 12 导联虽非同步记录，但 R - R 间期相等时，可按下列公式计算：

$$QTcd =（QT_{max} - QT_{min}）/\sqrt{RR} = QTd/\sqrt{RR}$$

QTcd 排除了心率快慢的影响因素，因此也是一个重要的参数。

3. J - T 间期离散度（JT disperson，JTd）

以 QRS 波终点（J 点）为起始点至 T 波终点的时间为 J - T 间期，最长与最短的

J－T间期之差称为J－T间期离散度。当遇QRS波增宽或形态不稳定时，为了排除其对复极的影响，可采用JTd这一指标来衡量。为了避免心率快慢的影响，经心率校正后最大J－T间期与最小J－T间期之差称为心率校正的J－T离散度（JTc disperson，JTcd），计算方法与QTcd和QTd相同。近来有的学者推荐J－Tc＝Q－Tc－QRS作为J－T间期校正公式才正确。

4. Q－Tp离散度（QTpd）和Tp－Te离散度（Tp－Ted）

QRS波起点至T波的顶点（T peak，Tp）之间的时间称为Q－Tp间期，其最长与最短的差距称Q－Tp离散度。Tp－Te间期即T波顶点到T波终点的时限。最大Tp－Te间期与最小Tp－Te间期之差为Tp－Ted。有些学者认为：T波的顶点是由心室肌细胞复极最早结束的一部分细胞形成的，而T波的终点（Te）是由心室肌细胞复极前最晚结束的一部分心肌细胞形成的，因此Tp－Te间期是最能直接反映心肌复极早晚的离散度。

5. 导联数校正的QTd和QTcd（AQTd和AQTcd）

在Q－T间期测量过程中，某些导联由于记录不清晰致无法测量而放弃时，结果使实测导联数减少（最大或最小Q－T间期丢失），造成Q－T离散度误差增大。因此，Day等建议用测量导联数（n）的平方根进行校正即可：

$$AQTd = QT/\sqrt{N}；AQTcd = QTcd/\sqrt{N}$$

在上述指标中，最常用的参数为QTd、QTcd、JTd和JTcd。

（五）Q－T离散度的正常值

目前缺少大样本人群调查的正常值资料，各家研究报告的结果也存有差异。据多数文献报道，QTd的正常值在30～50ms之间。有的作者认为：QTd＜50ms为正常；QTd＞50ms有临床价值；QTd＞80ms则有预测室性心律失常的价值。

（六）Q－T离散度的临床意义

1. Q－T离散度对冠心病的预测

QTd对预测冠心病严重程度有一定价值。据文献报道：冠心病患者的QTd比正常人高，说明冠心病患者的心电不稳定性增大；不稳定型心绞痛患者的QTd较稳定型心绞痛患者的QTd显著增加，提示不稳定型心绞痛易发生室性心律失常；多数研究表明急性心肌梗死时QTd显著增大；发生心室颤动者QTd显著高于不发生心室颤动者；发生心脏猝死者QTd多数大于100ms，未发生猝死者QTd多数小于80ms。因此，QTd可以预测急性心肌梗死的预后。但也有资料显示，急性心肌梗死早期QTd增加不能预示心室颤动的发生。

2. Q－T离散度对室性心律失常的预测

QTd对室性心律失常和猝死的预测价值研究最早开始于Q－T间期延长综合征。一般认为，在Q－T间期延长综合征患者中，QTd显著增加者易发生室性心律失常。目前认为许多疾病中发生室性心律失常者的QTd显著高于不发生室性心律失常者，所以QTd对室性心律失常有一定的预测价值。

3.Q-T离散度对心肌病伴室性心律失常的预测

扩张型心肌病伴恶性心律失常者QTd明显大于不伴恶性心律失常者。肥厚型心肌病发生恶性心律失常时，QTd也明显延长。

4.Q-T离散度对心力衰竭伴室性心律失常的预测

据文献报道，急、慢性心力衰竭患者的QTd较对照组延长，但对发生恶性心律失常的危险性缺乏研究，所以QTd只是具有一定的参考价值。

总之，Q-T离散度是一种简易、有效的无创伤性评定心肌复极电活动的检测方法，对预测室性心律失常、心脏猝死具有重要的临床意义。

十、窦性心率震荡现象

室性早搏后，窦性心率先加速，随后减速，这种典型的双向涨落式的变化称为窦性心率震荡（heart rate turbulence，HRT）现象。近来研究表明，高危心脏病患者存在着自主神经平衡的破坏，而HRT是评定心脏病患者危险度的指标之一。

（一）窦性心率震荡现象的发生机制

窦性心率震荡现象的发生机制尚不太清楚，目前主要有两种学说。

1.室性早搏的直接作用——窦房结动脉牵拉学说

（1）室性早搏后动脉内血压的变化：因为室性早搏提前发生使心室的充盈期缩短，心室充盈量减少，导致该次心搏量骤然下降，因此室性早搏后动脉内血压可能发生短暂的降低。而由于室性早搏的代偿间歇长，延长了心室的充盈量，使回心血量增多，引起心搏量增加，因此室性早搏后第一个窦性周期的动脉压上升。动脉内的血压变化必然会影响到窦房结动脉内的压力，而窦房结动脉内的压力及变化可以牵拉窦房结内的胶原纤维网，对窦房结自律性细胞发放冲动的频率产生影响：室性早搏后动脉血压的下降可使窦房结动脉压力降低，对其自律性产生直接的正性频率作用，而室性早搏后动脉压力上升也能引起相反的负性频率作用。

（2）室性早搏的机械性牵张作用：收缩时机械牵张力对心房肌及窦房结区域也可发生直接作用，提高其自律性。

2.室性早搏的反射作用——压力反射学说

室性早搏引起的动脉血压变化也可通过颈动脉窦、主动脉弓及其他大动脉外膜下压力感受器间接地影响窦房结，使其节律发生改变。当室性早搏后动脉血压下降时，可使压力感受器兴奋（抑制性）。而压力感受器的兴奋经传入神经到达延髓后可引起迷走中枢兴奋性降低，交感神经兴奋性增高，因而使心脏交感神经兴奋性增高，心脏迷走神经兴奋性下降，导致窦性心率暂时性增快。当早搏后动脉内血压上升时，则可引起相反的作用。这种由于动脉血压的变化引起自主神经中枢的兴奋，反射性引起窦性心率改变的过程称为压力反射。压力反射与心率的关系呈双向性，即压力反射能够影响心率，心律失常也能引起压力反射。只要心律失常影响了血压，就会出现压力反射。

（二）窦性心率震荡现象的检测方法

窦性心率震荡现象可用特定的公式做出定量计算和分析。

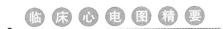

1. 震荡初始（Turbulence onset，TO）

TO 为室性早搏代偿间歇后的前两个窦性节律 R－R 间期的均值减去联律间期前的两个窦性节律 R－R 间期的均值，两者之差再除以后者。可按下列公式计算：

$$TO = （RR_1 + RR_2） － （RR_{-1} － RR_{-2}）／（RR_{-1} + RR_{-2}）$$

式中的 $RR_1 + RR_2$ 为室性早搏代偿间歇后的两个窦性心律的 R－R 间期均值，$RR_{-1} + RR_{-2}$ 为室性早搏联律期间期前两个窦性心律的 R－R 间期均值。为了计算准确，每位患者可测量多个室性早搏（取自 12 导联），计算出多个 TO 值及平均值，用平均值代表室性早搏后初始阶段窦性心率的变化。TO 的中性值定为 0。TO≥0 时，表示室性早搏后初始窦性心率降速。TO＜0 时，表示室性早搏后初始窦性心率加速。

2. 震荡斜率（Turbulence slope，TS）

TS 测定需计算室性早搏后的前 20 个窦性节律（多取自动态心电图）的 R－R 间期的均值，以 R－R 间期的序号为横坐标，并以 R－R 间期的值为纵坐标，绘制 R－R 间期值的分布图，再用任意连续 5 个序号的窦性心律的 R－R 值计算并做出回归线，其中正向的最大斜率为 TS 的结果。TS 值以每个 R－R 间期的毫秒变化值表示，中性值定为 2.5ms。TS＞2.5ms 时，表示窦性心率存在减速现象。TS≤2.5ms 时，表示窦性心率不存在减速现象。

（三）临床意义

窦性心率震荡现象见于正常人，其形成的机制主要为迷走神经－压力反射机制。它的正常存在提示保护性机制完整。近期研究表明：心肌梗死后低危患者也存在着正常 HRT 现象。但在心肌梗死后的猝死高危患者中，HRT 现象减弱或消失，提示这种保护性机制的丧失，同时表明 HRT 对心肌梗死后猝死高危患者的预测有较高的价值。对于这些高危患者，应给予有效的干预性治疗。

附录一 由 R-R 间期（秒）推算心率（次/分）

1	2	1	2	1	2	1	2	1	2	1	2
77.5	77.5	67	89.5	56	107	45	133	34	176	23	261
77	78	66	91	55	109	44	136	33	182	22	273
76	79	65	92.5	54	111	43	139	32	187	21	286
75	80	64	94	53	113	42	143	31	193	20	300
74	81	63	95	52	115	41	146	30	200	19	316
73	82	62	97	51	117.5	40	150	29	207	18	333
72	83	61	98.5	50	120	39	154	28	214	17	353
71	84.5	60	100	49	122.5	38	158	27	222	16	375
70	86	59	101.5	48	125	37	162	26	230	15	400
69	87	58	103	47	127.5	36	166.5	25	240	14	428
68	88	57	105	46	130	35	171.5	24	250	13	461

注：①表中 R-R 间期均为小数点以下的秒数（平均值），例如 R-R 间期为 0.75s，则心率为 80 次/分；R-R 间期为 1.5s，心率为 40 次/分。②表中两项乘积均为 6000 左右，故两项可以互用，即以其中一项为 R-R 间期，另一项则为心率次数。

附录二 正常 P-R 间期的最高限度表

心率（次/分）	70 以下	71~90	91~110	111~130	130 以上
成年人	0.20s	0.19s	0.18s	0.17s	0.16s
14~17 岁	0.19s	0.18s	0.17s	0.16s	0.15s
7~13 岁	0.18s	0.17s	0.16s	0.15s	0.14s
1.5~6 岁	0.17s	0.165s	0.155s	0.145s	0.135s
1.5 岁以下	0.16s	0.15s	0.145s	0.135s	0.125s

附录三　正常 Q-T 间期及其最高值

R-R（s）	心率（次/分）	正常限度（s）		最高限度（s）
		男性或儿童	女性	
1.50	40	0.449	0.461	0.52
1.40	43	0.438	0.450	0.50
1.30	46	0.426	0.438	0.49
1.25	48	0.420	0.432	0.48
1.20	50	0.414	0.425	0.47
1.15	52	0.407	0.418	0.46
1.10	54	0.400	0.411	0.45
1.05	57	0.393	0.404	0.44
1.00	60	0.380	0.390	0.43
0.95	63	0.376	0.388	0.42
0.90	66.5	0.370	0.380	0.41
0.85	70.5	0.361	0.371	0.40
0.80	75	0.352	0.362	0.39
0.75	80	0.342	0.352	0.38
0.70	86	0.332	0.341	0.37
0.65	92.5	0.321	0.330	0.35
0.60	100	0.310	0.318	0.34
0.55	109	0.297	0.305	0.33
0.50	120	0.263	0.291	0.32
0.45	133	0.286	0.276	0.30
0.40	150	0.252	0.258	0.29
0.35	172	0.234	0.240	0.27

附录四　心电图运动试验预期心率

年龄（岁）	最大心率的 85% ～90%
20 ～29	175 ～180
30 ～39	170 ～175
40 ～49	165 ～170
50 ～59	160 ～165
60 ～69	155 ～160
70 以上	150 ～155

附录五　二阶梯运动试验的登梯次数表

一、登梯试验不同年龄男性标准登梯次数

体重（kg）	年龄（岁）												
	5~9	10~14	15~19	20~24	25~29	30~34	35~39	40~44	45~49	50~54	55~59	60~64	65~69
20~24	35	36											
25~29	33	35	32										
30~34	31	33	31										
35~39	28	32	30										
40~44	26	30	29	29	29	28	27	27	26	25	25	24	23
45~49	24	29	28	28	28	27	26	26	25	25	24	23	22
50~54	22	27	27	28	28	27	26	25	25	24	23	22	22
55~59	20	26	26	27	27	26	25	25	24	23	23	22	21
60~64	18	24	25	26	27	26	25	24	23	23	22	21	20
65~69	16	23	24	25	26	25	24	23	23	22	21	20	20
70~74		21	23	24	25	24	24	23	22	21	20	20	19
75~79		20	22	24	25	24	23	22	21	20	20	19	18
80~84		18	21	23	24	23	22	22	21	20	19	18	18
85~89			20	22	23	23	22	21	20	19	18	18	17
90~94			19	21	23	22	21	20	19	19	18	17	16
95~99			18	20	22	21	21	20	19	18	17	16	15
100~104				19	21	21	20	19	18	17	16	16	15
105~109				18	21	20	19	18	17	17	16	15	14
110~114				17	20	20	19	18	17	16	15	14	13

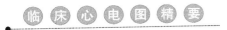

二、登梯试验不同年龄女性标准登梯次数

体重（kg）	年龄（岁）												
	5 ~ 9	10 ~ 14	15 ~ 19	20 ~ 24	25 ~ 29	30 ~ 34	35 ~ 39	40 ~ 44	45 ~ 49	50 ~ 54	55 ~ 59	60 ~ 64	65 ~ 69
20 ~ 24	35	35	33										
25 ~ 29	33	33	32										
30 ~ 34	31	32	30										
35 ~ 39	28	30	29										
40 ~ 44	26	28	28	28	28	27	26	24	23	22	21	21	20
45 ~ 49	24	27	26	27	26	25	24	23	22	22	21	20	19
50 ~ 54	22	25	25	26	26	25	24	23	22	21	20	19	18
55 ~ 59	20	23	23	25	25	24	23	22	21	20	19	18	18
60 ~ 64	18	22	22	24	24	23	22	21	20	19	19	18	17
65 ~ 69	16	20	20	23	23	22	21	20	19	19	18	17	16
70 ~ 74		18	19	22	22	21	20	19	19	18	17	16	16
75 ~ 79		17	17	21	20	20	19	19	18	17	16	16	15
80 ~ 84		15	16	20	19	19	18	18	17	16	16	15	14
85 ~ 89		13	14	19	18	18	17	17	16	16	15	14	13
90 ~ 94			13	18	17	17	17	16	16	15	14	14	13
95 ~ 99			12	17	16	16	16	15	15	14	13	13	12
100 ~ 104				16	15	15	15	14	14	13	13	12	11
105 ~ 109				15	14	14	14	13	13	13	12	11	11
110 ~ 114				14	13	13	13	13	12	12	11	11	10

附录六　心电轴计算表

一、心电轴换算指数（一）

+Ⅲ / +Ⅰ	1	2	3	4	5	6	7	8	9	10	11	12	13	14	15	16	17	18	19	20
1	60	70	75	78	81	82	83	84	85	85	86	86	86	86	87	87	87	87	87	87
2	50	60	67	71	74	76	78	79	80	81	82	82	83	83	84	84	84	85	85	85
3	43	45	60	65	68	71	78	75	76	77	78	79	80	81	81	82	82	82	83	83
4	41	50	56	60	64	67	69	71	73	74	75	76	77	78	78	79	80	80	80	80
5	39	46	52	57	60	63	66	68	69	71	72	73	74	75	76	77	77	78	79	79
6	37	44	49	53	57	60	63	65	67	68	70	71	72	73	74	75	76	76	77	77
7	36	42	47	51	55	57	60	62	64	66	67	69	70	71	72	73	74	75	75	75
8	35	41	45	49	53	55	58	60	62	64	66	67	68	69	70	71	72	73	73	76
9	35	40	44	47	51	53	56	58	60	62	63	65	66	67	68	69	70	71	71	72
10	34	39	43	46	49	52	55	57	59	60	62	63	65	66	67	68	69	70	70	71
11	34	38	42	45	48	50	52	55	57	59	60	62	63	64	65	66	67	68	69	70
12	34	38	41	44	47	49	52	53	55	57	59	60	62	63	64	63	66	67	68	68
13	34	38	40	43	46	48	50	52	54	56	57	59	60	61	63	64	65	65	67	67
14	33	37	40	42	45	47	49	51	53	54	56	58	59	60	61	62	63	64		
15	33	36	39	41	44	46	48	50	52	53	55	56	56	59	60	61				
16	33	36	38	41	43	45	47	49	51	52	54	55	57	58						
17	33	35	38	40	43	45	47	48	50	51	53	54								
18	33	35	38	40	42	44	46	47	49	50										
19	32	35	37	39	42	43	45	47												
20	32	35	37	39	41	43														

注：若 QRS 波数值超过了 20mm，将Ⅰ、Ⅲ导联 QRS 波数值各缩小 10 倍后再查表

二、心电轴换算指数（二）

+III +I	1	2	3	4	5	6	7	8	9	10	11	12	13	14	15	16	17	18	19	20
1	-30	-57	-70	-73	-78	-82	-83	-84	-85	-86	-86	-86	-86	-86	-87	-87	-87	-87	-87	-88
2	5	-30	-47	-60	-65	-70	-73	-77	-78	-79	-81	-82	-82	-83	-83	-84	-84	-85	-85	-85
3	10	-8	-30	-41	-51	-60	-63	-67	-70	-72	-74	-77	-77	-78	-79	-79	-80	-81	-81	-81
4	20	8	-13	-30	-38	-47	-54	-60	-63	-66	-69	-71	-73	-74	-75	-75	-77	-78	-78	-79
5	20	7	-5	-18	-30	-38	-45	-51	-56	-60	-62	-65	-67	-69	-71	-72	-74	-74	-75	-75
6	22	11	2	-10	-19	-30	-36	-43	-49	-53	-57	-62	-62	-68	-68	-68	-70	-71	-72	-73
7	23	15	5	-4	-13	-23	-30	-36	-42	-46	-51	-54	-59	-60	-62	-64	-66	-68	-69	-70
8	24	16	10	1	-7	-16	-22	-30	-35	-40	-45	-49	-52	-55	-58	-60	-62	-64	-65	-67
9	24	18	11	6	-3	-10	-17	-24	-30	-34	-39	-44	-47	-50	-53	-56	-58	-60	-61	-63
10	25	19	13	7	1	-7	-13	-19	-24	-30	-35	-39	-42	-45	-49	-51	-54	-56	-58	-60
11	25	20	15	10	4	-3	-9	-14	-20	-25	-30	-34	-38	-41	-44	-47	-50	-53	-54	-57
12	26	21	16	11	6	0	-5	-11	-16	-21	-25	-30	-34	-37	-41	-43	-46	-49	-51	-53
13	27	22	17	12	8	3	-2	-7	-12	-17	-22	-26	-30	-33	-37	-40	-43	-45	-48	-50
14	27	22	18	14	10	5	1	-5	-9	-14	-18	-22	-26	-30	-33	-37	-39	-42	-44	-47
15	27	23	20	15	12	7	3	-3	-7	-11	-15	-19	-23	-26	-30	-33	-36	-39	-42	-44
16	27	24	20	16	13	8	4	0	-6	-8	-12	-16	-19	-23	-26	-30	-33	-36	-39	-41
17	27	24	20	17	13	10	6	2	-2	-5	-9	-14	-17	-20	-21	-27	-30	-33	-36	-38
18	27	24	21	18	15	11	8	3	0	-4	-7	-11	-14	-18	-20	-24	-27	-30	-33	-35
19	27	25	21	19	15	12	9	5	2	-2	-5	-9	-12	-15	-18	-22	-25	-27	-30	-32
20	27	25	21	19	17	13	10	6	3	0	-3	-7	-11	-13	-16	-19	-22	-25	-27	-30

注：数字前无负号者均为正值

三、心电轴换算指数（三）

+Ⅲ / +Ⅰ	1	2	3	4	5	6	7	8	9	10	11	12	13	14	15	16	17	18	19	20
1	-120	-115	-106	-103	-100	-99	-98	-97	-96	-95	-95	-95	-95	-94	-94	-94	-94	-94	-94	-93
2	-132	-120	-115	-110	-107	-105	-103	-102	-101	-100	-99	-98	-98	-98	-97	-97	-96	-96	-96	-95
3	-136	-128	-120	-107	-112	-110	-108	-107	-105	-104	-103	-102	-101	-100	-99	-99	-99	-98	-98	-97
4	-139	-132	-125	-120	-117	-114	-112	-110	-108	-107	-106	-105	-104	-103	-102	-102	-101	-101	-100	-100
5	-141	-134	-129	-125	-120	-118	-115	-113	-112	-110	-109	-107	-106	-105	-105	-104	-103	-103	-102	-101
6	-142	-136	-131	-127	-123	-120	-118	-116	-114	-112	-111	-110	-109	-108	-107	-106	-105	-105	-104	-103
7	-143	-139	-133	-131	-126	-123	-120	-119	-117	-115	-113	-112	-111	-110	109	-108	-107	-106	-105	-105
8	-144	-140	-135	-132	-128	-125	-123	-120	-118	-117	-115	-114	-113	-112	-111	-110	-109	-108	-107	-106
9	-145	-140	-136	-133	-130	-127	-125	-123	-120	-119	-117	-116	-115	-113	-112	-111	-110	-109	-108	-108
10	-145	-142	-138	-135	-131	-129	-126	-124	-122	-120	-119	-118	-116	-115	-114	-113	-112	-111	-110	-101
11	-145	-142	-139	-136	-133	-130	-128	-125	-124	-122	-120	-119	-118	-117	-116	-114	-113	-113	-112	-111
12	-146	-143	-139	-137	-134	-131	-129	-127	-125	-124	-122	-120	-119	-118	-117	-116	-115	-114	-113	-112
13	-146	-143	-140	-137	-135	-132	-130	-128	-126	-125	-123	-122	-120	-119	-118	-117	-116	-115	-114	-113
14	-147	-144	-140	-138	-135	-133	-131	-130	-128	-126	-124	-123	-122	-120	-119	-118	-117	-116		
15	-147	-144	-142	-139	-136	-134	-132	-130	-129	-127	-125	-124	-122	-121	-120	-119				
16	-147	-145	-142	-140	-137	-135	-133	-131	-130	-128	-127	-125	-124	-122						
17	-147	-145	-142	-140	-138	-136	-134	-132	-130	-128	-127	-125								
18	-147	-145	-142	-140	-138	-136	-134	-133	-131	-129										
19	-147	-145	-143	-141	-139	-137	-135	-134												
20	-147	-145	-143	-141	-139	-137														

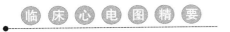

四、心电轴换算指数（四）

+Ⅲ / +Ⅰ	1	2	3	4	5	6	7	8	9	10	11	12	13	14	15	16	17	18	19	20
1	150	120	110	105	102	99	98	97	96	95	95	94	94	94	93	93	93	93	93	92
2	180	130	130	120	112	109	106	102	101	100	99	99	98	97	97	97	96	96	95	95
3	-170	168	150	153	127	120	116	112	109	107	105	104	102	102	101	100	99	99	98	98
4	-164	-179	163	150	139	131	124	120	115	113	110	109	107	106	105	104	103	102	101	101
5	-161	-175	173	161	150	140	134	128	124	119	117	114	112	110	109	108	107	106	105	104
6	-158	-170	180	168	158	150	142	136	129	125	122	120	117	115	113	112	110	109	108	107
7	-158	-167	-175	175	166	157	150	143	138	138	129	125	122	120	117	116	114	113	112	110
8	-157	-164	-172	180	170	164	156	150	144	139	134	131	127	124	122	120	118	116	115	113
9	-156	-162	-169	-177	176	169	161	155	150	145	140	136	132	129	126	124	122	120	118	117
10	-155	-161	-168	-174	180	173	167	160	155	150	145	141	137	134	131	128	126	124	122	120
11	-155	-160	-165	-172	-177	177	171	165	160	155	150	145	141	142	135	132	130	127	125	123
12	-154	-160	-164	-169	-175	180	174	169	164	159	154	150	146	142	139	136	133	131	132	127
13	-154	-160	-163	-168	-173	-178	177	172	167	163	158	154	150	146	143	140	137	134	132	130
14	-154	-158	-162	-167	-171	-175	180	175	170	168	161	157	153	150	146	143	140	138	135	133
15	-154	-157	-161	-165	-169	-174	-178	178	173	169	164	161	157	153	150	146	144	141	138	136
16	-153	-157	-161	-164	-168	-172	-179	180	176	172	168	164	160	156	153	150	147	144	142	139
17	-153	-156	-159	-163	-166	-169	-173	-178	178	174	170	166	163	159	153	153	150	147	144	142
18	-153	-156	-159	-162	-166	-169	-173	-177	180	176	172	169	166	162	159	156	153	150	147	145
19	-153	-156	-159	-162	-165	-168	-171	-175	-178	178	175	171	168	165	162	158	156	153	150	147
20	-153	-156	-158	-160	-164	-167	-170	-173	-177	180	176	173	170	167	164	161	158	155	152	150

附录七　小儿心率范围表

年　龄	心率（次/分）	P‑R 间期（s）	QRS（s）	Q‑T 间期（s）
初生～24h	128（103～150）	0.096（0.08～0.12）	0.0465（0.03～0.06）	0.281（0.24～0.32）
24h～1 周	141（120～176）	0.095（0.08～0.14）	0.048（0.03～0.06）	0.263（0.21～0.29）
1 周～3 个月	169（136～200）	0.10（0.08～0.13）	0.0445（0.04～0.06）	0.24（0.20～0.28）
3～6 个月	144（115～176）	0.104（0.08～0.14）	0.05（0.04～0.06）	0.258（0.21～0.32）
6 个月～1 岁	134（111～167）	0.11（0.08～0.14）	0.049（0.04～0.06）	0.267（0.24～0.32）
1～3 岁	127（81～166）	0.12（0.08～0.16）	0.054（0.04～0.08）	0.265（0.24～0.30）
3～5 岁	97（78～127）	0.13（0.08～0.16）	0.06（0.05～0.08）	0.311（0.28～0.36）
5～8 岁	96（66～125）	0.135（0.10～0.17）	0.069（0.05～0.1）	0.32（0.28～0.36）
8～12 岁	87（60～111）	0.14（0.10～0.18）	0.0724（0.05～0.09）	0.336（0.28～0.42）

附录八 小儿 R 波高度及 R/S 比

年龄＼高度	R_{V1}	R_{V5}	R/S_{V1}	R/S_{V5}
<1 周	<3.0mV	出生~8岁: <4.0mV	<3个月: 96%	1周内: 96% <0.25
1周~1岁	<2.0mV	8~12岁: 96% <3.0mV	3~5岁: 95% >1.0	1周~6个月: 95% <1.0
1~3岁	<1.8mV	12~13岁: 96% <2.6mV	5~8岁: 93% <1.0	6个月~3岁: 96% >1.0 <1.5
3~12岁	<1.6mV (96% <1.0mV)	aVR <0.5mV aVL <1.2mV aVF <2.2mV	8~12岁: 98% <1.0, 2% =1.0	>3岁: 95% >2.3

参考文献

［1］ 司衍成．正常 X 线解剖学 ［M］．北京：中国医药科技出版社，1998.

［2］ 何瑞荣．心血管生理学 ［M］．北京：人民卫生出版社，1997.

［3］ 陈新，孙瑞龙，王方正．临床心电生理学和心脏起搏 ［M］．北京：人民卫生出版社，1997.

［4］ 李光平．实用临床心电生理性 ［M］．北京：中国医药科技出版社社，1997.

［5］ 卢喜烈．现代心电图诊断大全 ［M］．科学技术文献出版社，1996.

［6］ 杨钧国，李治安．现代心电图学 ［M］．北京：科学出版社，1997.

［7］ 徐成斌．心血管病学 ［M］．北京：北京科学技术出版社，1997.

［8］ 曹林生，冯义柏，曾秋堂．临床心内科讲座 ［M］．北京：人民卫生出版社，1999.

［9］ 吴哗良，龚仁泰．临床心电图鉴别诊断 ［M］．江苏：江苏科技技术出版社，1999.

［10］ 张开滋．临床心律失常 ［M］．湖南：湖南科学技术出版社，2000.

［11］ 王海生，王荣梅，刘建国．临床新药手册 ［M］．天津：天津科学技术出版社，2000.

［12］ 张文博，张晓梅．心电图诊断手册 ［M］．北京：人民军医出版社，2001.

［13］ 郭继鸿．心电图学 ［M］．北京：人民卫生出版社，2002.

［14］ 黄宛．临床心电图学 ［M］．北京：人民卫生出版社，2002.

［15］ 陈颖珠．实用内科学 ［M］．上海：复旦大学医学院，2002.

［16］ 张泽昊．心脏内科疾患诊断治疗指南 ［M］．北京：中国协和医科大学出版社，2003.

［17］ 王鸿和．临床心律失常诊治手册 ［M］．上海：上海科学技术文献出版社，2004.

［18］ 高润霖，吴宁，胡大一，等．心血管病治疗指南和建议 ［M］．北京：人民军医出版社，2005.

［19］ 唐忠善，陈兰芳．实用临床心电图手册 ［M］．陕西：世界图书出版社西安公司，2005.

［20］ 郭继鸿．新概念心电图 ［M］．北京大学医学出版社，2007.

［21］ 郭继鸿．心律失常新进展 ［M］．北京：中华医学电子音像出版社，2010.

［22］ 卢喜烈，陈竣岱，孙志军，等．特殊心电现象解读 ［M］．北京：人民军医出版社，2011.

［23］ 高润霖，胡大一．心血管病诊治新进展 ［M］．北京：中华医学电子音像出版社，2011.

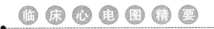

［24］胡大一．心血管疾病防治指南与共识［M］．北京：人民军医出版社，2012.

［25］马依彤．心血管病防治指南和适宜技术基层推广手册［M］．北京：人民军医出版社，2014.

［26］葛均波，徐永健．内科学［M］．8 版．北京：人民卫生出版社，2013.

［27］陈灿，黄石安．心律失常的急诊处理［M］．北京：科学技术文献出版社，2014.

中英文对照

A

accessory atrioventricular pathways 房室旁道

acute coronary syndrome，ACS 急性冠脉综合征

acute myocardial infarction，AMI 急性心肌梗死

Adams - Strokes syndrome 阿 - 斯综合征

advanced life support，ALS 高级生命支持

angiotensin converting enzyme inhibitor，ACEI 血管紧张素转换酶抑制剂

angiotensin converting enzyme，ACE 血管紧张素转换酶

angiotensin receptor blocker，ARB 血管紧张素受体拮抗剂

antidromic atrioventricular reentrant tachycardia，AAVRT 逆向性房室折返性心动过速

arrhythmogenic right ventricular cardiomyopathy，ARVC 致心律失常型右心室心肌病

asynchronous atrioventricular sequential pacing，DOO 非同步型房室顺序起搏器

atrial asynchronous pacing，AOO 心房非同步起搏器

atrial fibrillation，Af 心房颤动

atrial flutter，AF 心房扑动

atrial inhibited pacing，AAI 心房抑制型起搏器

atrial septal defect，ASD 房间隔缺损

atrial synchronous ventricular inhibited pacing，VDD 心房同步心室抑制型起搏器

atrial synchronous ventricular pacing，VAT 心房同步心室起搏器

atrial triggered pacing，AAT 心房触发型起搏器

atrioventricular block 房室传导阻滞

atrioventricular nodal reentrant tachycardia，AVNRT 房室结折返性心动过速

atrioventricular reentrant tachycardia，AVRT 房室折返性心动过速

atrioventricular sequential pacing，DVI 房室顺序型起搏器

automatic atrial tachycardia，AAT 自律性房性心动过速

B

basic life support，BLS 基础生命活动支持

biventricular assist device，BiVAD 双室辅助装置

B - type natriuretic peptide，BNP B 型脑钠肽

C

calcium channel blocker，CCB　钙通道阻滞药

cardiac resynchronization therapy with defibrillator function，CRT－D　心脏同步起搏自动除颤器

cardiac resynchronization therapy，CRT　心脏再同步化治疗

cardiopulmonary resuscitation，CPR　心肺复苏

chronic ischemic syndrome，CIS　慢性缺血综合征

coefficient of variance　CV 变异数

computed tomographic pulmonary angiography，CTPA　螺旋 CT 肺动脉造影

cor pulmonale　肺源性心脏病

coronary artery bypass grafting，CABG　冠状动脉旁道移植术

cyclic adenosine monophosphate，cAMP　环腺苷酸

D

deep venous thrombosis，DVT　深静脉血栓形成

delayed fractionated electrical　碎裂电活动

dilated cardiomyopathy，DCM　扩张型心肌病

dynamic electrocardiogram，DCG　动态心电图

E

electrocardiogram，ECG　心电图

electromechanical dissociation，EMD　心电机械分离

emergency medical system，EMS　急救医疗系统

extracorporeal membrane oxygenation，ECMO　体外模式人工肺氧合器

F

fully automatic dual chamber pacing，DDD　全自动双腔起搏器

H

heart failure，HF　心力衰竭

heart rate－corrected QT interval，Q－Tc　校正的 Q－T 间期

hypertrophic cardiomyopathy，HCM　肥厚型心肌病

I

implantable cardioverter defibrillator，ICD　自动转复除颤器

international normalized ratio，INR　国际标准比值

intra atrial reentrant tachycardia，IART　心房内折返性心动过速

intra－aortic balloon pump，IABP　主动脉内球囊反搏

intraventricular block　室内传导阻滞

ischemic cardiomyopathy　缺血性心肌病

L

left bundle branch　左束支

left bundle branch block，LBBB　左束支传导阻滞

left ventricular assist device，LVAD　左室辅助装置

N

non－ST－segment elevation myocardial infarction，NSTEMI　非 ST 段抬高型心肌梗死

O

orthodromic atrioventricular reentrant tachycardia，OAVRT　顺向性房室折返性心动过速

P

percutaneous coronary intervention，PCI　经皮冠状动脉介入术

percutaneous transluminal coronary angioplasty，PTCA　经皮球囊扩张冠状动脉成形术

post ventricular atrial refractory period，PVARP　心室后心房不应期

preexcitationsyndrome　预激综合征

pulmonary artery angiography，PAA　肺动脉造影

pulmonary embolism，PE　肺栓塞

pulmonary infarction，PI　肺梗死

Purkinje　浦肯野

R

renin－angiotensin－aldosterone system，RAAS　肾素－血管紧张素－醛固酮系统

restrictive cardiomyopathy，RCM　限制型心肌病

right bundle branch　右束支

S

sick sinus syndrome，SSS　病态窦房结综合征

silent myocardial ischemia　无症状型心肌缺血

sinoatrial Conduction time，SACT　窦房传导时间

sinus node recovery time，SNRT　窦房结恢复时间

sinus nodis reentrant tachycardia，SNRT　窦房结折返性心动过速

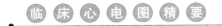

sinus ofValsalva　主动脉窦

stable angina pectoris　稳定型心绞痛

ST – segment elevation myocardial infarction，STEMI　ST 段抬高型心肌梗死

sudden cardiac arrest，SCA　心搏骤停

sudden cardiac death，SCD　心脏性猝死

T

todaro tendon　托特洛腱

total atrial refractory period，TARP　总心房不应期

triangle of koch　考克三角

Turbulence onset，TO　震荡初始

Turbulence slope，TS　震荡斜率

U

unstable angina pectoris，UA　不稳定型心绞痛

V

ventricular activation time，VAT　室壁激动时间

ventricular asynchronous pacing，VOO　心室非同步型起搏器

ventricular fibrillation　心室颤动

ventricular flutter　心室扑动

ventricular inhibited pacing，VVI　心室抑制型起搏器

ventricular late potentials，VLP　心室晚电位

ventricular septal defect，VSD　室间隔缺损

ventricular triggered pacing，VVT　心室触发型起搏器